当代妙方

DANGDAI MIAOFANG

第 8 版

主　编　李世文　卢文洁　康满珍

编　者　（以姓氏笔画为序）

卢文洁　李　亿　李　论　李世文

邹清波　张　元　周艳冬　康满珍

河南科学技术出版社

·郑州·

内容提要

本书在第 7 版的基础上修订而成，作者从新中国成立初期至 2021 年国内医药期刊所载的大量中医药方中，精选了经临床验证疗效显著，且制备简单、药材易得、适于基层医师应用的药方约 2200 首，包括每首药方的组成、临证加减、制用法及疗效等，按内科、外科、五官科、妇产科、儿科、皮肤科及肿瘤等分类编排。本版与第 7 版比较，新增了近 5 年医药期刊发表的良效药方 200 余首，同时删除了部分制作较繁杂的药方，内容更为新颖和简明实用。本书适合临床各科医师，特别是乡村、厂矿、社区等基层医师阅读参考，亦可供家庭医疗保健之用。

图书在版编目（CIP）数据

当代妙方/李世文，卢文洁，康满珍主编. —8 版. —郑州：河南科学技术出版社，2023.6

ISBN 978-7-5725-1209-4

Ⅰ.①当… Ⅱ.①李… ②卢… ③康… Ⅲ.①验方－汇编 Ⅳ.①R289.5

中国国家版本馆 CIP 数据核字（2023）第 094263 号

出版发行：河南科学技术出版社
     北京名医世纪文化传媒有限公司
     地址：北京市丰台区万丰路 316 号万开基地 B 座 115 室 邮编：100161
     电话：010-63863186 010-63863168
策划编辑：杨磊石
责任编辑：杨磊石 伦踪启
责任审读：周晓洲
责任校对：龚利霞
封面设计：吴朝洪
版式设计：崔刚工作室
责任印制：程晋荣
印 刷：河南省环发印务有限公司
经 销：全国新华书店、医学书店、网店
开 本：720 mm×1020 mm 1/16 印张：24.25 字数：470 千字
版 次：2023 年 6 月第 8 版 2023 年 6 月第 1 次印刷
定 价：88.00 元

第 8 版前言

《当代妙方》自 1993 年初版以来,已经 6 次修订,一直受到广大读者的青睐和支持,已多次重印,总印数近 12 万册,成为原军医版长销畅销书之一。

令我们感到欣慰的是,一些读者来信反映,在大医院做了很多检查、用了很多药、花了很多钱也未治好的慢性病或疑难杂症,后来抱着试试看的心态而用了本书介绍的一些方剂,收到了意想不到的疗效,称赞本书"是一本难得的好书,是一本集中药妙方大成的医书"。同时也有读者反映,有的方剂药材难以买到,制作也比较繁杂,提出了一些方便读者的修订建议。这些鼓励和建议,为我们做好本书的修订工作打下了良好的基础,我们在此对广大读者朋友表示衷心的感谢!

本书第 8 版,仍保留原书的特色和编写体例,增加中药方剂有独特疗效的疾病 6 种,并对第 7 版中近 2000 首方剂予以重新精选,删除了读者反映药材难得、制作繁杂的部分药方,增加了近 5 年来发表于中医药期刊的良效药方 200 余首。新增的药方,我们大多已试用于临床,并取得了显著的疗效。

本书方剂计量单位统一用"g""mg"或"ml"表示。对丸、散、膏、丹、针剂等的制作方法与用法均在"制用法"中阐明,在具体应用时,宜在医师或药师指导下使用和制作,以确保用药安全、有效。

本版修订中,李祥佑、何清桃、袁红梅、许青梅协助提供资料,李红辉、康尚忠、康振华、刘素珍、晏娟协助校对,在此一并致以谢意。

由于本书编写跨越年限较长,篇幅所限,又加之作者编写时对原文进行了较大篇幅的改动,故没有具体列出方剂的来源,在此谨对所引用文献的原作者深表谢意。对于书中的不足之处,恳请广大读者和同仁批评指正。

李世文　卢文洁　康满珍

2022 年 8 月

第 3 版序

庄子云:"吾生也有涯,而知也无涯。"欲以有涯之生,逐无涯之知,可谓难矣。中医方书内容丰富,浩如烟海,古方、时方、经方、验方,经现代医师运用于临床而取效者,大多散见于各医学期刊之中,若有人能将其汇聚成册,读此即能掌握全部或大部。李世文、康满珍伉俪,历经数载,从新中国成立初期至 2002 年初以来的大量医药期刊中,精选了经临床验证疗效显著、制作简单、药材易得的药方 1800 余首,用现代医学病名予以分类,命名为《当代妙方》,将一些凝集着当代中医药人员智慧结晶的实用方剂介绍给读者,使之得以更好地继承、推广和发扬,造福人类和子孙后代,丰富和发展中医方剂学,实在是一种功德无量的壮举。

《当代妙方》第 1、2 版问世后,引起了广大读者的强烈反响,一再重印,累计发行达 6 万余册。读者的首肯,既是对作者的鼓励,也是对本书的评价。现在,《当代妙方》第 3 版又和读者见面了,期望它在为人民健康服务、为社会主义现代化服务的历程中,发挥更大、更好的作用,成为"官府守之以为法,医门传之以为业,病者持之以立命,世人习之以成俗"的好书。

有鉴于此,故乐为序。

曾洪图

2002 年 5 月于新化

目　录

第一章　内　科

第二章　外　　科

第三章　五　官　科

第四章　妇　产　科

第五章　儿　　科

第六章 皮 肤 科

第七章 肿 瘤

第一章 内 科

一、急 症

休 克

【处方1】 大黄12g,芒硝(后下)、厚朴、枳实各10g,鱼腥草、连翘各15g。

加减 若咳声重浊痰多者,加桔梗、贝母、桑白皮、黄芩;若呼吸困难者,或发绀、抽搐,加杏仁、地龙、防风、羚羊角。

制用法 将上药水煎服,每天1剂,连续用药至排出燥粪(或便溏)止。

疗效 应用大承气汤加味治疗儿童休克型大叶肺炎20例,全部治愈。

【处方2】 红参(另炖)、附子各10~15g。

制用法 将上药加姜、枣,水煎顿服或鼻饲,2小时1次,用2次。用阿托品0.5mg,山莨菪碱(654-2)10mg。静脉注射,10~20分钟1次,两药交替使用;至阿托品化后2~4小时,再任选一药维持2~4次。抗感染,补液。

疗效 用上药治疗烧伤后冷休克16例,结果休克纠正15例,死亡1例。

高 热

【处方1】 生石膏30g,羌活、生白芍、桔梗、白芷各10g,柴胡、葛根各20g,黄芩15g,生姜3片,大枣2枚,甘草5g。

制用法 将上药水煎,半天内分3次

温服。每天1剂。必要时每天2剂。服药期间禁食油腻、生冷之品。

疗效 用本方治疗高热患者156例,均在服药1~5剂获得治愈。

【处方2】 鱼腥草50g,虎杖、威灵仙、败酱草各10g。

制用法 将上药水煎,分3次口服,每天1剂。1周为1个疗程。

疗效 用上药治疗感染性高热患者88例,均在服药3~5天退热,诸症消失。

【处方3】 白僵蚕、蝉蜕、木通、车前子、酒炒黄芩、黄连、盐炒黄柏、桔梗各3g,神曲10g,金银花、生地黄各6g。

加减 咽喉肿痛者,加玄参、牡丹皮;高热不退者,黄芩增量。

制用法 水煎后,取液300ml,加黄酒、蜂蜜各1ml。每2小时150ml口服;热退后,改每天2次。用1~2天。禁辛辣及生冷之品。

疗效 用上药治疗温病内热外感型高热100例,8小时完全退热91例,有效退热9例,退热率为100%。

【处方4】 柴胡、葛根、白芍、桔梗、白芷、羌活各10g,黄芩12g,金银花、连翘各15g,甘草6g,生姜3片,大枣6枚,石膏30g。

加减 恶寒甚冬季加麻黄,夏季加

— 1 —

苏叶;烦渴加芦根、知母;便秘加全栝楼,头痛白芷增量;咳嗽加款冬花、百部。

制用法 每天1剂,水煎服。停用他药。

疗效 用上药治疗外感高热患者45例,治愈41例,好转3例,无效1例。

【处方5】 麻杏石甘汤(含麻黄、杏仁、炙甘草各10g,石膏30g。颗粒剂,南京江阴药业有限公司提供)。

制用法 三组各60例。1组用麻杏石甘汤冲剂200ml,冲服。用药后1小时体温下降<1℃。体温下降不明显者分别再次用药,每4小时用药1次;2天后用200ml,每天2次口服。2组用上药200ml,每天2次口服。均不用退热药。3组用头孢氨苄异形素片0.25g,每天2次口服;体温>39.5℃用退热药。

疗效 应用上药治疗外感发热者,用5天,结果:三组分别痊愈53例、29例、38例;有效4例、7例、6例,无效3例、24例、16例,总有效率为95.0%、60.0%、73.3%。

二、传 染 病

新型冠状病毒肺炎

【处方】 清肺排毒汤:麻黄、桂枝、杏仁、泽泻、猪苓、白术、姜半夏、生姜、紫菀、款冬花、射干、藿香各9g,生石膏(先煎)30g,茯苓15g,柴胡16g,山药12g,黄芩、细辛、枳实、陈皮、炙甘草各6g。

制用法 每日1剂,水煎服,早晚2次(饭后40分钟),温服。如有条件,每剂药服用后服大米汤半碗,舌干津液亏虚者可多服至一碗。3剂为1个疗程(注意:如果不发热则生石膏的用量要小,发热或壮热加大生石膏的用量)。

疗效 应用清肺排毒汤治疗新冠肺炎患者,总有效率可达90%以上(注:资料来源于国家中医药管理局公布,2020年2月7日)。

传染性非典型性肺炎

【处方1】 苍术、藿香、贯众各12g,黄芪、沙参、白术各15g,金银花20g,防风10g。

制用法 水煎服。体质较强者,隔天1剂,分早、晚2次内服,连服3天;体质稍弱者,每天1剂,连服7天。

疗效 本方系北京中医药大学东直门医院教授姜良铎和周平安为预防传染性非典型性肺炎所献"秘方"。此药方适用于一般人群,小孩及孕妇应酌情减量或遵医嘱。

本方来源于中国医药报,2003－04－10(1)。

【处方2】 生黄芪、金银花、板蓝根、贯众、生薏苡仁各15g,柴胡、黄芩、苍术、藿香、防风各10g,生甘草5g。

制用法 每天1剂,水煎分2次内服,连续用药10~14天。

疗效 据《中国医药报》2003年4月14日报道,本方系北京中医药大学周平安教授提供。周教授特别指出,根据他治疗呼吸热病的经验,如果在用西药治疗传染性非典型性肺炎时加用中药,对减轻症状很有帮助,可以减少重症的罹患率,也可以使病程缩短。

【处方3】 僵蚕、金银花、连翘、桔梗各10g,蝉蜕、甘草各6g,蒲公英、芦根各 20g。

加减 毒热壅盛者,加玄参、重楼;邪伏少阳(或膜原)者,加柴胡、黄芩;湿盛者,加厚朴、法半夏、竹叶;咽痛者,加岗梅根、马勃;咳嗽者,加枇杷叶、前胡、杏仁。

制用法 每天 1 剂,水煎服。小柴胡片 4 片,每天 3 次口服。鱼腥草注射液 100ml,每天 2 次,静脉滴注。清开灵注射液 40ml,加 5% 葡萄糖注射液 500ml,每天 1 次,静脉滴注。阿奇霉素 0.5g,加 5% 葡萄糖注射液中,每天 1 次,静脉滴注。头孢曲松 1g,每 12 小时 1 次静脉注射。5 例高热 3 天,肺泡、肺间质水肿,用地塞米松 5～10mg,每天 1 次静脉注射,用 3～5 天;肺部阴影吸收后,减量(或停用)。同时应用支持疗法及对症处理。

疗效 据报道,钟嘉熙用上药治疗传染性非典型性肺炎 61 例,均获得治愈。

流行性感冒

【处方 1】 板蓝根 20～30g,金银花、黄芪各 10g,连翘、桔梗、黄芩各 12g,蒲公英 30g,芦根 40g,虎杖、玄参各 15g,甘草 6g。

制用法 将上药用温水浸泡 20 分钟,煎 2 次共约 40 分钟,滤得药液 200ml,分 3 次 1 天内服完。

疗效 用本方治疗流行性感冒患者 324 例,其中 24 小时内服药 1 剂,体温降至正常者 45 例,服药 2 剂体温降至正常者 105 例,服药 3 剂体温降至正常者 174 例。总有效率为 100%。1 个疗程为 1～3 天。

【处方 2】 大青叶、板蓝根、紫草各 50g。

制用法 将上药用温水浸泡半小时后,用文火煎,煮沸后 3～5 分钟即可,忌煎时间过长,每天 1 剂,分 2 次服。小儿以少量昼夜服。

疗效 用本方治疗流行性感冒患者 156 例,均获痊愈。一般服药 2 剂而愈,少数服 3～4 剂痊愈。愈后观察,未发现反复和副作用。

【处方 3】 香薷 10g,金银花、连翘各 15g,青蒿 12g,板蓝根、大青叶各 30g。

加减 若偏寒者,加淡豆豉;若偏热者,加薄荷、野菊花;若汗多者,去香薷;若热盛者,加鸭跖草;若咳重者,加杏仁、虎耳草;若暑湿明显者,加鲜藿香、鲜佩兰、厚朴、六一散;若恶心呕吐者,加姜半夏、竹茹。

制用法 将上药水煎,分 2 次服,每天 1 剂。

疗效 用上方治疗夏季流感患者 198 例,均获治愈。平均退热时间为 1.57 天,自觉症状消失时间为 2.4 天。

【处方 4】 柴胡、金银花各 20g,连翘 15g,黄芩、蝉蜕、半夏、菊花、党参、甘草各 10g,生姜 3 片。

加减 高热汗出者,加石膏,每天 2 剂,急煎服;咽干痛者,加桔梗;咳嗽者,加杏仁、前胡;咳喘者,加杏仁、麻黄、石膏;痰多者,加川贝母;恶心纳差者,加佩兰、白豆蔻;鼻塞流涕者,加苍耳子;头痛甚者,加白芷;身体酸楚者,加羌活。

制用法 每天 1 剂,水煎服,用 3～9 天。

疗效 用上药治疗流行性感冒 200 例,治愈 196 例,无效 4 例,总有效率为 98.0%。

【处方 5】 椒豉膏:胡椒 15g,淡豆豉 30g,丁香 10g,葱白适量。

制用法　先将前三味药共研为细末,然后再加入葱白捣烂调匀成膏状即成。取穴:大椎、神阙、劳宫。用椒豉膏贴敷于穴位上,每穴用药膏约5g,先贴大椎、神阙穴,用纱布覆盖胶布固定,令患者脱衣而卧。再取药膏10g敷于手心劳宫穴处,两手合掌放于两大腿内侧,侧位屈腿夹好,蜷卧将被盖严,取其汗出。

疗效　应用上药治疗流行性感冒患者112例,3日内全部获得治愈,其中仅贴敷1次治愈者104例。注意:本方对于体壮、头痛、鼻塞、发热无汗者,效果卓著。对于体弱、时常感冒、发热汗出者,疗效较差,宜采取其他疗法。

甲 型 流 感

【处方1】　芙朴感冒颗粒(含芙蓉叶、厚朴、牛蒡子、陈皮。浙江天一堂药业有限公司提供)。

制用法　3－5岁、6－8岁、9－12岁分别1/2袋、2/3袋、1袋,每天3次口服。治疗组80例与对照组40例,均用利巴韦林,静脉滴注(或口服);48小时后,用金刚烷胺;高热、感染对症处理。白细胞<$4×10^9$/L(或中性粒细胞<$1.5×10^9$/L,或血小板计数<$100×10^9$/L)时,停用抗病毒治疗,预防性使用抗生素。

疗效　采用上药治疗甲型流感患者,用3～5天后,两组分别显效(<36小时体温复常)23例、5例,有效55例、29例,无效2例、6例,总有效率为97.5%、85.0%,见并发症分别为12例、17例。

【处方2】　石膏30g,葛根、黄芩、金银花、连翘、前胡各10g,柴胡15g,荆芥、杏仁、贝母、姜半夏、桔梗、紫苏子、地龙、淡竹叶各10g,麻黄、甘草各6g(随症加减)。

制用法　治疗组38例,将上药水煎服,每日1剂。对照组37例,均用奥司他韦(达菲)75mg,每天3次,口服。均支持疗法及对症处理。休息、多饮水等。

疗效　应用上药对甲型H1N1流感患者,用药5天后,结果:两组分别基本痊愈6例、3例,显效17例、12例,有效12例、18例,无效3例、4例,总有效率为92.1%、89.19%。

流行性脑脊髓膜炎

【处方1】　蒲公英、金银花各20g,黄芩、大黄各10g,黄连12g,栀子、大青叶、黄柏各15g。

制用法　将上药水煎至200ml,分2～4次服,每天1剂或2剂。如有昏迷可改行鼻饲法,每隔8小时1剂或1/3剂,直至症状、体征消失为止。

疗效　用本方治疗流行性脑脊髓膜炎患者46例,其中痊愈者44例,死亡2例。体温下降至正常平均为3.5天;神经反射转阴性平均为5.4天;脊髓液正常平均为6.3天。疗程中未见不良反应。

【处方2】　生石膏(先煎)、鲜芦根、蒲公英、金银花各25g,大青叶、板蓝根各15g,黄柏、知母、龙胆、黄芩、栀子各10g,连翘6g,薄荷3g。

加减　若表未解者,加防风、荆芥各8g;若昏迷者,加水牛角,磨汁服;若抽搐者,加全蝎、钩藤、蜈蚣各6～10g;若舌赤绛干者,加生地黄、玄参、牡丹皮、赤芍各10g;若呕吐者,加竹茹、代赭石各10g;若大便秘结者,加生大黄(后下)、芒硝(冲服)各10g。

制用法　将上药水煎,每天1剂,分2或3次服。婴儿用量酌减。

疗效　用本方治疗流行性脑脊髓膜

炎患者 25 例,均获治愈。随访未见后遗症。治愈期最短者 3.5 天,最长者 9 天,平均 5.2 天。

【处方3】 生石膏 80g,水牛角 60g,芦根、夏枯草各 30g,栀子、知母、玄参、连翘、金银花、牡丹皮、鲜竹叶、寒水石、葛根各 20g,甘草 15g。

加减 热毒甚、热势高者,加大青叶;神昏合安宫牛黄丸,斑出较多者,加侧柏叶、白茅根,热灼真阴合黄连阿胶汤。

制用法 每天 1 剂,将上药水煎后分早、中、晚内服。半个月为 1 个疗程。

疗效 用上药治疗流行性脑脊髓膜炎患者 62 例,痊愈 58 例,明显好转 3 例,无效 1 例。

流行性乙型脑炎

【处方1】 大青叶 500g。

制用法 将上药加水 3000ml,文火煎至 1600ml(即每 100ml 含生药 30g)。用时,5 岁以下者 50ml,每 6 小时服 1 次;6-10 岁者 100ml,每 6 小时服 1 次;11 岁以上者 100ml,每 4 小时服 1 次。待体温降至正常后 3 天停药。

疗效 用上药治疗流行性乙型脑炎患者 23 例,均获治愈,无一例死亡。服药量最少者 480ml,最多者 600ml。体温降至正常平均为 1.9 天,住院平均为 5.9 天。服药期间未发生不良反应。

【处方2】 大青叶、板蓝根各 30g,金银花、连翘、生地黄、玄参、地龙各 15g,生石膏 60g,知母 9g,甘草 3g。

制用法 将上药水煎,昏迷者用鼻饲。成年人每天 1 剂,小儿每天 1/3～1/2 剂,必要时加倍。一般轻型及普通型病例单独采用本方或酌用退热药。重型、极重型病例除用本方外,须配合西药对症治疗。

疗效 用上药治疗流行性乙型脑炎患者 615 例,其中治愈 591 例,治愈率为 96.1%,病死率为 3.9%。

【处方3】 生石膏 120g,知母、赤芍、牡丹皮、石菖蒲、生大黄各 10g,生地黄、僵蚕各 15g,钩藤 12g,全蝎 3g。

制用法 将上药浓煎成 500ml,装入灭菌空瓶内,并加入 10ml 混合防腐剂,置于冰箱或冷库内备用。采用开放式输液法,将针头换成导尿管即可。3 岁以上患儿每天 1 剂(3 岁以下酌减),均分 2 次直肠滴入(重型者每天 2 剂,分 3 或 4 次滴入)。患者取左侧卧位,液状石蜡润滑导尿管后,插入肛门 15～20cm,调节滴速在 30～50 滴/分钟。滴注完毕适当更换体位,使药液充分吸收。

疗效 用上药治疗流行性乙型脑炎患者 48 例,其中痊愈者 42 例,未愈者 4 例,死亡 2 例。

【处方4】 大黄 10～20g,黄芩、栀子各 15g,金银花、知母各 10g,生石膏 50g,钩藤 20g。

制用法 均<14 岁。治疗组 50 例,将上药水煎,取浓缩液 400～500ml,药温<37℃,分 2～3 次直肠滴注。对照组 36 例,用清营汤加减水煎,取液 400～500ml,每天分 6～8 次鼻饲。均西医常规治疗,用亚低温疗法,维持肛温 35.5～37℃。恢复期均用丹参注射液、胞磷胆碱、盐酸苯海索等。

疗效 中西医结合治疗流行性乙型脑炎患者,两组分别治愈 38 例、20 例,显效 7 例、4 例,有效 4 例、8 例,无效 1 例、3 例,死亡 1 例(为对照组)。总有效率为 98.0%、88.9%。见不良反应及并发症分别 37 例次、98 例次。

【处方 5】 清瘟败毒饮(含羚羊角粉、生地黄、黄连、大青叶、栀子、黄芩、紫草、生石膏、知母、赤芍、玄参、牡丹皮、连翘、全蝎、蜈蚣)。

制用法 年龄 1—11 岁。治疗组 42 例,将上药水煎服(或鼻饲,或高位保留灌肠,或静滴)每日 1 剂。15 天为 1 个疗程,用 1 个疗程。对照组 45 例。两组均控制体温、抗惊厥、抗抽搐、抗脑水肿、预防继发感染等,恢复期加强主动、被动运动。

疗效 应用上药治疗重型流行性乙型脑炎患者,两组分别痊愈 34 例、24 例(P<0.01),好转 8 例、21 例。体温复常时间、昏迷时间、抽搐缓解时间、平均住院时间治疗组均短于对照组(P<0.01)。

流行性腮腺炎

【处方 1】 白古月(即白胡椒)30g,血竭、明雄黄、蟾酥各 6g,冰片 1g。

制用法 将上药共研为细末,装瓶备用。用时,将上药粉少许,均匀地撒在膏剂上(可用药店出售的黑膏药,其膏药的面积,视患处大小而定)。贴敷患处,每 2 天换药 1 次。

疗效 用上药治疗流行性腮腺炎及各种疖肿(或脓肿)200 余例,效果颇为满意。轻者治疗 2 次,重者治疗 3～6 次获得痊愈。

【处方 2】 银朱 6g,全蜈蚣 2 条。

加减 若局部发热者,加黄连、黄柏、栀子各 3g。

制用法 将上药共研细末,用鸡蛋清调成糊状,外敷局部。

疗效 用上药治疗小儿流行性腮腺炎患者 60 例,一般轻者 1 次,重者 2 次即可治愈。

【处方 3】 三黄黑白散(含大黄、黄连、黄柏各 50g,青黛、芒硝各 100g,冰片 10g)。

制用法 将上药共研细末加醋(或香油)调糊,摊敷料上,外敷患处,胶布固定。每天换药 1 次;夏季可用醋调成糊状,外搽患处。高热、颌下腺肿、咳嗽者,并用普济消毒饮、龙胆泻肝汤加减等。

疗效 应用三黄黑白散外敷治疗流行性腮腺炎 63 例,全部治愈。

【处方 4】 连翘、薄荷各 6g,板蓝根 12g,玄参、龙胆、牡蛎、贝母各 9g,夏枯草 30g,昆布、海藻各 24g。

制用法 将上药加水 1L,浸 2 小时,煎 15 分钟取液,每天 3 次,餐前凉服。小儿少量频服。

疗效 据报道,何玉梅等用上药治疗流行性腮腺炎 98 例,均治愈。

【处方 5】 生石膏 30g,野菊花 15g,板蓝根 20g,金银花 18g,连翘 10g,皂角刺、柴胡、黄芩、知母各 9g,牡丹皮、桔梗各 6g。

制用法 随症加减。每天 1～2 剂,水煎服(或频服),并用消炎止痛膏外敷患处。

疗效 采用内服外敷法治疗流行性腮腺炎 56 例,均获治愈,未见并发症发生。

【处方 6】 金黄散(含大黄、黄柏、姜黄、白芷各 160g,厚朴、生天南星、生苍术、陈皮、甘草各 24g,天花粉 320g。研末)。

制用法 治疗组 45 例,将上药末加蜂蜜适量,调糊,均匀涂抹于患处,厚度 2～3mm,范围大于炎症部位;每天 1 次。对照组 45 例。两组均用普济消毒饮加减;黄芩、黄连各15g,牛蒡子、连翘、板蓝根各3g,桔梗、甘草、陈皮、柴胡各6g,随症加减。每天1剂,水煎分3次服;高热者凉服。

疗效 应用上药治疗流行性腮腺炎,用5天后,两组分别痊愈41例、29例,有效4例、7例,无效9例(为对照组),总有效率为100%、80.0%(P<0.05)。

【处方7】 芙黄膏(含芙蓉叶、大黄、赤小豆各等量)。

制用法 研细末,加凡士林调成30%软膏。治疗组116例,用芙黄膏适量,薄涂于纱布上,外敷阿是穴(即肿痛部位),保湿,每日1次。对照组86例,用利巴韦林注射液10mg/kg,静脉滴注,每日1次。均3日为1个疗程。

疗效 应用上药治疗流行性腮腺炎患者,两组均获得治愈。

流行性出血热

【处方1】 板蓝根、大青叶、金银花、丹参、败酱草各30g,玄参20g,白茅根、生石膏各60g,知母15g,生大黄、生甘草各6g。

制用法 将上药水煎,每天1剂,分2次或3次口服。10天为1个疗程。

疗效 用本方治疗流行性出血热患者95例,其中治愈者93例,病死者2例。

【处方2】 鱼腥草、蒲公英、板蓝根各40g,丹参、生石膏各30g,黄柏、知母各15g。

制用法 将上药水煎3次后合并药液,分早、中、晚口服,每天1剂,1周为1个疗程。

疗效 用本方治疗流行性出血热患者47例,经用药2～3个疗程后,其中治

愈46例,无效1例。

【处方3】 大青叶、金银花各50g,板蓝根、杜仲各30g,连翘、龙胆、半边莲、白花蛇舌草各20g,黄芩、薄荷各15g。

加减 气营两燔者,加石膏、知母、柴胡;热入营血者,加犀角(水牛角代)、牡丹皮、赤芍;热入脏腑者,加黄连、栀子及凉血药。恢复期用六味地黄汤加龟甲、五味子各15g,知母、黄芪、何首乌各20g,桑寄生25g。

制用法 水煎服,每天1剂。

疗效 用上药治疗流行性出血热43例,其中基本治愈42例,未愈1例,治愈率为97.7%。

【处方4】 生石膏(先煎)、板蓝根、粳米各30g,知母15g,竹叶12g,山豆根10g,甘草6g。

加减 皮下瘀斑,血小板减少者,加犀角(代)、牡丹皮;低血压者,加生脉散;蛋白尿者,加草薢、金樱子。

制用法 将上药水煎服,每天1剂。并用利巴韦林(病毒唑)1g,地塞米松10mg(热退后减量),加5%葡萄糖液500ml,平衡液500ml,静脉滴注,每天1次。

疗效 据报道,安丽芝用白虎汤为主治疗流行性出血热47例,痊愈38例,好转8例,无效1例,总有效率为97.9%。

【处方5】 生地黄、白茅根各100g,黄芪、丹参、石膏各30g,牡丹皮、赤芍各20g,枳实、猪苓各15g,大黄、人参、甘草各10g。

加减 气脱阳微加附子、干姜;出血甚加蒲黄炭、白及;恢复期去石膏,加当归、阿胶。儿童剂量酌减。

制用法 治疗组57例每天1剂。水煎分3次服(或灌肠)。与对照组52例均

用酚磺乙胺（止血敏）、甘露醇、地塞米松、抗生素、血管活性药等。

疗效　应用上药治疗流行性出血热患者，用 15 天后，两组分别治愈 29 例、20 例，显效 19 例、16 例，有效 7 例、8 例，无效 2 例、8 例。

麻　疹

【处方 1】　蒲公英、大青叶、板蓝根、金银花各 25～30g。

制用法　将上药水煎 3 次后合并药液，分 3 次或 4 次口服，每天 1 剂。

疗效　用本方治疗麻疹合并肺炎患者 136 例，均获治愈，治愈率为 100%。住院时间最短者 2 天，最长者 14 天，一般 4～6 天。治愈者经胸透肺部阴影消失，追踪 1～2 个月未见复发。

【处方 2】　桑叶、菊花各 12g，金银花、紫草、牛蒡子各 9g，连翘、甘草、葛根、升麻各 6g，蝉蜕 3g。

制用法　每天 1 剂，水煎服。并用鲜芫荽 100～150g，均水煎，分别代茶饮，每天 2 次泡洗手足。

疗效　运用清解透表汤合芫荽内服外用治疗麻疹 27 例，用药 2～7 天后，其中痊愈 25 例，好转 2 例，总有效率为 100%。

【处方 3】　①金银花、大青叶、连翘各 15g，牛蒡子 9g，杏仁、葛根、桔梗、芦根各 10g，薄荷（后下）、蝉蜕各 6g，黄芩 12g。②金银花、连翘、淡竹叶、牛蒡子各 10g，桔梗 6g，生地黄、大青叶各 15g，玄参 20g，牡丹皮、蝉蜕各 5g，甘草 2g，薄荷（后下）3g。③沙参、麦冬、芦根、桑叶、杏仁、淡竹叶、贝母、玄参、生地黄各 10g，枇杷叶 15g。

制用法　本方亦可随症加减。疹前期用方①；出疹期用方②；恢复期用方③。水煎服。配合西医支持疗法及对症处理。

疗效　据报道，林兴栋用泻热透疹法治疗成人麻疹 18 例，治愈 17 例，好转 1 例，总有效率为 100%。

【处方 4】　黄芩、桔梗、贝母各 3～12g，牛蒡子、桑叶、菊花、炙枇杷叶各 3～15g，淡竹叶 3～6g，芦根 5～20g。

加减　初期加升麻、葛根、浮萍；血分热结加赤芍、牡丹皮、紫草；正虚疹出不透加党参、当归。恢复期用沙参、麦冬、玉竹、桑叶、竹叶、芦根、炙枇杷叶、贝母、桔梗等。

制用法　每天 1 剂，水煎服。并用 α 干扰素 100 万 U，每天 1 次肌内注射；用 3 天。丙种球蛋白 5g（婴儿 2.5g）；利巴韦林 10mg/kg；静脉滴注，每天 1 次。

疗效　中西医结合治疗麻疹患者 86 例，用 3～10 天后，治愈 79 例，好转 7 例。

病毒性肝炎

【处方 1】　龙胆 6g，柴胡、栀子、黄芩、车前子、泽泻、木通各 10g，地耳草 30g，甘草 3g。

加减　若胁痛甚者，加川楝子、延胡索；若腹胀者，加枳壳、陈皮、厚朴、佛手；若呕逆者，加法半夏、陈皮、竹茹、藿香；若腹泻者，加白术、茯苓；若湿重于热者，加豆蔻、草果、藿香、茵陈、滑石、薏苡仁；若有血瘀证者，加丹参、红花、桃仁等。

制用法　将上药水煎，分 2 次口服，每天 1 剂。1 个月为 1 个疗程，也可连续服用。

疗效　用上药治疗病毒性肝炎患者 32 例，其中临床治愈者 27 例，显效 4 例，无效 1 例。平均服药 62 剂。31 例有效患者经3～6个月的随访,27例已正常工作,有4例因过度劳累或感冒而复发。

【处方2】 青蒿、茵陈、神曲、泽泻各15g,青黛、龙胆、五味子、生栀子、连翘各10g。

加减 若黄疸指数(总胆红素测定)偏高者,重用茵陈、青蒿、生栀子、连翘;若谷丙转氨酶偏高者,重用青黛、五味子、龙胆;若肝气横逆而呕吐者,加代赭石40g;若湿热内蕴、舌苔黄腻者,加藿香10g。

制用法 将上药水煎,分2次口服,每天1剂,10～15天为1个疗程。

疗效 用上方治疗急性病毒性肝炎患者25例,1个疗程治愈19例;2个疗程治愈4例;3个疗程治愈2例。

【处方3】 茵陈蒿、赤芍各50g,金钱草30g,郁金、丹参、茯苓、制半夏各15g,栀子、生大黄、黄芩、白术、枳壳、鸡内金各10g,炒柴胡6g。

制用法 两组各72例。治疗组将上药水煎服,每天1剂。对照组用茵栀黄注射液30ml,加5%葡萄糖注射液250ml,静脉滴注,每天1次;葡醛内酯0.2g,维生素C 0.2g,每天3次口服,均15天为1个疗程。

疗效 采用上药治疗急性黄疸型肝炎患者,用2～3个疗程后,两组分别治愈63例、49例,有效8例、12例,无效1例、11例,总有效率为98.6%、84.7%($P<$0.05)。

【处方4】 脐饼1号(含熟附子、肉桂、白术、大腹皮、莱菔子、木香、陈皮、桔梗等),研末。

制用法 治疗组73例,用脐饼1号9g,加入姜汁调成糊状,敷于6cm×6cm纱布上,置于脐部;与对照组1组77例,

均用TDP照射脐部,以不灼伤皮肤为度,每次45分钟,每天1次。2组67例,用多潘立酮片每次10mg,每日3次,餐前服。三组均西医常规治疗,均1周为1个疗程。

疗效 应用上药改善肝病腹胀症状(病种包括慢性病毒性肝炎、肝炎后肝硬化)患者,三组分别显效59例、25例、23例,有效12例、15例、21例,无效2例、37例、23例,总有效率为97.3%、51.9%、65.7%。治疗组明显优于两对照组($P<$0.05)。

乙 型 肝 炎

【处方1】 补肾益肝汤:桑寄生、桑葚、韭菜子各20g,生地黄、熟地黄、鹿衔菜子、甘菊花、女贞子、补骨脂各15g,北五味子、山茱萸、薯蓣、泽泻、茯苓、牡丹皮各10g,枸杞子30g。

制用法 上药亦可随症加减。水煎(或制成蜜丸,每丸9g),每天2次或3次空腹淡盐水送服。

疗效 有人采用补肾益肝汤治疗乙型肝炎106例,用3～5个月,其中治愈64例,好转36例,无效6例,总有效率为94.3%。

【处方2】 柴胡、白扁豆、甘草各10g,丹参、五味子、山药各15g,白芍、制何首乌各12g,枳壳、木香各9g,白花蛇舌草30g,虎杖20g。

加减 肝胆湿热型,加茵陈40g,板蓝根15g,车前草20g;脾虚肝郁型,加茯苓15g,白术10g。

制用法 将上药水煎服,每天1剂,3个月为1个疗程,连续用药至症状消失为止。

疗效 用上药治疗乙型肝炎156例,

用 2～3 个疗程后,其中治愈 79 例,好转 66 例,无效 11 例,总有效率为 92.9%。

【处方3】 茵陈蒿 30g,大黄 6g,虎杖、枳壳、焦神曲、焦麦芽、焦山楂各 10g,田基黄、垂盆草、鹿衔草、丹参各 15g,赤芍 50g,牡丹皮、鸡内金各 12g,泽兰、益母草各 20g。

制用法 每天 1 剂,水煎服。1 个月为 1 个疗程,连续服药至症状消失止。

疗效 采用自拟清胆化瘀方治疗乙型肝炎高胆红素血症 132 例,痊愈 108 例,好转 22 例,无效 2 例,总有效率为 98.5%。

【处方4】 大黄粉。

制用法 两组各 68 例。治疗组用大黄粉 2～3g,每天 2 次口服。取耳穴:神门、肝、胆、皮质下、交感。用王不留行贴敷穴位;每天早、晚按压 20 分钟,每天换药 1 次,两耳交替使用。对照组用消炎利胆片 6 粒,每天 3 次口服。两组均抗病毒、保肝治疗。均 10 天为 1 个疗程。疗程间隔 10 天。禁生冷油腻甘辛之品。

疗效 大黄结合耳穴贴压治疗慢性乙型肝炎并发胆囊炎,用 2 个疗程,两组分别治愈 41 例、31 例,显效各 25 例,无效 2 例、12 例($P<0.05$)。

【处方5】 乌鸡白凤丸(含乌鸡、人参、黄芪、牡蛎、白芍、当归、熟地黄、银柴胡等。北京同仁堂制药厂生产)。

制用法 治疗组 60 例,用同仁乌鸡白凤丸 1 丸,每天 2 次口服。与对照组 60 例,均用阿德福韦酯片 10mg,每天顿服。均 6 个月为 1 个疗程。

疗效 应用上药治疗慢性乙型病毒性肝炎乏力,两组分别显效(症状消失;肝功能恢复正常)42 例、30 例,有效 17 例、22 例,无效 1 例、8 例。

【处方6】 黄芪 30g,龙胆、党参、陈皮、板蓝根各 15g,茵陈蒿、黄芩、茯苓、柴胡、延胡索各 12g,甘草 9g。本方亦可随症加减。

制用法 两组各 70 例。治疗组将上药水煎服,每日 1 剂。与对照组均用甘草酸二铵注射液(甘利欣)30ml,静脉滴注,每天 1 次;用 10 天,休息 10 天。用拉米夫定片 0.1g,每天 1 次;胸腺肽肠溶片 20mg,每天 2 次;口服。营养支持。均 30 天为 1 个疗程。禁烟酒。

疗效 中西医结合治疗乙型肝炎患者,用 3 个疗程,随访 7 个月,结果:两组分别治愈 21 例、11 例,有效 43 例、41 例,无效 6 例、18 例,总有效率为 91.4%、74.3%。

【处方7】 青黛 30g,明矾 10g,麝香 0.5g。

制用法 将上药研为极细末,装入瓶内备用。用时,取独头蒜 1 头捣烂加上药末 0.5g,搅匀,装入酒杯内,按男左女右把此酒杯扣在臂臑穴上并固定,2 小时后局部起疱流水,24 小时后去掉酒杯,刺破水疱,刮净淡黄色水后包扎,每日换纱布 1 次,1 周后创面愈合。每月治疗 1 次,3 个月为 1 个疗程。同时,药用黄芪、鳖甲、板蓝根、白花蛇舌草各 20g,白术、黄精、当归、柴胡、郁金、丹参、黄芩、虎杖各 10g,甘草 6g。隔日 1 剂,水煎服。

疗效 据报道,刘生贵等用外贴青矾麝香粉配合口服中药治疗乙型肝炎患者 200 例,临床治愈 39 例,近期基本治愈 146 例,改善 15 例,总有效率为 92.5%。

丙型肝炎

【处方1】 丹参、赤芍、苦参、白花蛇舌草、蒲公英、薏苡仁、败酱草各 30g,炙鳖甲 10g,穿山甲(代)、茯苓各 15g,制大黄 18g,生甘草 6g。

加减 肝脾大、质硬者,加桃仁、生牡蛎;血脂高者,加金钱草、山楂、决明子;脾虚泄泻者,加党参、炒白术、扁豆;齿、鼻出血者,加小蓟、白茅根。

制用法 每天 1 剂,水煎服;3 个月为 1 个疗程。连续用药至症状消失为止。

疗效 用清热解毒活血化瘀法治疗丙型肝炎 60 例,用 2~3 个疗程后,临床基本治愈 11 例,显效 28 例,有效 13 例,无效 8 例,总有效率为 86.7%。肝功能 4 项(谷丙转氨酶、谷草转氨酶、γ-谷氨酰转肽酶、碱性磷酸酶)指标及血清清蛋白、球蛋白水平治疗后明显改善($P<0.01$ 或 $P<0.05$)。

【处方 2】 黄芪、炒白术、半枝莲各 20g,郁金 12g,当归、苦参、甘草各 10g,金银花、丹参各 30g,茯苓 40g,土鳖虫 15g,黄芩、大黄各 6g。

制用法 每天 1 剂,水煎服。症状消失,肝功能恢复正常后,改为隔天 1 剂,再用半年。并用干扰素 200 万 U,静脉滴注,每天 1 次,每周用 3 天。

疗效 用中西医结合治疗丙型肝炎 100 例,用半年,随访 1.5 年,其中近期治愈 59 例,有效 34 例,无效 7 例,总有效率为 93.0%。

【处方 3】 鱼腥草、甘草各 6g,半枝莲、白花蛇舌草、枸杞子各 20g,蒲公英、苦参、赤芍、鳖甲、穿山甲(代)、白豆蔻、山茱萸各 15g,橘络 10g。

加减 气虚,加党参、黄芪;脾虚者,加白术、莲子;肝阴虚者,加女贞子、墨旱莲;肾虚者,加生地黄、杜仲;胁痛者,加木香、延胡索;尿黄者,加金钱草、车前子;便秘者,加大黄、麻仁;转氨酶高

者,加麦芽、五味子。

制用法 每天 1 剂,将上药水煎后,分早、中、晚内服。30 天为 1 个疗程。

疗效 据报道,李陈泉等用自拟鱼腥草活络化瘀汤治疗丙型病毒性肝炎 38 例,痊愈 29 例,好转 9 例,总有效率为 100%。

戊 型 肝 炎

【处方 1】 茵陈、焦麦芽、焦神曲、焦山楂、金钱草各 30g,栀子、泽泻、陈皮、黄连各 10g,茯苓 15g,赤芍 20g,大黄(后下)、甘草各 6g。

加减 纳差者,加白术、砂仁;腹胀者,加厚朴、木香;黄疸者,加防己、秦艽。

制用法 每天 1 剂,水煎服。并用葡醛内酯(肝泰乐)、肌苷、维生素 C 等口服;不能进食者予以支持疗法。病情危重者用肝细胞生长素、小牛胸腺肽、白蛋白等对症治疗,2 周为 1 个疗程。

疗效 治疗戊型肝炎 34 例,显效(症状及体征在 1 个月内消失,肝功能复常或接近正常)18 例,有效 11 例,无效 5 例,总有效率为 85.3%。

【处方 2】 ①白茅根、茵陈蒿、赤小豆各 30g,连翘、藿香各 10g,板蓝根 15g,白蔻仁 6g;②茵陈蒿、金钱草、蒲公英各 30g,赤芍、薏苡仁、川芎各 15g,栀子、连翘、茯苓、黄柏各 10g,生大黄(后下)5g;③茵陈蒿 30g,丹参、茯苓、薏苡仁各 15g,猪苓、虎杖、白术、泽泻各 10g。

制用法 湿热初袭,兼用表证型者用方①;湿热郁结、中焦郁阻型者用方②;肝胆湿热、脾胃不和型者用方③。随症加减。每天 1 剂,水煎服。并用甘草酸二铵注射液 30ml(或复方甘草甜素注射液 80ml),还原型谷胱甘肽注射液 1.2~

1.8g,静脉滴注,每天1次。酌用退黄药;症甚用促肝细胞生长注射液等。

疗效 中西医结合治疗急性戊型病毒性肝炎31例,用药15~45天,治愈30例,未愈1例。

细菌性痢疾

【处方1】 枳实25g,厚朴、山楂、金银花、白头翁各20g,槟榔、大黄、甘草各15g,滑石10g。

加减 若里急后重甚者,重用厚朴、槟榔、滑石、大黄、枳实;若发热重者,重用金银花、白头翁;若腹痛剧烈者,加白芍以缓急止痛。

制用法 将上药第1煎加水1000ml,武火急煎,留取药汁200ml;第2煎加水500ml,留取药汁量同1煎。两次煎药汁混合后频服,于24小时内服完。

疗效 用上药治疗急性细菌性痢疾患者98例,均获痊愈。其中服药1~2剂治愈者78例,3~4剂治愈20例。

【处方2】 黄连、肉桂、干姜、胡黄连各10g,炒乌梅15g,炒山楂30g,炙甘草6g。

加减 急性赤痢甚者,加白头翁、黄柏、木香;白痢(或腹痛)甚者,加白芍、白头翁;慢性因饮食不慎(或情志刺激)加重者,加台参、白芍、罂粟壳、白头翁、木香、白术;慢性结肠炎便溏、肛门失禁者,加台参、补骨脂、白芍、罂粟壳、白术、煨肉豆蔻、木香。

制用法 每天1剂,水煎服(急性高热首日2剂,分4~6次口服。并补液,维持水、电解质平衡)。

疗效 运用黄连肉桂干姜汤治疗急、慢性菌痢患者60例,全部治愈。

【处方3】 葛根、白头翁各30g,黄芩、黄连、大黄、炒车前子、木香、白芍、甘草各10g,黄柏、地榆各20g。儿童剂量酌减。

制用法 治疗组30例,将上药水煎,取液100ml,高位保留灌肠,滴速每分钟50滴。每天1次;3天为1个疗程。对照组28例,常规用复方磺胺甲噁唑。均配合西医对症处理。

疗效 用上药治疗急性细菌性痢疾患者,两组总有效率分别为100%,71.1%($P<0.01$)。

【处方4】 黄连、番泻叶、甘草各3g,白芍10g,木香6g。

制用法 将上药水煎取液,药温35~38℃,保留灌肠1~2小时,左、右、仰、俯位交替静卧,每天2次。对照组72例,用头孢三嗪2g(过敏用盐酸左氧氟沙星注射液0.2g),加生理盐水100ml,静脉滴注,每天2次。均补液,维持水、电解质及酸碱平衡。均5天为1个疗程。

疗效 用上药治疗急性细菌性痢疾,其中治疗组80例,对照组72例,两组分别显效(症状消失,每天排便1~2次;大便及外观和镜检复常)78例、58例,有效1例、8例,无效1例、6例,总有效率为98.7%,91.7%($P<0.01$)。

【处方5】 蒙药巴特日-7(含草乌芽、诃子各25g,多叶棘豆、茜草、黑芸香各10g,银朱5g,麝香6.5g,国家蒙药制剂中心提供)。

制用法 治疗组46例,用蒙药巴特日-7每天顿服9粒。对照组38例,用诺氟沙星胶囊0.2g,每天3次口服。均补液、纠正电解质紊乱及对症处理。

疗效 应用上药治疗急性细菌性痢疾患者,两组分别治愈35例、28例,好转9例、8例,无效2例、2例,总有效率为

95.7%、94.7%。止泻时间治疗组明显短于对照组（$P < 0.05$）。

阿米巴痢疾

【处方1】 干石榴皮60g。

制用法 将上药加水200ml,煎至100ml,每天口服3次,饭后服20ml,6天为1个疗程。

疗效 用上药治疗慢性阿米巴痢疾患者40例,治愈39例。

【处方2】 鸦胆子30g,赤石脂、乌梅各60g,食盐10g,陈米饭适量。

制用法 将鸦胆子去油（打碎去壳）,再用吸水纸反复将油质吸干;乌梅去核（用温水泡涨即可去核）打烂备用;赤石脂研成细末。将上药共搅拌均匀,加入陈米饭捣烂如泥状,制成绿豆大小丸粒。用时,成人每次15～20丸,小孩每天5～10丸,每天口服2次,饭后温开水送服。

疗效 用上药治疗阿米巴痢疾患者15例,全部治愈。

【处方3】 金银花20g,杭白芍15g,三七（研末）3g,鸦胆子（龙眼肉包）10粒。

制用法 先将鸦胆子用温开水送服。后将上药水煎温服,每天1剂。

疗效 用上药治疗阿米巴痢疾患者48例,其中治愈47例（临床症状消失,大便次数每天1次或2次,停药后大便镜检未发现阿米巴病原体,并隔天检查1次,连续3次阴性）;无效1例（用药3天以上,临床症状及体征无改善,大便镜检无好转）。疗程最短为3天,最长10天,平均5天。大便镜检转阴时间1～3天22例,4～7天20例,8天以上5例。

【处方4】 白头翁、秦皮、地榆各15g,黄柏、苦参各10g,黄连6g。

制用法 将上药水煎,分早、晚口服,每天1剂。连服5～10剂为1个疗程。病情较顽固者可间隔数天后再服1个疗程。

疗效 用上方治疗阿米巴痢疾患者25例,其中痊愈22例,有效3例。痊愈出院后随访4个月,6例复发,但症状较轻,再次服上药3～5剂而愈。

【处方5】 白头翁30g,黄芩15g,鸦胆子、黄连、厚朴、藿香各10g。

加减 若高热恶寒者,加葛根、金银花各15g;若恶心呕吐者,加半夏、紫苏叶各10g;若腹痛剧烈者,加白芍30～50g;若下痢赤多者,加生地榆15～20g。

制用法 将上药水煎3次后合并药液,分2次或3次口服,每天1剂。

疗效 用本方治疗阿米巴痢疾患者183例,临床治愈181例,无效2例（因服药呕吐而改用西药治疗）。平均治疗时间为8.5天。

【处方6】 生怀山药300g,三七20g,鸦胆子（分10次服）80粒。

制用法 先将生怀山药煮成粥,调入三七,并以此粥吞服鸦胆子10粒,每天2次,直至服完。

疗效 用上药治疗阿米巴痢疾患者20例,均获得治愈。一般10～15天痊愈。

猩 红 热

【处方1】 金银花、生地黄各15g,连翘、丹参、牡丹皮、麦冬、知母、桔梗各10g,芦根30g,薄荷（后下）5g,犀角（代）1g,甘草3g。

加减 若大热不退者,加生石膏、天花粉;若目眩头痛者,加菊花、薄荷;若咽喉红肿者,加栀子、僵蚕;若中满厌食者,加枳壳、厚朴;若肺热干咳者,加川贝母;若关节肿痛者,加防己、续断;若肾湿蓄水者,加猪苓、车前草;若小便短少者,加木通、竹叶;若大便秘结者,加大黄(后下)、芒硝。

制用法 将上药水煎 2 次或 3 次后合并药液,分 3 次口服,每天 1 剂。

疗效 用上药治疗猩红热 38 例,均获治愈。平均退热时间为 2.5 天。

【处方 2】 生石膏(先煎)50g,板蓝根、大青叶各 30g,生甘草 20g,红糖 10g。

制用法 将上药加适量水煎煮后,去渣,浓缩至 200ml,再加入红糖 10g,混合均匀即可。分 4 次或 5 次服完,每天 1 剂。

疗效 用上药治疗猩红热患者 81 例,均获痊愈。平均退热时间为 1.5 天,疹退时间为 2.1 天。

【处方 3】 葛根 30g,麻黄 9g,黄芩、芍药、甘草各 15g,大枣 12 枚。

加减 咽喉肿痛者,加蝉蜕、射干、大青叶、山豆根;皮疹密布、色红如丹者,加连翘、玄参、牡丹皮、石膏;日晡潮热、皮肤脱屑者,加生地黄、麦冬、知母、天花粉。

制用法 水煎服,每天 1～2 剂,首煎顿服,药渣再煎代茶饮用。

疗效 应用上药治疗猩红热(又名丹痧)62 例,其中治愈 38 例,好转 17 例,无效 7 例,总有效率为 88.7%。

百 日 咳

【处方 1】 青黛、海蛤粉各 30g,贝母、甘草各 15g。

制用法 将上药共研为细末,装瓶备用。用时,每次服 1.5g,每天 3 次,饭后服。7～10 天为 1 个疗程。有并发症者,须同时配合其他疗法。

疗效 用上药治疗百日咳患者 24 例,仅 1 例配合抗生素治疗 2 周痊愈,其余 23 例于服药后 2～10 天治愈。

【处方 2】 僵蚕、全蝎、蝉蜕、地龙、杏仁、天南星、天竺黄各 3g,青黛、黄芩、百部、地骨皮、瓜蒌、甘草各 4g。

加减 若呕吐加旋覆花 3g,赭石 10g;若巩膜溢血或痰带血丝加藕节、白茅根、菊花。

制用法 将上药水煎,每天 1 剂。

疗效 用本方治疗百日咳患者 100 例,痊愈 87 例,好转 13 例。一般 3～5 天治愈。

【处方 3】 礞石 50g,杏仁、贝母、麻黄、甘草各 15g,蜂蜜 180g。

制用法 将杏仁捣成泥状,余药研为细面,将蜂蜜熬开纳入上药调成糊状。以上为 3 周岁患儿 1 周用量,每天服 4 次或 5 次。其他年龄酌增减。

疗效 用上方治疗百日咳患者 80 例,多数在 7 天内治愈,如 1 剂未愈,可再续 1 剂。用药期间,未发现副作用。

【处方 4】 炙桑白皮、南天竹、嫩射干、地骨皮、炙百部、大贝母、金沸草、葶苈子各 10g,炙斗铃 5g,生甘草 3g,黛蛤散 15g,鱼腥草 30g。

加减 鼻出血者,加鲜茅根、侧柏叶;痉咳频频者,加炙全蝎、炙僵蚕;呕吐频作者,加赭石、紫石英、枇杷叶;两目红肿者,加龙胆;便干者,加全瓜蒌。

制用法 将上药水煎,分 2～4 次内服,每天 1 次,连续用药至症状消失。

疗效 应用天竹斗铃汤治疗百日咳 50 例,全部治愈,疗程中未见副作用。

【处方 5】 百枇甘草糖膏(含百部 30g,麻黄 12g,枇杷叶、麦冬各 15g,甘草

18g,贝母、桔梗各 10g)。

制用法 水煎取浓缩滤液约 500ml,加红糖 250g,煎成膏状;为 10 天量。百枇甘草糖膏 10g,每天 3 次冲服。可连续用药至症状全部消失。

疗效 应用百枇甘草糖膏治疗百日咳 62 例,用药 3 周后,全部治愈。

【处方6】 黄连。

制用法 用 100% 黄连煎剂,1 岁以下每天 1～1.5ml,1—2 岁 1.5～2ml,2—5 岁 2～2.5ml,5 岁以上 2.5～3ml。均每天 3 次分服。

疗效 用上药治疗百日咳 57 例,总有效率为 100%。平均用药 1.7 天。疗效与链霉素组和氯霉素组相似。

【处方7】 桑白皮 9 克,生石膏 15g,党参 6g,炙枇杷叶、杏仁、麦冬、川母、桔梗、炙百部、厚朴各 7g,黄芩 5g,甘草 3g。

加减 咳喘甚加炙麻黄,病程>1 个月,咳痰不利加僵蚕、桃仁;咯血加茅根炭;纳差加鸡内金。

制用法 两组各 30 例。治疗组将上药水煎每天 1 剂。<1 岁、1—3 岁、3—6 岁分别 100ml、180ml、250ml,每天口服。与对照组 30 例,均用红霉素 50mg/kg,静脉滴注,每天 1 次;14 天为 1 个疗程。肺炎用酚妥拉明 0.3～0.5mg/kg;心功能不全用毛花苷 C(西地兰)0.03mg/kg,静脉滴注。

疗效 应用上药治疗百日咳,两组分别显效(痉咳消失)21 例、16 例,有效 7 例、9 例,无效 2 例、5 例。症状消失时间分别为 7.1 天、9.3 天。

白　喉

【处方1】 重楼(七叶一枝花)、夏枯草、金银花、麦冬、白芍各 10g,北沙参、玄参、生地黄、山豆根各 15g,甘草 6g。

加减 若高热者,加柴胡、生石膏;若声嘶者,加蝉蜕、僵蚕;若纳呆、便溏者,加茯苓、麦芽;若腹胀者,加厚朴、广木香;若痰多、恶心者,加竹茹、法半夏、天南星;若假膜范围大者,加用重楼配蜂蜜磨汁涂局部。

制用法 将上药水煎,分 2～3 次口服,每天 1 剂。

疗效 用上药治疗白喉患者 24 例,一般服用上方 6～11 剂,平均 7.8 剂,均获痊愈。

【处方2】 生地黄 18g,玄参 15g,麦冬 9g,牡丹皮、连翘各 6g,石斛、白茅根、贝母、赤芍各 4.5g,桂皮 3g,鲜芦根(切) 3 根。

加减 若大热大汗者,加知母、生石膏;若大便秘结者,加泽泻、通草、茯苓;若精神不佳者加茯神。

制用法 将上药加水 300ml,煮取 100ml,过滤;再加水 200ml,煮取 100ml,合并 2 次煮取液即得。每天 1 剂,分 2～4 次温服。小儿酌减。

疗效 用上药治疗白喉患者 41 例,均治愈。轻者一般 3 剂,重者 6 剂即可痊愈。

【处方3】 土牛膝(鲜根)60～90g。

制用法 将上药洗净切碎,加入温开水捣烂取汁,再放入白糖适量调味,1 天内分多次服,连服 7 天。同时,用喷雾器将土牛膝鲜根汁直接喷于咽喉部,每天 3 次或 4 次。

疗效 用上药治疗白喉患者 22 例,均获治愈。平均住院时间为 7 天。全部病例均未用抗生素及白喉抗毒素治疗。其中 7 例并发Ⅱ度以上喉梗阻患者,均因症状逐步好转而免做气管切开手术。

【处方4】 天冬、甘草各 10g,玄参、生地黄各 15g,连翘、黄芩各 12g。

制用法 将上药水煎 2 次或 3 次后合并药液,分 3 次口服,每天 1 剂。

疗效 用上药治疗白喉患者 66 例,均获治愈。

【处方5】 黄连粉。

制用法 用黄连粉口服,每次 0.6g,每天 4～6 次,并配合 1% 黄连溶液漱口。

疗效 用上药治疗白喉 11 例,用药后体温在 1～3 天恢复正常,假膜平均在 2.6 天消退,咽拭子培养平均 2.8 天转阴。

【处方6】 诃子。

制用法 用 10% 诃子煎液,每次 100～150ml,每天 3 次或 4 次,口服。另用煎液含漱,每天 4 次或 5 次,或用蒸过的诃子含咽,每天 4 次或 5 次,每次 1 粒或 2 粒。

疗效 用上药治疗白喉 20 例,用药以后连续 3 次以上咽拭子培养均为阴性。用药时间平均为 6.9 天。

【处方7】 复方巴豆丸(含巴豆肉 2 份,乌梅肉 1 份,捣烂,加入朱砂 1 份混合均匀,使成绿豆大小丸,装瓶密封备用)。

制用法 在患儿头部涂少量鸡蛋清,用复方巴豆丸 1 粒,置印堂穴上,胶布固定。8 小时后如出现红晕或水疱,用冷水冲洗并冷敷后,再涂蛋清并在印堂穴上垫小棉片另换 1 粒外贴。同时适当补液和用黄连水漱口。

疗效 采用复方巴豆丸外敷治疗白喉患者 13 例,用药 3～4 日后,全部获得治愈。

破 伤 风

【处方1】 蝉蜕 30g,天南星、天麻各 6g,全蝎 7 条,僵蚕 7 条,朱砂 1.5g。

制用法 将前 5 味药物加入水 250ml,煎取 100ml,去渣即得。每天 1 剂,分 1 次或 2 次口服。小儿酌减。用时,加黄酒 60ml 冲服。服前先将朱砂用温开水送下。

疗效 用上方治疗破伤风患者,仅服药 2～4 次即获痊愈。

【处方2】 木瓜 20g,吴茱萸 15g,防风、藁本、白蒺藜各 10g,僵蚕、天麻、桂枝各 8g,全蝎 6g,蝉蜕 12g,朱砂(冲)1g,猪胆(炖冲)1 个。

加减 若发热感染者,加黄连、蒲公英;若抽搐、痉挛频发者,加羚羊角、蜈蚣;若痰涎壅盛者,加竹沥、天竺黄;若伤津欲竭者,加麦冬、西洋参;若便秘、腹胀者,加大黄;若尿少者,加灯心草;若肢冷、汗出如珠者,加参附汤;若气血虚弱者,加黄芪、生地黄、熟地黄等。

制用法 将上药水煎服,每天 1 剂。

疗效 用本方治疗破伤风患者 36 例,均在服药 3～8 剂获得治愈。

【处方3】 蝉蜕 20g,防风、全蝎、蜈蚣、僵蚕、钩藤各 15g,竹黄、天南星、辰砂各 7g,苯巴比妥 0.1g×10 片。

制用法 将上药共研为极细末,装入瓶内备用。成年人 6g,小儿 0.7～3g。每天分早、中、晚 3 次口服。

疗效 用本方治疗破伤风患者 15 例,一般服药 6～8 天即可获痊愈。

【处方4】 地龙、蝉蜕、天麻、羌活、防风、荆芥、天南星各 9g,钩藤、赤芍、白矾各 10g,蜈蚣、全蝎各 5g。

制用法 将上药共研为极细末,过 120 目筛后,装入干净瓶内备用。用时,以凉开水冲服。每天 2 次或 3 次。3 天为 1 个疗程,直至痉愈为止。

疗效　用本方治疗破伤风患者24例,服药2～3个疗程后,均获治愈。

【处方5】　蝉蜕、天南星、天麻、僵蚕、地龙、大黄、桃仁、红花、玄参各10g,全蝎3～6g,蜈蚣1～3条。腹滞通后去大黄。

制用法　每天1剂,水煎服。儿童用量酌减。并用破伤风抗毒素1万～2万U,每天1次,用5～7天;症状重者加用氯丙嗪,成年人50mg静脉滴注,12小时1次,新生儿每小时3～5mg/kg静脉滴注,用至症状缓解。

疗效　采用中西医结合治疗破伤风23例,全部获得治愈,疗程中未见不良反应。

【处方6】　天麻钩藤饮加减(含天麻、钩藤、僵蚕、川芎各15g,全蝎4g,蜈蚣3g,磁石、珍珠母各30g,大黄12g)。

制用法　近期伤口周围封闭注射;清创后,用过氧化氢液(双氧水)湿敷。并用天麻钩藤饮加减,水煎服液300ml,每天分2次保留灌肠,用5～7天。用破伤风抗毒素1万U静脉滴注,每天1次,用1周;继用1万U,加地塞米松(氟美松)10mg,蛛网膜下腔注入;总量10万～15万U。用镇静药、大剂量青霉素及甲硝唑;发绀者可行气管切开,脑水肿用甘露醇静脉滴注;补充水、电解质、热能。

疗效　采用中西医结合治疗破伤风85例,其中治愈84例,死亡1例,治愈率为98.8%。

【处方7】　炒白芍、蝉蜕、炒火麻仁各20g,当归、制天南星、白附子、羌活、焦麦芽、焦神曲、焦山楂各10g,全蝎、天麻、防风各15g,蜈蚣3条,大黄6g。

制用法　两组各40例。治疗组每天1剂,水煎服,不能口服改灌肠,每天1

次。与对照组用破伤风抗毒素5万～10万U,静脉滴注,用1～2天;清创,用过氧化氢冲洗,每天6～10次;痰阻(或频繁抽搐)行气管切开;抗感染用青霉素(或氧氟沙星);镇静用地西泮和(或)苯巴比妥;支持疗法用复方氨基酸、水溶性维生素、脂肪乳及能量合剂等。均5天为1个疗程。

疗效　中西医结合治疗破伤风患者40例,用1～2个疗程,两组分别治愈30例、16例,好转6例、8例,无效4例、16例。住院时间治疗组短于对照组。

肺　结　核

【处方1】　用三七(加水研汁,分兑)9g,白茅根、仙鹤草、生地黄各15g,白果、白及、桔梗、杏仁、藕节各10g,甘草5g。

制用法　每天1剂,水煎分3次内服。对照组58例,用卡巴克洛(安络血)5mg,维生素K_4 8mg,每天3次口服;用3～7天。两组均用异烟肼(雷米封)0.3g,乙胺丁醇0.75g,利福平0.45g,吡嗪酰胺0.5g(用2个月),每天1次口服。用半年后观察疗效。不用镇静药。

疗效　用上药治疗肺结核咯血126例(其中治疗组68例,对照组58例),两组分别临床治愈39例、23例,显效25例、16例,有效2例、6例,无效2例、13例,总有效率为97.1%,77.6%($P <$ 0.01)。

【处方2】　生地黄、熟地黄、太子参、百合、黄芪各20g,丹参、地龙各15g,当归、黄芩、黄连、黄柏、白及各10g,浮小麦30g。

制用法　治疗组80例,将上药水煎服,每天1剂,4天为1个疗程。与对照组30例,均用2HRZE/4HR方案化疗。

禁烟酒、禁食辛辣刺激之品。

疗效　用上药治疗肺结核盗汗症患者,用4～15天,两组分别痊愈61例、4例,好转17例、8例,无效2例、18例,总有效率分别为97.5%,40.0%。

【处方3】　灭痨丹4号(含蜈蚣、壁虎各12g,雄黄3g,全蝎45g,僵蚕、乳香、没药各22g,土鳖虫20g,露蜂房15g,研细末)。

制用法　治疗组296例,用灭痨丹4号1g,百合固金丸2丸,每天2次口服。对照组271例,用利福平15mg/kg,早餐前1次;乙胺丁醇0.75～1g,每天2次;异烟肼0.3g,早晨1次,口服;儿童剂量酌减。

疗效　用上药治疗肺结核患者,用半年,结果:两组分别痊愈176例、63例,显效57例、89例,好转59例、67例,无效4例、52例,总有效率为98.6%、80.8%(P<0.01),见不良反应149例(均为对照组)。

【处方4】　杏仁、桔梗、黄芩、栀子各12g,青蒿、沙参、麦冬、百合、生地黄、白及、百部、炙党参、炙黄芪各15g,当归、甘草各10g,炙鳖甲20g,蛤蚧粉(分冲)5g。

加减　咯血加茜草、三七。

制用法　两组各30例。治疗组将上药水煎服,每天1剂(或用上述药10倍量,为水蜜丸,每次10g,每天3次口服)。与对照组均用抗结核病常规化疗。

疗效　中西医结合治疗肺结核患者,两组分别治愈21例、15例,有效7例、6例,无效2例、9例,总有效率为93.3%、70.0%(P<0.05)。

淋巴结核

【处方1】　阿胶200g。

制用法　将阿胶块用捣筒捣成粉剂,倒在较硬的纸上摊开,用紫外线治疗灯进行15～20个生物剂量的消毒(如装入瓶内,将瓶一起消毒,不装瓶可将消毒好的阿胶粉包好备用)。治疗前先将溃疡或窦道清创消毒,清除坏死组织,疏通管腔,之后将阿胶粉敷于创面或填入窦道,用无菌纱条或纱布覆盖创面固定,根据病情每天或隔天换药1次,治愈为止。

疗效　用上药治疗颈淋巴结核患者15例,经换药28～34次,溃疡完全愈合,随访3年,未见复发。

【处方2】　瘰疬内消胶囊(含全蝎、蜈蚣各30g,白芥子、夏枯草、煅灶蛎、党参各90g,白及、贝母各100g,百部120g,地骨皮60g。烘干,粉碎过筛,灭菌,装胶囊,每粒0.4g。山西省运城市淋巴结核医院研制)。

制用法　用瘰疬内消胶囊3粒或4粒,每天2次口服。并局麻后行病灶清除术,溃疡、瘘孔用瘰疬散Ⅰ号(含轻粉、白矾、枯矾、雄黄、麝香等);用油纱条包裹置患处,隔天换药1次,每3次搔刮疮面1次。换药5～8次后,改用抗炎引流膏,3天1次,用2次。深部淋巴结包块多、有粘连,用瘰疬散Ⅱ号。深部瘘管用脱管灵。并用异烟肼0.4g,利福平0.6g(或奥复星0.2g,每天2次口服),晨空腹顿服;治愈后再用3个月。

疗效　用上药治疗体表淋巴结核318例,痊愈315例,1年后复发3例。

【处方3】　猫眼栝楼药膏。

制用法　用过氧化氢消毒患处,用猫眼瓜蒌药膏(含猫眼草2kg,瓜蒌200g。熬成膏状),涂抹患处,厚度如硬币厚,用纱布6～8层固定。每天换药1次。并联合应用抗结核药3～4种。

疗效 采用上药治疗颈淋巴结核患者50例,用1～2个月,痊愈28例,有效21例,无效1例,总有效率为98％。

【处方4】 消疬膏(含玄参、贝母、夏枯草、莪术、羊乳、党参、茯苓、白术)。

制用法 用消疬膏10g,每天3次口服。并用异烟肼、利福平、乙胺丁醇各3片,每天顿服;左氧氟沙星0.3g,加生理盐水250ml,静脉滴注,每天1次。符合条件的手术切除病灶。

疗效 中西医结合抗结核配合手术治疗重症淋巴结核患者69例,均获得治愈。

【处方5】 穿山甲(代)、蛇蜕、乳香、没药、白芥子、青皮、地龙各10g,鱼鳔、连翘各30g,猫爪草20g,夏枯草、玄参、贝母、柴胡、昆布、甘草各15g,亦可随症加减。

制用法 每天1剂,水煎服。并用异烟肼0.3g,乙胺丁醇0.45g,每天顿服;链霉素0.75g,每天1次肌内注射。3个月为1个疗程。

疗效 中西医结合治疗颈淋巴结核86例,结果:治愈77例,显效9例。

【处方6】 猫爪草20g,生鳖甲、黄芪、生地黄、当归、五味子、夏枯草、玄参、海藻、半夏各10g,陈皮6g。

制用法 治疗组40例,将上药水煎服,每日1剂。用瘰疬宁片(以樟木草为主提炼而成。江苏省南京市中西医结合医院研制)1.5g,每天3次口服。与对照组39例,均术前常规用抗结核药≥2周,感染用抗生素。手术治疗:结节型用病灶清除＋区域淋巴结清扫;热性脓肿可切开引流、异烟肼注射剂换药;窦道型切除窦道、原发淋巴及区域淋巴结。术后继用2HRZE/4HR抗结核治疗,用6～

9个月。

疗效 中西医结合治疗颈部淋巴结结核,两组分别痊愈33例、19例,有效6例、9例,无效1例、11例,总有效率为97.5％、71.8％($P<0.05$)。

真菌性肠炎

【处方1】 苦参粉2g,云南白药1g。

制用法 将上药共研拌均匀,为1次剂量。每天早、晚各服1次,温开水送服。1个月为1个疗程。

疗效 用上药治疗真菌性肠炎患者40例,其中治愈28例,好转12例。

【处方2】 孩儿茶150g。

制用法 将上药研为极细末,加入凉开水或蒸馏水1500ml中,充分搅拌均匀后令其沉淀,再用5层或6层纱布过滤,取上清液,装入瓶内备用。用时,成年人每次口服30～40ml,小儿每次5～10ml,均每天3次。1周为1个疗程。若合并口腔炎者,可用药液涂擦溃疡面,每天5次或6次,直至痊愈为止。

疗效 用本方治疗真菌性肠炎患者31例,其中治愈22例,显效6例;好转2例;无效1例。一般用药1～2个疗程即可获效。

【处方3】 党参、山药、白芍、槟榔、白头翁、苦参各15g,秦皮、白术各12g,葛根、黄芩、防风、乌梅各10g,厚朴、陈皮各6g。

加减 若气血两虚者,加生黄芪、全当归各15g;若腹部胀痛者,加广木香、枳壳、大腹皮各10g;若久泻不止者,加罂粟壳、诃子各8～10g;若咽喉干燥者,加石斛、沙参各10g,玉竹15g,莱菔子12g。

制用法 将上药水煎,每天1剂,分3次或4次口服,5剂为1个疗程。

疗效　用本方治疗真菌性肠炎患者40例,其中用药1个疗程治愈20例;用药2个疗程治愈11例;用药3个疗程治愈9例。

【处方4】　扁豆、白芍各30g,肉豆蔻、石榴皮、茯苓、党参、生黄芪、诃子各15g,罂粟壳、白术、陈皮、附子、赤石脂、鸡内金各12g,小茴香、砂仁各5g,生甘草6g。

制用法　将上药水煎,每天1剂,分3次或4次口服。5剂为1个疗程。如大便已成形,日行1次或2次,大便镜检无真菌孢子及菌丝,则停服上方,以补中益气丸善后。

疗效　用本方治疗真菌性肠炎患者30例,经用药2～3个疗程后,均获治愈。

【处方5】　葛根、秦皮、黄芩、苦参、茯苓各10g,厚朴、陈皮、刘寄奴各8g,泽泻、白术、白芍各12g,生甘草5g。

制用法　将上药水煎3次后合并药液,分早、中、晚3次口服,每天1剂。10天为1个疗程,直至痊愈止。未愈,可行下一个疗程。

疗效　用本方治疗真菌性肠炎患者55例,经用药1～2个疗程后,治愈51例,有效4例。

麻　风

【处方1】　参三七、延胡索、鸡血藤各等量。

制用法　将上药共研为细末,装入胶囊后备用,每粒含生药0.4g。口服,每天3次,每次2粒。剧痛者可增至每次3粒或4粒,待缓解后减为2粒或1粒。神经痛消失后再巩固治疗7～14天。

疗效　用上药治疗麻风性神经炎患者15例,经用药5～10天后疼痛缓解

消失。

【处方2】　穿心莲适量。

制用法　将上药研为细末,压成片,每片含生药1g。用时,初服每天15～22片,以后逐渐增加至每天30～50片。

疗效　用上药治疗各型麻风患者35例,痊愈28例,显效3例,无效者4例。

【处方3】　按辨证分型治疗。①血瘀型用桃红四物汤合失笑散加减:桃仁、当归各12g,红花、川芎、赤芍、五灵脂、蒲黄各10g,生地黄15g,乳香、没药各7g。②湿热型用四妙勇安汤加味:金银花24g,玄参、当归、炒穿山甲珠(代)、泽泻、木通、草薢各10g,牛膝12g,蒲公英、栀子、紫草各20g。③寒湿型用阳和汤加减:鹿角胶、党参、茯苓各15g,肉桂6g,麻黄9g,干姜、白芥子、陈皮、白术各10g,牛膝12g,薏苡仁30g,砂仁7g,炙甘草5g。

制用法　每天1剂,水煎服。对照组16例,4例用泼尼松(强的松)45mg,5例用沙利度胺(反应停)200～400mg,均日分3次口服;4例用酒石酸锑钾每天5ml,静脉注射;3例用氯法齐明(氯苯吩嗪,B663)每天300mg,顿服。两组均用吲哚美辛(消炎痛)25mg,每天3次口服。

疗效　用上药治疗麻风结节性红斑反应31例(治疗组15例,对照组16例),两组红斑消退分别为15例、13例。

【处方4】　党参、黄芪、熟地黄各25g,白术、丹参、川芎、续断各20g,当归、茯苓各15g,甘草、三七各10g,蜈蚣9g(后2味药合研后,分冲)。

加减　若痛处发凉,神经肿大,结节坚硬者,加麻黄、桑枝、淫羊藿、葛根;若神经肿痛,灼热者,加黄柏、防己、金钱草、木通。

制用法　将上药水煎3次后合并药

液,分早、中、晚内服,每天1剂,连续服药至症状消失为止。

疗效　采用八珍汤加味治疗麻风神经痛20例,全部治愈,疗程中未见不良反应。

钩端螺旋体病

【处方1】　金银花、连翘、芦根、白茅根各30g,黄芩18g,栀子15g,淡竹叶(或竹叶心)、藿香(或佩兰)各12g,通草9g。

制用法　将上药加水500ml,煎沸30分钟,取煎液。药渣加水200ml,煎沸30分钟,过滤,再煎。合并3次煎液,加凉开水至600ml。发热期间,每隔4小时服1次,成人每次100ml;热退后,每隔6小时服1次,每次150ml。连服3～5天,以巩固疗效。

疗效　用上药治疗钩端螺旋体病310例,全部治愈。

【处方2】　白参、麦冬、阿胶(烊冲)、金银花各10g,五味子3g,生地黄12g,连翘、土茯苓各15g,黄连、炙甘草各5g。

加减　心阳偏亢者,加杏仁、煅龙骨;阴损及阳、心阳不振者,加桂枝、附子。

制用法　每天1剂,水煎服。对照组32例,用普萘洛尔(心得安)、地高辛、阿托品、青霉素、地塞米松(或氢化可的松)等治疗。

疗效　用上药治疗钩端螺旋体病致心肌损害88例(其中治疗组56例,对照组32例),两组分别治愈48例、18例,有效7例、12例,无效1例、2例,总有效率分别为98.2%、93.7%。

【处方3】　土茯苓60～180g,甘草9g。

制用法　水煎,每天分2次口服。

疗效　用上药治疗钩端螺旋体病18例,全部治愈。平均住院3.6天。

【处方4】　黄芩、金银花、连翘各等量。

制用法　将上药分别制成黄芩素及金银花、连翘浸膏,混合制成片剂,每片重0.5g,相当于生药3.7g,每次10～15片,6小时服1次。小儿酌减。

疗效　用上药治疗钩端螺旋体病65例,治愈60例,有效病例服药后,开始降温时间平均为7.5小时,体温恢复正常时间为1.8天,临床症状及体征大多在2～5天减轻或消失。轻型者疗效较好。

伤寒与斑疹伤寒

【处方1】　金银花、连翘、大青叶、蒲公英、葛根、山药各15g,生石膏30g,知母、柴胡、黄芩各10g,甘草6g。

加减　若食欲不振、嗳气吞酸、腹胀者,加枳实、谷芽、麦芽、炒神曲各10g;若舌黯或舌有瘀点,皮肤出现斑疹者,加丹参15g,赤芍10g;若胸脘痞闷、头昏脑涨、舌苔腻滑者,加半夏、陈皮、贝母、竹茹各10g;若口咽干燥、五心烦热、舌红少苔者,加生地黄15g,麦冬、玄参各10g;若便溏者去知母。

制用法　将上药先用凉水浸泡60分钟,煎3次合并药液600ml,分4次徐徐温服,每天1剂,小儿酌减。退热后继续服1剂或2剂,以巩固疗效。

疗效　用本方治疗地方性斑疹伤寒患者86例,其中服药后24小时体温降至正常者22例;24～48小时体温降至正常者50例;48～72小时体温降至正常者10例;72小时以上4例。临床症状随体温下降而恢复正常。

【处方2】　黄连、杏仁各12g,柴胡、

板蓝根、厚朴、通草各15g,滑石20g,蒲公英30g。

加减 若湿热秽浊扰胃者,加半夏、藿香;若发斑疹者,加牡丹皮、薏苡仁;若血尿及大便隐血者,加白茅根、仙鹤草;若神昏谵语者,加服安宫牛黄丸。

制用法 将上药水煎3次后合并药液,分2次或3次口服,每天1剂。

疗效 用本方治疗肠伤寒患者95例,均获治愈。平均治疗时间为15.3天。

【处方3】 薏苡仁18g,金银花20g,黄芩、白豆蔻、通草各12g,滑石30g,厚朴、半夏、石菖蒲、黄连、栀子各10g,连翘15g,黄柏8g。

制用法 将上药水煎,每天1剂,分2次或3次口服。

疗效 用本方治疗肠伤寒患者35例,均获治愈。与西药氨苄西林、复方新诺明对照组比较,有显著差异(均$P<0.05$)。

【处方4】 杏仁、厚朴各9g,薏苡仁20g,滑石(包)、大血藤(红藤)各15g,蒲公英30g,通草6g,黄连12g。

加减 湿热秽浊扰胃者,加法半夏、藿香、佩兰;发斑者,加牡丹皮、赤芍;神昏谵语者,加连翘、水牛角、玄参、石菖蒲。

制用法 将上药水煎分3次或4次(或频)口服,每天1剂;至热退后2~3天。对照组均用喹诺酮类(儿童不用)、氨苄西林(或头孢菌素)及敏感抗生素静脉滴注,至体温降至38℃改口服,共用2周。低渣饮食。

疗效 用中西医结合治疗伤寒、副伤寒30例(两组各15例),全部治愈。

【处方5】 金银花、连翘、黄芩、藿香、法半夏各15g,栀子、大黄、黄连、白豆蔻、甘草各10g,滑石(包)20g,薏苡仁30g。

加减 有黄疸者,加茵陈;肠出血者,加炒地榆。

制用法 每天1剂,水煎服。对照组50例,均用氨苄西林(或氯霉素,或环丙沙星,或诺氟沙星)静脉滴注。

疗效 用上药治疗肠伤寒110例(其中治疗组60例,对照组50例),均治愈。两组平均住院时间分别为7天、11天。

【处方6】 杏仁12g,飞滑石、薏苡仁各18g,白通草、白豆蔻、竹叶、厚朴各6g,法半夏9g。

制用法 治疗组41例,用上药水煎服,每天1剂。对照组39例,均用氧氟沙星0.4g,每天3次口服。两组均配合西医支持疗法及对症处理,2周为1个疗程。

疗效 用上药治疗伤寒患者,两组分别治愈39例、35例,无效2例、4例。

【处方7】 麦冬、沙参、黄芪、野菊花、金银花、蒲公英各20g,生地黄30g,当归、白术、生甘草各10g,连翘、栀子各15g。

制用法 两组各32例。治疗组将上药水煎服,每天1剂。与对照组均用氨苄西林6~8g,头孢拉定4~6g,喹诺酮类抗生素,静脉滴注,每天1次。均14天为1个疗程。

疗效 采用上药治疗伤寒患者,用1个疗程后,两组分别显效23例、14例,有效7例、10例,无效2例、8例,总有效率为93.7%、75.0%。

淋 病

【处方1】 白茅根25g,金银花20g,黄柏15g,草薢、薏苡仁各12g,怀山药、竹叶、车前子、茵陈各 10g,灯心草 4 根,甘草 6g。

加减　若尿频尿急者,加泽泻、木通;若大便秘结者加大黄、芒硝。

制用法　将上药水煎,每天 1 剂,分 2 次或 3 次口服。

疗效　用上药治疗淋病患者 16 例,均在服药 4～8 天获治愈。随访 1 年未见复发。

【处方 2】　茵陈、白茅根、茯苓、生薏苡仁、金银花各 30g,连翘、栀子、黄连、黄柏、滑石各 20g,黄芩 10g,甘草 8g。

加减　若热重者,加知母、生石膏;若大便秘结者,加大黄、芒硝;若湿热重者,加车前子、龙胆;若属慢性淋病者,应辅以补肾。

制用法　将上药水煎 3 次后合并药液,分 2 次或 3 次口服,每天 1 剂。

疗效　用上药治疗淋病患者 51 例,其中痊愈 48 例,显效 3 例。

【处方 3】　金银花 20g,茯苓 15g,生地黄 12g,黄连、淡竹叶、木通各 10g,栀子、黄柏各 8g,生甘草 6g。

加减　若发热者,加青蒿、柴胡各 10g;若呕吐者加紫苏叶、法半夏、藿香各 8g;若水肿者,加泽泻、车前草各 10g;若尿血,重用栀子至 20g。

制用法　将上药水煎 3 次后合并药液,分 3 次口服,每天 1 剂。6 天为 1 个疗程。

疗效　用上药治疗淋病患者 25 例,痊愈 22 例,显效 3 例。

【处方 4】　木通、甘草各 6g,车前子、滑石、蒲公英、白花蛇舌草各 30g,瞿麦、栀子各 15g,大黄 10g。

加减　发热恶寒者,加柴胡、黄芩、薏苡仁。

制用法　每天 1 剂,将上药水煎后分早、中、晚内服。7 天为 1 个疗程。

疗效　用上药治疗急性淋病 160 例,治愈 132 例,显效 24 例,好转、无效各 2 例,总有效率为 98.7%。

【处方 5】　萆薢 15～30g,黄柏 12g,金银花 18g,金钱草、滑石、车前子(包)各 15g,通草 4g,鸦胆子 15 粒,甘草梢 10g。

加减　痛甚甘草梢增量,加石韦;尿血加三七;腰痛加续断、桑寄生、杜仲。

制用法　每天 1 剂,水煎服。并用头孢曲松钠 1g,每天 1 次,肌内注射。

疗效　据报道,童玉芝用上药治疗急性淋病 40 例,用 7 天,其中,痊愈 38 例,显效、好转各 1 例,总有效率为 100%。

【处方 6】　元参 50g,秦皮、黄连、黄柏、白花蛇舌草、白头翁、龙胆草各 20g。

制用法　每日 1 剂。将上药水煎外洗,每次 20～30 分钟,每天 2 次;7 天为 1 个疗程。性伴侣同时治疗。

疗效　中药外洗治疗淋病 34 例,用 3 个疗程,结果:治愈 19 例,显效 8 例,有效 5 例,无效 2 例。

下　疳

【处方】　鸡蛋壳适量。

制用法　将数个鸡蛋壳炒至黄焦(以孵过鸡仔的蛋壳为佳),研为极细末,储瓶备用。如患处有渗出者,直接将药末撒于患处,无渗出者,则用麻油调后涂于患处。每天 2 次,若病情严重者,可加入孩儿茶、川黄连、冰片、板蓝根各 10g,研为细末同上药混合均匀后应用。

疗效　用上药治疗下疳 35 例,均获治愈。其中 1～3 天治愈 20 例,4～6 天治愈 10 例,7 天以上治愈 5 例。治愈后经随访 2 年,均未见复发。

尖 锐 湿 疣

【处方 1】 黄柏、香附各 50g,黄连 30g,白矾、莪术、苦参、花椒各 20g,生甘草 10g。

制用法 将上药水煎去渣,浓缩至 250ml,外洗患处,每天 1 次,5 次为 1 个疗程。可连用 2～3 个疗程。

疗效 用上药治疗尖锐湿疣患者 55 例,均获得治愈。2 例复发,再次用本方治疗 2 个疗程痊愈。

【处方 2】 板蓝根 50g,土茯苓、玄参、黄连各 30g,百部、地肤子、蛇床子、苦参各 25g,龙胆、炒黄柏各 15g,蝉蜕 5g。

制用法 将上药水煎 2 次,合并煎液分 3 次口服,用第 3、4 次煎液熏洗患处,并用 2.5％氟尿嘧啶药液点于疣体表面,每天数次。

疗效 用上药治疗尖锐湿疣 38 例,经 1 个疗程(10 天)痊愈 25 例,2 个疗程痊愈 10 例,显效 3 例。

【处方 3】 紫草、苦参、三棱、莪术各 15g,板蓝根、地肤子各 30g,枯矾粉、玄明粉(均后下)各 10g,冰片粉(后下)3g。

制用法 每天 1 剂,水煎取液,熏洗患处,每天 2 次。2 周为 1 个疗程。

疗效 用上药治疗肛周尖锐湿疣 46 例,用 1～4 个疗程后,全部治愈。

【处方 4】 土茯苓、苦参、川楝子、白矾各 50g,土槿皮、蜂房、蛇床子、苍术、地肤子、五倍子、三棱、莪术、皂角刺各 30g。

制用法 3 天 1 剂水煎,取液 1.5～2L,熏洗、坐浴患处,每次 20 分钟,每天 2 次。洗后擦干,用棉签蘸苯酚点蚀疣体,每天 1 次。

疗效 用上药治疗尖锐湿疣 31 例,

【处方 5】 龙胆草 12g,黄芩、焦栀子、泽漆、萆薢、黄柏、甘草各 10g,豆卷 15g,茵陈蒿 6g。

制用法 每天 1 剂,水煎服。局部用凉开水(或凉肥皂水)清洗擦干后,用中药面(含白蒺藜、香附、木贼各 10g,黄柏、大黄、苍术各 20g,薏苡仁 15g,青黛、冰片各 3g。研末),涂擦患处。每天 2～3 次。

疗效 应用上药治疗肛门尖锐湿疣患者 30 例,用 4 周后,治愈 18 例,基本痊愈 9 例,显效 2 例,无效 1 例。

【处方 6】 黄芩、地榆、虎杖各 30g,大黄 20g,茶树根 50g(或茶叶 20g)。

制用法 尖锐湿疣予激光烧灼术后,将上药每日 1 剂,加水 2L,煎 20 分钟,取液 300ml,分 2 次口服。余液再煎 20 分钟,取滤液备用。用时,先用 0.1％苯扎溴铵(或 75％乙醇、或碘仿)消毒局部,再用棉签蘸上述药液外搽患处,药干即搽,可不限次数,10 日为 1 个疗程。

疗效 应用自拟中药黄茶汤加激光烧灼术治疗尖锐湿疣 39 例,用 2 个疗程后,其中治愈 27 例,显效 9 例,有效 3 例,总有效率为 100％。

梅 毒

【处方 1】 土茯苓 30g,黄芪 20g,生薏苡仁、茯苓各 12g,金银花、白术各 9g,木通、木瓜各 6g,川芎 5g,大黄 4.5g,皂荚子 3g。

制用法 每天 1 剂,水煎服,用 14 天。对照组 26 例,均用苄星青霉素 240 万 U,每周 1 次肌内注射,用 3 次。

疗效 用上药治疗早期梅毒 68 例,其中治疗组 42 例,对照组 26 例,两组临床治愈分别为 38 例、21 例。血清学检测转阴分别为 36 例、16 例($P<0.05$)。均未见不良反应。

【处方2】 土茯苓 250g。

制用法 用土茯苓 250g,每天 1 剂,水煎分 3 次餐前服。20 天为 1 个疗程。

疗效 用土茯苓治疗梅毒 30 例。用 3 个疗程后,其中治愈 27 例,中途改用青霉素 3 例。

【处方3】 ①黄芪、土茯苓各 30g,桔梗 12g,川芎、防风各 10g,芍药 15g,当归、木通、生大黄各 6g,生甘草 5g。②金银花、土茯苓各 30g,薏苡仁、白鲜皮各 15g,防风 10g,木瓜 9g,皂角刺 10g。

制用法 治疗组 28 例,每天 1 剂,水煎服。将上药两方交替使用,各 6 剂为 1 个疗程。并用蛇床子散(含蛇床子 15g,百部 12g,硫黄、雄黄、白矾、苦参各 10g),每天 1 剂,水煎、熏洗患处;用 7～10 天。对照组 10 例,用四环素(或红霉素）500mg,每天 4 次口服,每天总量 2g,用 15 天。

疗效 用上药治疗梅毒患者,两组总有效率分别为 96.4%,70.0%。血清反应试验转阴时间分别为(9 ± 0.6)、(13 ± 0.3)个月($P<0.5$)。

【处方4】 人参、木瓜、天花粉、当归各 10g,炒白术、防己、白鲜皮、川芎各 15g,金银花、熟地黄、白芍(酒炒)各 20g,薏苡仁、威灵仙、甘草各 5g,土茯苓 60g。

制用法 治疗组 11 例,将上药水煎服,每天 1 剂。对照组 8 例,用青霉素 800 万 U,每天 1 次,肌内注射。

疗效 应用上药治疗梅毒,用 4 周,两组分别治愈 8 例、3 例,好转各 2 例,无效 1 例、3 例。

艾 滋 病

【处方1】 生大蒜。

制用法 每天取生大蒜 10g,分 3 次内服。有皮肤症状者,涂敷生大蒜泥。

疗效 有人用上药治疗艾滋病 98 例,其中显效 49 例,有效 15 例,总有效率为 65.3%。

【处方2】 中研 2 号(含黄芪、人参、当归、枸杞子、甘草等。制成冲剂。每袋含生药 19g。中国中医研究院西苑医院研制)。

制用法 用中研 2 号 1 袋,每天 3 次口服;3 个月为 1 个疗程。不用其他抗病毒药及免疫功能增强药。

疗效 用上药治疗艾滋病(HIV/AIDS)44 例,显效(病毒载量＜50 拷贝/ml,CD4$^+$细胞数上升＞50%)6 例,有效 17 例,无效 21 例。动物实验结果表明,本品能降低感染猴的病毒血症,SIVp27)抗原水平及血清新蝶呤含量,激活并促进淋巴结中心细胞增殖。

【处方3】 康爱保生胶囊。

制用法 用康爱保生胶囊(含紫花地丁、黄芩、人参等,云南省中医中药研究所研制)6 粒,每天 4 次口服。西医对症处理。不用抗病毒治疗。

疗效 用上药治疗艾滋病患者 25 例,显效(症状、体征消失,体重增加＞3kg)9 例,有效 13 例,稳定 3 例。

【处方4】 黄芪 20g,党参、白术、当归各 15g,陈皮 10g,升麻、柴胡、甘草各 5g。

加减 疲乏无力黄芪倍增;纳差加香附、法半夏;长期低热加知母、黄柏。

制用法 治疗组 18 例,每天 1 剂,水煎服。与对照组 16 例,均用规则抗逆转录病毒治疗,对症处理。

疗效 应用上药治疗艾滋病患者,用 3 个月后,两组分别显效(症状明显改善;CD4$^+$细胞数升高＞100 个/μl)10 例、5 例,有效 2 例、3 例,无效 6 例、8 例。

成人风疹

【处方】 炎琥宁(重庆药友制药有限责任公司提供)。

制用法 两组各 43 例。治疗组用炎琥宁 4～6mg/kg,加生理盐水 100ml,静脉滴注,每天 2 次。对照组用利巴韦林 8～10mg/kg,加 5％葡萄糖注射液 150～250ml,静脉滴注,每天 1 次。均用清热解毒等常规治疗。隔离,注意个人卫生及环境卫生,休息,给予维生素及清淡饮食;多摄入水分。均 7 天为 1 个疗程。

疗效 采用上药治疗成人风疹患者,用 1 个月,结果:两组分别显效(发热、刺激症状消失或基本消失;血清抗体红细胞凝集试验阴性)35 例、29 例,有效各 6 例,无效 2 例、8 例。发热及皮疹开始消退时间治疗组早于对照组(P＜0.01)。

三、寄 生 虫 病

猪囊尾蚴病

【处方 1】 半夏、陈皮、雷丸各 30g,茯苓、白芥子各 40g,薏苡仁 50g。

加减 若心烦者,加牡丹皮、枣仁各 15g,龙骨、茯神各 20g;若结节消失缓慢者,加红花 15g,海藻、大贝母各 30g。

制用法 将上药共研为细末,过 100 目细筛后备用。用时,每次服 15g,每天 2 次。本方亦可制成水丸或蜜丸,每次服 15g,每天 2 次。1 个月为 1 个疗程。可连服 2～4 个疗程。

疗效 用上药治疗猪囊尾蚴病 35 例,均获痊愈。其中 1 个疗程治愈者 10 例;2 个疗程治愈者 13 例;3 个疗程治愈者 12 例。

【处方 2】 珍珠 6g,白矾 550g,黄蜡 130g,蜂蜜 80g。

制用法 先将珍珠放入豆腐中,盛碗内放入蒸笼中蒸 60～120 分钟,取出珍珠,研为极细末,也可将珍珠文火炒至微黄色,再研成极细末。将白矾研成细末,与珍珠粉混合搅拌均匀备用。再将黄蜡以文火熔化,加入蜂蜜,待其熔化为液状时,将珍珠、白矾末搅入蜂蜡溶液中,搅拌均匀后,趁热做成豌豆大小丸,晾干收储备用。用时,每次服 3g,每天 3 次。饭前 1 小时服。如服后有胃肠道反应者,可改为饭后服。

疗效 用上药治疗猪囊尾蚴病患者 15 例,均获得治愈。

【处方 3】 生黄芪 20g,半夏、防风、菊花、当归、茯苓、白术各 10g,细辛 5g,白芥子 15g,甘草、川芎各 6g,蔓荆子、天麻各 8g。

制用法 将上药水煎,每天 1 剂,分 2 次或 3 次口服。连服 30 剂为 1 个疗程。一般须服 1～3 个疗程。

疗效 用本方治疗猪囊尾蚴病患者 11 例,均服药 1～3 个疗程治愈。

【处方 4】 10％姜黄酊(含姜黄 100g,粉碎,加 30 度白酒 1L,浸 7 天)。

制用法 用 10％姜黄酊 50ml,每天 3 次或 4 次餐后服(或每次 10ml,频服,每天总量 150～200ml);半年为 1 个疗程。

疗效 用上药治疗猪囊尾蚴病 56 例,用 1 个疗程后,治愈 30 例,好转 18 例,无效 8 例。

蛔虫病

【处方1】 鲜苦楝皮 30g,苦楝子 10g,花椒 6g。

制用法 将上药水煎,分 3 次服,每天 1 剂。小儿用量酌减。服时加食醋 10~15ml。

疗效 用上方治疗肠道蛔虫病20 余例,均获满意效果。

【处方2】 鲜苦楝根白皮(按每千克体重 5g 计算)。

制用法 将上药缓火煎沸 30 分钟后取汁,空腹服。

疗效 用上药治疗肠道蛔虫病患者 316 例,痊愈 311 例,显效 5 例。排出蛔虫最多者 122 条,最少者 6 条。

【处方3】 乌梅 30g,川楝子、使君子各 15g,花椒、黄柏、枳壳、槟榔各 10g,苦楝根皮 20g,广木香 8g,青皮(醋炒)9g。

制用法 将上药水煎,每天 1 剂,分 2 次或 3 次口服。

疗效 用上药治疗蛔虫病患者 39 例,均获治愈。

胆道蛔虫病

【处方1】 杭白芍 9~24g,炙甘草 6~9g,紫苏梗 3~9g,生姜 3g,大枣 3 枚。

加减 若发热、脉弦数者,加绵茵陈 9g;若消化不良者,加焦山楂、六曲各 9g;若腹胀、便秘者,加大黄、枳壳各 6g;若吐虫者,加乌梅 9g。

制用法 将上药加水 300ml,煎至 200ml,每天分 3 次温服。

疗效 用上药治疗胆道蛔虫病患者 11 例,一般均以哌嗪驱虫,大便见有蛔虫排出后,再服用本方。11 例患者,均服药 1 剂痛减,2 剂即获治愈。无不良反应。

【处方2】 藿香 9g,乌梅 15g,黄连 5g,川楝子 3g,白矾 1g。

加减 若并发感染者,加合四逆散(柴胡、白芍、枳壳、甘草);若呕吐者,加旋覆花、赭石;若腹痛甚者,加延胡索、重楼(七叶莲);若大便秘结者,加大黄、玄明粉。

制用法 将上药水煎,每天 1 剂,分为 2 次口服。

疗效 用上药治疗并观察胆道蛔虫病患者 430 例,除 3 例转外科手术治疗外,其余均获得治愈。平均疼痛消失时间为 3 天。

【处方3】 槟榔 30g,乌药、乌梅、延胡索、干姜、制大黄、藿香各 10g,沉香 3g,木香、半夏各 6g。

加减 发热、舌红者,加生地黄、焦栀子、黄芩;呕吐甚者,加竹茹。

制用法 每天 1 剂,水煎服。

疗效 用上药治疗胆道蛔虫病 21 例,均愈。

【处方4】 乌梅、生大黄(药液泡服)各 20g,花椒、槟榔、川楝子、柴胡、白芍、枳壳、法半夏、黄芩各 10g,细辛 5g,延胡索 12g,茵陈蒿 30g,黄连 3g。

制用法 每天 1 剂,水煎服;蛔虫排出后停用。

疗效 应用利胆驱蛔汤治疗胆道蛔虫症 33 例,1~2 天、3~4 天、>4 天蛔虫排出分别为 12 例、16 例、4 例,无效 1 例。

蛲虫病

【处方1】 黑、白牵牛子各等份。

制用法 将上药炒熟,共研成粉末。然后用鸡蛋 1 个煎至将成块时,把药粉撒在蛋上面,卷成筒状,待煎熟鸡蛋后,于早上空腹服用。用时,成年人每次用量

3～4.5g,小儿 1.5～3g,每隔 3 天服 1 次。重症患者可服 3 次,一般患者服 2 次。服药后一般有轻微腹泻,大便次数增多,个别患者会出现短暂的腹痛。

疗效　用上药治疗蛲虫病患者 41 例,均在服药 2 次或 3 次后获痊愈。

【处方 2】　樟脑 1g,黑白丑 3g,槟榔 6g。

制用法　将上药共研为细末,入睡时取开水 100ml 冲开,待水温降至 30℃左右时,用注射器抽吸,通过肛门注入肠道内。

疗效　用上药治疗蛲虫病患者,一般 3～5 次即获痊愈。

【处方 3】　雄黄 6g,苦参 5g,樟脑 1g。

制用法　将上药共研为极细末,用布包成一小团,浸蘸香油或食醋,于晚间睡觉时塞进肛门处,每晚 1 次,1 周为 1 个疗程。

疗效　用上药治疗蛲虫病患者 45 例。均获治愈。

【处方 4】　百部 150g,花椒 60g,苦参 200g,白矾 10g。

制用法　将上药加水 500ml,煮沸 20～30 分钟,去渣过滤,备用。成人每次用量为 40ml,儿童酌减,睡前保留灌肠,每天 1 次。

疗效　用上药治疗蛲虫病患者 50 例,均获良效,一般用药 2～4 次,少数患者需 4 次以上方可痊愈。

【处方 5】　槟榔、土茯苓各 30～60g。

制用法　每天 1 剂,水煎后空腹服。并用百部 30g,水煎、外洗肛门,每天 2 次。

疗效　应用中药煎剂内服外洗治疗蛲虫病 11 例,用 4～12 天后,全部获得治愈。

钩　虫　病

【处方 1】　乌梅 60g,磁石、玉竹各 30g,神曲 12g,苦楝子 10 粒。

制用法　将磁石烧红醋淬,苦楝子去外皮,其余各药均晒干,碾为粗末,分别放入清水中,浸泡 1 夜后,水煎 2 次,过滤,浓缩备用。用时,成年人每天 3 次,1 天内服完。小儿按 1/3 成年人量服用。

疗效　用上药治疗钩虫病患者 46 例,一般仅服药 1 剂,4～7 天内钩虫卵即可转阴性。

【处方 2】　党参、贯众各 20g,白术 15g,薏苡仁、山药、槟榔各 30g,榧子肉 80g,大枣 20 枚,砂仁(后下)、炙甘草各 5g。

加减　若气虚脱肛者,加黄芪、升麻;若气血两虚者,加当归身、阿胶、黄芪;若脾阳不足者,加肉桂、炮姜;若脾阴耗伤者,去白术、党参,加莲子肉、芡实、沙参、石斛;若肾阳不振者,加附子、四神丸。

制用法　将上药水煎,分 3 次口服,每天 1 剂。6 天为 1 个疗程。

疗效　用上药治疗钩虫病(伴腹泻者)69 例,均在服药 6～10 天获痊愈。

【处方 3】　鲜马齿苋 250g,白糖 50g,白醋 500ml。

制用法　将马齿苋洗净,水煎,取滤液 400～500ml;加入白糖、白醋再煎数沸;每天 22:00,空腹顿服;当天晚餐少食;用 2 天,间隔 1 天,为 1 个疗程。

疗效　用上药治疗钩虫病 100 例,均治愈。

肠　滴　虫　病

【处方 1】　使君子适量。

制用法　将使君子去皮,选肥胖仁,炒黄。成年人细嚼服下,儿童捣碎过筛服下。用时,1 岁以下每天服 3g,分 1 次或 2 次服;1—3 岁每天服 4.5g,分 1 次或 2 次服;成年人每天服 15g,1 次服。3～5 天为 1 个疗程。间隔 3～5 天便检复查,如无效时进行第 2 个或第 3 个疗程。如第 3 个疗程仍无效时,不再继续服用。服药期间,不用其他驱虫药,不忌食。

疗效　用上药治疗肠道滴虫病患者 7 例,其中成年人 3 例经 1 个疗程治愈,婴儿 4 例经 2～3 个疗程治愈。7 例中有 1 例孕妇,治愈后对胎儿无碍。服本方未见任何不良反应。

【处方2】　苦参 60g,仙鹤草根、白头翁各 45g,石榴皮 27g,苦楝根皮、苋菜各 18g,槟榔 16g,广木香 15g,辣蓼草、凤尾草各 21g,甘草 12g。

加减　若胃肠湿热,加葛根、黄芩、薏苡仁、车前子、木通;若湿盛困脾,加苍术、白术、陈皮、大腹皮;若脾胃虚弱,加山药、莲肉、扁豆、砂仁。

制用法　将上药水煎,分 2 次口服,每天 1 剂。

疗效　用上方治疗急、慢性滴虫性肠炎患者 200 例,均于 5～25 天治愈。

【处方3】　花槟榔、苦楝根皮、苦参片各 9g,石榴皮、大乌梅、生百部各 6g(以上为 10 岁儿童剂量,其他年龄酌情增减)。

制用法　将上药水煎,分早、晚 2 次口服,每天 1 剂。

疗效　用上方治疗滴虫性肠炎患者 48 例,均获痊愈。治愈时间最短 3 天,最长 12 天,平均 5 天。

绦　虫　病

【处方1】　槟榔 60～90g,雷丸、贯众

各 10～15g,紫苏 5～10g。

制用法　驱虫前一天晚不进或少进食,次晨空腹先将第 1 剂药水煎服后,继煎第 2 剂,待煎成后立即服下。半小时许,若不解大便,无肠鸣、腹痛等感觉时,可服玄明粉 30g(或硫酸镁 25g)。

疗效　用上方治疗绦虫病患者 7 例,均获治愈。多数患者于服药后 0.5～1 小时即可将完整的绦虫排出。

【处方2】　槟榔(后下)30g,大黄、鹤虱、榧子、雷丸、二丑各 9g。

制用法　将上药水煎,空腹服,每天 1 剂,连服 1～3 剂,儿童减半。

疗效　用上药治疗绦虫病患者,一般服药 1～3 剂,即可排出全绦虫而获愈。

【处方3】　生大黄 75g,槟榔 15g,花椒、乌梅、枳实各 15g。

制用法　先将槟榔砸碎,加水 400ml,煎 20 分钟后,加余药再煎 15 分钟,煎取 100～150ml,滤过备用。在驱虫的前天晚上口服硫酸镁 15g。驱虫当天,早晨空腹温服 100～150ml,1 次服完。

疗效　用上药治疗绦虫病 53 例,有 47 例服药 0.5～1 小时开始排出,绝大多数是拧成团的全虫,1 次排出。

【处方4】　南瓜子(研粉,空腹先服) 100g,槟榔 80g,大黄、芒硝(均另泡)、使君子、川楝子、雷丸(后下)各 20g,甘草 3g。

制用法　每天 2/3～1 剂水煎服;再饮大黄、芒硝水。观察排泄物,虫体排出不全重复(或 3 天后)1 剂。完全排出即停药,酌用补中益气汤。

疗效　应用自拟槟瓜调胃承气汤治疗绦虫病 80 例,治愈者 68 例,好转 12 例。

肠道鞭毛虫病

【处方1】　委陵菜。

制用法　将上药水煎,成年人每次服22.5g,小儿酌减,每天分3次口服。

疗效　用上方治疗肠道鞭毛虫病患者235例,其中,服药3天痊愈183例;6天痊愈34例;好转14例;无效4例。

【处方2】　苦楝根皮15g,乌梅12g,茯苓、神曲各10g,雷丸、陈皮各8g,花椒6g,甘草、木香各5g。

制用法　将上药水煎,每天1剂,分2次口服。本方为成年人量,小儿酌减。

疗效　用上药治疗蓝氏贾第鞭毛虫病患者18例,经服药3～5剂,诸症消失。

【处方3】　槟榔(打碎)50g。

制用法　将上药水煎2次得药液300ml,加入蔗糖20g,溶化后分2次早晚饭前各服150ml。5剂为1个疗程,可连服2个疗程。

疗效　用上药治疗肠道鞭毛虫病37例,治愈30例,好转5例,无效2例,总有效率为94.6%。

丝 虫 病

【处方1】　槟榔、榧子肉各75g,制雄黄50g,吴茱萸、生牡蛎、茜草根各150g,木瓜30g,紫苏子100g。

制用法　将上药共研为细末,装入瓶内备用。用时,每次服10g,每天2次,温开水送服。20天为1个疗程。本方也可制成水丸。

疗效　用上药治疗丝虫病患者29例,经服药1～2个疗程痊愈27例,显效2例。

【处方2】　鲜刘寄奴根120g。

制用法　将上药水煎服,每天1剂,分2次或3次内服,15～20天为1个疗程。

疗效　用上药治疗丝虫病4例,均治

愈。

【处方3】　龙仙注射液(威灵仙、穿山龙各500g,制成1000ml)。

制用法　用龙仙注射液,每次5ml,肌内注射,每天1次,15天为1个疗程。疗程间休息7天。

疗效　采用龙仙注射液配合绷扎疗法治疗丝虫病(下肢象皮肿)94例,总有效率为99.2%。

血 吸 虫 病

【处方1】　半边莲8～45g。

制用法　将半边莲水煎,浓缩成10%～20%煎剂。

疗效　用上药治疗晚期血吸虫病肝硬化腹水患者65例,其中痊愈56例,显效5例,无效4例。

【处方2】　鸦胆子。

制用法　将鸦胆子去壳取仁,每次10粒(重0.4g左右)装入胶囊内吞服,每天3次。10岁以下儿童减半。1个月为1个疗程。

疗效　用上药治疗血吸虫病患者28例,痊愈26例,有效2例。一般大便孵化检查第4周即为阴性。

【处方3】　槟榔30g。

制用法　将槟榔用水煎服。同时口服呋喃丙胺肠溶片每天60mg/kg,连服10天。

疗效　用上药治疗血吸虫病29例,服药期间反应轻,停药后体力恢复快。治疗6个月复查,患者粪孵化全部阴性。

【处方4】　鳖甲煎丸(含灶下灰、清酒、赤硝、大黄、土鳖虫、蟅螂、鼠妇、蜂窠、桃仁、牡丹皮、半夏、射干、葶苈子等)。

制用法　治疗组34例,用鳖甲煎丸3g,每天3次口服。与对照组31例,均护肝降酶、能量支持治疗,均 12 周为 1 个疗程。

疗效 应用上药治疗血吸虫病肝纤维化患者,两组分别显效(症状及体征消失或明显好转;肝功能复常,肝纤维化 4 项指标均下降≥50％)10 例、4 例,有效 19 例、14 例,无效 5 例、13 例,总有效率为 85.3％,58.1％。

四、理化、生物因素中毒

汞 中 毒

【处方】 蒲公英、金银花各 150g,金钱草、夏枯草、苦参、甘草各 100g,乳香、茯苓、贯众、谷精草、花椒各 80g,黄柏、黄连各 50g,蔗糖适量。

制用法 将上药制成 1500ml 糖浆,口服,每天 2 次,每次 60ml,10 天为 1 个疗程。

疗效 用上方治疗汞中毒患者 68 例,其中汞吸收者 25 例,轻度汞中毒者 43 例,服药后第 8 天起排汞量明显增加,取得显著的驱汞效果,症状和体征均有较好的改善。治疗中未发现不良反应。

苯 中 毒

【处方】 熟地黄、制何首乌、女贞子、当归、茜草各 18g,淫羊藿、枸杞子、丹参各 15g,鸡血藤、黄芪各 30g,党参 20g,川芎 12g。

加减 阴虚者,加旱莲草、龟甲。

制用法 每天 1 剂,水煎服。2 周为 1 个疗程,疗程间隔 1 周。

疗效 采用补肾化瘀法治疗慢性苯中毒致白细胞减少 19 例,用 2 个疗程,显效 14 例,有效 3 例,无效 2 例,总有效率为 89.5％。

砷 中 毒

【处方】 黄芪注射液。

制用法 用上药 20ml,胞磷胆碱 0.75g,地塞米松 10mg,分别加 5％葡萄糖液 500ml、250ml、250ml,静脉滴注,每天 1 次;分别用 14 天、14 天、7 天。用二巯丁二钠 0.5g,每天 3 次口服;3 天为 1 个疗程;疗程间隔 4 天。水飞蓟片 2 片,每天 3 次口服。肝功能异常用甘草酸 20ml,加 5％葡萄糖液 250ml,静脉滴注,每天 1 次;垂盆草冲剂 20g,每天 3 次口服。5 例用三巯基丙磺酸钠 2ml,每天 3 次,肌内注射。用 3 天。饮绿豆汤。

疗效 用上药治疗急性砷中毒 36 例,用 14 天后,尿砷均转为阴性。

慢性铅中毒

【处方 1】 贯众、草薢各 24g,党参 15g,鸡血藤 12g。

制用法 将上药水煎 2 次,使成 200ml 药液,早、晚 2 次分服,每天 1 剂。10 天为 1 个疗程,间歇 5 天,共用 4 个疗程。

疗效 用上药治疗慢性铅中毒患者 11 例,其中显效 8 例,好转 3 例。服药期间,除有口干、口渴、尿多外,无不良反应。

【处方 2】 大蒜 2g。

制用法 将大蒜嚼后口服,每天 1 次,1 个月为 1 个疗程。可长期服用。

疗效 用上药治疗慢性铅中毒患者 200 例,经服用大蒜 2 个疗程后,尿铅降至正常值的占95％。同时,给300名铅生产工人,每天口服大蒜2g,疗程为90天,无一例出现铅中毒症状。

【处方3】 大黄、芒硝(分冲)、厚朴、枳实各10g,生芍药30g,甘草5g。

加减 大便通畅去芒硝;体虚贫血加当归、党参;烦躁加石决明、枣仁。

制用法 每天1剂,水煎服,腹胀、呕吐改灌肠。3天为1个疗程。并用依地酸钙钠1g,加5％葡萄糖液500ml,静脉滴注,每天1次;用3天,间隔4天,为1个疗程。腹痛甚用10％葡萄糖酸钙10ml,静脉注射。

疗效 用上药治疗铅中毒50例,均治愈。

【处方4】 黄芪20g,炒党参15g,杭白菊、葛根、升麻、当归、枳壳各10g,生甘草、柴胡各6g,黄连3g。

制用法 儿童剂量酌减。每天1剂,水煎服。并用依地酸钙钠1g,小儿1g/m²,维生素C 2g,维生素B₁ 2g;均加5％葡萄糖注射液,静脉滴注,每天1次。蛋氨酸片1g,每天3次,21金维他1片,每天2次,口服。均7天为1个疗程。

疗效 用上药治疗铅中毒32例,均痊愈。

【处方5】 海藻胶囊。

制用法 治疗组50例,用海藻胶囊(每粒0.33g,宁波唯森药业有限公司提供)2~4粒,每天2次口服;用1个月。空白对照组51例。

疗效 用上药治疗儿童高铅症,治愈12例(为治疗组),好转29例、4例,无效9例、47例。

酒 精 中 毒

【处方1】 干葛花60g,鲜萝卜500g。

制用法 将上药加水煮沸,边煎边服。服药过程中,应观察患者的变化。

疗效 用上药治疗酒精中毒患者4例,均获治愈。

【处方2】 柴胡9g,大黄3g,茵陈、黄芪、金钱草、虎杖各30g,郁金、丹参、鳖甲各15g。

制用法 治疗组35例,用上药水煎服,每天1剂。与对照组30例,均用肝得健注射液500ml,加10％葡萄糖注射液250ml;能量合剂,静脉滴注,每天1次。4周后,改用肝得健胶囊0.5g,复合维生素B 2片,每天3次口服,均不用其他降脂及退黄药。禁酒、低脂、低胆固醇饮食。

疗效 用上药治疗酒精性肝炎8周,治疗组与对照组分别显效(症状消失,肝功能复常)19例、6例,有效15例、18例,无效1例、6例,总有效率分别为97.1％,80.0％(P＜0.05)。

【处方3】 酒肝胶囊(含虎杖、郁金、黄芪、鳖甲、半夏、丹参、枸杞子、沙棘子油、葛根。每粒0.4g。青海省中医医院研制)。

制用法 治疗组40例,用酒肝胶囊3粒;对照组30例,用硫普罗宁片0.2g;均每天3次口服;12周为1个疗程。停用他药。禁酒,低脂饮食。

疗效 采用上药治疗酒精性肝病患者,用1个疗程,两组分别显效27例、9例,有效12例、13例,无效1例、8例,总有效率为97.5％,73.3％(P＜0.01)。

河鲀毒素中毒

【处方1】 楠木(二层皮)60~120g。

制用法 将上药加水300~600ml,

煎至 200～400ml,1 次口服或灌服。

疗效 用上药治疗河鲀毒素中毒患者 38 例,均获治愈。

【处方 2】 蜀葵。

制用法 治疗组 46 例,入院即用蜀葵(新鲜全草,冬季用根)600～800g,加水 1.5L,水煎分 3 次服。对照组 40 例,均洗胃,用呼吸兴奋药、肾上腺皮质激素、保护神经细胞药,补液,酌用利尿药和抗生素。

疗效 采用蜀葵煎服救治 Ⅰ 度、Ⅱ 度河鲀毒素中毒 46 例,均治愈。平均住院及主症缓解时间治疗组短于对照组($P<0.05$)。

农 药 中 毒

【处方 1】 藿香、车前子各 15g,半夏、紫苏叶、滑石、陈皮各 10g,大黄 6g,绿豆 80g,甘草 30g,鲜白茅根 50～150g。

加减 头痛头晕者,加川芎、菊花、石菖蒲;腹泻者,加枳实、厚朴;胃纳少者,加神曲、麦芽;乏力者,加黄芪、党参;恶风怕冷者,加桂枝、防风;中毒,毒物吸收经呼吸道加桔梗、桑叶,经消化道加白术、白豆蔻,经皮肤加金银花、连翘。

制用法 治疗组 42 例,每天 1 剂或 2 剂,将上药水煎分 2～6 次内服。与对照组 40 例,均西医常规治疗。

疗效 用上药治疗有机磷中毒患者,两组分别治愈 42 例、38 例,死亡 2 例(为对照组)。

【处方 2】 生大黄、制附子、槟榔、六月雪、防风各 10g,鸡血藤、丹参、甘草各 15g,蒲公英、芦根各 30g。

制用法 2 小时 1 剂,水煎取液,鼻饲。洗胃,用阿托品、碘解磷定、纳洛酮等。

疗效 用上药治疗有机磷农药中毒 11 例,全部获得治愈。

【处方 3】 茵陈蒿 30g,大黄(后下)10g。

制用法 两组各 38 例。治疗组将上药水煎服(或鼻饲),每天 1 剂。与对照组均常规洗胃、导泻、降颅压、利尿,纠正水、电解质紊乱等。

疗效 中西医结合救治急性有机磷农药中毒患者,两组分别治愈 37 例、34 例,死亡 1 例、4 例。胆碱酯酶活性、意识转清,首次排便及住院时间治疗组均优于对照组($P<0.01$)。

【处方 4】 泻下解毒汤(含甘草 80g,绿豆 100g,大黄 20g。水煎,取液 500ml)。

制用法 治疗组 40 例,取泻下解毒汤 450ml,加蜂蜜 30g,清水 1.5L,调匀,反复洗胃,至洗出液与所配中药液颜色一致为止;继用 50ml,注入胃内保留。对照组 40 例,用清水(或生理盐水)洗胃;硫酸镁,导泻。均常规用阿托品、胆碱酯酶复活药及对症处理。

疗效 应用上药治疗重度有机磷农药中毒患者,两组分别痊愈 37 例、33 例,死亡 3 例、7 例。

毒 蛇 咬 伤

【处方 1】 薯草(别名:千条蜈蚣、花牡丹、飞天蜈蚣)60～120g。

制用法 先扩创排毒,伤口周围皮肤用乙醇(酒精)消毒后,以牙痕为中心纵行切开,一般深 0.2～0.3cm,拔火罐吸毒。然后,用 0.1%高锰酸钾溶液反复冲洗,一边冲洗,一边用双手从近心端向远心端,从四周向伤口方向挤压排毒 10～15 分钟。再将薯草洗净,捣汁冲服,每天

1剂,分2次服;或用蓍草干品30～60g,每天1剂,水煎服。重症患者,每天可服2剂。同时,外敷蓍草。取鲜蓍草适量,嚼烂或捣烂,将药渣敷于伤口周围,每天换药1次或2次;药汁可搽伤肢肿胀处,每天3次或4次。伤口溃烂,有腐肉者,以拔毒散敷于溃烂处,待腐脱新生,改用生肌散。

疗效　用上药治疗蝮蛇咬伤患者106例,均获治愈。平均治愈时间为5.4天。

【处方2】　蜈蚣5条,川芎、白芷、大黄、甘草、威灵仙、贝母、吴茱萸、五灵脂各12g。

制用法　将上药水煎,每天1剂,分2次服。第2次煎液,可外搽伤口周围红肿处(勿搽伤口),每日数次。

疗效　用上药治疗毒蛇咬伤患者12例,其中吹风蛇咬伤8例,青竹蛇咬伤2例,金包铁蛇咬伤1例,三索线蛇咬伤1例,经内服和外用本方药后,能马上止痛,次日开始消肿,一般均在1周内获得治愈。

【处方3】　重楼、杠板归、青木香、蒲公英、生大黄各15g,黄芩、赤芍各12g,白茅根、车前草各30g。

加减　血循毒者,加黄连、龙胆、焦栀子、生地黄;神经毒者,加万年青、徐长卿、龙胆、焦栀子、生地黄;混合毒蛇伤治以清热解毒、凉血息风,用上药随症加减。

制用法　将上药水煎服。并用胰蛋白酶(或0.5‰高锰酸钾注射液)尽快在伤口周围做浸润注射(或在肿胀上方做环形封闭);刀切排毒;在八邪穴、八风穴(或低位)做一字形多处小切口,排出毒液;用鲜薜草60g,水煎取液,清洗患处,

保持切口通畅,忌用蛇药片(或草药)覆盖。常规用抗生素、激素、当归(或丹参)注射液,酌用抗蛇毒血清及支持疗法。

疗效　用上药治疗毒蛇咬伤171例,用药2～10天后,全部获治愈,且未见不良反应。

【处方4】　白花蛇舌草30g,虎杖20g,黄连10g,黄柏、黄芩各15g,大黄12g,甘草5g。

加减　风毒型者,加防风、天南星各12g,白芷15g,僵蚕10g;火毒型者,加石膏、水牛角(另煎)各50g,生地黄20g,赤芍、栀子各15g;风火毒型者,加徐长卿、重楼各20g,蝉蜕6g,姜黄12g。

制用法　每天1剂或2剂水煎服(或鼻饲)。用复方穿心莲片3片,每天3次口服。并用乌卜洗剂(广西防城港防城区中医院研制)外敷伤口。用抗蛇毒血清静脉滴注。清创后,用0.5‰高锰酸钾溶液2ml局部封闭。用支持疗法及对症处理。

疗效　用中西医结合治疗毒蛇咬伤1128例,其中治愈1109例,好转18例,未愈1例,总有效率为99.9%。

【处方5】　炙甘草、炙黄芪、炒生地黄、赤芍、白芍、车前子各15g,半边莲、半枝莲各30g,白花蛇舌草10g。

制用法　每天1剂,水煎服。常规用激素及能量合剂。

疗效　用上药治疗蝮蛇咬伤致心肌损害96例,均获治愈。随访1年,未见复发。

【处方6】　制大黄(研粉)1份,新鲜毛田七的茎及叶(洗净,捣碎)3份。

制用法　治疗组56例,将上药混匀,均匀外敷于伤口周围肿胀部位,范围大于肿胀面积3～4cm,厚约5mm,纱布固

定,每天1~2次。与对照组57例,均用抗蛇毒血清、补充凝血因子等。

疗效 应用上药治疗蛇伤患者,两组分别治愈42例、23例,好转14例、20例,无效14例(为对照组),总有效率为100%,75.4%($P<0.05$)。

【处方7】 重楼酊(含重楼1份,75%乙醇3份。密闭浸泡3个月后备用)。

制用法 治疗组100例,用本品,取消毒棉球蘸取,以创口为中心,不覆盖创口,向周围涂搽,超过肿胀范围,每天3次。与对照组100例,均用抗蝮蛇毒血清、破伤风抗毒素;蝮蛇解毒汤,内服。均3天为1个疗程。

疗效 应用上药治疗蝮蛇咬伤致肢体肿胀,两组分别治愈92例、80例,好转8例、14例,无效6例(为对照组),总有效率为100%,94.0%。

虫类蜇咬伤

【处方1】 五灵脂、白芷、威灵仙、吴茱萸、防己各15g,贝母10g,半边莲25g(鲜品100g),细辛8g。

制用法 将上药加水500ml,冲入米酒100g,煎沸10分钟,待稍温后,先服一半,4小时后,再服余下的另一半。

疗效 用上药治疗蜈蚣咬伤患者15例,均获治愈。一般服药1剂即能痊愈。

注意事项 服药后宜安静休息。忌食辣椒、糯米、生冷瓜果等食物,以免阻滞药物吸收,影响疗效。

【处方2】 重楼适量。

制用法 将上药加入烧酒适量,磨汁后外涂患处。

疗效 笔者用上药治疗蜂蜇伤患者,一般涂搽20分钟后,肿痛即可逐渐减缓,继而消失。

【处方3】 鲜仙鹤草根部之结节数枚。

制用法 将上药洗净捣烂,用米泔水适量调匀即成。用时,以脱脂棉蘸药液涂搽蜂蜇红肿处,干后重复涂搽,须频搽数次。

疗效 用上药治疗蜂蜇患者,一般搽后即可迅速消肿止痛,多则1天,少则半天,均可获得治愈。本方对各种蜂蜇患者,均有效果。

【处方4】 季德胜蛇药。

制用法 治疗组42例,用季德胜蛇药(南通精华制药有限公司提供)10片,首剂倍量,每天3次口服;并用上药碾末,加米醋调糊,外涂患处。与对照组36例,均拔除残留毒针,局部消毒;用糖皮质激素,抗感染,对症处理。

疗效 用上药治疗蜂蜇伤,均愈。局部疼痛消失及住院时间治疗组均短于对照组($P<0.05$)。

高原反应

【处方】 红参须500g,茯苓1000g,生黄芪550g,生甘草250g。

制用法 将上药加水煎煮3次,共得药液10 000ml,然后浓缩成5000ml,置入容器中冷藏备用。用时,每次服100ml,每天3次,服完为止。

疗效 用上药治疗高原反应患者153例,其中治愈者123例,显效25例,有效3例,无效2例。用于预防高原反应者346例,显效者333例,无效者13例。

有机磷农药中毒后遗症

【处方1】 法半夏10~15g,陈皮、枳实各9~12g,茯苓15~30g,竹茹6~9g,

甘草 3~6g,生姜 3 片,大枣 3 枚。

加减 若头痛眩晕者,加白蒺藜、蔓荆子、菊花、天麻;若腹胀纳呆者,加藿香、厚朴、槟榔、广木香;若恶心呕吐者,加砂仁、白豆蔻、佩兰;若失眠惊悸者,加柏子仁、酸枣仁、首乌藤、珍珠母、磁石;若胸闷抑郁者,加柴胡、郁金、石菖蒲、全瓜蒌;若痰热盛者,加黄连、黄芩、天南星、天竺黄;若便秘者,加生大黄。

制用法 将上药水煎,分 2 次口服,每天 1 剂。

疗效 用上药治疗有机磷农药中毒后遗症患者 42 例,其中治愈 34 例,有效 8 例。用药时间最短 3 天,最长 22 天,平均 14.5 天。

【处方 2】 人参、白术、牛膝各 12g,黄芪 35g,生地黄 30g,鸡血藤 25g,附子、茯苓各 15g,山茱萸、当归、独活、陈皮、杜仲各 10g,赤芍、地龙各 18g,甘草 6g,川芎 8g。

制用法 将上药水煎 3 次后合并药液,分 2 次或 3 次口服,每天 1 剂。

疗效 用上药治疗有机磷农药中毒后遗症患者 88 例,均获治愈。其中服药 3~5 剂症状消失者 20 例;6~10 剂症状消失者 56 例;11~20 剂症状消失者 10 例;21~35 剂症状消失者 2 例。

【处方 3】 当归 20g,白芍 15g,木通、细辛、甘草各 6g,桂枝 10g,丹参、党参各 30g,黄芪 30~60g。

加减 下肢水肿者,加防己、白术、茯苓;关节肿痛者,加怀牛膝、土鳖虫、川芎、独活;头部、上肢震颤者,加全蝎、钩藤;畏寒者,加附子、仙茅、淫羊藿。

制用法 每天 1 剂,水煎服;15 天为 1 个疗程,疗程间隔 3~5 日。配合功能锻炼。

疗效 用上药治疗有机磷农药中毒后迟发性周围神经病变 21 例,用 2~5 个疗程后,21 例均获治愈。

【处方 4】 藿香、厚朴各 18g,陈皮、苍术、白豆蔻、砂仁、神曲、白芷各 15g,佩兰、紫苏梗各 12g,山楂 20g,甘草 8g,大枣 5 枚,生姜 3 片。

加减 腹痛者,加延胡索;腹泻便溏者,加炮肉豆蔻。

制用法 每天 1 剂,水煎服。

疗效 应用自拟藿平汤治疗农药中毒后遗症 26 例,用药<5 天,其中治愈 23 例,显效 3 例,总有效率为 100%。

苦杏仁中毒

【处方】 杏树皮 60g。

制用法 将上药削去外部粗皮,取二层皮,加水 500ml,煮沸 20 分钟,去渣取汁,放温后灌服。

疗效 用上药治疗苦杏仁中毒患者 80 余例,均获治愈。

地方性氟中毒

【处方】 熟地黄、鸡血藤各 360g,肉苁蓉、狗脊、骨碎补、鹿衔草、淫羊藿各 240g,生甘草 60g。

制用法 将熟地黄、肉苁蓉、淫羊藿、生甘草、鸡血藤水煎浓缩成膏;狗脊、骨碎补、鹿衔草研成细面后与上膏药调匀,制成糖衣片,每片重 0.25g。每次服 8 片(相当于生药 3g),每天 3 次,连续服药 3 个月。

疗效 用上药治疗地方性氟中毒患者 110 例,患者经过 3 个月的服药治疗,其中显效 36 例(全身主要症状 80%以上消失,体征好转或明显好转);有效 41 例(主要症状 30%以上消失,或 50%以上减轻);无效 33 例(症状和体征无改变,或部分症状有一定改善)。总有效率为 70%。

链霉素毒性反应

【处方1】 石决明 20g,钩藤 15g,桑寄生、白芍、何首乌、防风、荆芥、当归各 10g,川芎、蝉蜕各 6g,茯神(茯苓)9g。

加减 若大便秘结,加大黄;若呕吐,加竹茹。

制用法 将上药水煎,分 2 次口服,每天 1 剂。5 天为 1 个疗程,服至毒性反应完全消失。服中药同时不须停用链霉素。

疗效 用上药治疗链霉素毒性反应 20 例,其中有效 19 例,无效 1 例。一般服药 1~15 天症状消失,平均 6.4 天。本方获效后,再服 1 剂或 2 剂,则很少再出现毒性反应。

【处方2】 骨碎补 15g。

制用法 将上药水煎,每天 1 剂。重症者每天可服 2 剂。

疗效 用上药治疗链霉素毒性反应患者 55 例,其中治愈 37 例,好转 10 例,无效 8 例,总有效率为 85%。

【处方3】 黄芩 20g,黄连 10g,苦参、泽泻各 15g,法半夏 8g,干姜 6g,生甘草 35g。

制用法 将上药水煎,分 2 次或 3 次口服,每天 1 剂。

疗效 用上药治疗链霉素毒性反应患者 39 例,均获治愈。其中用药 3 剂者 10 例,用药 5 剂者 12 例,用药 6~10 剂者 17 例。

【处方4】 枸杞子、骨碎补、山茱萸各 20g,续断、女贞子、山药、白术各 15g,白芍 18g,陈皮、天麻各 10g,甘草 8g。

制用法 将上药水煎 3 次合并药液,

分 3 次口服,每天 1 剂。有严重反应者,应停用链霉素,服药至毒性反应消失后再继续使用。

疗效 用本方治疗链霉素毒性反应者 35 例,其中治愈 30 例,显效 3 例,无效 2 例。疗程最短者 4 天,最长者 35 天,平均 14 天。

食物中毒

【处方1】 生甘草 9~15g。

制用法 集体食物中毒,可按每人用生甘草 9~15g,煎成 300~500ml 计算。2 小时内分 3 次或 4 次口服。服前应先予以催吐或洗胃。症状较重者,加输液及耳针疗法(针刺耳郭胆区、胰区)。极少数有发热者,加黄连粉 1g。

疗效 用上药治疗食物中毒患者 454 例,治愈时间仅 12~48 小时。

【处方2】 藿香、佩兰、紫苏、白芷各 15g,白豆蔻、石菖蒲、厚朴、槟榔、法半夏各 10g,茯苓、白头翁各 20g,苍术 9g,大腹皮 30g。

加减 畏寒发热甚者,加荆芥、防风;舌苔厚腻加薏苡仁、扁豆花。

制用法 每天 1 剂,水煎服。并用瑞科沙、清开灵、藿香正气丸、黄连素,高热用凡拉蒙 2ml,肌内注射,冰敷头部、双腋下;高热持续不退用酒精间断擦浴;对症处理等。

疗效 中西医结合治疗沙门菌食物中毒 21 例,用 5 天后,均获得治愈。

雷公藤中毒

【处方】 生大黄、芒硝(冲服)各 12g,苦参、黄连、黄柏、枳壳、荆芥、射干、牵牛子各 10g,金银花 20g,桔梗、茯苓、滑石(另包入煎)各 15g,甘草 18g。

制用法　将上药水煎3次后合并药液,分2次或3次口服,每天1剂。同时可应用西药如山莨菪碱(654-2)、盐酸多巴胺、葡萄糖盐水、维生素C等,效果更好。

疗效　用本方治疗雷公藤中毒患者43例,其中痊愈40例,死亡3例。

毒蕈中毒

【处方1】　木防己(全草)100g,生甘草50g,大米250g。

制用法　将上药置于1000ml凉开水中,用木棒反复搅拌800次左右,然后弃去药渣和大米,将药液分2次口服。本方为1天剂量。重者可每天服2剂。

疗效　用上药治疗毒蕈中毒患者56例,经服药2剂或3剂均获痊愈。

【处方2】　灵芝200g。

制用法　治疗组12例,用灵芝水煎,取液600ml,每天分3次口服;用7天。与对照组11例,均用青霉素320万U,加生理盐水100ml,每天2次;阿托莫兰1.2g,加5%葡萄糖注射液250ml,每天1次;10%氯化钾注射液,加5%葡萄糖盐水;林格液;静脉滴注。

疗效　采用上药治疗毒蕈中毒患者,治疗组痊愈9例,显效3例;对照组有效3例,无效8例。治疗组疗效明显优于对照组($P<0.01$)。

乌头碱中毒

【处方1】　雪山金不换15g,玄参20g,生甘草30g。

制用法　将上药水煎,分2次或3次口服,每天1剂。对于神志清醒,能配合治疗的患者,可以将药煎汤喂服。如神志昏迷,不能配合的患者,可以煎汤鼻饲。

疗效　用上药治疗乌头碱中毒患者8例,均在服药3～5剂后获得治愈(对于急性中毒的抢救,必须采用洗胃、灌肠、补液等辅助治疗)。

【处方2】　参麦注射液(含人参、麦冬)。

制用法　两组各26例。治疗组用参麦注射液50ml,加生理盐水250ml,静脉滴注,每天1次。并用甘姜黄连汤(甘草、生姜、黄连各100g,水煎,取液500ml),每天3次口服(或鼻饲)。与对照组均西医综合疗法。

疗效　中西医结合救治乌头碱中毒致心律失常患者,3天治愈率两组分别为81.0%,46.0%($P<0.05$),总治愈率为100%,96.0%。

钩吻中毒

【处方】　铺地蜈蚣200g,韭菜20g,松毛芽10粒,甘草10g。

制用法　将上药捣烂,加凉开水500ml,搅拌后过滤,去渣取汁,分2次口服,每天1剂。服至症状消失。

疗效　用本方治疗钩吻中毒患者10例,均在服药3～8天治愈。在用本方治疗中,加用对症处理的西药,疗效更为理想。

嗜盐菌食物中毒

【处方】　覆盆子(悬钩子,粗叶)45g,生姜15g。

制用法　将上药水煎,1次或分次服。小儿、老年人酌减。并同时饮服淡盐糖水。

疗效　用上药治疗嗜盐菌食物中毒患者71例,均获痊愈。其中服1剂痊愈

66 例,服 2 剂痊愈 5 例,治愈率为 100％。

急性安眠药中毒

【处方】 醒脑静(含郁金、冰片、栀子、麝香等)。

制用法 治疗组 38 例与对照组 33 例,均立即洗胃,常规吸氧每分钟 3ml,保持呼吸道通畅,防治脑水肿,应用碱性药物,酌情使用呼吸兴奋药,预防感染,预防应激性溃疡等。治疗组并用醒脑静 70ml,加 5％葡萄糖液 250ml,静脉滴注,每天 1 次;用 2～3 天。

疗效 采用上药治疗急性安眠药中毒患者,用 2～3 天,两组分别显效(＜6 小时清醒、呼吸、心跳平稳)20 例、9 例,有效 15 例、12 例,无效 3 例、12 例,总有效率为 92.1％,63.6％($P＜0.01$)。清醒时间分别(12.7±8.5)、(19.7±4.2)小时($P＜0.05$)。

氯气中毒后遗症

【处方】 党参、红花、土鳖虫、赤芍、生地黄、旋覆花、郁金各 10g,黄芪、当归、瓜蒌各 15g,川芎 5g,甘草 3g。气短、乏力加人参;舌黯、唇黯加全蝎;痰多加法半夏、紫苏子。

制用法 每日 1 剂,水煎服。

疗效 应用补气活血通络法治疗氯气中毒后遗症 23 例,治愈 21 例,好转 2 例。

五、营养代谢疾病

维生素 C 缺乏病

【处方】 山楂、白糖、黑豆(捣碎)各 120g。

制用法 将上药加入 3 杯开水煎后,再加入黄酒 120ml,1 次口服。

疗效 用上药治疗维生素 C 缺乏病患者 100 余例,均获治愈。其中轻者 1 剂即愈,较重者一般 2 剂可愈。

高 脂 血 症

【处方 1】 制大黄 10g,猪苓、泽泻、白术、茵陈各 20g,何首乌、生薏苡仁、决明子、金樱子各 25g,柴胡、郁金各 15g,生甘草 6g。

制用法 将上药加水 600ml,文火煎至 300ml,分早、晚 2 次口服,10 天为 1 个疗程,一般连服 2～3 个疗程。

疗效 用上药治疗高脂血症患者 85 例,其中显效者 63 例;有效者 20 例;无效者 2 例。服用最少者 1 个疗程,最多者 2 个疗程。显效的 63 例,经随访 2 年,均未见复发。

【处方 2】 制何首乌 30g,泽泻 20g,丹参 10g,玉竹 15g。

制用法 将上药水煎 3 次合并药液,分 2 次或 3 次口服,每天 1 剂,半个月为 1 个疗程。

疗效 用上药治疗高脂血症患者 74 例,临床治愈 56 例,显效 11 例,有效 5 例,无效 2 例。服药时间最短者 15 天,最长者 45 天,平均 21 天。对治愈和显效的 67 例随访 1 年,无 1 例复发。

【处方 3】 制半夏、陈皮、丹参、虎杖、泽泻、地龙、焦山楂各 12g,柴胡、茯苓、赤芍、牛膝、枳壳各 10g,甘草 6g。

制用法 每天 1 剂,水煎分 3 次口服。对照组 31 例,用多烯康胶囊每天

1.8g,分3次口服。均30天为1个疗程。

疗效 用上药治疗高脂血症117例（其中治疗组86例，对照组31例），两组分别显效22例、7例，有效49例、10例，无效15例、14例，总有效率分别为82.6%,54.8%($P<0.05$)。胆固醇、三酰甘油及高密度脂蛋白治疗组治疗前后比较均有显著性差异（$P<0.01$或$P<0.05$）。

【处方4】 天南星5g,生菖蒲、半夏、生大黄各10g,草决明、生山楂各20g,丹参、黄芪、何首乌各30g,泽泻、郁金各12g。

加减 脾胃虚弱者，加党参、白术、白扁豆；湿热内蕴者，加黄芩、薏苡仁、虎杖；肾精亏损者，加生地黄、女贞子、墨旱莲、白芍；腹胀胁痛者，加柴胡、川楝子。

制用法 每天1剂，水煎服。

疗效 用上药治疗高脂血症67例，其中显效（总胆固醇下降≥20%，或三酰甘油下降≥40%）41例，有效23例，无效3例，总有效率为95.5%。

【处方5】 黄芪20g,山茱萸、沙参各12g,白术、当归、郁金、地龙、荷叶各10g,川芎8g,生地黄15g,红花5g。

制用法 治疗组40例，将上药水煎服，每天1剂，对照组40例，用多烯康胶囊4丸（每丸0.45g），每天3次口服。均1个月为1个疗程。

疗效 用上药治疗高脂血症患者，两组分别临床控制11例、3例（$P<0.01$），显效18例、7例，有效8例、19例，无效3例、11例，总有效率分别为92.5%,72.5%($P<0.01$)。

【处方6】 党参、丹参各20g,茯苓、陈皮各12g,半夏、泽泻各10g,决明子、山楂各30g,红花15g。

制用法 治疗组40例，每天1剂，将上药水煎服。对照组30例，用脂必妥片每日3片，3次口服。均8周为1个疗程。

疗效 用上药治疗高脂血症患者，两组分别临床控制5例、3例，显效14例、7例，有效18例、12例，无效3例、8例，总有效率为92.5%,73.3%。

【处方7】 制何首乌、决明子、生薏苡仁、丹参各30g,全瓜蒌20g,茵陈蒿、泽泻各24g,生山楂18g,山茱萸、柴胡、郁金各10g,酒大黄6g。随症加减。

制用法 每天1剂，水煎服；2周为1个疗程。停用他药。用1～3个疗程观察治疗效果。

疗效 应用上药治疗高脂血症86例，显效（症状消失，血脂复常）58例，有效25例，无效3例。

【处方8】 陈皮、牛膝各12g,半夏、枳实、川芎、桃仁、红花各9g,茯苓15g,柴胡、赤芍、白芍、生地黄、当归各10g,桔梗6g。

制用法 两组各70例。治疗组将上药水煎服，每天1剂。对照组用烟酸肌醇0.4g,每天3次口服，停用他药。均4周为1个疗程。

疗效 应用上药治疗高脂血症，两组分别显效36例、24例，有效28例、22例，无效6例、24例，总有效率为91.4%,65.7%。

高胆固醇血症

【处方1】 桑寄生、葛根各15g,决明子、山楂各30g。

制用法 将上药制成18片，每片含生药8.1g,每天服3次，每次6片，饭后服，1个月为1个疗程。

疗效 用上药治疗高胆固醇血症患者30例,其中显效12例,有效10例,无效7例,病情加重1例,总有效率为73.3%。

【处方2】 何首乌30g,丹参20g,桑寄生15g,黄精18g,葛根12g,甘草6g。

制用法 将上药水煎3次后合并药液,分2次或3次口服,每天1剂。半个月为1个疗程,疗程间隔为3～4天。

疗效 用本方治疗高胆固醇血症患者77例,其中显效53例,有效20例,无效4例。治疗时间最短者1个疗程,最长者3个疗程。有效病例经随访2年,均未见复发。

血卟啉病

【处方1】 五灵脂、川芎、牡丹皮、红花、枳壳各6g,当归、桃仁、赤芍、乌药、延胡索、香附各9g,甘草4.5g。

制用法 将上药水煎,分2次口服,每天1剂。

疗效 用上药治疗血卟啉病(腹部症状群)患者8例,均获治愈。

【处方2】 柴胡、陈皮、川芎、香附、枳壳、芍药各10g,延胡索15g,甘草5g。随症加减。

制用法 每天1剂,水煎服。

疗效 治疗肝性血卟啉病13例,均治愈。

糖 尿 病

【处方1】 熟地黄、山茱萸、山药、牡丹皮、茯苓、泽泻。去泽泻加天花粉,或并用天花粉(至少30g)。

加减 若阴虚甚者,加天冬、麦冬、玄参;若兼阳虚者,加肉桂、附片(先用小量,以后渐增);若兼气虚者加人参、黄

芪;若渴甚者,加石膏、石斛。用汤剂或开水冲服山药粉(成羹状),每天服1次,每次服30g。

制用法 将上药水煎,分2次服,每天1剂。

疗效 用上药治疗糖尿病患者3例,均经服药10～24剂后,获治愈。随访13～14个月未见复发。

【处方2】 太子参20g,黄芪50g,穿山甲(代)、当归、红花、桃仁、甘草、川芎各10g,赤芍、丹参各15g。

制用法 将上药水煎3次后合并药液,分早、中、晚口服,每天1剂。半个月为1个疗程。

疗效 用上药治疗糖尿病患者59例,其中痊愈48例,显效5例,有效4例,无效2例。服药时间最短者1个疗程,最长者3个疗程。

【处方3】 生地黄、茯苓各15g,枸杞子20g,山药、天花粉各30g,太子参25g,知母、牛膝、生甘草、牡丹皮、泽泻各10g。

加减 若气虚者,加黄芪30g,白术15g;若胃热肺燥者,加麦冬10g,生石膏20g;若湿热重者,加苍术15g。

制用法 将上药水煎,每天1剂,分2次或3次口服。半个月为1个疗程。

疗效 用上药治疗糖尿病患者51例,其中痊愈42例,好转8例,无效1例。

【处方4】 生地黄、玄参、牡丹皮、莲须各20g,天花粉、龙骨、牡蛎各30g,五味子10g,枸杞子18g,山茱萸15g。本方亦可随症加减。

制用法 每天1剂,水煎服,10天为1个疗程。

疗效 用上药治疗糖尿病50例,痊愈42例,好转7例,无效1例,总有效率为98.0%。

【处方5】 柴胡15g,当归、白芍、茯苓、白术各12g,薄荷、甘草各6g,牡丹皮30g,天花粉20g。

加减 上消天花粉增量,加黄连、葛根、麦冬;中消加生石膏、知母、牛膝;下消、肾阴亏虚加山药、山茱萸、五味子;阴阳两虚加附子、肉桂、山药、山茱萸;瘀血酌加丹参、山楂、桃仁等。

制用法 每天1剂,水煎服。

疗效 应用疏肝解郁法治疗糖尿病24例,治愈10例,好转14例,总有效率为100%。

【处方6】 消渴平合剂(含黄芪、山药、生地黄、麦冬、天花粉、丹参、菊花、枸杞子。史奎钧方)。

制用法 两组各39例。治疗组用消渴平合剂50ml,每天2次餐前服。与对照组均用格列齐特缓释片,据血糖调整用量。均饮食控制、运动疗法、健康教育。

疗效 应用上药治疗2型糖尿病患者,用12周,结果:两组分别显效5例、3例,有效32例、28例,无效2例、8例,总有效率为94.9%、79.5%($P<0.05$)。

糖尿病趾端坏死

【处方1】 黄芪150g,金银花100g,生附片、桂枝、丹参各50g,乳香20g,没药、红花、桃仁各25g,甘草20g。

制用法 将上药放入锅内,加水5000ml,用文火煮沸后再煎30分钟,然后将药液倾入木桶内,待温度降至45℃时,将患足放入药液内浸泡,药液可浸至膝部。每次浸泡半个小时,每晚临睡前浸泡1次。每剂药可浸泡4天。连用3剂为1个疗程。

疗效 用本方治疗糖尿病趾端坏死

患者35例,均获临床痊愈,患趾破溃面愈合,疼痛消失。用药时间最短者1个疗程,最长者4个疗程。经随访2年,所有患者均未见复发。

【处方2】 生黄芪30g,当归、皂角刺各15g,穿山甲(代)9g,川芎、苍术、知母、牛膝各10g,葛根20g。

制用法 本方亦可随症加减。每天1剂,水煎服。并无菌清创,切除坏死组织,用依沙吖啶(雷佛奴尔)纱布包扎。控制血糖;感染甚用抗生素静脉滴注。

疗效 采用扶正托毒法(上药)为主治疗糖尿病合并足部溃疡16例,痊愈11例,好转5例。

【处方3】 丁香、红花、小茴香各5g,川芎、花椒各10g,藿香、当归、独活各15g,桂枝、艾叶各20g。

制用法 两组各30例。治疗组将上药水煎取液,每天1剂;对照组用温水;均温度45~48℃,熏洗患足,每次30分钟,每天1次。两组均用当归四逆汤加减,水煎服;均用西药控制血糖,使空腹、餐后2小时血糖分别<8mmol/L、11.1mmol/L。均10天为1个疗程。

疗效 采用上药治疗早期糖尿病足患者,用2个疗程后,两组分别治愈14例、3例,显效11例、8例,有效4例、14例,无效1例、5例,总有效率为96.7%、83.3%($P<0.05$)。

糖尿病酮症

【处方】 生黄芪50g,太子参40g,玄参、山药、生地黄各35g,当归30g,苍术、栀子各20g,黄连、黄芩、黄柏、川芎、赤芍、泽泻、茯苓各15g,甘草10g。

加减 若头晕、目眩、头痛者,加夏枯草、菊花各15g,生石决明、钩藤各10g;

若胸闷、胸痛者,加丹参 25g,红花、赤芍、生山楂各 15g;若口渴较重者,加天花粉 15g,玉竹 10g;若恶心、呕吐者,加生代赭石 15g,竹茹、旋覆花、陈皮各 10g;若小便频数者,加五倍子、覆盆子各 10g;若有疮疡、疖肿者,加金银花、紫花地丁、蒲公英各 15g。

制用法 将上药水煎 3 次后合并药液,分早、中、晚口服,每天 1 剂。半个月为 1 个疗程。

疗效 用本方治疗糖尿病酮症患者 30 例,其中痊愈 25 例,显效 2 例,有效 2 例,无效 1 例。痊愈的 25 例中,用药时间最短者 1 个疗程,最长者 4 个疗程。治愈的患者经随访未见复发。

糖尿病肾病

【处方1】 太子参、白芍各 25g,黄芪 50g,紫丹参 20g,当归、益母草、赤芍各 15g,山药、玄参、苍术、牛膝各 12g,地龙、泽泻、茯苓各 10g,甘草 5g。

加减 若眼底出血者,去益母草、紫丹参,加墨旱莲、三七粉、仙鹤草;若伴有冠心病,加法半夏、桂枝、瓜蒌;蛋白尿(卌)以上,黄芪加至 80～100g;若水肿严重者,加鹿角霜、防己、车前子各 15g;若血尿(卌)以上,可加大蓟、小蓟、茜草炭各 15g;若大便秘结者,加生大黄(后下)15g,芒硝 10g。

制用法 将上药水煎 3 次后合并药液,分 3 次或 4 次口服,每天 1 剂。半个月为 1 个疗程。

疗效 用本方治疗糖尿病肾病患者 55 例,经用药 1～3 个疗程后,其中临床治愈(症状和体征消失,尿蛋白定量、定性均为阴性者)43 例;有效(症状和体征基本消失,尿蛋白定量、定性均为弱阳性

者)10 例;无效(治疗前后未见明显改善)2 例。

【处方2】 生闹羊花(黄花)、太子参、生山药、炒薏苡仁、丹参、益母草各 30g,白术、茯苓各 20g,当归 15g,陈皮、法半夏各 12g,生大黄 6g。

制用法 本方可随症加减。每天 1 剂,水煎服。对照组 40 例,高血压用硝苯地平(心痛定)、卡托普利口服。两组均用格列喹酮(糖适平)每天 30～180mg,口服,维持血糖<8.3mmol/L。均 2 个月为 1 个疗程。

疗效 用上药治疗糖尿病肾病 104 例,其中治疗组 64 例,对照组 40 例,两组分别显效(症状、体征缓解;24 小时尿蛋白定量下降>50%,血尿素氮下降 30%)26 例、3 例,有效 35 例、21 例,无效 3 例、16 例,总有效率分别为 95.3%、60.0%。治疗组疗效显著优于对照组($P<0.01$)。

【处方3】 川芎、赤芍、当归、红花各 10g,泽兰、益母草、丹参、黄芪各 30g,牛膝 15g,水蛭 5g。

加减 阴虚甚者,加生地黄、麦冬;燥热甚者,加知母、葛根;肾虚甚者,加枸杞子、炒杜仲;湿甚者,加茯苓、大腹皮。

制用法 每天 1 剂。水煎服。4 周为 1 个疗程。与对照组均用格列喹酮(糖适平)30～120mg,依那普利每天 5～20mg 口服;控制饮食。用 2 个疗程。

疗效 用上药治疗早期糖尿病肾病 62 例(其中治疗组 32 例,对照组 30 例),两组分别显效(症状基本消失;血糖、24 小时尿蛋白排泄率复常或下降)21 例、8 例,有效 10 例、18 例,无效 1 例、4 例,总有效率分别为 96.9%、86.7%。

【处方4】 党参、生地黄各 20g,黄芪 50g,当归、赤芍各 12g,丹参 30g,山药、山

茱萸、芡实、菟丝子各15g,茯苓25g,大黄9g,甘草6g。

制用法 两组各36例。治疗组将上药水煎服。每天1剂。与对照组均用普通胰岛素(或笔式胰岛素,注射);蒙诺10～20mg,每天顿服。均4周为1个疗程。控制饮食。

疗效 中西医结合治疗糖尿病肾病患者,用1～2个疗程,两组分别显效26例、17例,有效8例、12例,无效2例、7例,总有效率为94.4%,80.6%($P<0.05$)。

【处方5】 黄芪30g,党参、丹参各20g,熟地黄、山药、枸杞子、牛膝、赤芍、益母草各15g,黄精、玄参各10g,红花6g。

制用法 治疗组46例,每天1剂水煎服。与对照组42例,均用胰岛素控制血糖,糖尿病饮食。

疗效 应用上药治疗早期糖尿病肾病,两组分别显效(症状基本消失;尿白蛋白排泄率每分钟<20μg,并较前下降≥50%)19例、5例,有效23例、20例,无效4例、17例。

糖尿病周围神经病变

【处方1】 黄芪50g,太子参40g,麦冬、黄精、山药、天花粉各30g,山茱萸、枸杞子、白术各15g,葛根、知母、黄连、全蝎、水蛭、红花、桃仁各10g,丹参20g,生甘草6g。

加减 若疼痛剧烈者,加三七粉、伸筋草、罂粟壳各10g;若肢体麻木者,加鸡血藤20g,党参、当归各10g;若患肢灼热,伴有蚁行感者,加生地黄、芍药、牡丹皮各10g;若肢体怕冷者,加附子、肉桂各8g;若夜不能寐者,加远志、夜交藤、酸枣

仁各10g。

制用法 用上药加水煎3次后合并药液,分早、中、晚口服,每天1剂,半个月为1个疗程,疗程间隔2天。

疗效 用本方治疗糖尿病周围神经病变患者35例,其中治愈26例,显效4例,有效3例,无效2例。一般服药1个疗程即可收效,2～3个疗程即愈。愈后随访,均未见复发。

【处方2】 黄芪30g,山药、苍术、玄参各15g,五味子、白芥子各6g,黄连3g,鸡血藤、葛根、益母草各12g,水蛭、当归各10g。

制用法 每天1剂,水煎服。对照组22例,用维生素$B_1$20mg,每天3次口服。两组均用消渴丸1.25～2.5mg,每3次口服;2周为1个疗程。

疗效 用上药治疗糖尿病周围神经病变53例(其中治疗组31例,对照组22例),两组分别显效(麻木、刺痛等症状消失,空腹血糖<6.1mmol/L)6例、2例,有效7例、2例,好转16例、11例,无效2例、7例,总有效率分别为93.5%,68.2%($P<0.01$)。

【处方3】 丹参、威灵仙、透骨草、鸡血藤各30g,赤芍15g,地龙、红花、木瓜、水蛭各10g,蜈蚣2条,全蝎、冰片各6g。

加减 肢冷痛甚者,加桂枝、制草乌;热痛甚者,加忍冬藤、络石藤;麻木、蚁走感甚者,加僵蚕。

制用法 将上药水煎取液,熏洗患处,每次>1小时,每天2次。对照组34例,用维生素$B_1$100mg,维生素B_{12}0.5mg,每天1次肌内注射。两组均用降糖药口服(或胰岛素注射)。均4周为1个疗程。控制饮食。

疗效 用上药治疗糖尿病周围神经

病变 67 例(其中治疗组 33 例,对照组 34 例),两组分别显效(症状消失、感觉、膝腱反射复常,或均明显好转)23 例、8 例,有效 8 例、17 例,无效 2 例、9 例,总有效率分别为 93.9%、73.5%($P<0.01$)。

【处方 4】 脉络宁(含玄参、牛膝)。

制用法　治疗组 30 例,用脉络宁 100ml,加生理盐水 250ml,静脉滴注,每天 1 次。与对照组 30 例,均用西药控制血糖。均 4 周为 1 个疗程。控制饮食。

疗效　用上药治疗糖尿病周围神经病变患者,治疗组痊愈 16 例,两组分别显效 9 例、1 例,有效 4 例、3 例,无效 1 例、26 例,总有效率分别为 96.7%、13.3%。治疗组疗效优于对照组($P<0.01$)。

【处方 5】 黄芪、鸡血藤、丹参各 30g,当归、川芎、赤芍各 15g,茯苓、苏木、路路通、红花、木瓜、川牛膝各 10g。

加减　肢凉甚者,加细辛、桂枝;肢痛甚者,加蜈蚣、穿山甲(代)。

制用法　每天 1 剂,水煎服。2 个月为 1 个疗程。

疗效　采用上药治疗糖尿病周围神经病变 38 例,显效(症状、体征消失或明显好转;腱反射、神经传导速度复常或明显增加)18 例,有效 16 例,无效 4 例。

【处方 6】 黄芪、鸡血藤、忍冬藤各 30g,葛根、山药、沙参、麦冬、地龙、苏木、姜黄、桂枝各 10g,炒白术 12g。

制用法　两组各 40 例。治疗组将上药水煎服,每日 1 剂。与对照组均用甲钴胺片 500μg,每天 2 次口服。均控制血糖,进行糖尿病教育,给予糖尿病饮食,并适当运动。均 2 个月为 1 个疗程。

疗效　应用上药治疗糖尿病周围神经病变患者,两组分别显效 19 例、9 例,有效 17 例、16 例,无效 4 例、15 例,总有

效率为 90.0%、62.5%($P<0.05$)。

脂　肪　肝

【处方 1】 虎杖 30～50g,生何首乌 15～20g,泽泻、茯苓、白术各 20～30g,荷叶 10～15g,甘草 5～10g。

制用法　将上药水煎 3 次后合并药液,分早、中、晚 3 次口服,每天 1 剂。半个月为 1 个疗程。

疗效　用本方治疗脂肪肝患者 44 例,经用药 1～4 个疗程,其中痊愈 35 例(降脂、肝回缩及肝功能均恢复正常);显效 6 例(降脂、肝回缩及肝功能均明显好转);有效(降脂、肝回缩及肝功能均有所好转)2 例;无效 1 例(治疗前后未见变化)。治愈的病例经随访,均未见复发。

【处方 2】 生山楂、泽泻各 20～30g,丹参、生何首乌、草决明、黄精、虎杖各 15～20g,白芍、醋柴胡各 10～15g。

加减　若恶心者,加法半夏 10g;若腹胀者,加炒莱菔子 15g;若吐酸水者,减山楂剂量,加海螵蛸 20g。

制用法　将上药水煎服,每天 1 剂,分 2 次或 3 次口服。1 个月为 1 个疗程。

疗效　用本方治疗脂肪肝患者 40 例,经用药 1～4 个疗程后,其中治愈 27 例,显效 10 例,有效 2 例,无效 1 例。

【处方 3】 桑寄生、何首乌、巴戟天各 12g,贝母、白芥子、赤芍各 15g,枳壳、郁金各 9g,泽泻、草决明、丹参各 30g。

加减　脾虚证者,加苍术、白术;食积者,加焦麦芽、焦山楂、焦神曲;湿热者,加栀子;谷丙转氨酶升高者,加垂盆草。

制用法　每天 1 剂,水煎服;30 天为 1 个疗程。对照组 32 例,用复方胆碱片 2 片,肌苷、维生素 C 各 0.2g,每天 3 次

口服。

疗效　用上药治疗脂肪肝100例（其中治疗组68例，对照组32例），两组分别临床治愈23例、6例，显效26例、7例，有效17例、9例，无效2例、10例，总有效率分别为97.1%、68.7%。血脂、ALT两组治疗前后比较均有显著性差异（$P<0.05$）。

【处方4】　柴胡、泽泻、陈皮、黄芩、丹参各10g，白芍、茶树根各30g，炒大黄6g，川楝子12g，山楂15g。本方亦可随症加减。

制用法　治疗组40例，每天1剂，水煎服。与对照组40例，均用复方胆碱胶囊1粒或2粒，每月3次，多种维生素，口服。均2个月为1个疗程。禁饮酒。

疗效　中西医结合治疗脂肪肝患者，用1个疗程，两组分别痊愈26例、17例，显效8例、11例，有效5例、7例，无效1例、5例，总有效率分别为97.5%、87.5%（$P<0.05$）。

【处方5】　山楂、泽泻、鸡内金、荷叶各10g，何首乌、决明子、丹参、茵陈蒿、五味子各12g，党参、虎杖、白术各15g，甘草6g。

加减　倦怠乏力加五爪龙、党参；脘腹痞满加佛手；胁痛加白芍、延胡索；胸闷加瓜蒌、郁金，痰多加胆南星、法半夏；失眠加酸枣仁、远志；ALT高加茜草、天竺黄。

制用法　每天1剂，水煎服；30天为1个疗程。低脂低糖饮食。禁酒，控制体重。

疗效　应用利脂消积汤治疗脂肪肝58例，用2个疗程，治愈12例，显效28例，有效15例，无效3例，总有效率为94.8%。

【处方6】　丹参25g，柴胡、郁金、山楂、白芍、虎杖、何首乌各15g，茯苓、泽泻、白术各12g，半夏、陈皮各10g，甘草、熟地黄各9g。

制用法　两组各43例。治疗组将上药水煎服，每天1剂。与对照组均用辛伐他汀片1粒，每晚顿服。均1个月为1个疗程。禁烟酒，禁肥甘厚味。

疗效　应用上药治疗脂肪肝患者，用2个疗程后，两组分别治愈7例、1例，显效11例、5例，有效20例、17例，无效5例、20例。

肥　胖　症

【处方1】　炒薏苡仁150g，大腹皮、冬瓜皮、茯苓、炒苍术、炒白术各100g，陈皮80g。

制用法　将上药研为极细末，过120目筛，水泛为细小丸，每服8g（约40粒）。每天3次。本方为1剂药。服药1剂后，可续服2剂或3剂。

疗效　用本方治疗肥胖症患者66例，经用药1～3剂后，其中体重减轻2～3kg者21例，体重减轻4～5kg者34例，体重减轻6～8kg者11例。治疗中未见不良反应发生。

【处方2】　白芍20g，泽泻、汉防己、乌梅、荷叶、茯苓、黄柏各10g，柴胡8g。

制用法　将上药水煎3次后合并药液，分早、晚2次口服。待体重接近正常标准时，可按上述处方配成蜜丸，每丸重9g，每天2丸，分2次口服。

疗效　用本方治疗肥胖症患者43例，其中体重下降2kg以下者8例，3～5kg者15例，6～8kg者10例，9～12kg者10例。本方适用于单纯性肥胖症。

【处方3】　生地黄、生黄芪、黑小豆

各 30g,防己、白术、茯苓、漏芦、决明子、荷叶各 10g,红人参 8g,蜈蚣 2 条,生甘草 5g。

制用法 将上药水煎成 150ml,每次 50ml,分 3 次口服。半个月为 1 个疗程。1 个疗程结束,可续服 2～3 个疗程,直至体重恢复正常止。

疗效 用本方治疗肥胖症患者 58 例,经用药 1～3 个疗程后,其中体重下降 2～3kg 者 10 例,4～5kg 者 36 例,6～8kg 者 12 例。治疗中未见不良反应发生。

【处方 4】 枸杞子 25～35g。

制用法 将上药捣碎,用开水冲泡作茶饮服。每天 1 剂。20 天为 1 个疗程。

疗效 用本方治疗肥胖症患者 15 例,经用药 1 个疗程体重下降至正常者 6 例,2 个疗程体重下降至正常者 9 例。

【处方 5】 柏子仁、炒苍术、茯苓、生黄芪各 20g,法半夏、薏苡仁、车前草、大腹皮、泽泻各 10g,炙香附、炒白术、麦芽、神曲各 15g,夏枯草 12g,冬瓜皮、陈皮、甘草各 8g。

制用法 将上药水煎,每天 1 剂,分 2 次或 3 次口服。半个月为 1 个疗程。

疗效 用本方治疗肥胖症患者 22 例,用药 2～3 个疗程后,体重下降 3～4kg 者 9 例,5～6kg 者 8 例,7～8kg 者 5 例。

【处方 6】 党参、生黄芪、何首乌、桑葚、补骨脂各 15～20g,泽泻、茯苓、防己、泽兰各 12～15g,枳壳、草决明、荷叶、生地黄各 10～12g,生甘草 8～10g。

制用法 将上药水煎 3 次后合并药液,约 200ml,分 4 次或 5 次口服。20 天为 1 个疗程。

疗效 用本方治疗肥胖症患者 69

例,其中用药 1 个疗程后体重降至正常者 28 例,用药 2 个疗程后体重降至正常者 24 例,用药 3 个疗程后体重降至正常者 17 例。

【处方 7】 减肥丸(含苍术、陈皮、泽泻、山楂各 12g,茯苓、大腹皮各 15g,车前子 24g,香附 9g,半夏、大黄各 6g)。

制用法 用减肥丸 4g,每天 3 次口服。30 天为 1 个疗程。用至症状消失止。

疗效 用上药治疗肥胖症 186 例,显效(体重下降 75kg)81 例,有效 92 例,无效 13 例。

【处方 8】 轻身乐合剂(含人参、乳香各 10g,细辛 9g,淫羊藿、益母草各 20g,云母、泽泻、荷叶各 15g。用水煎醇沉法制取 100ml)。

制用法 治疗组 136 例,用轻身乐合剂 50ml,每天 2 次口服。对照组 87 例,取耳穴:神门、内分泌、胃、脾、饥点、渴点。用王不留行贴敷耳穴,每天进食前按压 2～3 分钟,以局部有酸痛感为度;3 天换药 1 次,两耳交替使用。均 1 个月为 1 个疗程。

疗效 应用上药治疗单纯性肥胖病,两组分别痊愈 42 例、6 例,显效 58 例、27 例,有效 33 例、43 例,无效 3 例、11 例,总有效率为 97.8%、87.4%($P <$ 0.01)。

【处方 9】 王不留行。

制用法 先取耳穴:胃、交感、三焦、内分泌。脾虚湿阻型者,配肺、脾;胃热湿阻型者,配结肠、小肠;肝郁气滞型者,配肝、胆;脾肾两虚型者,配脾、肾;有家族肥胖史者,配肾、肾上腺。用王不留行贴压穴位,每次按压约 1 分钟,以有酸、胀、灼热感为度,每日 3～4 次。隔日换药

1次。两侧穴位交替使用。30次为1个疗程。合理饮食。同时用参苓白术散加减：党参、茯苓、白术、白扁豆、山药各15g,桔梗、薏苡仁、泽泻、山楂、郁金各10g。制成药丸。每次5g,每日3次。

疗效 采用上法治疗肥胖症患者40例,用2个疗程后,其中痊愈者9例,显效者23例,有效者8例,总有效率为100%。

糖尿病胃轻瘫

【处方1】 枳实、厚朴各20g,党参、白术、茯苓各12g,半夏、竹茹、枇杷叶、黄连各9g,干姜6g,炒麦芽30g,葛根15g,甘草3g。

制用法 两组各32例。治疗组将上药水煎服,每天1剂,餐后服。对照组用多潘立酮片10mg,每天3次餐前服,均1个月为1个疗程。继用降糖药。糖尿病饮食。禁用影响胃动力药。

疗效 用上药治疗糖尿病胃轻瘫患者,两组分别显效(症状消失)19例、7例,有效11例、18例,无效2例、7例,总

有效率为93.7%,78.1%。

【处方2】 柴胡、枳壳各12g,白芍、茯苓、白术、党参各15g,炙甘草6g,素馨花、合欢花各10g。

制用法 两组各31例。治疗组将上药水煎服,每天1剂。对照组用多潘立酮10mg,每天3次餐前服。均降糖,注意饮食。

疗效 应用上药治疗糖尿病胃轻瘫患者,用4周后,治愈5例(为治疗组),显效17例、12例,有效8例、14例,无效1例、5例,总有效率为96.8%,83.9%。

【处方3】 厚朴15g,枳实、槟榔、柴胡、石斛各10g,大黄5g,白术12g。

制用法 两组各30例。治疗组将上药水煎取液,每天1剂。对照组用多潘立酮10mg;均每天3次餐前服;4周为1个疗程。均用降糖药(或胰岛素)控制血糖。糖尿病饮食。适当运动。

疗效 应用上药治疗糖尿病胃轻瘫患者,两组分别治愈5例、4例,显效12例、11例,有效10例、7例,无效3例、8例,总有效率90.0%,73.3%($P<0.01$)。

六、结缔组织疾病

类风湿关节炎

【处方1】 徐长卿、丹参各30g,麻黄、细辛、全蝎各10g,黄芪40g,蜈蚣3条,土鳖虫、制天南星各15g,羌活、独活各12g,白芍25g。

加减 若汗出者,加桂枝15g;若腰膝酸软者,加杜仲、续断、骨碎补各15g;若发热、口渴、关节肿胀灼热者,去麻黄,加生石膏、忍冬藤各30g,知母15g;若下肢疼痛者,加牛膝20g。

制用法 将上药水煎3次后合并药液,分早、中、晚3次口服,每天1剂。20天为1个疗程。

疗效 用本方治疗类风湿关节炎患者155例,经用药1~3个疗程后,其中治愈122例,显效18例,有效8例,无效7例。

【处方2】 生黄芪30~50g,威灵仙20~25g,制附子15~20g,桂枝、白芍、秦艽、鸡血藤各10~12g,麻黄、防风、知母、黄柏、生甘草各8~10g。

加减 若气血两虚者,黄芪加量至60～80g,当归、何首乌各20g;若兼发热者,加生石膏40～50g,薏苡仁25～30g;若关节红肿较甚者,加萆薢20～30g,防己、泽泻各12～15g;若上肢重者,加姜黄、桑枝各10～15g;若下肢重者,加牛膝、蚕沙、木瓜各10～12g。

制用法 将上药水煎,每天1剂,分3次或4次口服,15剂为1个疗程。

疗效 用本方治疗类风湿关节炎患者67例,经用药2～3个疗程后,其中治愈(症状缓解,关节肿大消失,血沉恢复正常)45例;好转(关节活动自如,肿大未消退,血沉基本恢复正常)19例;无效(治疗前后未见明显变化)3例。治疗中未见不良反应。

【处方3】 乌细合剂(含制草乌、制川乌、细辛各60g,桂枝、地龙、全蝎、秦艽、黄芪、当归、熟地黄、淫羊藿各30g。水煎取液1L,过滤后,加糖250g,冷却,加白酒1L)。

制用法 治疗组用乌细合剂20～30ml(餐后服);对照组用雷公藤片2片。均每天3次口服,2个月为1个疗程。

疗效 用上药治疗类风湿关节炎120例(治疗组和对照组各60例),分别治愈23例、6例,显效27例、14例,有效9例、23例,无效1例、17例,总有效率分别为98.3%、71.7%($P<0.05$)。

【处方4】 蠲痹合剂Ⅱ号。

制用法 用蠲痹合剂Ⅱ号(含雷公藤、生草乌、黄芪、独活、桑寄生、秦艽、防风、白芍、杜仲、桃仁、当归各50g,细辛30g,红花20g,乌梢蛇100g。水煎,取滤液1.25～1.5L,加冰糖1kg,白酒2.5L)30ml,每天2次口服。

疗效 用上药治疗类风湿关节炎

180例,临床治愈67例,显效76例,好转33例,无效4例,总有效率为97.8%。

【处方5】 白芍30g,独活、桂枝各12～20g,桑寄生、千年健各20～30g,黄芪、川芎、红花各10～15g,附子6～12g,当归8～15g,威灵仙10～20g,土鳖虫6～8g,细辛3～6g,生姜3片,大枣6枚,甘草6g。

制用法 随症加减。每天1剂,水煎服,30天为1个疗程,用至症状消失。

疗效 重用白芍治疗类风湿关节炎42例,用1～3个疗程,其中控制12例,显效18例,有效8例,无效4例。

【处方6】 丝瓜络、乌梢蛇、桂枝、当归、赤芍各15g,桃仁、红花各12g,白芥子、地龙、川芎、防己各10g,胆南星、白芥子各6g,细辛3g。

加减 风邪甚加防风;湿甚加木瓜;关节红肿灼热加虎杖、金银花藤;关节肿胀甚加露蜂房。

制用法 治疗组50例,将上药水煎服,每日1剂。与对照组45例,均用双氯芬酸钾片50mg,每天2次口服;用甲氨蝶呤10mg,每周顿服(或静脉注射)。用2个月后,观察治疗效果。

疗效 应用上药治疗类风湿关节炎,两组分别显效(参照美国风湿病学会类风湿关节炎临床缓解标准)39例、30例,有效10例、8例,无效1例、7例,总有效率为98.0%、84.4%($P<0.05$)。

【处方7】 除痹酊(含川附子、生草乌、青风藤、八角枫、一枝蒿、川芎、防风各等量)。

制用法 上药加入1倍量的60%乙醇浸泡1周,取药液装瓶密闭备用。取除痹酊浸纱布,外敷阿是穴(即疼痛最为明显处),上置热水袋30分钟,适当用力按摩至发热。30 次为 1 个疗程,疗程间隔 10 日。同时内服除痹汤(黄芪 30g,白芍、羌活、防风、独活、乌梢蛇、白芥子、土鳖虫、牛膝各 12g,麻黄、桂枝各 10g,制川乌 9g,伸筋草、杜仲、威灵仙、路路通各 15g)。每日 1 剂,水煎服。30 日为 1 个疗程。

疗效 应用上药治疗类风湿关节炎 100 例,临床缓解 58 例,显效 34 例,有效 5 例,无效 3 例,总有效率为 97.0%。

痛风性关节炎

【处方 1】 桑枝、忍冬藤各 35g,牛膝、黄柏各 15g,薏苡仁 25g,白术、石菖蒲、萆薢、车前子(包)各 12g,甘草 6g。

制用法 将上药水煎 3 次后合并药液,分 2 次或 3 次口服,每天 1 剂。局部疼痛剧烈者,可用金黄散酒调敷患处,每天 1 次。

疗效 用本方治疗痛风性关节炎患者 25 例,经用药 6~12 剂后,其中痊愈 18 例,显效 5 例,有效 2 例。治愈病例经随访 1 年,未见复发。

【处方 2】 金银花、天花粉各 30g,络石藤、薏苡仁、茯苓各 25g,制乳香、制没药、赤芍各 15g,苍术、黄芩、泽泻各 20g,防风、秦艽各 10g,玄参 12g,甘草 5g。

加减 若热甚者,加水牛角、大黄各 10g;若肿甚者,加防己、白术各 15g;若关节变形者,加海风藤、威灵仙各 10g;若痛剧者,加三七 10g。

制用法 将上药水煎,每天 1 剂,分 2 次或 3 次口服。20 天为 1 个疗程。

疗效 用本方治疗痛风性关节炎患者 86 例,其中痊愈 72 例,显效 12 例,有效 2 例。一般用药 1 个疗程即可收到明显的效果。

【处方 3】 生黄芪、丹参、秦艽各 20~25g,生地黄、虎杖、桑寄生、木瓜、威灵仙各 15~20g,山茱萸、益母草、五加皮、茯苓、泽泻各 10~15g,生甘草 5~8g。

加减 临床应用本方时,可随症加减。若腰膝酸软、畏寒肢冷者,加淫羊藿、仙茅、杜仲、续断、牛膝各 10~15g;若头晕、头痛明显者,加钩藤、白芷、野菊花、明天麻各 10~12g;若腹胀便溏者,加太子参、炒白术各 10~15g;若发热、口干、小便黄者,加知母、黄柏、栀子、车前草各 10~12g;若大便秘结者,加生大黄(后下)8~10g。

制用法 将上药水煎 3 次后合并药液,分早、中、晚 3 次口服,每天 1 剂。10 天为 1 个疗程。

疗效 用本方治疗痛风性关节炎患者 21 例,经用药 1~3 个疗程后,其中治愈 18 例,好转 3 例。一般服药 3~5 剂即可见效。

【处方 4】 党参、猪苓、茯苓、生地黄、枸杞子、山药、杜仲、牛膝各 20g,苍术、车前子、白术各 15g,薏苡仁 30g,肉桂 8g。

加减 急性发作期湿浊热化者,加黄柏、生石膏、忍冬藤、土茯苓、萆薢、茵陈、地龙、蚕沙、水牛角、白花蛇舌草;寒化者,加草乌、川乌、麻黄、细辛;痛甚者,加桃仁、泽兰、土鳖虫、三七、牡丹皮;间歇期关节畸形、痛风结节形成者,加炮穿山甲(代)、威灵仙、僵蚕、松节;尿结石者,加金钱草、鸡内金、石韦。

制用法 每天 1 剂,水煎服。1 个月为 1 个疗程。禁烟酒及豆制品等高嘌呤之品;多饮水。

疗效 用上药治疗痛风性关节炎 63 例,治愈 38 例,好转 24 例,无效 1 例,总有效率为 98.4%。

【处方 5】 豨莶草、杜仲、忍冬藤、木瓜各 25g,金钱草 15g,穿山甲(代)30g,秦艽、狗脊、赤芍各 20g,甘草 5g。

制用法 每天 1 剂,水煎分 3 次餐前服。并用骨科洗药,水煎,药温 30～40℃,温洗患处,每次 10 分钟。控制饮食。禁烟酒,禁食含大量嘌呤类食物。

疗效 据报道,李洪涛用中药内服外洗治疗痛风性关节炎 32 例,用 2 个月,结果临床治愈 25 例,好转 7 例,总有效率为 100%。

【处方 6】 苍术、黄柏、秦皮、泽泻、大黄、秦艽、络石藤、伸筋草各 10g,牛膝、土茯苓、车前子(包)、忍冬藤各 15g,威灵仙 12g。

制用法 将上药水煎分 3 次服,每天 1 剂。10 天为 1 个疗程。禁酒、高嘌呤、滋补燥热之品。少食肥甘腥荤。

疗效 采用上药治疗急性痛风性关节炎患者 54 例,用 1 个疗程,治愈 37 例,好转 16 例,无效 1 例,总有效率为 98.1%。

【处方 7】 痛风灵(含独活、苍术、黄柏、牡丹皮、泽泻各 15g,白芷、郁金、当归、大黄、牛膝各 10g,板蓝根 30g)。

制用法 将上药制成浸膏,用 3 层无纺布浸渍成湿敷贴,每贴药含生药 10g,外贴患处,绷带包扎。忌用塑料薄膜包裹。每日 1 次,1 周为 1 个疗程。

疗效 采用痛风灵湿敷贴治疗痛风性关节炎患者 168 例,其中治愈 101 例,显效 46 例,有效 18 例,无效 3 例,总有效率为 99.2%。

风湿性关节炎

【处方 1】 独活、熟地黄、杜仲、茯苓各 20g,桑寄生、当归各 25g,秦艽、防风、白芍、川芎、牛膝各 15g,细辛、甘草各 5g,人参 10g,肉桂 2.5g。

加减 气虚加炙黄芪;血虚加鸡血藤、炙黄芪;血瘀加乳香、没药;腰痛加续断、狗脊;下肢疼痛加木瓜、五加皮;肩关节痛加姜黄。

制用法 治疗组 46 例,将上药用粮食酒 1L,浸泡 1 周,每次 10～20ml,每天 2 次口服。不能饮酒者 2 天 1 剂水煎服,人参用药液吞服。与对照组 48 例,均用布洛芬片、氯灭酸片各 0.2g,硫酸软骨素片 0.6g,维生素 B_1 片 30mg,每天 3 次口服。均 14 天为 1 个疗程。禁生冷之品及鱼类。

疗效 应用上药治疗慢性风湿性关节炎患者,用 3 个疗程,两组分别治愈 18 例、5 例,显效 21 例、14 例,好转 6 例、17 例,无效 1 例、12 例,总有效率为 97.8%、75.0%($P<0.05$)。

【处方 2】 祛痹痛散(含制马钱子 6g,生薏苡仁、制川乌、制草乌、乳香、没药各 10g,生地黄 20g,炒白芥子 9g,鸡血藤 30g。研末)。

制用法 先用关节止痛膏,外敷患处,用 7 天,停 2 天,再用 7 天。再用祛痹痛散 3～5g,每天 2 次餐后温水(或黄酒)送下,45 天为 1 个疗程。

疗效 内服、外敷中药治疗风湿性关节炎患者 50 例,显效 36 例,好转 12 例,无效 2 例。

【处方 3】 川乌、草乌、细辛、防风、桂枝、地龙、羌活、独活各 60g,红花、赤芍、艾叶各 90g,全蝎、白附子、乌蛇各 30g。

制用法 将上药水煎取汁 1L,装瓶密封备用。用时,患部有压痛点,即为阿是穴,以此为中心涂药。疼痛不局限者,选择大椎、肩髃、手三里、阳溪、肾俞、环跳、阳陵泉等穴(3～5cm 为半径)涂药,涂药处加用红外线照射 20～30 分钟(此间可以反复涂药),每日 1 次,10 次为 1 个疗程,疗程间隔 3～5 日。

疗效　采用中药穴位外涂法治疗风湿性关节炎患者(痹证)145 例,其中痊愈 57 例,显效 72 例,有效 16 例,总有效率为 100％。

系统性硬化症

【处方 1】　黄芪 30g,当归 15g,党参 20g,桂枝、白芍、通草、川芎各 12g,全蝎、蜈蚣各 5g,大枣 3 枚,甘草 6g。

加减　若皮肤明显变薄或发硬者,加乌梢蛇、土鳖虫、水蛭各 10g;若肤色变深者,加红花、桃仁、穿山甲(代)鸡血藤各 10g;若皮肤顽厚僵硬如木板状者,加生牡蛎、昆布、海藻、白芥子各 10g;若性功能低下者,加巴戟天、菟丝子各 15g。

制用法　将上药水煎,每天 1 剂,分早、中、晚饭后服。半个月为 1 个疗程。

疗效　用本方治疗系统性硬化症患者 34 例,经用药 1～3 个疗程后,痊愈 23 例,显效 8 例,有效 2 例,无效 1 例。

【处方 2】　太子参 15g,黄芪 40g,淫羊藿、鹿角、麻黄、桂枝各 10g,红花 8g,细辛 6g,当归 20g,鸡血藤 25g,丹参 18g,生甘草 5g。

加减　若关节疼痛剧烈者,加延胡索、三七粉、乌梢蛇各 10g;若心悸、气短者,加红参 10g;若咽喉干燥伴有咳嗽者,加百部、紫苏子、炙枇杷叶各 10g;若肾阳不足者,加仙茅、巴戟天各 10g;若脾阳虚者,加白术、干姜各 10g。

制用法　将上药水煎,每天 1 剂,分 3 次口服。20 天为 1 个疗程。

疗效　用本方治疗系统性硬化症患者 63 例,经用药 1～3 个疗程后,其中治愈 50 例,好转 9 例,无效 4 例。治愈的 50 例患者中,经随访 2 年,均未见复发。

【处方 3】　丹参、鸡血藤、生黄芪、全当归、制何首乌各 20～30g,红花、桃仁、赤芍、路路通、郁金、泽兰、威灵仙、益母草、熟地黄、苏木、川芎各 10～12g,蜈蚣(研末冲服)3 条。

制用法　将上药水煎 3 次后合并药液,分 3 次或 4 次口服。每天 1 剂。半个月为 1 个疗程。

疗效　用本方治疗系统性硬化症患者 118 例,其中用药 2 个疗程治愈者 46 例,3 个疗程治愈者 39 例,4 个疗程治愈者 30 例,无效 3 例。

【处方 4】　熟地黄 20g,肉桂、干姜各 10g,制附子、阿胶各 9g,麻黄、白芥子、生甘草各 6g,伸筋草、路路通、当归各 15g,丹参 30g。

加减　病先发于上部者,加桑枝,先发于下部加牛膝;见口干、咽喉疼痛、鼻衄等火热证酌减附子、肉桂、干姜用量(或用肥儿丸,2 周 1 次口服,以轻度腹泻为度)。

制用法　每天 1 剂,水煎服;药渣再煎,熏洗患处,每次约 30 分钟,每天 1 次。1 个月为 1 个疗程。

疗效　采用上药治疗系统性硬化症患者 40 例,用 2 个疗程,痊愈 6 例,显效 27 例,有效 6 例,无效 1 例,总有效率为 97.5％。

七、呼吸系统疾病

感 冒

【处方1】 金银花、连翘各 12g,竹叶 15g,荆芥 6g,牛蒡子、桔梗各 10.5g,淡豆豉 9g,甘草、薄荷各 3g,芦根 18g。

本方适用于感受风寒湿热、瘟疫、冬温等邪气所引起的感冒病。

制用法 将上药混合磨成粗末,每次服 18g,清水送服。

疗效 用上药治疗感冒患者 1150 例,服药 1 剂后热度普遍降低,轻症则痊愈;发热较重者退热时间较长,但其症状均能迅速减轻,一般 2～4 天均可痊愈,平均 2.7 天。

【处方2】 柴胡 12g,鸭跖草 25g,金银花 15g,板蓝根 20g,桔梗、桂枝各 10g,生甘草 6g。

制用法 将上药用水浸泡 60 分钟(以水淹没药面为度),用文火煮沸 3 次合并药液,分 2 次口服,每天 1 剂。

疗效 用上药治疗感冒患者 536 例,均获治愈。其中服药 2 剂治愈者 491 例,3 剂治愈者 45 例。

【处方3】 板蓝根、金银花各 20g,牛蒡子、贯众、连翘各 15g,淡豆豉、杏仁、荆芥、桔梗、前胡各 10g,薄荷、紫苏叶各 8g,甘草 6g。

制用法 将上药水煎,每天 1 剂,分 2 次或 3 次口服。重者可每天 2 剂。

疗效 用上药治疗感冒患者 199 例,其中服药 2 剂治愈者 120 例,3 剂治愈者 45 例,4 剂治愈者 34 例。

【处方4】 香薷 10～30g,板蓝根 20～30g。

制用法 将上药水煎,每天 1 剂,分 3 次口服。

疗效 用上药治疗感冒患者 132 例,其中服药 1 剂治愈者 18 例,2 剂治愈者 72 例,3 剂治愈者 42 例。

【处方5】 藿香、金银花各 15g,蝉蜕、甘草各 6g,紫苏、半夏、陈皮、茯苓各 10g。

制用法 本方亦可随症加减。每天 1 剂,水煎后分 2 次或 3 次内服。停用其他药物。

疗效 采用上药治疗外感夹湿证 39 例,均获治愈。

【处方6】 羌活、防风、苍术各 10g,细辛 3g,白芷、川芎、黄芩、生地黄各 15g,甘草 5g。

加减 风热去苍术、细辛,加金银花、连翘、板蓝根;暑湿去细辛、黄芩、生地黄,加金银花、连翘、藿香、滑石。

制用法 每天 1 剂,将上药水煎后分早、中、晚内服;3 天为 1 个疗程。

疗效 应用上药治疗感冒患者 60 例,用 1 个疗程后,治愈 30 例,好转 25 例,未愈 5 例。

上呼吸道感染

【处方1】 板蓝根 20g,柴胡、荆芥、百部各 10g,桔梗、牛蒡子各 15g,生甘草 6g,黄连 8g。

制用法 将上药水煎,每天 1 剂。

疗效 用本方治疗上呼吸道感染患者 68 例,服药 2 剂或 3 剂后,均获痊愈。

【处方2】 大青叶、生黄芪各 30g,柴胡 10g,桔梗 8g,藿香 12g。

制用法 将上药水煎,每天1剂,分2次或3次口服。儿童减半。3剂为1个疗程。

疗效 用本方治疗上呼吸道感染患者121例,其中用药1个疗程治愈者59例,服药2个疗程治愈者57例,显效者5例。

【处方3】 金银花、野菊花各15g,桂枝、青蒿、藿香各10g,香薷、生甘草各6g。

制用法 将上药水煎3次后合并药液,分早、中、晚3次口服,每天1剂。

疗效 用上药治疗上呼吸道感染患者225例,其中用药1剂治愈者123例,2剂治愈者92例,3剂治愈者10例。

【处方4】 鱼腥草、败酱草各30g,板蓝根、连翘各15g,黄芩、杏仁、桔梗各10g,生甘草5g。

制用法 将上药水煎,每天1剂,分3次或4次口服。3剂为1个疗程。

疗效 用本方治疗上呼吸道感染患者139例,其中用药1个疗程治愈者65例,2个疗程治愈者70例,好转者4例。

【处方5】 羌活、牛蒡子各15~18g,荆芥、防风各10~15g,柴胡、黄芩各10~20g,金银花、连翘各15~24g,半枝莲20~50g,板蓝根、大青叶各15~30g,鸭跖草20~40g,生石膏(先入)90~140g,寒水石45~90g,甘草6~10g。儿童剂量酌减。

加减 咳嗽痰稠者,加制天南星、天竺黄、前胡、百部、莱菔子;痰多者,加半夏、陈皮、白芥子;高热惊厥者,加羚羊角粉、钩藤、天麻、生龙骨、生牡蛎;扁桃体化脓渗出者,加赤芍、射干、牡丹皮、大血藤。

制用法 每天1剂,水煎分2~4次内服。4天为1个疗程。扁桃体化脓渗出并用青黛散、锡类散、珠黄散各1支,混匀,吹喷患处,每天3~5次。

疗效 采用上药治疗上呼吸道感染高热180例,显效(用药12~24小时热退)92例,有效88例,总有效率为100%。

【处方6】 加味玉屏风散。

制用法 用加味玉屏风散(含黄芪100g,炒白术、山药各80g,防风、人参各25g,淫羊藿15g;>30岁加鹿茸粉5g)研细粉,过80目筛,75g,每天2次口服;儿童剂量酌减。20天为1个疗程。

疗效 用加味玉屏风散治疗反复上呼吸道感染200例,用1~2个疗程,显效(未发作或每年发作<2次)162例,好转35例,无效3例,总有效率为98.5%。

【处方7】 青英颗粒。

制用法 治疗组100例,用青英颗粒(含羌活、蒲公英、大青叶、鸭跖草),对照组55例,用感冒退热颗粒(由上海雷允上药业有限公司提供);均1袋,每天2次冲服。

疗效 采用上药治疗急性上呼吸道感染患者,用3天后,两组分别痊愈31例、9例,显效50例、17例,有效18例、26例,无效1例、3例,总有效率为99.0%、94.5%。

【处方8】 荆芥、防风、羌活、独活、茯苓各15g,川芎、柴胡、前胡、桔梗、枳壳、陈皮各10g,甘草3g。

加减 风热型加黄芩、桑叶、连翘各15g;风寒型加桂枝15g,生姜10g。

制用法 两组各59例。治疗组将上药水煎服,每天1剂,体温>38℃,每天1.5剂或2剂。对照组用炎琥宁注射液400mg,加5%葡萄糖盐水250ml,静脉滴注,每天1次。均3天为1个疗程。

疗效 应用上药治疗急性病毒性上呼吸道感染,两组分别痊愈36例、20例,显效 16 例、15 例,有效 5 例、11 例,无效 2 例、13 例,总有效率为 96.6%,78.0%。退热起效时间及退热时间治疗组均短于对照组($P<0.01$)。

支气管哮喘

【处方 1】 紫河车粉 500g,蛤蚧 250g,百部、桔梗、陈皮、甘草各 100g。

制用法 将上药共研为细末,装入胶囊(每粒约装 0.25g)。发作期:每天 3 次,每次 2 粒或 3 粒。缓解期:每天 2 次,每次 1 粒或 2 粒。空腹时服药。

疗效 用本方治疗支气管哮喘患者 69 例,其中痊愈 45 例,显效 14 例,有效 10 例。痊愈者经随访 1 年,未见复发。

【处方 2】 柴胡、黄芩、辛夷、党参、苍耳子、法半夏、射干各 10g,生姜、炙甘草各 6g,大枣 3 枚。

制用法 儿童剂量酌减。每天 1 剂,水煎后分 2 次或 3 次内服。用至症状消失。

疗效 应用小柴胡汤加味治疗支气管哮喘 36 例,用 3~12 天后,治愈 16 例,显效 20 例,总有效率为 100%。

【处方 3】 炙麻黄、半夏、杏仁、甘草各 8g,白果、紫苏子各 6g,款冬花、黄芩、地龙、黄芪各 12g,桑白皮 15g。

制用法 每天 1 剂,水煎服。

疗效 据报道,任桂芳用上药治疗过敏性哮喘 56 例,症状消失 41 例,减轻 15 例。

【处方 4】 炙麻黄、炙甘草各 6g,炒杏仁 15g,陈皮 9g,法半夏、紫苏子、白芥子各 10g,茯苓、莱菔子各 12g。

加减 咳甚者,加炙枇杷叶;胸闷、痰多者,加枳壳、前胡、瓜蒌;热甚、便秘者,加黄芩、玄参、鱼腥草。

制用法 每天 1 剂,水煎分 3 次内服。

疗效 治疗咳喘病 30 例,均获治愈。

【处方 5】 活血平喘胶囊(含当归、川芎、赤芍、淫羊藿、贝母、丹参、牡丹皮、蛤蚧、地龙、三七粉)。

制用法 治疗组 120 例,用活血平喘胶囊 4 粒,每天 3 次口服。与对照组 80 例,均抗感染、平喘、抗过敏等。均 2 个月为 1 个疗程。

疗效 采用上药治疗支气管哮喘患者,用 1 个疗程后,两组分别临床控制 108 例、50 例,显效 8 例、7 例,好转 2 例、11 例,无效 2 例、12 例,总有效率为 98.3%,85.0%($P<0.05$)。

【处方 6】 桃仁、北杏仁、百部、川芎、姜半夏、桑白皮、全瓜蒌各 15g,白果 12g,僵蚕、黄芩、炙麻黄各 10g,全蝎 5g。

制用法 治疗组 80 例,将上药水煎服,每日 1 剂。与对照组 74 例,均用复方甲氧那明片 2 片,每天 3 次口服。常规吸氧,用抗生素、糖皮质激素等。

疗效 应用上药治疗支气管哮喘急性发作患者,两组分别临床控制 50 例、32 例,显效 18 例、13 例,好转 8 例、14 例,无效 4 例、15 例,总有效率为 95.0%,79.7%($P<0.05$)。

【处方 7】 白芥子。

制用法 耳穴取支气管、肺、肾上腺、前列腺、平喘。将白芥子用伤湿止痛膏贴压。每次按压 5~10 分钟,每日 3~4 次,春夏季、秋冬季分别每周、每 10 日换 1 次,双耳交替。严重者双耳同贴,每次按压 20~30 分钟。并用白芥子、细辛各 21g,甘遂、延胡索各 12g,防风、炙麻黄、光杏仁、葶苈子各 10g。寒喘加附子末、干姜末各 3g;热喘加生石膏、瓜蒌各

6g;过敏性哮喘加乌梅、蝉蜕、僵蚕各6g;合并老慢支加芫花6g。小儿酌减。研末,等分3包,每包加鲜生姜(去皮)50g碾成糊,做成6个小饼,敷于双侧心俞、肺俞、膈俞,胶布固定,每次6~8小时。三伏天及春、秋、冬分别是10日、7日换药1次,3次为1个疗程。大发作时,寒喘冬喘加小青龙汤;热喘夏喘加麻杏石甘汤;发作休止期常服金匮肾气丸或六味地黄丸;严重发作、呼吸困难缺氧时,用少量氨茶碱、地塞米松。

疗效 采用压耳与穴位上贴敷为主治疗支气管哮喘患者147例,其中治愈60例,好转80例,无效7例,总有效率为95.2%。

大叶性肺炎

【处方1】 金银花24g,连翘、黄芩各15g,重楼、牛蒡子各12g,杏仁9g,生石膏、虎杖根、野荞麦根、鲜芦根各30g,麻黄4.5g,生甘草6g。

加减 若胸痛者,加延胡索、瓜蒌;若咳甚者,加桔梗、桑白皮。

制用法 将上药水煎2次后,分早、晚2次口服,每天1剂,严重者每天2剂。每6小时服1次。体温在39℃以上,精神不振者,适当给予少量静脉补液,可加用银花针剂4ml肌内注射,或鱼腥草针剂4ml肌内注射,每天2次或3次。高热不退者加用柴胡针剂4ml肌内注射,每天2次或3次。

疗效 用上药治疗急性肺炎患者60例,其中体温:平均开始退热时间为7小时,退至正常者平均为3.46天;血象:恢复正常时间平均为5.3天;X线胸透(摄片):恢复正常平均时间为10天,均获治愈。

【处方2】 板蓝根、鱼腥草各20g,马兰草、淡竹叶各15g,生甘草10g。

加减 若伴发热、头痛、鼻塞者,加薄荷、荆芥各10g;若咳嗽剧烈者,加前胡、贝母各10g;若咳脓痰者,加莱菔子、冬瓜子各15g。

制用法 将上药水煎3次后合并药液,分2次或3次口服,每天1剂。

疗效 用本方治疗大叶性肺炎患者62例,其中治愈56例,显效6例。

【处方3】 金银花、大青叶、鱼腥草、生石膏(先煎)、茜草根各30g,黄芩、赤芍各15g,板蓝根、白茅根各100g,麻黄、桃仁各6g,杏仁、贝母(分冲)、郁金、生大黄、生甘草各10g。

制用法 每天1剂,水煎后分3次内服。禁生冷、辛辣及油腻之食品。

疗效 用上药治疗肺炎62例,用10天后,其中治愈54例,显效3例,好转4例,无效1例,总有效率为98.4%。

【处方4】 黄芪、金银花、当归各30g,甘草5g,炒黄芩、知母、贝母、虎杖、贯众各12g,清半夏9g,麦冬、瓜蒌各15g,百部20g。

制用法 治疗组36例,将上药水煎服,每日1剂。对照组35例,入院前3天开始,用左氧氟沙星注射液200mg,静滴,每天2次;再根据痰培养药敏结果选择敏感抗生素。均吸氧、解痉平喘、化痰等。均14天为1个疗程。

疗效 应用上药治疗老年社区获得性肺炎,用7日、14日后,两组有效率分别为72.2%、51.4%;91.7%、71.4%。影像学检查肺部炎症改善率为88.9%、77.1%($P<0.05$)。

支原体肺炎

【处方1】 桑叶、防风、杏仁、栀子、前胡各 10g,荆芥、贝母、桔梗各 12g,紫菀、款冬花、百部、沙参各 15g,甘草 6g。

加减 热甚者,加石膏;痰中带血者,加白茅根。

制用法 治疗组与对照组各 60 例。治疗组将上药水煎服,每天 1 剂。与对照组均用阿奇霉素 500mg,加 5%葡萄糖注射液 250ml,静脉滴注,每天 1 次,用 3天,间隔 4 天。均 2 周为 1 个疗程。

疗效 用上药治疗支原体肺炎患者,两组分别显效(症状、体征及 X 线示异常消失)46 例、32 例,有效 14 例、16例,无效 12 例(为对照组),总有效率为100%,80.0%($P<0.01$)。

【处方 2】 前胡、知母、桔梗、杏仁、黄芩、炙甘草各 15g,炙麻黄、贝母、半夏各 10g。

制用法 治疗组 42 例,每天 1 剂,水煎分 3 次服。本方亦可随症加减。2 周为 1 个疗程。与对照组 30 例,均用红霉素 0.9g,加 5%葡萄糖注射液 500ml,静脉滴注,每天 1 次;用 10 天。

疗效 中西医结合治疗支原体肺炎患者,两组分别显效(症状消失,肺部体征及 X 线异常表现消失)39 例、23 例,好转 2 例、6 例,无效各 1 例。

【处方 3】 杏仁、桑叶、百部、浙贝母、延胡索、紫菀、桑白皮、黄芩各 10g,鱼腥草 20g,桔梗、甘草、石菖蒲各 6g。

制用法 治疗组 40 例,将上药水煎服,每天 1 剂。与对照组 38 例,均用阿奇霉素注射液 500mg,加 5%葡萄糖注射液500ml,静脉滴注,每天 1 次。每周用 3天,间隔 4 天。均 2 周为 1 个疗程。

疗效 中西医结合治疗支原体肺炎患者,两组分别显效(症状消失,肺部体征及 X 线异常表现消失)25 例、21 例,有

效 15 例、13 例,无效 4 例(为对照组),总有效率为 100%,89.5%。咳嗽与肺部啰音消失时间、胸片复常时间治疗组均短于对照组($P<0.05$)。

【处方 4】 炙麻黄、薄荷(后下)、生甘草各 6g,生石膏 30g,杏仁 12g,鱼腥草、荞麦各 20g,柴胡、桔梗、菊花各 10g。

制用法 随症加减。每天 1 剂,水煎服。并用红霉素 1.2g(消化道反应甚用氧氟沙星 0.4g),加葡萄糖液 500ml,静脉滴注每天 1 次。14 天为 1 个疗程。

疗效 应用自拟清肺汤配合西药常规治疗支原体肺炎 42 例,治愈 36 例,好转 5 例,无效 1 例,总有效率为 97.6%。

慢性支气管炎

【处方 1】 麻黄、五味子、甘草、干姜各 9g,细辛 3g,白芍 12g,法半夏、桂枝、杏仁、紫苏子各 10g,地龙、茯苓各 15g,陈皮 6g。

加减 喘甚、胸闷气逆者,加白芥子、莱菔子;喘息气短、咳痰无力者,加北黄芪、党参;瘀象甚者,加桃仁、丹参、赤芍。

制用法 每天 1 剂,水煎服。

疗效 用上药治疗风寒束肺证慢性支气管炎 50 例,临床控制 48 例,减轻2 例。

【处方 2】 全瓜蒌 30g,白芥子、葶苈子、贝母各 10g,炙麻黄 9g,黄芪 18g,肉桂 6g。

制用法 每天 1 剂,水煎服。15 天为 1 个疗程,疗程间隔 3～5 天。

疗效 采用上药治疗喘息型慢性支气管炎 87 例,用 2～3 个疗程,痊愈 24例,好转 61 例,无效 2 例,总有效率为 97.7%。

【处方3】 桃仁、当归、赤芍、黄芪、白术、法半夏各10g,黄芩、陈皮、紫苏子各6g,沉香、生甘草各3g。

制用法 治疗组71例,每天1剂,水煎服。1个月为1个疗程。停用西药后,继用1个疗程。与对照组70例,均用氨茶碱0.1～0.2g,溴己新6mg,每天3次口服。均抗感染,对症处理。

疗效 中西医结合治疗慢性支气管炎患者,两组分别临床控制37例、31例,有效32例、35例,无效2例、4例,总有效率分别为97.2%、94.3%。

【处方4】 当归、郁金各10g,桃仁8g,丹参、地龙各15g。

制用法 治疗组71例,用本方。与对照组34例,均痰浊壅肺用二陈汤合三子养亲汤;痰热郁肺用桑白皮汤;络气不和用香附旋覆花汤;肺气虚弱用补肺汤;肺脾两虚用六君子汤;肺肾气虚用平喘固本汤合补肺汤。均随症加减,水煎服。每天1剂。4周为1个疗程。

疗效 应用上药治疗慢性支气管炎患者,两组分别临床控制23例、9例,显效28例、11例,有效15例、6例,无效5例、8例,总有效率为93.0%、76.5%($P<0.05$)。

【处方5】 麻黄5g,杏仁、贝母各20g,款冬花、僵蚕、蝉蜕、防风各15g,甘草10g。

加减 寒加桂枝;热加黄芩;湿加薏苡仁;燥加玉竹、天花粉。

制用法 每天1剂,水煎分3次服。5天为1个疗程。

疗效 采用三拗汤加味治疗嗜酸粒细胞性支气管炎患者31例,用1～6个疗程后,治愈26例,有效4例,无效1例,总有效率为96.8%。

【处方6】 炙麻黄、杏仁、生半夏、桑白皮各30g,罂粟壳15g,生石膏、黄芩各50g,虎杖、白芥子各40g,桔梗、甘遂、冰片各20g。

制用法 将上药研为极细末,装入瓶内备用。取穴:中府、定喘、肺俞(均双),天突。用时,用姜汁调上药适量成膏状,摊在1寸见方的胶布上,贴于上穴,每次贴6～12小时,6日1次。急性者连贴2次,慢性者3～4次。

疗效 应用穴位贴治疗急性及慢性支气管炎急性期发作患者355例,其中痊愈95例,显效172例,有效71例,无效17例,总有效率为95.2%。

脓胸及肺脓肿

【处方1】 芦根30g,桑白皮、地骨皮、桔梗、百部、杏仁、陈皮、茯苓各12g,葶苈子、白术各10g,甘草6g。

制用法 将上药水煎,分早、晚2次口服,每天1剂。

疗效 用上方治疗胸腔积液患者8例,平均治愈时间为21天,均未出现后遗症。

【处方2】 鱼腥草50g,冬瓜仁、金银花、生薏苡仁各35g,桔梗、白及各20g,黄芩、贝母、黄连、桃仁各10g,甘草6g。

制用法 将上药水煎,每天1剂。

疗效 用本方治疗肺脓疡患者39例,经用药5～10天,均获治愈。

【处方3】 桔梗、苇茎、薏苡仁各30g,鱼腥草、半枝莲、金荞麦、黄芩、冬瓜仁、桃仁、麦冬各10g,生甘草3g。

制用法 两组各24例。治疗组将上药水煎服,每天1剂。与对照组24例,均用氨苄西林/舒巴坦钠注射液4.5g,加生理盐水250ml,每天2次;甲硝唑注射液

200ml(1.0g)，每天 1 次；静脉滴注。均卧床。均 2 周为 1 个疗程。

疗效　中西医结合治疗急性肺脓肿患者，用 4 个疗程后，两组分别治愈 17 例、14 例，好转 6 例、4 例，无效 1 例、6 例。

【处方 4】　苇茎(先煎)、冬瓜仁、蒲公英、败酱草各 30g，薏苡仁 40g，桃仁 10g。

加减　高热加金银花、连翘、紫花地丁、黄芩；咳吐黄痰加瓜蒌、贝母；胸痛甚加郁金、桑白皮；反复低热加牡丹皮、地骨皮、鳖甲。

制用法　治疗组 30 例，将上药水煎服，每天 1 剂。并用血必净注射液 100ml，静脉滴注，12 小时 1 次。与对照组 30 例，均先用头孢类联合喹诺酮类抗生素，再根据药敏试验选用有效抗生素、胸腔穿刺抽脓、胸腔冲洗等。均 15 天为 1 个疗程，疗程间隔 2 天。

疗效　应用上药治疗脓胸患者，用 3 个疗程，两组分别显效(症状消失；B 超示脓腔基本消失，冲洗液中无脓液)18 例、11 例，有效 9 例、10 例，无效 3 例、9 例。

【处方 5】　芦根(先加水 800ml，浸泡 30 分钟)、薏苡仁、冬瓜仁、桔梗各 30g，桃仁、连翘、贝母、侧柏叶、生甘草各 10g，金银花 15g，鱼腥草、夏枯草、蒲公英各 20g。

加减　反复低热加牡丹皮、地骨皮、鳖甲。

制用法　每日 1 剂水煎分 2～3 次内服。同时应用西药控制感染(或抗痨)，加强营养、补充能量及蛋白、输血等。术后第 3 天服本方。

疗效　中西医结合治疗慢性脓胸 80 例(单纯胸膜纤维板剥除术 62 例，加行胸膜肺切除术 7 例，加行胸壁结核清除术

11 例)，其中治愈 69 例，有效 11 例，总有效率为 100%。退热时间、住院时间分别 5～20 天、20～45 天。

盗　汗

【处方 1】　五倍子 1g，煅牡蛎、辰砂各 0.5g。

制用法　将上药共研为细末，用温水或凉开水调成糊状，临睡时外敷神阙穴(即肚脐眼儿)。上盖纱布，以胶布固定，次晨除掉。上药为 1 次剂量。3 次为 1 个疗程。

疗效　用本方治疗盗汗患者 45 例，经用药 1～2 个疗程，均获治愈。

【处方 2】　当归、生地黄、熟地黄、黄芩、黄柏、黄芪各 9g，黄连 4g。

制用法　将上药加水浓煎 2 次，分 2 次服，每天 1 剂，其中 1 次于临睡前服。盗汗严重者，另以五倍子粉 1.5～2g，辰砂 0.5g 混合，湿敷神阙穴(即肚脐眼儿)，每天更换 1 次，伴有低热缠绵者，加银柴胡、地骨皮各 9g；伴心悸少寐者，加龙骨 15g，牡蛎 30g，柏子仁 9g。

疗效　用上方治疗各种疾病引起的盗汗患者 15 例，服药后盗汗消失者 11 例，汗出减少一半以上者 3 例，无效者 1 例。一般服药 3～5 剂即愈。

【处方 3】　黄芪、地骨皮各 15g，柴胡、糯稻根、五味子各 12g，碧桃干 10g。

加减　肺结核加升麻、夏枯草、白及、紫花地丁、蛤壳、百部、黄精、天冬、麦冬、龟甲；慢性支气管炎加牛蒡子、鱼腥草、重楼、茜草、黄芩、冬虫夏草、熟地黄、人参；上呼吸道感染加菊花、金银花、连翘、大青叶、板蓝根；慢性肾炎加黄精、党参、白术、玉米须、猪苓、茯苓、泽泻、山药、车前子等；缺血性心脏病加丹参、牡

丹皮、桃仁、川芎、赤芍、当归、瓜蒌、薤白等;慢性肝炎加茵陈、白术、苍术、茯苓、青皮、广木香、广郁金、栀子、三七、莪术、三棱;风湿性关节炎加羌活、秦艽、千年健、威灵仙、豨莶草、五加皮、木瓜、独活;生理性阴虚者,加党参、生地黄、天冬、麦冬、玄参、当归、丹参、远志、枣仁、柏子仁;肾阴虚加熟地黄、山药、茯苓、泽泻、牡丹皮、山茱萸等。

制用法 每天1剂,水煎服。

疗效 用上药治疗顽固性盗汗自汗症患者109例,均获治愈。

【处方4】 党参、柴胡、黄芩、防风、炒白术、桂枝、白芍、大枣、麻黄根、生姜各15～20g,黄芪30～90g,牡蛎15～30g,炙甘草3～9g。

加减 盗汗甚者,加知母、生地黄;自汗甚者,黄芪、党参增量;阳虚者,加制附子;阴虚者,加鳖甲、龟甲;病程长者,加龙骨、五味子。

制用法 2天1剂水煎,每天3次餐前服用,4周后观察治疗效果。

疗效 应用小柴胡汤治疗汗症患者300例,其中痊愈者186例,好转者114例。

【处方5】 五倍子粉20g,五味子粉10g。

制用法 将上药混合均匀,装入干净瓶内密闭备用。用时,取药末适量,用温水调和挤压成饼状敷于神阙穴,再用纱布覆盖,胶布固定。24小时更换1次,连续外敷3～4日。如皮肤接触胶布处出现红、痛或起疱流水者,亦可隔日用药。

疗效 应用上药治疗盗汗患者98例,其中显效(经常盗汗,汗如黄豆,浸湿衣服,用药3～4日汗止,随访半年无复发者)93例,好转(原如黄豆大小汗粒,用药后汗液减少,仅表现为皮肤湿润)5例,总有效率为100%。

结核性渗出性胸膜炎

【处方1】 百部24g,黄精、板蓝根各15g,黄柏、贝母、桔梗、葶苈子各9g,当归、山豆根各12g,生甘草6g,金银花、炒麦芽各18g,茯苓皮、车前子(包)各30g。

加减 胁痛甚者,加香附、郁金、川楝子、延胡索等;胸膜肥厚者,加川芎、赤芍、桃仁、莪术、鳖甲;胸膜粘连者,加昆布、海藻;气虚甚者,加党参、黄芪。

制用法 每天1剂,水煎服。

疗效 用上药治疗难治性胸腔积液(包括结核性及反应性胸膜炎、恶性胸腔积液、胰腺炎合并胸腔积液、心衰合并胸腔积液、脓胸、包裹性胸腔积液)26例,治愈25例,未愈1例。

【处方2】 黄芪注射液。

制用法 两组各32例。治疗组用黄芪注射液(每毫升含生药2g。杭州正大青春宝药业有限公司提供)20ml,加5%葡萄糖液(或生理盐水)250ml,静脉滴注,每天1次。与对照组均用2HREZ/10HRE方案(H:异烟肼0.3g,顿服;E:乙胺丁醇0.75g,顿服;R:利福平胶囊0.45g,晨空腹顿服;Z:吡嗪酰胺0.75g,每天2次口服);用泼尼松20mg,每天顿服,2～3周后酌减,每2周减量1次至停用。B超定位下胸穿抽液,每次<1L,2～3天1次。均1个月为1个疗程。

疗效 应用上药治疗结核性渗出性胸膜炎患者两组分别胸水消失29例、22例,胸膜增厚、胸水包裹3例、10例。见不良反应分别14例次、24例次(P<0.05)。

【处方3】 葶苈子、瓜蒌仁、茯苓各

15g,紫苏子、枳壳、桃仁、红花、赤芍、当归、白术各10g,大枣5枚,炙甘草5g。随症加减。

制用法 两组各42例。治疗组将上药水煎服,每日1剂。与对照组均用2HRZE/4HR短程强化抗结核方剂:异烟肼0.3g,利福平0.45g,乙胺丁醇0.75g,吡嗪酰胺1.0g,每晨顿服;醋酸泼尼松40mg,口服,每周减5mg,减完为止。胸腔置管引流,每次<1L,1~2天引流1次,至胸腔积液引流不出。并行支持疗法等。

疗效 应用上药治疗结核性胸膜炎患者,两组分别治愈22例、12例,有效18例、23例,无效2例、7例,总有效率为95.2%,83.2%。

血瘀性胸痛

【处方1】 红花、桃仁、赤芍、川芎、乳香、没药、枳壳、栀子、桔梗、牛膝各9g,黄芪15g,甘草3g。

加减 若肿痛不甚者,去乳香、没药;若痛甚者,加两面针、白芍各15g;若胃纳差者,加山药30g,鸡内金6g。

制用法 将上药水煎,分早、晚2次口服,每天1剂。5剂为1个疗程。

疗效 用上药治疗血瘀性胸痛患者52例,均在服药10~15天后获痊愈。服药最短者6天,最长者25天。

【处方2】 生黄芪20~25g,三棱、莪术各10~12g,赤芍、栀子、青皮、广木香、木通、桔梗各8~10g,党参15~20g,延胡索、川楝子、细辛、蜈蚣各5~6g,生甘草6~8g。

加减 临床应用本方时,可根据病情灵活增减。若疼痛剧烈者,加白芍50~80g,罂粟壳8~10g;若食欲减退者,

加神曲、炒白术、槟榔、鸡内金各10~12g;若大便秘结者,加生大黄(后下)、火麻仁各8~10g。

制用法 将上药水煎3次后合并药液,分2~4次口服,每天1剂。3剂为1个疗程。一般服药3~5剂即可痊愈或显效,直至症状消失为止。

疗效 用本方治疗血瘀性胸痛患者67例,其中服药1个疗程治愈者21例;服药2个疗程治愈者30例,服药3个疗程治愈者16例。

硅沉着病

【处方1】 生黄芪、太子参、丹参、桑寄生、狗脊各15~20g,夏枯草、贝母、蝉蜕各10~12g,赤芍、白术、陈皮、枳壳、郁金各12~15g;生地黄、法半夏、生甘草各8~10g。

制用法 将上药水煎,每天1剂,分早、晚2次口服。3个月为1个疗程。

疗效 用本方治疗硅沉着病(石棉肺)患者65例,经用药1~3个疗程后,其中显效54例,好转8例,无效3例。一般服药20~30天即可收到明显的效果。

【处方2】 蒲公英、半枝莲各30g,贝母、前胡、麦冬、制大黄、三棱、莪术、路路通各10g,瓜蒌、紫苏子、青皮、白果、枳壳各12g,鸡内金、杜仲、续断、山茱萸、枸杞子各15g,生甘草8g。

制用法 将上药水煎,分早、中、晚3次温服。每天1剂。2个月为1个疗程。

疗效 用本方治疗矽肺患者276例,总有效率为78.6%,其中显效率为52.5%。服药20天左右症状开始好转,尤以胸痛、咳嗽、气喘、咳痰效果比较显著。治程中未见不良反应。

【处方3】 生地黄、熟地黄各15g,麦

冬 12g,百合、玄参、桔梗、沙参、当归、百部各 10g,甘草 6g。

加减 痰多黄稠者,去熟地黄,加桑白皮、知母、鱼腥草;痰多带血者,去熟地黄,加藕节、白茅根、侧柏叶;午后低热甚伴五心烦热者,去熟地黄,加青蒿、地骨皮、银柴胡;气短者,去生地黄、熟地黄,加太子参、山药;食欲缺乏者,去生地黄、熟地黄,加玉竹、乌梅;胸闷胸痛甚者,加瓜蒌、薤白。

制用法 每天 1 剂,水煎服,配合抗结核。

疗效 用上药治疗矽肺结核咳喘 42 例,治愈 28 例,好转 11 例,未愈 3 例,总有效率为 92.9%。

【处方 4】 西洋参、麦冬、炙枇杷叶、紫苏子、陈皮、贝母、全蝎、地龙、酒大黄、汉防己各 9g,黄芪 30g,蛤粉(分冲)3g,莱菔子 15g,昆布 12g,半夏、白附子、沉香各 6g,葶苈子 10g。

制用法 治疗组 38 例,用上药水煎服,每天 1 剂,20 天为 1 个疗程,并用复方丹参注射液 20ml,川芎嗪注射液 240～320ml,加 5% 葡萄糖液,静脉滴注,每天 1 次;20 天为 1 个疗程,疗程间隔 3～5 天。对照组 38 例,常规用克矽平、粉防己碱(汉防己甲素)。均防治呼吸系统并发症。

疗效 采用上药治疗肺尘埃沉着病(尘肺)患者 38 例,两组分别显效(症状基本消失,X 线示无进展)17 例、9 例(P<0.01),有效 20 例、18 例,无效 1 例、11 例。

【处方 5】 黄芪 45g,太子参、丹参各 20g,麦冬、五味子各 10g,贝母 9g,枳壳、当归、川芎各 15g。

制用法 治疗组 42 例,将上药水煎服,每日 1 剂。与对照组 31 例,均用舒利迭(含沙美特罗 50μg 和丙酸氟替卡松 500μg),每天 2 次吸入。均氧疗、营养支持、运动康复等,禁烟。

疗效 应用上药治疗尘肺患者,用 3 个月,结果:两组分别完全缓解 13 例、5 例,部分缓解 24 例、16 例,稳定 5 例、10 例。

肺 挫 伤

【处方 1】 桃仁、红花、川芎、刘寄奴、牛膝、枳壳、桔梗、柴胡、陈皮、葶苈子、泽兰、连翘、甘草各 10g,当归、黄芩、金银花各 15g,赤芍 6g。

制用法 两组各 28 例,治疗组将上药水煎服,每天 1 剂。与对照组均吸氧、雾化吸入、抗炎、止痛、化痰、解痉等,并用胸带外固定。

疗效 治疗肺挫伤患者 28 例,两组分别治愈 20 例、15 例,有效 6 例、10 例,无效 2 例、3 例。

【处方 2】 柴胡、当归、瓜蒌、益母草、桑白皮、贝母各 15g,穿山甲(代)、桃仁、红花、牛膝、葶苈子、延胡索、生甘草各 10g,大黄 6～15g(根据大便次数调整用量,以利为度)。

制用法 两组各 40 例。治疗组将上药水煎服,每天 1 剂。与对照组均常规吸氧,限制晶体输入和液体入量,抗感染,预防支气管痉挛、排痰;肋骨骨折用胸带固定;血气胸行胸腔闭式引流术等。

疗效 应用上药治疗肺挫伤患者,两组分别治愈 20 例、9 例,好转 15 例、16 例,无效 5 例、15 例。

八、循环、造血系统疾病

病毒性心肌炎

【处方1】 熟地黄12g,当归、白芍、桃仁各9g,川芎、红花各6g。

制用法 每天1剂,水煎服。与对照组27例,均用西医常规治疗。

疗效 用上药治疗病毒性心肌炎85例(其中治疗组58例,对照组27例),两组分别痊愈27例、5例,显效16例、7例,有效13例、7例,无效2例、8例,总有效率为96.6%、70.4%(P<0.01)。主症改善及心电图复常治疗组均优于对照组(P<0.01)。

【处方2】 黄芪15~30g,茯苓、茯神、当归各15~20g,川芎、半夏、人参各10~15g,炙甘草、肉桂各5~10g,柏子仁、枣仁、远志各10~20g。

加减 外感加金银花、连翘;胸闷甚加合欢皮、郁金。

制用法 每天1剂,水煎服。10天为1个疗程。用至症状消失止。

疗效 用上药治疗病毒性心肌炎90例,用2~3个疗程,痊愈81例,好转7例,无效2例,总有效率为97.8%。

【处方3】 黄芪、太子参、丹参各30g,五味子、麦冬各15g,炙甘草10g,琥珀粉3g。

制用法 本方亦可随症加减。治疗组50例。将上药水煎服,每天1剂。用15天。与对照组40例,均用能量合剂、维生素C,静脉滴注;辅酶Q_{10}和肌苷,口服。

疗效 采用上药治疗病毒性心肌炎患者,两组分别治愈38例、27例,有效10例、5例,无效2例、8例,总有效率为96.0%、80.0%。

【处方4】 党参、丹参、黄芪各30g,麦冬、白术、防风、金银花各15g,薄荷、炙甘草、牛蒡子各10g,黄连8g,五味子6g。

制用法 治疗组70例,将上药水煎服,每天1剂,分3次服。与对照组62例,均用维生素C、肌苷、辅酶Q_{10};合并房性期前收缩、室性期前收缩用美托洛尔。

疗效 采用上药治疗病毒性心肌炎患者,用1个月后,两组分别治愈37例、15例,显效20例、19例,有效10例、18例,无效3例、10例,总有效率为95.7%、83.9%(P<0.05)。心律失常、缺血性ST-T改善治疗组治疗后均优于对照组(P<0.01)。

【处方5】 黄芪50g,金银花30g,西洋参、丹参各20g,葛根、连翘、贯众、炙甘草各15g,麦冬、五味子、炒酸枣仁、炒柏子仁各12g,桂枝10g。

加减 发热加柴胡、黄芩、鱼腥草;汗多加白芍、五倍子、牡蛎;咳嗽痰多加杏仁、贝母、海浮石;胸闷加郁金、瓜蒌;心悸、失眠加苦参、合欢皮、阿胶。

制用法 治疗组60例,将上药水煎服日1剂。对照组50例,用三磷酸腺苷二钠片40mg,维生素C 0.2g,复合维生素B_2片,每天3次;辅酶Q_{10} 20mg,每天2次;口服,均1个月为1个疗程。

疗效 应用上药治疗病毒性心肌炎,用3个疗程,两组分别临床治愈30例、13例,有效27例、25例,无效3例、12例,总有效率95.0%、76.0%。

【处方6】 黄芪、丹参各20份,沙

参、党参各 15 份,苦参 10 份,冰片粉 1 份。

制用法 两组各 80 例,均成年人、儿童各一半。治疗组取穴:①膻中、厥阴俞;②巨阙、心俞。先将以上 5 味药共研为细末,涂于绵纸上,制成直径 10mm,厚 2mm 圆饼,再撒上冰片粉,穴位贴敷,每日 1 次,10 日为 1 个疗程。两组穴位交替使用。对照组用普罗帕酮每日 30mg,儿童每日 5mg/kg,分 3 次口服。两组均用三磷腺苷、泛癸利酮等。

疗效 应用上药治疗病毒性心肌炎患者,用药 30 日后,结果:24 小时 Holter 两组治疗前后自身比较均有显著性差异($P<0.01$)。两组分别痊愈 7 例、3 例,显效 21 例、7 例,好转 9 例、23 例,无效 3 例、7 例。

冠 心 病

【处方 1】 薤白、瓜蒌皮、桔梗、郁金、失笑散、川芎、红花、赤芍各 10g,丹参 15g,檀香 3g,甘草 6g。

加减 肢麻者,加桂枝、鸡血藤;偏寒者,加附子、生姜。

制用法 将上药水煎 3 次后合并药液,分早、中、晚内服。每天 1 剂。

疗效 采用宣阳活血法治疗冠心病 68 例,其中治愈 48 例,有效 16 例,无效 4 例,总有效率为 94.1%。

【处方 2】 人参(或党参)15g,麦冬、桂枝、白芍、薤白、白术、川芎各 10g,黄芪、茯苓各 15g,紫苏梗、苏木、法半夏各 12g,水蛭粉(分冲)3g,炙甘草 10~15g(亦可随症加减)。

制用法 每天 1 剂,水煎服。对照组 40 例,用硝酸异山梨酯片 20mg,双嘧达莫片 100mg,心达康片 15mg,每天 3 次口服。均西医对症处理,不用其他治疗本病药物,均 2 周为 1 个疗程。

疗效 用上药治疗冠心病不稳定型心绞痛 140 例(其中治疗组 100 例,对照组 40 例),两组分别痊愈 45 例、14 例,显效 32 例、11 例,有效 18 例、7 例,无效 5 例、8 例,总有效率分别为 95.0%、80.0%。

【处方 3】 党参、黄芪、淫羊藿、胡芦巴、桂枝各 20g,瓜蒌 30g,薤白、炙甘草、枳壳、当归各 10g,川芎、丹参各 20g。随症加减。

制用法 治疗组 60 例,每天 1 剂,水煎服。对照组 60 例,用复方丹参片 3 片,每天 3 次口服。均 4 周为 1 个疗程。停用其他药物。

疗效 用上药治疗冠心病心绞痛患者,两组分别显效 35 例、8 例,有效 21 例、29 例,无效 4 例、21 例,加重 2 例(为对照组),总有效率分别为 93.3%、61.7%($P<0.01$)。

【处方 4】 人参、三七、牛膝各 10g,黄芪 25g,麦冬 20g,葛根、地龙、益母草、瓜蒌各 15g,丹参 35g。

制用法 治疗组 45 例,每天 1 剂,水煎服,对照组 30 例,用通心络(含人参、水蛭、全蝎等)2 粒,每天 3 次口服。两组均心绞痛发作时用硝酸异山梨酯等口服。停用其他药物。

疗效 用上药治疗冠心病心绞痛患者,两组分别显效 39 例、5 例,有效 5 例、14 例,无效 1 例、11 例,总有效率分别为 97.8%、63.3%($P<0.01$)。心电图检查治疗组优于对照组($P<0.05$)。

【处方 5】 当归、桃仁、红花、白芍、枳壳各 12g,川芎、熟地黄、牛膝、桔梗各 12g,柴胡、甘草各 6g。本方亦可随症加减。

制用法　每天 1 剂,水煎服。

疗效　治疗冠心病心绞痛 56 例,显效(心绞痛完全消失)47 例,有效 8 例,无效 1 例。

【处方 6】　人参、甘草、川芎各 10g,黄芪、丹参各 25g,赤芍、当归、牛膝、枳壳各 15g,桃仁、生地黄、红花、桔梗各 12g,水蛭 7g,三七 5g,延胡索 18g,柴胡 9g。

制用法　治疗组 70 例。治疗组将上药水煎服,每天 1 剂。对照组 70 例,抗心绞痛常规用药。均降压、降脂、降糖;心绞痛发作用速效硝酸甘油,含服。均 6 周为 1 个疗程,低盐低脂饮食。

疗效　应用上药治疗气虚血瘀型冠心病心绞痛 70 例,用 1 个疗程后,心绞痛、心电图两组分别显效 56 例、32 例,48 例、26 例;有效 10 例、18 例,8 例、9 例;无效 4 例、20 例,14 例、35 例,总有效率为 94.3%、71.4%、80.0%、50.0%(均 $P < 0.01$)。

心 律 失 常

【处方 1】　太子参、黄芪各 25g,丹参、五味子、麦冬、生地黄、白芍各 20g,地龙 15g,茯神、桂枝各 10g,甘草 5g。

制用法　将上药水煎,分早、晚 2 次口服,每天 1 剂。

疗效　用本方治疗心律失常患者 79 例,其中临床显效(心律恢复正常者)67 例,有效(心率保持在每分钟 75~95 次)8 例,无效(症状及心律无改变)4 例。

【处方 2】　红参(另煎)、制附子(先煎)、细辛、陈皮、枳实各 10g,黄芪、丹参各 30g,三七粉(分冲)6g,淫羊藿、补骨脂各 8g。

制用法　每天 1 剂,水煎服,4 周为 1

个疗程,连续用药至症状消失为止。

疗效　用本方治疗缓慢性心律失常 30 例,其中显效(症状消失或改善,平卧心率每分钟>60 次,或增加每分钟>10 次)18 例,有效 10 例,无效 2 例,总有效率为 93.3%。

【处方 3】　桂枝、柴胡、牡蛎、鸡血藤各 10g,赤芍、石菖蒲、郁金、龙骨、炙甘草、代赭石、磁石各 15g,丹参、当归、炙黄芪各 30g,生姜 5g,大枣 3 枚。随症加减。

制用法　每天 1 剂水煎服。30 天为 1 个疗程。

疗效　用上药治疗心律失常 45 例,显效(症状及心律失常消失;心电图及实验室指标复常)36 例,有效 7 例,无效 2 例,总有效率为 95.6%。

【处方 4】　红参、麦冬、五味子各 10g,炙黄芪 30g,肉桂、炙甘草、附子、三七各 5g,丹参 20g。

制用法　治疗组 52 例,每天 1 剂,水煎分 3 次服。1 个月为 1 个疗程。与对照组 26 例,均用阿托品 0.6mg,每天 3 次口服;配合基础治疗。

疗效　用上药治疗缓慢性心律失常患者,两组分别显效(心室率每分钟平均增加≥10 次;心电图复常)29 例、10 例,有效 19 例、9 例,无效 4 例、7 例。治疗组疗效明显优于对照组($P < 0.05$)。

【处方 5】　黄芪 30g,人参、炙甘草、肉桂、川芎、赤芍、远志各 15g,茯神、丹参各 25g,五味子 10g,酸枣仁、当归各 20g。

制用法　两组各 40 例。治疗组将上药水煎服,每天 1 剂。15 天为 1 个疗程。与对照组均用巴米尔 0.1g,京必舒新 20mg,每天顿服;鲁南欣康 20mg,加 5% 葡萄糖注射液 250ml,静脉滴注,每天 1 次。

疗效 采用上药治疗冠心病心律失常患者,用1个疗程后,两组分别显效(动态心电图示期前收缩消失或次数减少＞75％)22例、10例,有效17例、20例,无效1例、10例,总有效率为97.5％,75.0％。

【处方6】 党参18g,丹参、鸡血藤、黄精各30g,三棱、莪术、苍术、白术、陈皮、柴胡、当归、生地黄、薄荷(后下)各10g,首乌藤40g,黄芪24g,青皮8g。

加减 气虚血瘀证加山药、茯苓;气血两虚证减生地黄,加熟地黄、龙眼肉、山茱萸;心血瘀阻证加川芎、三七粉;心阳不振证加桂枝、炙甘草。

制用法 每日1剂,水煎餐后服。30天为1个疗程。用3个疗程后观察治疗效果。

疗效 应用上药治疗心动过缓120例,其中心电图、证候分别显效43例、50例,有效62例、61例,无效15例、9例,总有效率为87.5％,92.5％。

高 血 压

【处方1】 党参、炒白术、茯苓、生山药、枸杞子、山茱萸、牡丹皮、牛膝各12g,炙甘草6g,生地黄、泽泻、龟甲(先煎)各15g,黄芪30g,菊花(后下)18g。

制用法 每天1剂,水煎服,30天为1个疗程。

疗效 用上药治疗青少年高血压68例,其中治愈54例,好转10例,无效4例,总有效率为94.1％。

【处方2】 柴胡12g,龙骨、牡蛎、黄芩、生姜、人参、桂枝、茯苓各4.5g,半夏、大黄各6g,赭石30g。

制用法 每天1剂水煎服。停用其他药物。

疗效 用上药治疗原发性高血压174例,用药2周,显效92例,有效75例,无效7例,总有效率为96.0％。

【处方3】 降压五味丸。

制用法 治疗组60例,用降压五味丸(含牛膝、赭石、玄参、牡丹皮、生地黄各30g。粉碎,过80目筛,每粒胶囊含生药0.6g)6g;对照组30例,用卡托普利0.5g;均每天3次口服。均2周为1个疗程。均不用降压、降脂及扩血管药。

疗效 用上药治疗顽固性原发性高血压患者,用≤5个疗程,两组分别显效(症状消失)48例、9例,有效10例、13例,无效2例、8例,总有效率分别为96.7％,73.3％($P<0.05$)。

【处方4】 生地黄18g,川芎、赤芍、葛根、白术、石决明、三棱、莪术、钩藤各15g,莱菔子20g,丹参30g,煅磁石45g,生甘草6g。

制用法 本方亦可随症加减。每天1剂,水煎服。10天为1个疗程。

疗效 应用平肝活血理气法治疗原发性高血压患者75例,显效(症状消失,血压复常)34例,有效40例,无效1例,总有效率为98.7％。

【处方5】 钩藤(后下)、醋龟甲(先下)、桑寄生、制何首乌各20g,石决明(先下)、怀牛膝各25g,法半夏10g,陈皮8g,炒枳壳12g,益母草15g。

制用法 本组病例均属痰瘀阻络、肝阳偏亢型。治疗组40例,用上方;对照组39例,用天麻钩藤饮。均每天1剂水煎服;15天为1个疗程。用2个疗程后观察治疗效果。

疗效 应用上药治疗早期原发性高血压患者,两组分别显效(收缩压复常或下降 20mmHg,或舒张压下降 ≥

10mmHg)8 例（为治疗组），有效 30 例、34 例，无效 2 例、5 例，总有效率为 95.0%，87.2%（$P<0.05$）。

【处方 6】 吴茱萸适量。

制用法 将上药共研为极细末，贮瓶内备用。用时，每晚临睡前取 15～30g，用醋调贴敷双侧涌泉穴，次日取下。10 日为 1 个疗程。连用 2 个疗程停用，随访观察 3 个月。

疗效 应用吴茱萸贴敷治疗高血压患者 30 例，其中临床治愈 21 例，有效 7 例，无效 2 例。

低 血 压

【处方 1】 党参、熟地黄、枸杞子、山茱萸各 20g，黄精、生黄芪各 30g，生甘草、当归各 15g，怀山药 25g，升麻 6g。

加减 阳虚者，加桂枝、附子、淫羊藿；白带量多者，加芡实、海螵蛸；脾虚纳呆、便溏合补中益气汤加减。

制用法 每天 1 剂，水煎服。6 天为 1 个疗程。

疗效 用上药治疗低血压综合征 60 例，用 1～3 个疗程，其中痊愈 48 例，好转 12 例，总有效率为 100%。

【处方 2】 黄芪、葛根各 60g，党参、白芍各 15g，桂枝、五味子、山茱萸各 10g，甘草、当归各 8g，大枣 3 枚。

制用法 每天 1 剂水煎服。20 天为 1 个疗程。

疗效 用上药治疗原发性低血压 25 例，痊愈 16 例，显效 6 例，有效 2 例，无效 1 例。

【处方 3】 人参、桂枝、升麻、枳壳、炙甘草各 10g，黄芪、五味子各 15g。

制用法 随症加减。每天 1 剂，水煎服。

疗效 用上药治疗原发性低血压 69 例，用 3～15 天后，痊愈 36 例，好转 32 例，无效 1 例。总有效率为 98.5%。

【处方 4】 黄芪 30g，白术、党参、柴胡各 15g，升麻 3g，陈皮、当归各 12g，炙甘草、麻黄各 10g，桂枝 9g，茯苓 20g，大枣 3 枚。

制用法 治疗组 61 例，每天 1 剂，水煎服。对照组 59 例，用泼尼松片 5mg，三磷腺苷片 40mg，每天 3 次口服。均 10 天为 1 个疗程。

疗效 用上药治疗原发性低血压，两组分别治愈 55 例、39 例，好转 6 例、11 例，无效 9 例（为对照组），总有效率为 100%，84.7%（$P<0.01$）。

中 风

【处方 1】 远志、石菖蒲、郁金各 15g，丹参 30g。

制用法 上药可采用鼻饲、灌肠及口服等多种途径给药。

疗效 用上药治疗中风患者 20 例，其中痊愈 13 例，好转 7 例。平均住院时间为 23 天，神志恢复清楚时间为 8.8 天。

【处方 2】 水蛭 10g，郁金 20g，全蝎 6g，川芎 15g。

制用法 将上药水煎 3 次后合并药液，分早、中、晚 3 次口服，每天 1 剂。10 天为 1 个疗程。

疗效 用本方治疗中风患者 67 例，经用药 1～3 个疗程后，其中治愈 52 例，显效 10 例，有效 3 例，无效 2 例。

【处方 3】 鸡血藤 60g，大黄 12g，天南星 10g，石菖蒲 15g。

制用法 每天 1 剂，水煎服，昏迷者用鼻饲给药。

疗效 用上药治疗中风 51 例，痊愈

34 例,好转 16 例,无效 1 例。

【处方 4】 柴胡、郁金、茯神各 15g, 香附、石菖蒲、水蛭、地龙各 10g,炒酸枣仁 20g,甘草 6g。

制用法 两组各 34 例。随症加减。每天 1 剂,水煎服。与对照组均常规西医治疗,均 4 周为 1 个疗程。用 2 个疗程后观察治疗效果。

疗效 用上药治疗中风后抑郁症患者,两组分别显效(症状消失,情绪复常)28 例、12 例,有效 4 例、2 例,无效 2 例、20 例,总有效率为 94.1%、41.2%。

【处方 5】 桃仁、红花、赤芍、川芎、牙皂、细辛、桂枝、牡丹皮各等份。

制用法 将上药共研为细末,装入瓶内密闭备用。用时,取药末 10～20g,温水调制成直径 1.5cm 药饼,贴患肢穴位 2～4 个。三阳经与三阴经交替使用,每次贴 8～12 小时,每日 1 次。同时内服中药:黄芪 60g,葛根、丹参各 15g,当归、川芎各 12g,桃仁、红花、地龙、蒲黄各 10g,全蝎 6g。血脂高加何首乌、山楂;血压高加钩藤;语言不利加胆南星、石菖蒲。每日 1 剂,水煎分 2～3 次服。

疗效 应用中药外用内服治疗缺血性中风 42 例,基本治愈 21 例,显效 14 例,进步 6 例,无效 1 例,总有效率为 97.6%。

中风后偏瘫

【处方 1】 黄芪 60g,川芎 30g,丹参、鸡血藤各 15g,赤芍、桃仁、红花、地龙各 9g,水蛭末(冲)1.5g。

加减 若舌强不语者,加郁金、天竺黄各 9g,石菖蒲 12g;若口眼歪斜者,加白附子 9g,全蝎 1.5g;若血压偏高、头晕、肢体麻木者,加石决明(或珍珠母)、桑枝各

30g,菊花、钩藤各 12g,天麻 9g;若下肢无力恢复较慢者,加千年健、牛膝、狗脊各 9g,枸骨叶(功劳叶)12g;若上肢无力恢复较慢者,加桂枝 9g,桑枝 30g;若血压偏低,或检查心电图有异常改变者,加太子参 15g,五味子、麦冬各 9g。

制用法 将上药水煎 2 次后混合,分为 2 份,早、晚各服 1 份。每天 1 剂。一般连服 25 剂见效。

疗效 用上药治疗偏瘫(脑血管意外后遗症,表现为半身不遂、口眼歪斜、舌强不语等)患者 38 例,其中基本痊愈 30 例,显效 6 例,好转 2 例。

【处方 2】 乌梢蛇、白花蛇各 15g,鸡血藤、黄芪各 30g,当归、白芍、川芎、红花、桃仁各 12g,丹参 25g,桂枝、山楂、甘草各 10g。

制用法 将上药水煎 3 次后合并药液,分 2 次温服,每天 1 剂,15 剂为 1 个疗程。

疗效 用本方治疗中风后偏瘫患者 75 例,其中痊愈 56 例,显效 10 例,有效 5 例,无效 4 例。痊愈者中服药最少者 25 剂,最多者 50 剂,平均 36 剂。

【处方 3】 活血通络擦剂。

制用法 治疗组 40 例,用活血通络擦剂(含当归、川牛膝、丹参各 1.2kg,川芎、白芍、桂枝、生草乌、红花、乳香、制天南星、防风各 0.8kg,鸡血藤、生薏苡仁各 1.6kg,桑枝 2.4kg,防己 0.96kg。加 75% 乙醇 30L,浸泡 15 天,取滤液。每 100ml 含生药 83g。山东省潍坊市中医院研制);对照组 30 例,用解痉镇痛酊;均外擦患处,每天 3 次;10 天为 1 个疗程。两组均用吡拉西坦(脑复康)10g,静脉滴注,每天 1 次;用 15 天。<1 周颅压增高用甘露醇。血压高用降压药;纳呆补液

体及电解质。

疗效 用上药治疗中风后肢体疼痛患者,两组分别治愈 11 例、5 例,显效 19 例、11 例,有效 8 例、7 例,无效 2 例、7 例,总有效率分别为 95.0%,76.7%。

【处方4】 何首乌、丹参、黄芪各 30g,葛根、肉苁蓉、益智、当归各 15g,益母草、川芎、石菖蒲各 10g,全蝎、地龙、甘草各 3g。

加减 上肢甚加桂枝;下肢甚加桑寄生、牛膝。

制用法 治疗组 30 例,每天 1 剂,水煎服。与对照组 26 例,均用马来酸桂哌齐特(克林澳)240mg,加 5% 葡萄糖液(或生理盐水)250ml,静脉滴注,每天 1 次。均 28 天为 1 个疗程。均治疗原发病。另加按摩、功能锻炼。

疗效 中西医结合治疗中风、半身不遂患者,用 2 个疗程,两组分别治愈 12 例、7 例,显效 13 例、10 例,好转 4 例、6 例,无效 1 例、3 例。治疗组疗效明显优于对照组($P<0.05$)。

【处方5】 中风膏(含丹参 15g,川芎、虎杖、赤芍、王不留行各 10g,红花、水蛭各 8g,辣椒 3g,麻黄 4g。研细粉,过 120 目筛;加松香、樟脑各适量,2% 桉油、丙二醇、油酸等,制成硬膏,直径 2cm。浙江省温州市中医院研制)。

制用法 三组各 40 例。治疗组取穴:半身不遂,取风池、肩髃、曲池、合谷、外关、尺泽、环跳、梁丘、阳陵泉、解溪、三阴交、足三里、昆仑;痉挛期根据中枢神经损害症状,取拮抗肌侧穴位,上肢曲池、外关、中渚、消泺;下肢殷门、承山、昆仑、三阴交等。用中风膏贴敷穴位,创口贴固定,每次 18 小时。对照组 1 组取穴同上,针刺,留针 30 分钟;均每日 1 次。

前两组与对照组 2 组均基础西医治疗。不用溶栓及影响肌张力药。均 4~6 周为 1 个疗程。

疗效 采用上药治疗中风偏瘫患者,用 1 个疗程后,三组分别痊愈 7 例、8 例、5 例,显效 12 例、13 例、10 例,有效 16 例、15 例、14 例,无效 5 例、4 例、11 例,总有效率为 87.5%,90.0%,72.5%。

脑 血 栓

【处方1】 桃仁 10~15g,红花、川芎各 10~15g,当归 10~30g,赤芍 15g,穿山甲(代)10g,鸡血藤 30g。

加减 若气虚者,加党参、黄芪、黄精等;若阴虚者,加白芍、生地黄、玄参等;若失语者,加石菖蒲、郁金;若高血压者,加野菊花;若便秘者,选加生地黄、玄参、麦冬、火麻仁、大黄、芒硝等;若伴呼吸道感染者,加清热祛痰药等;若病重者,加丹参、苏木、三棱、莪术等。

制用法 将上药水煎,分 2 次服,每天 1 剂。连用 2~3 个月。少数病例配合服用芦丁、维生素 C、烟酸或烟酸肌醇,有 8 例每天肌内注射复方丹参注射液 2ml。

疗效 用上药治疗脑血栓患者 107 例,经用药后,其中基本恢复 48 例,显著好转 40 例,好转 15 例,无效 4 例。总有效率为 96.3%。

【处方2】 葛根 30~50g,红花、桃仁各 15~25g,地龙、丹参各 25~35g,全蝎 5~10g。

制用法 将上药水煎 3 次后合并药液,分早、晚 2 次空腹温服。每天 1 剂。15 剂为 1 个疗程,休息 3 天后,再用本方治疗。

疗效 用本方治疗脑血栓患者 36 例,经用 2~4 个疗程后,其中痊愈 25 例,显效 6 例,有效 3 例,无效 2 例。

【处方3】 黄芪 50g,丹参 30g,炮穿山甲(代)15g,川芎、赤芍、当归各 20g。

制用法 将上药水煎,每天 1 剂,分 3 次口服。半个月为 1 个疗程,1 个疗程后,停药 2～3 天再行第 2 个疗程。

疗效 用本方治疗脑血栓患者 40 例,经用药 2～5 个疗程后,其中痊愈 32 例,显效 4 例,有效 3 例,无效 1 例。

【处方4】 葛根 30～50g,红花(后入)15～25g,地龙 25～40g。

制用法 将上药水煎,早、晚 2 次空腹温服,每天或隔天 1 剂。在服药期间,病情无异常变化者,10 剂为 1 个疗程。

疗效 用上药治疗脑血栓形成患者 86 例,临床治愈 44 例,显效 26 例,好转 10 例,无效 6 例。

髂股静脉血栓

【处方】 大黄(后下)12g,芒硝(冲)、甘草(年老体弱患者酌减)各 9g,生石膏(先煎)、白茅根、丹参各 30g,黄柏、苍术、牛膝、车前草各 15g。

制用法 将上药水煎,每天 1 剂或 2 剂。每天大便保持 3～5 次稀便为宜。待患肢肿胀基本消退,体温恢复正常后即去芒硝、大黄、生石膏,酌加桃仁、川芎、桂枝,再服一段时期以巩固疗效。

疗效 用上药治疗髂股静脉血栓患者 10 例,一般在服药后第 2 天即可见患肢肿胀开始消退,股部的周径开始缩小,服药 7～10 天肿胀消退最为显著,高度肿胀的小腿软组织变得柔软,膝关节能屈曲,其中 7 例患肢股部周径与健侧基本相等;服药 2 周多数患肢小腿周径亦接近健侧;继续服药一段时期以巩固疗效后即可出院。10 例患者住院天数最短 11

天,最长 31 天,平均 22.1 天。10 例均经随访,至今未见复发。

脑 出 血

【处方1】 大黄、胆南星、芒硝、栀子、石菖蒲、远志、竹茹、枳实各 10g,全栝楼、茯苓各 20g,黄芩 15g,陈皮 12g。随症加减。

制用法 治疗组 32 例,每天 1 剂,水煎服(或鼻饲)。14 天为 1 个疗程。与对照组 30 例,均降低颅内压,用脑细胞保护药、降血压、降糖及维持水、电解质平衡等;部分患者用血肿碎吸及脑室外引流。

疗效 中西医结合治疗脑出血,两组分别治愈 9 例、5 例,显效 17 例、10 例,有效 3 例、8 例,无效 3 例、7 例,总有效率为 90.6%,76.7%。

【处方2】 黄芪 60g,水蛭、全蝎、地龙、陈皮、牡蛎、甘草各 10g,丹参 30g,牛膝 12g。

制用法 治疗组 42 例,将上药水煎服,每日 1 剂。与对照组 30 例,均用血塞通 0.4mg,加 5% 葡萄糖氯化钠注射液 250ml,静脉滴注,每天 1 次。两组均脱水,保护脑细胞,维持水、电解质平衡及康复训练等。均 14 天为 1 个疗程。

疗效 应用上药治疗急性期脑出血患者,用 2 个疗程,结果:两组分别好转 41 例、24 例,无效 1 例、6 例,总有效率为 97.6%,80.0%($P<0.05$)。

闭塞性动脉硬化症

【处方1】 党参、黄芪各 20～30g,鸡血藤 15～25g,全当归、丹参、红花、桃仁各 10～15g,乳香、没药、肉桂各 8～12g,生甘草 6～10g。

制用法 将上药水煎 3 次后合并药

液,分 2 次或 3 次口服,每天 1 剂。1 个月为 1 个疗程。

疗效 用本方治疗闭塞性动脉硬化症患者 38 例,其中痊愈 30 例,显效 5 例,无效 3 例。痊愈者中,用药 1 个疗程治愈者 10 例,用药 2 个疗程治愈者 15 例,用药 3 个疗程者治愈 5 例。愈后经随访 1～2 年,均未见复发。

【处方 2】 黄芪通脉合剂。

制用法 治疗组 60 例,用黄芪通脉合剂(含黄芪、何首乌、当归、川芎、桃仁、水蛭、山楂、莪术、葛根、桑寄生、泽泻;山东省荣军总医院研制)30 例,每天 2 次口服。对照组 30 例,用 γ-月见草-E 胶丸 5 粒,复方丹参片 3 片,每天 3 次口服。

疗效 用上药治疗闭塞性动脉硬化症患者,两组分别临床治愈 37 例、11 例,显效 18 例、13 例,进步 5 例、4 例,无效 2 例(为对照组),总有效率为 100%、93.3%(P＜0.05)。

病态窦房结综合征

【处方 1】 丹参 20～30g,黄芪 25～50g,乳香、没药各 10～15g,桂枝、羌活各 8～10g,生甘草 6～10g。

制用法 将上药水煎,每天 1 剂,分 2 次或 3 次口服,1 周为 1 个疗程。

疗效 用本方治疗病态窦房结综合征患者 31 例,其中基本治愈 26 例,好转 3 例,无效 2 例。服药时间最短者 1 周,最长者 4 周,平均 2 周。

【处方 2】 黄芪、丹参各 30g,党参 25g,桂枝、红花、桃仁各 10g,枳实、当归各 15g,炙甘草 12g。

加减 若胸痛甚者,加延胡索、郁金、白芥子各 10g;若晕厥反复发作者,加郁金、炙远志、酸枣仁、石菖蒲各 10g;若

血压偏低者,黄芪加至 50g,加升麻 12g。

制用法 将上药水煎,分 2 次或 3 次口服,每天 1 剂。20 天为 1 个疗程。

疗效 用本方治疗病态窦房结综合征患者 45 例,经用药 1～3 个疗程后,其中痊愈 37 例,显效 5 例,无效 3 例。

【处方 3】 强心复脉颗粒(含人参、附子、丹参等。每袋 9g,相当于生药 2.57g。中国中医科学院广安门医院研制)。

制用法 用强心复脉颗粒 1 袋,每天 2 次冲服;4 周为 1 个疗程。

疗效 应用上药治疗病态窦房结综合征患者 39 例,显效 17 例,有效 21 例,无效 1 例,总有效率为 97.4%。静息心率、24 小时总心率、平均心率、最快及最慢心率治疗后均明显增加(P＜0.01)。

室性期前收缩

【处方 1】 炙甘草 20～30g。

制用法 将上药用开水浸泡 15～20 分钟后服用。服用时间以晨起空腹及睡前服为最好。20 天为 1 个疗程。

疗效 用本方治疗室性期前收缩患者 26 例,其中临床治愈 24 例,无效 2 例。一般服用 1～2 个疗程即收效。

【处方 2】 炙黄芪、煅龙骨、煅牡蛎、丹参各 20～30g,阿胶、瓜蒌、山药、茯苓各 15～20g,酸枣仁、五味子、炙甘草各 10～15g。

制用法 将上药水煎,每天 1 剂,分 2 次或 3 次口服。10 剂为 1 个疗程。服本方期间,停服其他药品。

疗效 用本方治疗室性期前收缩患者 53 例,经用药 20～40 剂后,其中痊愈 45 例,显效 5 例,无效 3 例。

【处方 3】 炙甘草 25g,党参 15g,桂

枝 9g,麦冬、阿胶(烊化)各 10g,生地黄、火麻仁各 20g,大枣 2 枚,清酒(分兑)10ml。

加减 形寒肢冷桂枝增量;耳鸣、口苦、心烦加龙眼肉、黄连;胸痛甚加丹参、川芎;心慌甚加生龙骨、生牡蛎、五味子;胸闷气短加瓜蒌、薤白、枳实;善惊易恐、少寐多梦加磁石、朱砂、远志。

制用法 每天 1 剂,水煎分 3 次内服。

疗效 应用炙甘草汤加减治疗室性期前收缩 51 例,治愈 28 例,有效 20 例,无效 3 例,总有效率为 94.1%。

【处方 4】 西洋参、桂枝、五味子、柏子仁、炒酸枣仁各 10g,黄芪、龙骨、牡蛎各 30g,麦冬、丹参、阿胶、麻子仁各 20g,炙甘草、生地黄、当归、苦参各 15g。

加减 气滞者,加柴胡、枳壳;心前区刺痛、舌有瘀斑者,加郁金、桃仁、红花。

制用法 治疗组 56 例,每天 1 剂,水煎分 2 次口服。与对照组 40 例,均用心律平 150mg,每天 3 次口服。

疗效 用上药治疗频发室性期前收缩患者,两组分别痊愈 24 例、5 例,显效 15 例、12 例,有效 11 例、14 例,无效 6 例、9 例,总有效率为 89.3%,77.5%。

【处方 5】 柴胡、郁金、夜交藤各 15g,白芍、石菖蒲各 12g,枳壳、远志、半夏、香附、川芎各 9g,炙甘草 20g。

制用法 治疗组 32 例,每天 1 剂水煎服。对照组 32 例,用倍他乐克 25mg,每天 2 次,口服。

疗效 采用上药治疗功能性室性期前收缩患者,24 小时动态心电图、临床疗效两组分别显效 11 例、10 例,有效 19 例、18 例,无效 2 例、4 例。

动脉粥样硬化

【处方 1】 黄芪 30～50g,女贞子、枸杞子、菟丝子、全当归、昆布各 20～25g,牡丹皮、夏枯草、龙胆、广木香、泽泻各 10～15g,桑寄生、红花、桃仁、山楂、炒枣仁、生甘草各 8～15g。

加减 若上肢麻木者,加桑枝、独活各 10～15g;若下肢麻木者,加牛膝、羌活各 15～20g;若左半身不遂者,加鸡血藤 30～40g,全当归加重至 30～40g;若右半身不遂者重用黄芪至 60～80g;若痰涎壅盛者,加天南星、黄连、瓜蒌、桑皮各 10～15g。

制用法 将上药水煎 3 次后合并药液,分 2 次或 3 次口服,每天 1 剂。半个月为 1 个疗程。

疗效 用本方治疗动脉粥样硬化患者 67 例,经用药 1～3 个疗程后,其中痊愈 58 例,显效 6 例,无效 3 例。

【处方 2】 炙黄芪、党参、葛根、枸杞子、山茱萸各 20～30g,丹参、鸡血藤、川芎各 10～15g,石菖蒲、菊花、山药、炙甘草各 8～12g。

加减 若心脾两虚者,加白术、柏子仁、龙眼肉各 10～15g;若肾阳虚者,加补骨脂、巴戟天各 10～15g;若肾阴虚者,加龟甲、鳖甲各 10～15g;若肾精亏者,加熟地黄、山茱萸各 15g。

制用法 将上药水煎,分 2 次或 3 次口服,每天 1 剂。10 剂为 1 个疗程。

疗效 用本方治疗动脉粥样硬化患者 99 例,经用药 1～3 个疗程,其中痊愈 85 例,显效 10 例,无效 4 例。

【处方 3】 制川乌、制草乌、乳香、没药、细辛、炙麻黄、全蝎各 12g,羌活、独活、防风、赤芍、桂枝各 18g,葛根 24g,制马钱子、山柰各3g,血竭面1g,鬼箭羽、鸡血藤、青风藤各100g。

制用法 治疗组43例,每天1剂,水煎,取液0.5L;对照组32例,用热水;均泡洗患肢,每次30分钟,每天2次,4周为1个疗程。

疗效 用上药治疗双下肢动脉粥样硬化性闭塞症患者,治疗组痊愈2例,显效18例,两组分别有效22例、4例,无效1例、28例,总有效率分别为97.7%,12.5%($P<0.01$)。

【处方4】 黄芪60g,当归、赤芍、川芎、党参各15g,地龙、桃仁、炙甘草各10g,红花6g,丹参20g,牛膝12g。

制用法 每天1剂,水煎服。药渣再煎,药温40℃,浸泡患足30～40分钟,并用溶栓胶囊(主要成分为地龙提取物。中远威药业有限公司提供)2粒,每天3次,餐前服。

疗效 采用上药治疗闭塞性动脉硬化症患者73例,用2个月后,治愈32例,显效23例,进步11例,无效7例,总有效率为90.4%。

血栓性静脉炎

【处方1】 益母草50～80g,全当归、丹参各20～30g,紫花地丁、蒲公英各25～35g,紫草、赤芍各10～15g,生甘草20～25g。

制用法 每天1剂,水煎,分2次温服。

疗效 用本方治疗血栓性静脉炎患者53例,服药15～30剂后,其中痊愈46例,显效5例,无效2例。随访1～2年,愈者未见复发。

【处方2】 鸡血藤、草薢、丹参各30g,金银花、紫花地丁、黄柏各20g,王不留行、红花、桃仁、乳香、没药各10g,生甘草15g。

加减 若热盛者,加蒲公英、连翘各20g;若湿盛者,加苍术、薏苡仁各15g;若有条索状肿硬者,加穿山甲珠(代)、土鳖虫各10g;若疼痛剧烈者,加延胡索、桔梗各10g。

制用法 将上药加水煎服,每天1剂,分2次温服。

疗效 用本方治疗血栓性静脉炎患者155例,其中治愈138例,显效10例,有效5例,无效2例。

【处方3】 丹参20g,水蛭6g,川芎、苏木、桂枝、牛膝各10g,地龙、忍冬藤各15g。

加减 上肢者,去牛膝;肿甚者,加泽泻、赤小豆;红肿甚者,加苍术、黄柏;痛甚者,丹参、水蛭增量。

制用法 每天1剂,水煎,分3次服,10天为1个疗程。连续用药至症状消失止。

疗效 应用活血通脉法治疗血栓性浅静脉炎58例,其中治愈43例,显效5例,有效7例,无效3例,总有效率为94.8%。

【处方4】 当归、牛膝、丹参、草薢、薏苡仁、车前草、白花蛇舌草各15g,桃仁、红花、柴胡、枳壳、赤芍、川芎、黄柏各10g,茯苓12g。

加减 湿热瘀毒者,加蒲公英、紫花地丁;湿瘀甚者,加泽兰、猪苓;血络瘀滞甚酌减利湿药,加地龙、莪术。

制用法 每天1剂,水煎服。抬高患肢。

疗效 用上药治疗下肢血栓性浅静脉炎40例,用药1个月,临床治愈14例,显效21例,有效4例,无效1例,总有效率为 97.5%。

【处方5】 大青膏(含大青叶 60g,芙蓉叶、黄连、黄柏、大黄、乳香、没药、铜绿、白矾、胆矾、樟丹、五倍子各 30g。共研末,加凡士林调膏)。

制用法 用大青膏适量摊消毒纱布上,外敷患处,1～2 天换药 1 次。用苍术、黄柏、牛膝、当归、赤芍、郁金各 15g,薏苡仁、丹参、茯苓、金银花各 30g,水蛭 6g。每天 1 剂,水煎餐后服。休息时抬高患肢。

疗效 用上药治疗血栓性浅静脉炎患者 73 例,用 2 周后,治愈 20 例,好转 49 例,无效 4 例,总有效率为 94.5%。

【处方6】 黄柏、生大黄、地榆各 30g,芒硝 15g,冰片 5g。

制用法 均用 0.5% 碘伏消毒静脉穿刺针眼处,用无菌输液贴保护。治疗组 21 例,将上药水煎,取液 100ml;对照组 17 例,用 50% 硫酸镁;均完全浸润 10cm×5cm 大小无菌纱布 2 块,取出覆盖患处,上覆保鲜膜,2 小时更换 1 次。

疗效 应用上药治疗静脉炎患者,用 7 天,结果:两组分别痊愈 9 例、5 例,显效 5 例、3 例,有效 5 例、2 例,无效 2 例、7 例。治疗组疗效明显优于对照组(P<0.05)。

血栓闭塞性脉管炎

【处方1】 薏苡仁、白术、土茯苓各 30g,茯苓 60g,车前子 15g,桂心 3g。

制用法 将上药水煎,每天 1 剂,分 2 次服。另加土蜂房 30g,煅为末,用醋调搽患处,每天 2 次或 3 次。

疗效 用上药治疗血栓闭塞性脉管炎患者 15 例,其中用药 1～4 天痛减,夜能安眠者 5 例,其余均在 5～10 天疼痛减轻,夜能安睡,精神随之好转。大多数连服 60～100 剂即腐脱新生而获得治愈。随访所治患者,至今尚无 1 例复发。

【处方2】 毛冬青 100g,蒲公英、忍冬藤、玄参、白花蛇舌草各 60g,丹参、当归、威灵仙、穿山甲(代)各 15g,大黄、生甘草各 10g。

加减 若发热者,加柴胡、黄柏各 10g;若食欲减退者,加鸡内金、神曲各 10g;若下肢肿胀者,加苍术、牛膝各 10g。

制用法 将上药水煎,每天 1 剂,分 4 次温服。30 剂为 1 个疗程。

疗效 用本方治疗血栓闭塞性脉管炎患者 35 例,经服药 1～3 个疗程,均获治愈。

【处方3】 金银花、玄参、蒲公英各 90g,丹参 60g,川芎、路路通、皂角、茯苓各 20g,全蝎 5g,甘草、水蛭各 10g。

制用法 将上药水煎,每天 1 剂,分早、中、晚 3 次温服。20 天为 1 个疗程。

疗效 用本方治疗血栓闭塞性脉管炎患者 20 例,服药 40～60 天后,均获治愈。

【处方4】 丹参、毛冬青各 30g,千根癀、玄参、鸡血藤、赤芍各 15g,牛膝 12g,当归、地龙、红花各 10g,蜈蚣 3 条,甘草 4g。

加减 发于上肢者,加桂枝、桑枝、姜黄;发于下肢者,加牛膝、鸡骨癀;发于四肢者,加柴胡、桑枝、白芍、枳壳等。随症加减。

制用法 每天 1 剂,水煎服。肿胀初起,疼痛未溃者,用艾叶 30g,干姜、石菖蒲各 15g,苏木、红花、花椒、透骨草、白芷各 10g。每天 1 剂,水煎,取液 2.5～3L,外洗患处,每次 30 分钟,每天 2 次。局部红肿用复方金黄膏;破溃有脓者用硼锌膏,外敷患处,每天1次。

疗效 采用活血通络法治疗血栓闭塞性脉管炎14例,其中治愈8例,显效4例,好转2例,总有效率为100%。

【处方5】 血管再生方[含黄芪150g,丹参30g,毛冬青25g,当归、红花各20g,乳香15g,蜈蚣3g(酒浸泡7天,制成再通酊引剂),牛膝10g,甘草5g等]。

制用法 两组各18例。治疗组将上药每天1剂,水煎服。第3煎趁热熏洗患处,并保暖,每天2次。对照组用脉络宁(含牛膝、玄参、石斛、金银花)30ml,加葡萄糖液(或生理盐水),静脉滴注,每天1次。均15天为1个疗程,疗程间隔2~3天。禁生冷之品,避外伤,禁房事。

疗效 应用上药治疗血栓闭塞性脉管炎虚寒证患者,用4个疗程,两组分别治愈14例、7例,显效1例、2例,有效2例、4例,无效1例、5例。

高原红细胞增多症

【处方】 龙胆30g,栀子、黄芩、泽泻、当归、枳壳、大黄各12g,生地黄21g,车前子15g,柴胡、木通各9g,甘草6g。

制用法 上方为1剂量。每剂水煎2次,滤取药汁300~400ml,分3次空腹口服。每周服药5剂,停服2天。连续治疗4周为1个疗程,以3个疗程为限。

疗效 用上药治疗高原红细胞增多症患者35例,其中治愈24例,好转8例,无效3例。服药初期除8例有轻度腹泻或腹部不适外,余无不适。

血管性头痛

【处方1】 牛膝30g,川芎20g,生石决明、蔓荆子各15g,全蝎、细辛各3g,琥珀(冲)5g,僵蚕10g。

制用法 将上药水煎,每天1剂,分2次或3次口服。5剂为1个疗程。

疗效 用本方治疗血管性头痛患者27例,其中痊愈20例,显效4例,有效3例。服药最少者5剂,最多者25剂,平均12剂。

【处方2】 丹参35g,蝉蜕12g,钩藤、白芥子、白芍、香附、延胡索、防风各15~20g;全蝎4g,蜈蚣2条,白芷5g。

制用法 将上药水煎,每天1剂,分3次口服,1周为1个疗程。

疗效 用本方治疗血管性头痛患者38例,其中痊愈26例,显效7例,有效4例,无效1例。服药1~3个疗程即收效。

【处方3】 天麻12g,钩藤、白芍、川芎各15g,白芷、藁本各10g,全蝎、甘草各5g,首乌藤30g。

加减 痛在太阳穴者,加柴胡、香附;痛在脑后者,加羌活、生葛根;头晕者,加枸杞子、白蒺藜;恶心呕吐者,加法半夏、竹茹;气虚者,加黄芪、党参;血虚者,加当归、何首乌。

制用法 每天1剂,水煎服,7天为1个疗程。

疗效 用上药治疗血管性头痛50例,用2个疗程后,其中治愈36例,好转12例,无效2例,总有效率为96.0%。

【处方4】 赤芍、桃仁、红花、牛膝、天麻、甘草各10g,川芎25g,当归12g,生姜3片,钩藤15g,僵蚕9g,全蝎5g,大枣3枚。

加减 痛在项部者,加羌活;痛在前额者,加葛根、白芷;两侧者加柴胡;巅顶加吴茱萸;湿重加苍术;足寒气逆加细辛。

制用法 每天1剂,水煎餐前服。15

天为1个疗程。

疗效 用上药治疗血管神经性头痛60例，显效（痛止，超过半年无复发）30例，有效28例，无效2例，总有效率为96.7%。

【处方5】 川芎、蔓荆子、当归各15g，白芷、苍术、防风各12g，细辛、甘草各3g，菊花9g。

制用法 每天1剂水煎服，15天为1个疗程。

疗效 采用上药治疗顽固性头痛236例，用1～4个疗程，痊愈180例，显效42例，有效11例，无效3例，总有效率为98.7%。

【处方6】 细辛10g，甘遂6g，斑蝥2g。

制用法 将上药研为极细末，装入瓶内备用。先取穴：太阳、风池（均患侧），用生姜片涂擦患处1分钟后，用上药粉少量，撒于穴位，胶布封盖，3～4小时后，皮肤痛痒难忍时去除，用生理盐水洗净；水疱破裂，用甲紫溶液外涂。

疗效 采用上法治疗顽固性头痛患者72例，其中痊愈52例，显效14例，有效4例，无效2例，总有效率为97.2%。

【处方7】 祛痛膏（含白芷、木香各60g，乳香、没药、冰片、樟脑各30g。共研细末，蓖麻油调成膏状备用）。

制用法 患者取仰卧位，开天门，分阴阳后用祛痛膏涂抹前额、太阳、痛点，行一指禅推前额三线、眼眶7穴、太阳、痛点约5分钟，再按揉、旋摩、分抹前额及头颞侧痛区约10分钟，每日1次。对照组30例，用尼莫地平每次30mg，谷维素每次30mg，每日3次，口服。均15日为1个疗程。

疗效 应用上药治疗血管性头痛患者60例（两组各30例），分别治愈11例、8例，有效18例、12例，无效1例、10例，总有效率为96.7%、66.7%。治疗组明显优于对照组（$P<0.05$）。

血小板减少性紫癜

【处方1】 当归、仙鹤草、生地榆、制何首乌、黄芪各35g，制商陆、党参、山茱萸、大熟地黄、紫丹参各20g，玄参、阿胶、黄精各15g，生甘草6g。

加减 若偏气虚者，加大枣5枚，茯苓10g；若偏阴虚者，去党参，加知母、鳖甲各15g；若偏脾肾虚寒者，去玄参，加补骨脂、菟丝子、熟附子各10g；若脾大者，加失笑散。

制用法 将上药水煎，分2次或3次服，每天1剂，1个月为1个疗程。

疗效 用本方治疗血小板减少性紫癜患者75例，经用药1～3个疗程后，其中痊愈64例，显效5例，有效4例，无效2例。痊愈者经2年随访，均未见复发。

【处方2】 黄芪、墨旱莲各20～40g，太子参、藕节、熟地黄、白芍各20g，大枣30g，当归6g，鸡血藤、阿胶（烊化）各15g，田七粉（分冲）5g，女贞子15～25g，桑葚、枸杞子各15～30g，肉桂2g。

加减 阴虚血旺、肾精亏虚，墨旱莲、女贞子、桑葚、枸杞子等增量；气虚甚黄芪增量，太子参易人参；血热证去肉桂、当归、鸡血藤，黄芪减量，太子参易西洋参，熟地黄易生地黄，酌加水牛角、丹皮、黄芩、连翘、紫草、白茅根；阳虚酌加鹿角胶、淫羊藿。

制用法 每天1剂，水煎服。症甚西医常规治疗。30天为1个疗程。

疗效 用上药治疗血小板减少性紫

癜 36 例,随访＞2 年,治愈 26 例,好转 9 例,无效 1 例,总有效率为 97.2％。

【处方 3】 玄参、丹参、牡丹皮、白术、白芍、白茯苓、生槐花、旱莲草、地榆、仙鹤草、生何首乌各 20g,生黄芪 40g,当归 15g,生地黄 30g。

加减 血虚者,加熟地黄、阿胶、枸杞子;感染酌加金银花、连翘、蒲公英、大青叶。

制用法 每天 1 剂,水煎服。小儿剂量酌减。15 天为 1 个疗程。

疗效 应用上药治疗血小板减少性紫癜患者 21 例,用 1～6 个疗程后,均获治愈。

【处方 4】 党参、茯苓、白术、生地黄、牡丹皮、赤芍、柴胡、鳖甲(先煎)、金银花、连翘、淡竹叶各 10g,黄芪 12g,生山楂、蒲公英、黄芩、白茅根各 15g,甘草 6g。

加减 便秘加大黄;体温＞39℃ 加羚羊角(水牛角代)粉;纳呆加麦芽、神曲。

制用法 每天 1 剂,水煎服。30 天为 1 个疗程。

疗效 采用上药治疗急性血小板减少性紫癜 45 例,用 4 个疗程后,其中痊愈者 34 例,显效者 7 例,进步者 3 例,无效者 1 例。

【处方 5】 生地黄、玄参、半枝莲、山慈菇、焦山楂、焦神曲、焦麦芽各 15g,赤芍、牡丹皮各 12g,白花蛇舌草 30g,甘草 6g。

加减 舌苔黄去生地黄、玄参,加柴胡、半夏、黄芩;有出血点加防风、蝉蜕;下焦湿热合四妙散;尿蛋白高加益智、黄芪;尿隐血加生地黄炭、白头翁、赤石脂。

制用法 治疗组 25 例,将上药水煎服,每日 1 剂。与对照组 27 例,均根据病

情用肾上腺皮质激素(首选)、免疫抑制药、免疫球蛋白、促血小板生成药等。均 3 个月为 1 个疗程。

疗效 应用上药治疗原发性血小板减少性紫癜患者,两组分别痊愈 15 例、6 例,有效 6 例、4 例,无效 4 例、17 例。

过敏性紫癜

【处方 1】 金银花 25g,大青叶、栀子、仙鹤草、黄柏、白薇、红花、生地黄、牡丹皮、赤芍、白术、紫草、甘草各 15g,鸡血藤 20g。

加减 单纯型加连翘、玄参;关节型加豨莶草、忍冬藤;腹型去赤芍,加白芍、广木香、瓜蒌;肾型加小蓟、旱莲草;混合型随症加减。反复发作加黄芪、党参、茯苓。

制用法 剂量酌情增减,每天 1 剂,水煎后分 2 次或 3 次内服。用至症状消失止。

疗效 用上药治疗过敏性紫癜 34 例,用 5～15 天后,均获治愈。

【处方 2】 水牛角(先煎)30g,生地黄、玄参、苦参、棕榈炭各 20g,牡丹皮、麦冬、连翘、紫草各 15g,金银花 50g,黄芩、甘草各 10g。

制用法 本方亦可随症加减。每 3 天 2 剂水煎服,1 周为 1 个疗程。停用激素及其他抗过敏药。

疗效 用上药治疗过敏性紫癜 66 例,治愈 54 例,显效 8 例,有效 3 例,无效 1 例,总有效率为 98.5％。

【处方 3】 生地黄、海螵蛸各 20g,白茅根、生黄芪各 30g,威灵仙、小蓟、藕节各 15g,牡丹皮、当归、蛇床子、玄参、川芎、升麻、炙甘草各 10g。

制用法 每天 1 剂,水煎服。或共为

细末,装胶囊,每次 5 粒,每天 4 次口服。

疗效 用上药治疗过敏性紫癜 144 例,用 0.5～6 个月,治愈 142 例,显效 2 例,总有效率为 100%。

【处方 4】 生地黄、板蓝根各 30g,玄参、麦冬、丹参、牛膝各 20g,墨旱莲 15g,川芎、红花各 10g,三七粉(分冲)4g。

制用法 本方亦可随症加减。每天 1 剂,水煎服。15～30 天为 1 个疗程。

疗效 应用养阴化瘀法治疗过敏性紫癜患者 69 例,治愈者 58 例,好转者 11 例。

【处方 5】 当归 12g,生地黄、地骨皮、白鲜皮、桑白皮、蝉蜕各 15g,川芎、艾叶、麻黄、甘草各 6g,白芍、红花各 30g。

加减 紫癜甚加墨旱莲、仙鹤草、茜草;关节疼痛加木瓜、鸡血藤;腹痛加延胡索、佛手。

制用法 ＜12 岁剂量酌减;每天 1 剂水煎服。禁鱼虾、牛羊肉及辛辣刺激之品。

疗效 运用上药治疗过敏性紫癜患者 68 例,痊愈 46 例,显效 18 例,无效 4 例。

再生障碍性贫血

【处方 1】 野菊花根茎 30g,鲜精猪肉 30g。

制用法 将上材料同煎煮,去渣,吃肉喝汤,每天 1 剂。

疗效 此方治疗再生障碍性贫血 15 例,食用 31～98 天后,痊愈 9 例,好转 5 例,无效 1 例。

【处方 2】 黄芪 60g,当归、桃仁、赤芍、炙地龙各 12g,川芎 10g。

加减 气虚型加红参 10g;血虚型当归增至 15g,加生地黄、熟地黄各 15g;瘀血型赤芍增至 15g,加红花 15g,三七粉 6g。

制用法 每天 1 剂,水煎服。

疗效 应用补阳还五汤治疗慢性再生障碍性贫血 68 例,显效 66 例,中止治疗 2 例。

【处方 3】 五味生血胶囊(含鹿茸、冬虫夏草、西洋参、龟甲胶、三七。每粒 0.4g。河南省临颍县中医院研制)。

制用法 治疗组 60 例,用五味生血胶囊每天 2～3 粒,3 次口服。与对照组 30 例,均用 SSL 方案:司坦唑醇片 2mg,盐酸左旋咪唑 50mg,每天 3 次口服;硝酸一叶萩碱注射液每天 16mg,1 次肌注。均 50 天为 1 个疗程,疗程间隔 10 天。停用他药。

疗效 中西医结合治疗慢性再生障碍性贫血患者,用 3 个疗程后,两组分别基本治愈 25 例、8 例,缓解 19 例、6 例,明显进步 12 例、5 例,无效 4 例、11 例,总有效率为 93.3%、63.3%。

【处方 4】 六味地黄丸。

制用法 治疗组 30 例,用六味地黄丸 1 丸,每日 2 次口服。与对照组 30 例均用康力龙 2mg,每天 3 次口服。均抗感染;间断输血等。均 3 个月为 1 个疗程。

疗效 应用上药治疗慢性再生障碍性贫血患者,用 2 个疗程后,两组分别基本治愈 5 例、3 例,缓解 13 例、7 例,明显进步 8 例、7 例,无效 4 例、13 例。

【处方 5】 黄芪 60g,党参、熟地黄、女贞子、茯苓、白术、柴胡、川芎、黄精各 15g,龟甲、鳖甲、当归各 20g,丹参 30g,牡丹皮、地骨皮各 10g,甘草 6g。

制用法 每天 1 剂,水煎服。感染、出血、贫血酌用西药。

疗效 运用上药治疗慢性再生障碍

性贫血 35 例,治愈 6 例,缓解 15 例,明显进步 9 例,无效 5 例。

【处方 6】 熟地黄、何首乌、丹参各30g,菟丝子、补骨脂、山慈菇、浙贝母各15g,枳实 10g,三七 3g。

制用法 两组各 30 例。治疗组将上药水煎服,每日 1 剂。与对照组均用康力龙片 2mg,环孢菌素 A 3mg/kg,每天 3 次口服。均细胞感染用抗生素;贫血间断输血;出血甚用止血药(或输浓集血小板)。均 3 个月为 1 个疗程。

疗效 应用上药治疗再生障碍性贫血患者,用 2 个疗程。结果:两组分别基本治愈 5 例、3 例,缓解 11 例、8 例,明显进步各 10 例,无效 4 例、9 例,总有效率为 86.7%,70.0%($P<0.05$)。

缺铁性贫血

【处方 1】 黄芪、党参各 30～50g,当归、白术、茯苓、白芍各 20～30g,山楂、阿胶各 10～15g,大枣 5～10 枚。

制用法 将上药水煎,每天 1 剂,分2 次或 3 次口服。20 天为 1 个疗程。

疗效 用本方治疗缺铁性贫血患者36 例,其中痊愈 31 例,显效 5 例。用药 1个疗程治愈 10 例,用药 2 个疗程治愈 15例,用药 3 个疗程治愈 6 例。

【处方 2】 全当归、制何首乌、黄芪各 20～30g,党参、五味子、乌梅、陈皮、茯苓、丹参各 15～20g,熟地黄、枸杞子各10～15g,甘草 10g。

制用法 将上药水煎,每天 1 剂,分2 次或 3 次口服。1 个月为 1 个疗程。

疗效 用本方治疗缺铁性贫血患者58 例,经用药 1～3 个疗程后,其中治愈50 例,显效 4 例,有效 4 例。痊愈者随访1～2 年,均未见复发。

【处方 3】 太子参(或党参)、白芍、枸杞子、女贞子各 20g,白术、鸡内金、陈皮各 15g,茯苓、生山药各 30g,皂矾 2g,炙甘草 6g,大枣 7 枚。

加减 阴虚者,加生地黄、牡丹皮、旱莲草;阳虚者,加菟丝子、淫羊藿、巴戟天。

制用法 每天 1 剂,水煎服。血红蛋白升至 100g/L 后,部分患者用本方制成水丸,每天 9g,分 3 次饭后服。配合治疗其他兼证。多食黑木耳、豆制品及动物肝,忌饮茶水。

疗效 用上药治疗缺铁性贫血 50 例,其中治愈 35 例,好转 12 例,无效 3 例。

【处方 4】 柴胡 6g,陈皮、阿胶、白术、山楂各 10g,党参 20g,黄芪 30g,紫河车 3g,大枣 5 枚。

加减 阴虚加枸杞子、熟地黄;阳虚加补骨脂、肉桂;虫积内扰加煅皂矾。

制用法 治疗组 86 例,用上药水煎服,每天 1 剂。对照组 85 例,用硫酸亚铁0.6g,每天 2 次口服。均血红蛋白<30g/L 用浓缩红细胞输注。对症处理。均 1 个月为 1 个疗程。停用其他药物,控制饮食。

疗效 用上药治疗缺铁性贫血患者,两组分别治愈 42 例、31 例,有效 38例、37 例,无效 6 例、17 例。治疗组疗效明显优于对照组($P<0.05$)。

【处方 5】 黄芪 30g,太子参 15g,焦山楂、鸡内金、枸杞子各 10g,阿胶 5g,大枣 3 枚,甘草 3g。

制用法 每天 1 剂水煎服,1 周为 1个疗程。

疗效 应用健脾补血方治疗缺铁性贫血 348 例,痊愈 192 例,显效 125 例,有效 31 例,总有效率为 100%。Hb 平均上升 26.8g/L。

【处方6】 黄芪50g,当归、何首乌各20g,川芎、白芍、熟地黄、茯苓、白术、枸杞子、山药、山茱萸各15g,红参、甘草各10g,大枣10枚。

制用法 每天1剂水煎服;1个月为1个疗程。

疗效 应用补血汤治疗缺铁性贫血42例,痊愈6例,显效23例,有效12例,无效1例,总有效率为97.6%。

【处方7】 黄芪、枸杞子各30g,龙眼肉、当归、生地黄各12g,白术、茯苓、鸡血藤各15g,酸枣仁、党参各18g,甘草9g,大枣5枚。随症加减。

制用法 治疗组34例,将上药水煎服,每天1剂。与对照组30例,均用维铁缓释片(福乃得)1片,每天顿服;支持疗法。不用影响血红蛋白及红细胞的药。均30天为1个疗程。配合食疗。

疗效 应用上药治疗缺铁性贫血患者,用3个疗程后,两组分别治愈13例、7例,好转19例、16例,无效2例、7例,总有效率94.1%,76.7%。

【处方8】 归芪洋参口服液(含当归、黄芪、大枣、洋参等。每10ml含铁量2.5mg。哈药集团制药六厂生产)。

制用法 两组各50例。治疗组用归芪洋参口服液;对照组用安慰剂。均10ml,每天3次口服。用30天后观察治疗效果。

疗效 应用上药治疗缺铁性贫血患者,结果:血红蛋白、血清铁蛋白、血清运铁蛋白饱和度、红细胞游离原卟啉治疗前及治疗后两组比较差异均有统计学意义($P<0.01$)。

营养性贫血

【处方1】 党参、淫羊藿、黄芪、丹参各30～35g,南沙参、仙鹤草、焦麦芽、焦山楂、焦神曲各15～20g,甘草5～10g。

制用法 将上药水煎3次后合并药液,分2次或3次口服,每天1剂。20天为1个疗程。

疗效 用本方治疗营养性贫血患者39例,其中治愈35例,显效4例。治愈的35例中,1个疗程治愈者21例,2个疗程治愈者10例,3个疗程治愈者4例。

【处方2】 人参、当归、白芍、熟地黄、紫河车各10～15g,生黄芪、制何首乌各20～30g,阿胶、龟甲各8～10g,女贞子、五味子、炙甘草各8～12g。

制用法 将上药水煎,每天1剂,分早、中、晚3次口服。20天为1个疗程。

疗效 用本方治疗营养性贫血患者85例,其中治愈79例,显效6例。一般用药1～3个疗程即显效或痊愈。

【处方3】 紫河车、鸡内金各10g,土大黄30g,丹参20g。

制用法 将上药水煎3次后合并药液,分3次口服,每天1剂。1个月为1个疗程。

疗效 用本方治疗营养性贫血患者67例,经用药2～3个疗程后,其中痊愈62例,显效5例。痊愈者经1～2年的随访,均未见复发。

溶血性贫血

【处方】 生黄芪30g,当归、生地黄各20g,川芎、红花、桃仁、柴胡、枳壳各10g,丹参、茯苓各15g,炙甘草5g。

加减 黄疸甚加茵陈、泽泻;脾大加莪术、鳖甲。

制用法 治疗组30例,将上药水煎服,每天1剂。对照组28例,均用泼尼松每天1mg/kg,有效后,渐减量;小苏打

1g,每天 3 次,口服。

疗效 用上药治疗溶血性贫血患者,用药 3 个月,两组分别缓解 14 例、10 例,部分缓解 15 例、11 例,无效 1 例、7 例,总有效率分别为 96.7%,75.0%($P<$0.01)。

白细胞减少症

【处方 1】 鸡血藤 60~90g,黄芪、党参、菟丝子、制何首乌、全当归、淫羊藿各 20~30g,骨碎补、熟地黄、白术、女贞子各 10~15g,大枣 10~15 枚,炙甘草 10~12g。

制用法 将上药水煎,每天 1 剂,分早、中、晚 3 次口服。20 天为 1 个疗程。

疗效 用本方治疗白细胞减少症患者 85 例,其中痊愈 76 例,显效 5 例,有效 3 例,无效 1 例。76 例痊愈者中,用药 1 个疗程治愈者 31 例,用药 2 个疗程治愈者 29 例,用药 3 个疗程治愈者 16 例。经随访 1~2 年,已愈者均未见复发。

【处方 2】 太子参、炒白术、炙黄芪、鸡血藤各 30g,何首乌、补骨脂、山茱萸、熟地黄、当归、黄精各 15g,茜草根、白芍各 10g。

加减 恶心呕吐甚者,加半夏、竹茹等;放疗后津伤者,加沙参、麦冬、白茅根、金银花等;纳呆者,加山楂、神曲、麦芽、砂仁等;神疲乏力甚者,加人参、紫河车等;腰膝酸软者,加枸杞子、牛膝、菟丝子。

制用法 将上药水煎服,每天 1 剂,1 个月为 1 个疗程。儿童剂量酌减。连续服至症状消失。

疗效 用上药治疗白细胞减少症 39 例,用 1~2 个疗程,治愈 28 例,显效 8 例,有效 2 例,无效 1 例,总有效率

为 97.4%。

【处方 3】 苍术、白术、丹参各 30g,茯苓、生地黄各 20g,黄连、黄柏、当归各 15g,泽泻、牛膝、柴胡各 10g,大黄(先下)3g。

加减 理气者,加陈皮、木香;化瘀者,加桃仁、红花。

制用法 每天 1 剂,水煎服。15 天为 1 个疗程。

疗效 应用清热利湿法治疗白细胞减少症 18 例,用 2 个疗程,显效(白细胞升高 1.5×10^9/L) 4 例,有效 12 例,无效 2 例。

【处方 4】 白药子、补骨脂各 15g,鸡血藤 20g,红参 10g,枸杞子 30g。

加减 阴虚发热加山茱萸、龟甲胶、女贞子;阳虚恶寒加黄芪、巴戟天、淫羊藿。

制用法 每天 1 剂,水煎服。15 天为 1 个疗程。

疗效 用上药治疗白细胞减少症 50 例,用药 1~5 个疗程,白细胞计数均复常(其中 1 个疗程复常者 43 例)。

【处方 5】 黄芪 30g,党参 15g,白术、鸡血藤、女贞子、覆盆子、补骨脂各 10g。

制用法 每天 1 剂,水煎餐前服。15 天为 1 个疗程。

疗效 用上药治疗白细胞减少症 42 例,近期治愈 21 例,显效 11 例,有效 6 例,无效 4 例。

【处方 6】 熟地黄、炙黄芪、炒白术、当归、鸡血藤各 30g,鹿角胶 20g,炙甘草、女贞子、补骨脂各 15g,陈皮 10g。

制用法 治疗组 34 例,将上药水煎服,每日 1 剂。用地榆升白片 3 片,利血生片 20mg,每天 3 次口服。2 组、3 组分

81

别 32 组、22 例,分别用上述汤药、中成药。用 2 周后观察治疗效果。

疗效 应用上药治疗白细胞减少症患者,三组分别显效(白细胞复常或升高＞1 倍)27 例、22 例、9 例,有效 5 例、6 例、8 例,无效 2 例、4 例、5 例。

蚕 豆 病

【处方 1】 白头翁 60g,车前草、凤尾草各 30g,绵茵陈 15g。

制用法 将上药水煎,当茶饮。也可按上方比例,制成 100％的注射液。小儿 1 次用量 10～15ml,加入 5％葡萄糖注射液或生理盐水 100ml;成年人 1 次用量 25～45ml,加入 5％葡萄糖注射液或生理盐水 100～200ml。

疗效 用上药治疗蚕豆病患者 84 例,均获治愈。其中口服本方者 42 例,加用静脉滴注者 42 例,合并输血者 25 例。

【处方 2】 田艾(梅县地区称白头翁)60g,车前草、凤尾草各 30g,茵陈 15g。

制用法 将上药加水 1200ml,煎至 800ml,加入白糖当饮料服。

疗效 用上药治疗蚕豆病患者 38 例,均获治愈。平均住院时间为 3 天。

【处方 3】 当归、生地黄各 15g,白芍 10g,白茅根、仙鹤草各 30g,藕节 9g,大枣 5 枚,松针适量。

制用法 将上药水煎,分 2 次服,每天 1 剂。

疗效 用本方治疗蚕豆病患者 12 例,一般服药 2～3 天后,即可治愈。

九、消化系统疾病

呃 逆

【处方 1】 丁香、甘草、旋覆花(包)各 6g,柿蒂 15 个,赭石 12g。

加减 胃寒者,加高良姜;寒甚者,加吴茱萸、肉桂、附子;胃火甚者,加石膏、淡竹叶、麦冬;便秘者,加大黄、枳实;脾胃阳虚者,加人参、白术、干姜;气机郁滞者,加木香、乌药、枳壳、郁金。

制用法 将上药水煎 3 次后合并药液,分早、中、晚内服,每天 1 剂。

疗效 用上药治疗顽固性呃逆 23 例,其中症状消失 18 例,明显减轻 4 例,无效 1 例,总有效率为 95.7％。

【处方 2】 旋覆花、人参、甘草、半夏、生姜各 10g,大枣 3 枚,赭石 15g。

制用法 本方亦可随症加减。每天 1 剂,将上药水煎后分 2 次或 3 次内服。

疗效 应用旋覆代赭汤加减治疗顽固性呃逆患者 11 例,全部获得治愈。

【处方 3】 柴胡、枳壳、木香、丁香、柿蒂、桃仁、红花、栝楼、苍术、厚朴各 15g,薤白、桔梗各 20g,薏苡仁 25g,半夏 10g。

制用法 本方亦可随症加减。每天 1 剂,水煎后分 2～3 次内服。

疗效 应用上药治疗呃逆患者 40 例,用 10～20 天后,均获治愈。随访半年,未见复发。

【处方 4】 吴茱萸 20g,肉桂 5g。

制用法 将上药共研为极细末,装入瓶内备用。用时,取药末 10g,用陈醋调成糊状,外敷涌泉穴,每日 1 次,连续用药至症状消失。

疗效 应用上药治疗顽固性呃逆患者 12 例,均获得治愈。一般用药 2～3 次即可治愈。

梅 核 气

【处方1】 半夏、茯苓各15g,青皮、柴胡、紫苏梗、厚朴、郁金、炙甘草各10g,罂粟壳3g。

制用法 将上药水煎,每天1剂,7剂为1个疗程。本方可随症加减。

疗效 用上药治疗梅核气患者121例,其中临床治愈110例,好转7例,无效4例。一般服药3~15天获效。

【处方2】 白豆蔻、陈皮各20g,桔梗、贝母各30g,沉香10g,安息香、冰片各3g。

制用法 先将贝母、桔梗、陈皮、白豆蔻水煎,浓缩,干燥,再对入冰片、安息香细末及蔗糖,压成片剂,每片0.5g,每天含化4~6片。

疗效 用上药治疗梅核气患者35例,痊愈30例,好转3例,无效2例。

【处方3】 陈皮15g,甘松15g。

制用法 将上药水煎,每天1剂,煎2次,分2次服。

疗效 用上药治疗梅核气患者20余例,一般服药3剂获痊愈,最多服药6剂。

【处方4】 半夏、厚朴、桔梗、茯苓、路路通各10g,紫苏梗、黄连、甘草各6g,炒枣仁、全瓜蒌各20g,降香30g,生姜3片。

加减 咽干口渴者,加沙参、麦冬;胸闷者,加枳壳、青皮、陈皮;胃脘痛者,加白芍、延胡索;反酸者,加海螵蛸、煅牡蛎;咽中有痰、咳嗽者,加杏仁、枇杷叶;食欲缺乏者,加焦麦芽、焦神曲;失眠多梦者,加首乌藤、朱砂。

制用法 每天1剂,水煎服。

疗效 用上药治疗梅核气176例,治愈127例,好转35例,无效14例。

【处方5】 卫生防疫宝丹(含甘草500g,细辛、白芷各50g,薄荷冰15g,冰片10g,朱砂150g。制成水丸。甘肃省张家川回族自治县龙山镇卫生院研制)。

制用法 用卫生防疫宝丹10粒(或20粒),每天2次含服(或口服),服法可交替使用。1个月为1个疗程。

疗效 应用上药治疗梅核气患者183例,治愈159例,好转18例,无效6例,总有效率96.7%。

奔 豚 气

【处方1】 白芍25~30g,生龙骨、生牡蛎各15~20g,龙胆草、栀子、黄芩、生地黄各10~15g,柴胡、延胡索、法半夏、香附各8~10g,生甘草6~10g。

制用法 将上药水煎3次后合并药液,分2次或3次口服,每天1剂。5剂为1个疗程。

疗效 用本方治疗奔豚气患者67例,均获治愈,其中用药1个疗程治愈者21例,2个疗程治愈者36例,3个疗程治愈者10例。随访1~2年,均未见复发。

【处方2】 黄芪、党参各30g,白术、当归、茯苓、山药、陈皮各15g,半夏、厚朴各12g,柴胡、砂仁、防风、炙甘草各6g,升麻3g。

制用法 本方亦可随症加减。每天1剂,水煎分3次服;7天为1个疗程。症状消失后,用参苓白术散合六味地黄丸,用1个月。

疗效 应用补中益气汤加味治疗奔豚气23例,其中痊愈18例,显效3例,无效2例。

胃 下 垂

【处方1】 云苓25g,党参、黄芪、山

药、当归、山楂各 15g,柴胡、郁金、白术、枳壳、鸡内金各 12g,升麻、陈皮、甘草各 9g,大枣 10 枚。

加减 若痛甚者,加延胡索 12g;若肝脾下垂者,加鳖甲 31g;若溃疡者,加白及 12g,海螵蛸 15g。

制用法 将上药水煎,分 2 次服。每天 1 剂。

疗效 用上药治疗胃下垂患者 103 例,其中痊愈 54 例,显效 25 例,有效 22 例,无效 2 例。用本方治疗胃下垂 5～8cm 的患者,一般服药 15 剂即可获痊愈。

【处方 2】 鲜仙人球 50～60g,猪瘦肉 30～50g。

制用法 先将猪瘦肉剁碎制成肉饼后,与仙人球一起煮熟,晚上睡前顿服,每天 1 剂。1 个月为 1 个疗程,可连服 2～3 个疗程。

疗效 用本方治疗胃下垂患者 36 例,均获治愈。其中用药 1 个疗程治愈者 20 例,2 个疗程治愈者 13 例,3 个疗程治愈者 3 例。随访 2 年,均未见复发。

【处方 3】 升麻、枳壳各 15～20g,生黄芪、党参各 20～30g。

制用法 将上药水煎 3 次后合并药液,分早、中、晚口服,每天 1 剂,20 天为 1 个疗程。

疗效 用本方治疗胃下垂患者 125 例,经用药 1～3 个疗程治愈 101 例,显效 15 例,有效 4 例,无效 5 例。

【处方 4】 黄芪、党参各 30g,山药、白术、升麻、枳壳各 15g,陈皮、诃子、补骨脂、白扁豆各 10g,肉豆蔻、肉桂、甘草、生姜、大枣各 6g。

制用法 本方亦可随症加减。每天 1 剂水煎,餐前服。对照组 45 例,用多潘立酮 20mg(或西沙必利 5mg)、谷维素、维生素 B₁ 各 30mg,每天 3 次口服;胎盘组织液 4ml,每天 1 次肌内注射。均 5 周为 1 个疗程。

疗效 用上药治疗胃下垂 103 例(其中治疗组 58 例,对照组 45 例),用 1～2 个疗程后,两组分别治愈 37 例、14 例,好转 18 例、7 例,无效 3 例、24 例,总有效率分别为 94.8%,46.7%($P<0.01$)。

【处方 5】 升胃益气粉。

制用法 治疗组 38 例,用升胃益气粉(含红参粉、胎盘粉、苍耳子粉各 2.5～5g。1 次量)。晨空腹服、晚睡前各 1 次冲服;20 天为 1 个疗程。疗程间隔 5～10 天,用 3 个疗程。停用其他药物。对照组 52 例,用甲氧氯普胺(胃复安或吗丁啉) 10mg,每天 3 次餐前服。

疗效 用上药治疗胃下垂患者,两组分别显效 17 例、12 例,有效 19 例、15 例,无效 2 例、25 例,总有效率分别为 94.7%,51.9%($P<0.05$)。

【处方 6】 王不留行。

制用法 取耳穴:胃、脾、肾、肺。腹胀加腹、三焦;泛酸嗳气加肝、胆;便秘便溏加大肠、直肠上、直肠下、三焦;失眠加神门。用王不留行贴压耳穴,两耳交替使用。每周 3 次,并用光电磁疗法,将前探头分别交替置于中脘、关元、足三里、天枢、肓俞、气海;后探头分别置于胃俞、脾俞、肾俞。每次 30 分钟,隔日 1 次。均 10 次为 1 个疗程。

疗效 应用上法治疗胃下垂患者 40 例,其中痊愈 20 例,显效 14 例,有效 5 例,无效 1 例,总有效率为 97.5%。

胃　痛

【处方 1】 沉香、降香、檀香、木香、乳香、没药各 3g,醋延胡索、川楝子、娑罗子、薤白各 10g。

加减　若泛酸者,加吴茱萸、黄连、煅牡蛎;若痛时喜按者,加党参;若大便燥结者,加瓜蒌。

制用法　将上药水煎,每天 1 剂,分 2 次服。

疗效　用上药治疗胃痛患者 506 例,均获治愈。

【处方2】　威灵仙 30g,生鸡蛋 2 个。

制用法　将威灵仙水煎去渣取汁,加入生鸡蛋(去壳,搅匀对入),再加入红糖适量。煮成蛋汤,温服。

疗效　本方系笔者家传秘方。适用于辨证属胃寒痛,症见胃痛甚,额冒汗,手足冷,嗳气呕恶,不思食,喜暖畏寒,舌苔白,脉弦细者。成人一般服 1 剂,约过半小时,即可见效。胃痛止勿再服。如连服 2 剂胃痛不止者,则非本方适应证。禁忌:凡胃、十二指肠溃疡疼痛,禁用。

【处方3】　柴胡、枳壳、白芍、当归、炒川楝子、蒲黄各 10～15g,九香虫 6～10g,潞党参、黄芪各 15～30g。

加减　肝胃气滞型者,加川芎、佛手、甘松、青皮、陈皮、莱菔子;肝胃郁热型者,加蒲公英、栀子、黄连;脾胃虚寒型者,加炮姜、肉桂、小茴香,痛甚加附子;瘀阻胃络型者,加制大黄、延胡索、三七粉;肝阴亏虚型者,加沙参、麦冬、石斛、枸杞子。

制用法　每 3 天 2 剂水煎取液,每天 100ml 分 3 次口服;1 个月为 1 个疗程,连续用至症状消失。

疗效　用上药治疗胃脘痛 106 例(病种包括胃炎合并十二指肠炎、胃十二指肠溃疡、胃癌等),痊愈 48 例,好转 54 例,未愈 4 例,总有效率为 96.2%。

【处方4】　百合 30g,半夏 10g,黄连、甘草各 6g,黄芩 8g,乌药、杭芍、香附、干姜各 12g,大枣 5 枚。

制用法　每天 1 剂,水煎服。

疗效　用上药治疗胃痛 50 例,痊愈 44 例,好转 4 例,无效 2 例,总有效率为 96%。治疗时间最短 25 天,最长 60 天。

【处方5】　三合汤加减(含百合、乌药、高良姜、香附、丹参、檀香、砂仁、白芍、甘草)。

加减　嗳气甚者,加枳壳;泛酸(或有溃疡)者,加海螵蛸、牡蛎;纳呆者,加山药、神曲;夜痛甚者,加蒲黄、五灵脂。

制用法　每天 1 剂,水煎后分 2～3 次内服。7 天为 1 个疗程,停用他药。

疗效　采用上药治疗胃脘痛患者 96 例,用 8 个疗程后,痊愈者 52 例,有效者 42 例,无效者 2 例,总有效率为 97.9%。

消化性溃疡

【处方1】　炙黄芪、党参各 15g,白术、茯苓、白芍各 12g,香附、延胡索、甘草各 10g,丹参、红花各 20g,蜂蜜(冲服)30g。

加减　若有出血倾向者,去丹参、红花,加云南白药 0.5g,冲服;若心烦、口苦、苔黄者,加焦栀子 6g;若泛酸重者,加海螵蛸 15g。

制用法　将上药水煎,分 2 次服,每天 1 剂,1 个月为 1 个疗程。

疗效　笔者以此方治疗溃疡病患者(服此方期间不用其他药物)35 例,止痛效果显著,疼痛消失时间 1～5 天。1 个月后钡剂透视复查,有 31 例溃疡愈合,十二指肠壶腹部激惹现象消失;1 例溃疡面缩小,治疗 45 天溃疡面消失;余 3 例溃疡症状消失(未经透视复查)。

【处方2】　平肝健胃颗粒(含党参

84g,白茅根 350g,茯苓、黄芩、柴胡、鸡内金、延胡索、郁金、川楝子各 70g,吴茱萸 6g,蒲公英 140g,煅瓦楞 105g。水煎后制成浸膏,加淀粉,烘干;分成 84 包)。

制用法 用平肝健胃颗粒 1 包,每天 3 次口服,28 天为 1 个疗程。连续用药至症状消失止。

疗效 用上药治疗消化性溃疡 172 例,其中治愈 124 例,显效 28 例,有效 15 例,无效 5 例,总有效率为 97.1%。

【处方 3】 白术 15g,白芍 30g,木香 6g,白及、延胡索、乌贼骨各 10g,蒲公英、鱼腥草各 20g。

加减 胃寒偏盛者,加高良姜、吴茱萸;胃热者,加黄连、栀子;胃胀满者,加柴胡、佛手;食欲缺乏者,加鸡内金、山楂;便秘者,加知母、大黄。

制用法 每天 1 剂,水煎空腹服。对照组 45 例,用法莫替丁 20mg,每天 2 次口服。均 12 天为 1 个疗程。

疗效 用上药治疗消化性溃疡 105 例(其中治疗组 60 例,对照组 45 例),两组分别治愈 35 例、6 例,显效 17 例、13 例,有效 7 例、20 例,无效 1 例、6 例,总有效率分别为 98.3%、86.7%(P<0.05)。

【处方 4】 党参、白术、乌贼骨各 15g,茯苓、牡蛎、香附、白及、墨旱莲、大枣、炙甘草各 10g,桂枝、砂仁各 5g,白芍 20g,三七 8g,丹参、蒲公英各 30g。

加减 肝气犯胃型加川楝子;胃热偏盛型去桂枝,加熟大黄、牡丹皮;气虚血瘀型加黄芪;脾胃虚寒型去蒲公英,加干姜、黄芪。

制用法 治疗组 136 例,每天 1 剂,水煎服。4 周为 1 个疗程。对照组 116 例,用法莫替丁 20mg,每天 2 次口服,4 周为 1 个疗程;阿莫西林 0.5g,甲硝唑

0.4g,每天 3 次口服。10 天为 1 个疗程。

疗效 用上药治疗消化性溃疡患者,两组分别治愈 107 例、65 例,好转 27 例、37 例,无效 2 例、14 例,总有效率分别为 98.5%、87.9%(P<0.05)。随访 2 年,分别复发 24 例(共随访 84 例)、26 例(共随访 52 例)(P<0.05)。

【处方 5】 枳壳、青皮各 12g,连翘、茯苓各 25g,牡丹皮、赤芍、砂仁各 15g,厚朴、槟榔各 10g,党参、神曲、炒莱菔子各 20g,海螵蛸 30g,三七(分冲)、甘草各 5g。

制用法 本方亦可随症加减。治疗组 37 例,将上药水煎服,每天 1 剂。对照组 33 例,用庆大霉素 8 万 U,吗丁啉 10mg,每天 3 次;雷尼替丁片 150mg,每天 2 次;口服。均 4 周为 1 个疗程。停用其他与本病相关药。

疗效 采用上药治疗消化性溃疡患者,两组分别治愈 27 例、12 例,显效 7 例、9 例,有效 2 例、7 例,无效 1 例、5 例,总有效率为 97.3%、84.8%。治愈者随访 1 年,分别复发 5 例、12 例。

【处方 6】 金石斛 12g,党参 10g,黄连、川楝子各 9g,白芍、浙贝粉各 18g,吴茱萸 1g,炙甘草 3g,延胡索 6g,瓦楞子 30g。

制用法 治疗组 55 例,每天 1 剂,水煎服。对照组 38 例,用奥美拉唑 20mg,每天 3 次口服。均 4 周为 1 个疗程,停用他药。

疗效 应用上药治疗消化性溃疡患者,两组分别痊愈 26 例、11 例,显效 17 例、10 例,有效 12 例、8 例,无效 9 例(为对照组),总有效率为 100%、76.3%(P<0.01)。

胃 柿 石

【处方 1】 芒硝(冲)、黄芪、茯苓、半

夏、陈皮、枳实、槟榔、酒大黄各 10g，莱菔子、厚朴、鸡内金、生山楂各 15g，莪术、甘草各 6g。

加减 瘀阻者，加丹参、五灵脂；脾胃湿热者，加薏苡仁、苍术；久病体虚者，加党参；虚寒者，加干姜。

制用法 每天 1 剂，水煎服。急性期用 5% 碳酸氢钠 100～150ml，每天 2 次口服。

疗效 用上药治疗胃柿石 9 例，均治愈。

【处方2】 麦芽、炒莱菔子、牡蛎、赭石粉各 30g，茯苓、神曲、枳实、鸡内金、旋覆花各 15g，半夏、陈皮、竹茹、黄连、三棱、莪术各 12g。

加减 便秘者，加大黄；脾虚不运者加白术。

制用法 每天 1 剂，水煎服。并用碳酸氢钠 1.5g，法莫替丁 20mg，每天 3 次口服。3 天为 1 个疗程，妊娠禁用。

疗效 中西医结合治疗胃柿石与胃山楂石 160 例，用 4 个疗程后，痊愈 157 例，有效 2 例，无效 1 例。

【处方3】 陈皮、半夏、枳实、神曲各 15g，青皮、厚朴、木香、鸡内金、槟榔、三棱、莪术、桃仁各 10g，麦芽 20g，砂仁 9g。

制用法 治疗组 42 例，将上药水煎服，每天 1 剂。亦可随症加减。与对照组 16 例，均用奥美拉唑注射液 40mg，每天 1 次；5% 碳酸氢钠溶液 20～30ml，每天 3 次口服。进食差者酌情补液，预防电解质紊乱。腹胀甚、呕吐用甲氧氯普胺，肌内注射；多潘立酮，口服。停用他药。少食多餐，进食易消化食物，禁生冷油腻之品。

疗效 中西医结合治疗植物性胃石 42 例，用 7 天后，两组分别治愈 38 例、11 例，好转 4 例、5 例。

胃、十二指肠溃疡

【处方1】 白芍 30～50g，延胡索 20g，十大功劳叶、五灵脂各 15g，白及 30g，乳香、没药、生甘草各 10g。

加减 若胃酸偏低者，加乌药 10～15g；若胃酸偏高者，加乌贼骨 10～15g。

制用法 将上药水煎 3 次后合并药液，分早、中、晚口服，每天 1 剂，半个月为 1 个疗程。

疗效 用本方治疗胃、十二指肠溃疡患者 56 例，其中，治愈者 50 例，显效 5 例，无效 1 例。对治愈者随访 2 年，未见复发。

【处方2】 生黄芪 24g，黄连 5g，大黄、生姜各 6g，桂枝、大枣、炙甘草各 10g，白芍 30g，蒲公英、白及各 15g，三七末（冲）4g，延胡索（冲）8g，海螵蛸 20g。

加减 胃脘灼热烧心甚者，加焦栀子、牡丹皮；脘腹胀满者，加厚朴、莪术；嗳气吞酸甚者，加赭石、生瓦楞、贝母。

制用法 每天 1 剂，水煎，分 3 次服。对照组 28 例，用西咪替丁（甲氰咪胍）每次 0.2g，每天 3 次口服，0.4g 睡前加服。均 6 周为 1 个疗程。停用激素及其他药物。

疗效 用上药治疗十二指肠溃疡 60 例（其中治疗组 32 例，对照组 28 例），两组分别临床治愈 28 例、20 例，好转 3 例、6 例，无效 1 例、2 例，总有效率分别为 96.9%、92.9%。

【处方3】 胃康酒（含绿色核桃楸果、蜂蜜各 450～550g，天花粉 50～80g，55～60 度纯高粱米酒 450～550ml，浸泡 1 周）。

制用法 用胃康酒 40ml，每天 2 次空腹服,停用其他与本病相关药。

疗效 采用胃康酒治疗胃及十二指肠溃疡157例,用28天后,治愈92例,显效42例,好转20例,无效3例,总有效率为98.1%。

【处方4】 柴胡、党参、白术、白及各10g,海螵蛸15g,白芍30g,砂仁3g,贝母、甘草各6g。随症加减。

制用法 治疗组298例,将上药水煎分3次餐前服,每天1剂。对照组58例,用雷尼替丁150mg,每天2次;胃复安、维生素B₆各10mg,每天3次;口服。均20天为1个疗程。

疗效 应用上药治疗胃及十二指肠溃疡患者,用3个疗程后,两组分别痊愈235例、30例,显效58例、20例,无效5例、8例,总有效率为98.3%,86.2%。

【处方5】 栀子、白芥子各20g,白芷、甘遂、川乌、草乌、芦荟、杏仁、桃仁、使君子、草决明、皂角、红花各10g,细辛、白胡椒各5g,冰片2g。

制用法 将上药研为极细末,装入瓶内备用。取穴:中脘、上脘、下脘、神阙、梁门、背部压痛点(多在灵台、至阳穴处)、手三里、内关、脾俞、胃俞、膈俞、肝俞、足三里。配穴:痛经者,加关元、腰骶;冠心病者,加膻中、辄筋、屋翳;乳房包块者,加乳房包块处;阳痿者,加命门、腰俞、关元;咳喘者,加身柱、肺俞、中府、膻中;胆石症、胆囊炎者,加肝俞、胆俞。用时取药末适量。用鲜姜汁调成膏状,摊于方型硬纸上,小儿每块3~5g,成年人5~8g,贴于穴位,胶布固定。48~72小时换穴换药,每次选6~10个穴位。

疗效 应用上药治疗胃及十二指肠溃疡,胃脘痛患者38例,其中治愈(临床症状消失,观察半年以上无复发)25例,

有效(贴药后症状明显好转,生气、受凉后仍有轻微疼痛,配合服药治疗痊愈)11例,无效(治疗后主要症状未见明显改善)2例,总有效率为94.7%。据临床观察,有人贴药2小时,即有肠鸣排气,有饥饿感。还有人贴药后打嗝、嗳气,胃部有明显舒适感。如果贴药处发生小水疱,在水疱处拔火罐,疗效更明显。

上消化道出血

【处方1】 黄连6g,黄芪、石榴皮各30g。

制用法 治疗组胃镜下喷洒孟氏液20~40ml,血止后再用本方,每天1剂,水煎500ml,分次服,1周为1个疗程。配合支持疗法。对照组30例,用西医常规疗法治疗。

疗效 治疗急性上消化道出血90例(其中治疗组60例,对照组30例),两组分别治愈54例、14例,显效4例、3例,有效2例、5例,无效8例(为对照组),总有效率分别为100%,73.3%。疗效治疗组明显优于对照组($P<0.01$)。

【处方2】 生大黄粉、三七粉(均分吞)各1~2g,西洋参6g(寒者用人参),白术、茯苓各12g,甘草5g。

制用法 每天1剂,水煎服。对照组36例,均用雷尼替丁0.2g,加5%葡萄糖注射液250ml,静脉滴注,每天2次;奥美拉唑胶囊20mg,每天2次口服。禁食、对症及支持疗法,食管扩张者用三腔管压迫止血。

疗效 用上药治疗上消化道出血72例(治疗组与对照组各36例),两组分别显效(<3日大便隐血转阴或±)21例、13例,有效14例、18例,无效1例、5例,总有效率分别为97.2%,86.1%。治疗

组疗效明显优于对照组($P<0.05$)。

【处方3】 黄连、黄芩、陈皮各9g,赭石30g,三七片、白及各12g,海螵蛸、大黄各15g。

加减 胃痛加川楝子、延胡索;反酸甚加煅牡蛎、雄瓦楞;寒象甚加炮姜炭;血见黑则止,加槐花炭、地榆炭、侧柏炭等。

制用法 每天1剂,水煎服。

疗效 用上药治疗上消化道出血92例,显效58例,有效28例,无效6例。

【处方4】 三七150g,白及100g,生大黄、党参各80g,炙甘草50g。

制用法 将上药研末,每次5g,加开水约30ml,调匀,凉后,每天3次,口服。

疗效 用上药治疗上消化道出血18例,均愈。

【处方5】 五倍子液(含五倍子、诃子、明矾、三七。广西玉林市第一人民医院研制)。

制用法 治疗组76例,用五倍子液10~15ml,纤维胃镜下喷药(或由胃管注入,或口服),每天3次。与对照组70例,均用雷尼替丁、法莫替丁、奥美拉唑、止血环酸、酚磺乙胺、巴曲酶及奥曲肽等。补充血容量(或输血);维持水、电解质及酸碱平衡。必要时用去甲肾上腺素、冰水口服。

疗效 应用上药治疗上消化道出血患者,两组分别痊愈51例、31例,显效17例、21例,有效6例、10例,无效2例、8例,总有效率为97.4%,88.6%($P<0.05$)。

【处方6】 大黄10g,黄芪20g,党参、白术各15g,白及12g,三七(分冲)3g。

制用法 两组各60例。治疗组将上药水煎服,每天1剂。与对照组均行氩离子凝固术,术后用奥美拉唑注射液60mg,静脉滴注。每天2次,用5天。酌情补液等。

疗效 运用上药治疗上消化道出血患者,两组分别治愈48例、44例,显效各6例,有效4例、3例,无效2例、7例,总有效率为96.7%、88.3%($P<0.05$)。

胃 出 血

【处方1】 海螵蛸粉(入汤剂冲服)10g,白及、炒蒲黄、地榆各12g,炒白术、党参、茯苓、熟大黄各15g,枳壳、炙甘草各9g。

加减 若气虚者,加炙黄芪20g;若胃热者,加黄连5g;若舌苔腻者,加厚朴、藿香各10g。

制用法 将上药水煎,每天1剂,分3次口服。

疗效 用本方治疗胃出血患者18例,一般用药2或3剂,大便隐血即可转阴,其自觉症状消失。

【处方2】 仙鹤草50g,白及40g,生地榆15g,炙甘草10g。

制用法 将上药水煎,每天1剂,分2次或3次口服。

疗效 用本方治疗胃出血患者,经用药2~4剂,均获痊愈。

【处方3】 大黄炭、地榆炭、白及、白术、炮姜炭、阿胶各10g,仙鹤草15g。

制用法 将上药水煎后分2次或3次内服,每天1剂。出血甚补液(或输血)。食流食。

疗效 用上药治疗上消化道出血(含胃出血)72例,痊愈48例,显效12例,有效10例,无效2例,总有效率为97.2%。

食 管 炎

【处方1】 黄连、黄芩、黄柏各10g,法半夏、桃仁、红花各12g,栀子15g,生甘草8g。

加减 若咽喉干燥者,加玄参、麦冬各10g;若痰多不易咳出者,加莱菔子、紫苏子各10g;若胸痛者,加桔梗、紫苏梗、延胡索各10g。

制用法 将上药水煎3次后合并药液,分早、中、晚口服,每天1剂。5剂为1个疗程。

疗效 用本方治疗食管炎患者167例,其中痊愈158例,显效5例,有效3例,无效1例。158例痊愈者中,用药1个疗程治愈者67例,2个疗程治愈者33例,3个疗程治愈者41例,4个疗程治愈者17例。治愈者经随访2年,均未见复发。

【处方2】 醋炒柴胡、枳壳、白芍、贝母、蒲公英、法半夏各15g,川芎、炙香附各10g,海螵蛸20g,生甘草5g。

加减 肝胃郁热者,加黄连、炒吴茱萸;痰热者,加竹茹、天南星;瘀血者,加郁金、丹参。

制用法 每天1剂,水煎服。用云南白药8g,山药粉60g,调匀;每次5g,每天3次口服,以不同卧姿服药;用药后暂勿进食及饮水。7天为1个疗程。

疗效 用上药治疗反流性食管炎34例,治愈8例,显效23例,有效3例,总有效率为100%。

【处方3】 党参、法半夏、茯苓、白芍、延胡索各10g,炒白术、煅瓦楞子、旋覆花各15g,乌药、柴胡各6g,黄连5g。

加减 脾胃虚弱加黄芪、山药;血虚加当归;口苦加栀子、黄芩。

制用法 治疗组60例,用上药水煎服,每天1剂;6周为1个疗程。并西医常规治疗。对照组36例,用多潘立酮10mg,硫糖铝0.5g,餐前服,每天3次;雷尼替丁胶囊0.15g,每天2次,口服。

疗效 用上药治疗残胃反流性食管炎患者,两组分别治愈44例、24例,显效10例、5例,有效6例、3例,无效4例(为对照组),总有效率分别为100%,88.9% ($P<0.05$)。

【处方4】 柴胡15g,炒当归、白芍、白术、栀子、牡丹皮、枳壳、郁金、旋覆花各10g,茯苓20g,薄荷6g,炙甘草3g。随症加减。

制用法 两组各33例。治疗组将上药水煎服,每天1剂。与对照组均用奥美拉唑20mg,每天1次;多潘立酮10mg,每天3次,口服。

疗效 中西医结合治疗反流性食管炎患者,用2个月后,两组分别治愈16例、13例,好转14例、10例,无效3例、10例。总有效率为90.9%,69.7%($P<0.01$)。

【处方5】 旋覆花、半夏、甘草各15g,赭石5g,党参10g,生姜5片,大枣12枚。

加减 烧心合左金丸;泛酸合乌贝散;脾胃虚寒合黄芪建中汤;阴虚血瘀合启膈散;胃阴不足合麦门冬汤;少阳枢机不利合小柴胡汤。

制用法 治疗组43例,每天1剂,水煎服。对照组64例,用多潘立酮片10mg,每天3次,口服。均1个月为1个疗程。禁烟酒、咖啡,禁酸、甜、辛辣之品。睡前不进食。

疗效 应用上药治疗反流性食管炎患者,用1个疗程后,两组分别治愈14

例、10 例,有效 29 例、48 例,无效 6 例(为对照组),总有效率为 100%、90.6%。胃镜变化治疗后治疗组优于对照组($P <$ 0.05)。

单纯性消化不良

【处方 1】 白芍 30g,乌梅、五味子、麦冬、山楂、神曲、茯苓各 15g,罂粟壳、牡蛎、葛根、连翘各 10g,黄连、黄柏、甘草各 6g。

制用法 将上药水煎 3 次后合并药液,分 2 次或 3 次口服,每天 1 剂。

疗效 用本方治疗单纯性消化不良患者 89 例,服药 3~6 剂后均获治愈。

【处方 2】 柴胡、枳壳、木香、半夏、陈皮各 10g,白芍、白术、炒麦芽各 15g,甘草、黄连各 6g,吴茱萸 3g,蒲公英 30g。

加减 纳呆,苔白腻者,加神曲等;吐酸、嘈杂者,加煅瓦楞子、海螵蛸;腹痛甚者,加延胡索、当归;腹胀甚者,加厚朴、佛手;口苦甚者,加黄芩。

制用法 每天 1 剂,水煎服。对照组 40 例,用多潘立酮 10mg,每天 3 次口服。均 1 个月为 1 个疗程。

疗效 用上药治疗功能性消化不良 120 例(其中治疗组 80 例,对照组 40 例),两组分别显效 33 例、6 例,有效 41 例、16 例,好转 6 例、16 例,无效 2 例(为对照组),总有效率分别为 100%、95.0%($P<$0.05)。

【处方 3】 生晒参、竹茹、半夏、沉香、甘草各 10g,白术、枳实、陈皮、郁金各 15g,茯苓、白芍各 20g。

制用法 每天 1 剂,水煎服。15 天为 1 个疗程。

疗效 用上药治疗反流型功能性消化不良 30 例,临床治愈 12 例,好转 17

例,无效 1 例。

【处方 4】 温脾健胃颗粒(含党参、炒白术、砂仁、炮姜、木香、茯苓、炙甘草、制半夏、枳壳、桂枝、白芍、白及、延胡索、蒲公英、煅瓦楞子、黄芪)。

制用法 两组各 30 例。治疗组用温脾健胃颗粒 24g,每天 2 次空腹冲服。对照组用多潘立酮 10mg,每天 3 次餐前 0.5 小时口服。均 1 个月为 1 个疗程。停用其他药。

疗效 应用上药治疗功能性消化不良患者,两组分别治愈 12 例、4 例,显效 12 例、7 例,有效 5 例、10 例,无效 1 例、9 例,总有效率为 96.7%、70.0%。

【处方 5】 制半夏、黄芩各 12g,黄连 5g,甘草、干姜各 6g,党参 15g,大枣 10g。

加减 泛酸加海螵蛸、吴茱萸;纳差便溏、舌淡有齿印加山药、炒砂仁;口渴多饮、苔黄腻去干姜,加白花蛇舌草、蒲公英;胃脘胀痛加木香、枳实、延胡索;舌红无苔,饮不欲食去干姜,加石斛、麦冬。

制用法 治疗组 52 例,将上药水煎服,每天 1 剂。与对照组 40 例,均用西沙必利 10mg,每天 3 次餐前服;反酸加法莫替丁片 20mg,每天 2 次口服。均 4 周为 1 个疗程。

疗效 应用上药治疗功能性消化不良患者,两组分别显效(主症明显减轻,疗效指数 ≥60%)34 例、18 例,有效 15 例、13 例,无效 3 例、9 例。

急性胃肠炎

【处方 1】 车前子 20g,金银花 15g,防风、黄连各 10g,鸡内金 8g。

制用法 将上药水煎,每天 1 剂,分 2 次或 3 次口服。

疗效 用本方治疗急性胃肠炎患者39例,用药3～6剂后,均获治愈。

【处方2】 马齿苋30g,黄芩15g,蒲公英20g,藿香、黄连各10g,木香、生甘草各6g。

制用法 将上药加水煎3次后合并药液,分2次或3次口服,每天1剂。

疗效 用本方治疗急性胃肠炎患者87例,均获治愈。其中,服药2～3剂痊愈者32例;4～5剂痊愈者28例;6～7剂痊愈者20例;8～10剂痊愈者7例。

【处方3】 白头翁、诃子各20g,苍术25g,延胡索18g。

加减 恶心(或呕吐)加藿香;大便水分多加泽泻、茯苓、车前子;腹泻频加补骨脂、益智仁、山药;腹痛加广木香;纳呆加蔻仁(或砂仁)。

制用法 每天1剂水煎服分3次餐后服。对照组用盐酸小檗碱片3片,每天3次。均2天为1个疗程。

疗效 治疗急性肠炎60例(两组各30例),分别治愈26例、16例,显效3例、8例,无效1例、6例。

肠 易 激 综 合 征

【处方1】 生黄芪、党参、白芍药各20～30g,山药、炒白术、茯苓、仙茅、汉防己、炮姜炭、补骨脂、防风炭各10～12g,木香、枳壳、陈皮、炙甘草各6～8g。

加减 若腹胀腹痛甚者,加延胡索、小茴香、香附各8～10g。

制用法 将上药水煎,每天1剂,分3次或4次口服。5剂为1个疗程。

疗效 用本方治疗肠易激综合征患者41例,经用药2～4个疗程后,其中痊愈(诸症消失,黏液消失,日行1或2次,2年内未复发者)33例,好转(大便基本成形,每天2或3次,时带少量黏液)6例,无效(服药1个疗程后,症状有所好转,停药后又复发)2例。总有效率为95.1%。

【处方2】 淡干姜、肉桂、淡吴茱萸、葱白各10g,公丁香8g,花椒6g,小茴香15g。

制用法 将上药共研为粗末,炒热醋喷绵裹敷脐,每天1次,10天为1个疗程,用2个疗程。症状消失后,改用补脾益肠丸,口服;用3个月。

疗效 用上药治疗肠易激综合征38例,临床治愈16例,显效18例,有效3例,无效1例,总有效率为97.4%。

【处方3】 党参、炒山药、炒薏苡仁、白芍各15g,炒白术、茯苓各12g,防风、陈皮各18g,延胡索10g,枳壳8g,甘草6g。

制用法 治疗组50例,每天1剂,水煎餐前服。对照组43例,用固肠止泻丸5g,每天3次餐前服。均15天为1个疗程。停用他药。

疗效 应用上药治疗肠易激综合征患者,用2个疗程后,两组分别治愈19例、6例,显效18例、14例,有效10例、14例,无效3例、9例,总有效率为94.0%、79.1%(P<0.01)。

【处方4】 党参、炒白术、金荞麦、葛根、炒白芍、茯苓、仙鹤草、徐长卿各15g,黄连、陈皮各6g,煨木香10g,砂仁(后下)、炙甘草各3g。

制用法 治疗组50例,将上药水煎服,每天1剂。对照组50例,用苦参肠安胶囊0.6g,每天3次口服。均14天为1个疗程。禁生冷、辛辣、油腻之品。

疗效 应用上药治疗肠易激综合征腹泻患者,用2个疗程后,两组分别临床痊愈27例、10例,显效15例、10例,有效5例、13例,无效3例、17例,总有效率为

94.0%,66.0%($P<0.05$)。

【处方 5】 肠胃康颗粒(主要成分为牛耳枫、辣蓼。每袋 8g。海南省海口市制药厂有限公司提供)。

制用法 两组各 35 例。治疗组用肠胃康颗粒 1 袋,每天 3 次开水冲服。与对照组均用匹维溴铵(得舒特)50mg,每天 3 次足量水送服。心理疏导。禁辛辣、生冷、油腻及肥甘食物。

疗效 应用上药治疗腹泻型肠易激综合征患者,用 2 周,结果:两组分别显效(腹痛、腹胀等症状消失,大便每天 1 次且成形)28 例、16 例,有效 5 例、10 例,无效 2 例、9 例,总有效率为 94.3%,74.3%($P<0.05$)。

便　血

【处方 1】 生绿豆芽、生白萝卜、椿根白皮各 120g。

制用法 将上述前 2 味药榨取鲜汁,加入切碎的椿根白皮及水 1 碗半,同煎至 1 碗,滤取药液后,冲入黄酒 100ml 中,晚上临睡时炖温服。

疗效 用上药治疗便血患者 30 例,其中痊愈 27 例,好转 1 例,无效 2 例。一般服 2~8 剂,即可收效。如服 8 剂无效,应考虑非本方对症,须改用其他方法治疗。

【处方 2】 椿白皮、神曲各 15g,地榆 20g,白茅根 30g,马齿苋 10g,生甘草 6g。

制用法 每天 1 剂,水煎分 3 次口服。

疗效 治疗便血患者 45 例,均获痊愈。

【处方 3】 仙鹤草、白及各 10~15g,茜草、香附、延胡索、茯苓、生甘草各 8~10g。

加减 若气血两虚者,加生黄芪 25g,何首乌、全当归各 15~20g;若大便秘结者,加白术、生大黄(后下)、火麻仁各 8~12g。

制用法 将上药水煎 3 次后合并药液,分早、中、晚 3 次口服,每天 1 剂。

疗效 用本方治疗便血患者 56 例,其中治愈 53 例,显效 3 例。服药 2~3 剂可见效。

【处方 4】 板蓝根、败酱草各 25g,地榆炭、大蓟、小蓟各 20g,木香、甘草各 6g。

制用法 每天 1 剂,水煎分 2 次或 3 次口服。

疗效 用本方治疗便血患者 31 例,经用药 3~5 剂后,均获治愈。

便　秘

【处方 1】 白术 20~30g,枳实 10~15g。

制用法 将上药水煎 3 次后合并药液,分早、中、晚 3 次口服,每天 1 剂。5 剂为 1 个疗程。

疗效 用本方治疗便秘患者 144 例,均获治愈,其中,用药 1 个疗程治愈者 101 例,2 个疗程治愈者 33 例,3 个疗程治愈者 5 例,4 个疗程治愈者 5 例。愈后随访 2 年,未见复发。

【处方 2】 炒决明子 10~15g,蜂蜜 20~30g。

制用法 先将决明子捣碎,水煎 10 分钟左右,冲入蜂蜜中搅拌,每晚 1 剂,或早、晚分服,亦可当茶饮。

疗效 用上方治疗习惯性便秘患者 16 例,治愈 12 例,有效 4 例。

【处方 3】 白芍 50~80g,当归、丹参、熟地黄、玄参各 20~30g,红花、桃仁、杏仁、紫苏子、延胡索各 10~15g,香附、甘草各 8～10g,白术 10～12g。

加减 若气虚者,加黄芪、党参各 15～20g;若血虚者,加何首乌、阿胶、枸杞子各 10～15g;若阳虚者,加杜仲、续断、肉苁蓉各 10～15g;若气滞甚者,加枳壳、佛手各 10～15g;若肠内燥热盛者,加生地黄、麦冬各 10～15g。

制用法 将上药水煎 3 次后合并药液,分早、中、晚 3 次口服,每天 1 剂。10 剂为 1 个疗程。

疗效 用本方治疗便秘患者 185 例,其中痊愈 178 例,显效 7 例。有效率为 100%。痊愈者中,1 个疗程治愈者 132 例,2 个疗程治愈者 38 例,3 个疗程治愈者 8 例。愈后经随访 1～2 年,均未见复发。

【处方 4】 生白术 60～90g,枳实 30g,肉苁蓉 20g,何首乌 15g,决明子 10g。

加减 脾气虚加党参、炙黄芪;肠道气滞加厚朴、槟榔;阴虚肠燥加玄参、熟地黄;脾肾阳虚加麻仁、锁阳。

制用法 每天 1 剂,水煎空腹服。7 天为 1 个疗程。忌辛辣及生冷之品。

疗效 用上药治疗习惯性便秘 60 例,痊愈 34 例,好转 24 例,无效 2 例,总有效率为 96.7%。

【处方 5】 白术 50g,肉苁蓉、生地黄各 20～30g,天花粉 30～50g,当归、桃仁各 10～15g,火麻仁、郁李仁各 15～20g。随症加减。

制用法 3 天 2 剂水煎餐后服;15 天为 1 个疗程。患者平卧,于顺时针方向绕脐按压腹部,并做提肛练习。进食富含纤维素食物。

疗效 应用上药治疗功能性便秘患者 40 例,治愈 23 例,显效 10 例,有效

7 例。

【处方 6】 芫花、大戟、甘遂各等份,大枣适量。

制用法 将上药共研为极细末,以蜂蜜和丸,密封于干燥处备用。取穴:神阙、天枢(双)、大肠俞(双)。用时,取上药适量,再加入热水或蜂蜜适量,调成膏状,摊于医用胶布上,儿童每块 1～2g,成年人 3～5g,贴于穴位固定。每次贴敷 48～72 小时。每贴敷 3 次为 1 个疗程。3 个疗程仍无效者改用其他方法治疗。

疗效 采用穴位敷贴治疗习惯性便秘患者 48 例,其中痊愈者(临床症状消失,观察 1 年以上无复发)40 例,有效(贴药后症状消失,但因其饮食不节或情志不畅,久坐少动又复发,予以再次给药,并嘱其注意饮食,调和情志,适当运动)7 例,无效(改用其他方法治疗)1 例,总有效率为 97.9%。

肝 硬 化

【处方 1】 鳖甲、炮穿山甲(代)、土鳖虫、水蛭各 100g,柴胡 50g,丹参 30g,大黄 15g。

制用法 将上药共研为细末,装入胶囊,每粒 0.5g,每次服 3g,用温开水送服。2 个月为 1 个疗程,复查肝功能及超声波,如 1 个疗程未愈者,可进行第 2、3 个疗程。

疗效 用本方治疗肝硬化患者 67 例,其中痊愈 49 例,显效 5 例,有效 10 例,无效 3 例。痊愈的 49 例中,1 个疗程治愈者 18 例,2 个疗程治愈者 22 例,3 个疗程治愈者 9 例。痊愈者,经随访 2 年,均未见复发。

【处方 2】 当归 30～60g,川芎、黄芪、薏苡仁、泽兰叶、郁金各 20g,柴胡

10g,三七粉（分冲）3g。本方亦可随症加减。

制用法 每天1剂,水煎服。对照组54例,用20%肌苷口服液20ml,维生素C 0.5g,每天3次口服。均3个月为1个疗程。

疗效 用上药治疗早期肝硬化158例(其中治疗组104例,对照组54例),两组分别显效(症状消失,脾大回缩,肝功能、出凝血时间均复常,血小板>100×10⁹/L)51例、3例,好转44例、28例,无效9例、23例,总有效率分别为91.3%,57.4%。

【处方3】 黄芪、丹参各20g,赤芍12g,桃仁、穿山甲(代)各10g,三棱、莪术、土鳖虫、败酱草、山豆根、虎杖、黄精各15g。

加减 气虚者,加党参等;肝郁气滞者,加郁金、柴胡、佛手;湿甚者,加茯苓、砂仁;脾肾阳虚者,加附子、肉桂;阴虚者,加山茱萸、生地黄。

制用法 每天1剂,水煎服。

疗效 应用上药治疗早期肝硬化患者62例,用3~6个月后,治愈53例,好转7例,无效2例。

【处方4】 赤芍、川芎、桃仁、红花、柏子仁、牛膝、当归、枸杞子、石斛各10g,甘草6g。

加减 口干加芦根;阴虚加西洋参;便秘加大黄;腹痛加白芍、木香;腹水加商陆、牵牛子、猪苓、泽泻;脾虚加白术、茯苓。

制用法 治疗组38例,每天1剂,水煎服。对照组36例,常规保肝、降脂。均3个月为1个疗程。低脂饮食,禁烟酒。

疗效 采用上药治疗肝硬化患者,两组分别临床痊愈13例、9例,显效20

例、17例,有效各3例,无效2例、7例。

肝硬化腹水

【处方1】 鸡血藤50g,檀香、杠板归各20g,白花蛇舌草、雷公藤各10g,蟑螂10只,茜草、虎杖各30g。

制用法 每天1剂,水煎后,频服(或代茶饮),以大便每天3~5次为度。腹水消失后,再制成生药散剂,每天100g水冲代茶饮。适当限盐。

疗效 用上药治疗肝硬化腹水90例,其中临床治愈63例,显效18例,有效7例,无效2例,总有效率为97.78%。

【处方2】 柴胡、茵陈、当归各10g,黄芪40g,丹参、茯苓各30g,炒白术、猪苓、泽泻、大腹皮、醋鳖甲、炒山药各20g,党参、郁金各15g,砂仁6g,三七粉5g。

加减 胁痛加延胡索、白芍;衄血加白茅根、茜草;黄疸加龙胆草、黄柏;腹胀加莱菔子、厚朴、鸡内金、木香。

制用法 每天1剂,水煎服;30天为1个疗程。腹胀难忍用利尿药。

疗效 用上药治疗肝硬化腹水30例,用2个疗程,治愈19例,好转10例,无效1例,总有效率为96.7%。

【处方3】 白术、茯苓、黄芪、白芍、丹参各20g,泽泻、防己、枸杞子、莪术各15g,车前子、党参各30g,鳖甲、三棱各10g。

制用法 治疗组56例,每天1剂,水煎分3次服。对照组52例,用螺内酯100mg,呋塞米40mg,白蛋白5g,静脉滴注,每天1次。均每天进水量≤1L,限钠。

疗效 应用上药治疗肝硬化腹水患者,两组分别治愈22例、12例,显效20例、11例,有效12例、19例,无效2例、10

例,总有效率为 96.4%,80.8%($P <$ 0.05)。

【处方 4】 醋鳖甲、茵陈蒿、丹参、炒白术、炙黄芪、淫羊藿、大腹皮、猪苓、茯苓、泽泻、白茅根各 20g,莪术、党参、五味子各 15g,柴胡 9g。

制用法 两组各 28 例。治疗组将上药水煎服,每日 1 剂。与对照组均西医常规治疗。均 10 天为 1 个疗程。

疗效 中西药结合治疗肝硬化腹水患者,用 3 个疗程,结果:两组分别显效(腹水及全身症状消失或缓解;肝功能基本复常,B 超示肝脾缩小)13 例、8 例,有效 14 例、12 例,无效 1 例、8 例,总有效率为 96.4%,71.4%($P > 0.05$)。

【处方 5】 阿魏、硼砂各 6g,麝香 0.6g,猪膀胱 1 具,白酒 500ml。

制用法 将前 3 味药共研为极细末后,与白酒同放在猪膀胱内,用细线扎好,敷在神阙穴。一般固定 3 日即可见效。治疗过程中无不良反应。

疗效 应用上法治疗肝硬化腹水 15 例,其中痊愈 14 例,有效 1 例。如果使用本法 3 次效果不明显,宜采用其他方法治疗。

急性胰腺炎

【处方 1】 金银花、蒲公英、罗布麻、野菊花各 30g,柴胡、广木香、延胡索、枳实各 15g,郁金、大黄（后下）、玄明粉各 10g。

制用法 将上药水煎,每天 1~2 剂。禁食者药液经胃管注入,夹管 30~60 分钟。

疗效 用本方治疗急性胰腺炎患者 81 例,经服药 3~6 剂后,其中,痊愈 75 例,显效 6 例,有效率为 100%。

【处方 2】 柴胡、郁金、厚朴、陈皮、青皮、川楝子、延胡索各 15g,黄连、半夏、枳实、木香、芒硝（分冲）各 10g,大黄（后下）、紫苏子各 20g,蒲公英 30g,莱菔子 30g。

加减 湿热甚者,加茵陈、龙胆;呕吐甚者,加赭石、竹茹;热甚者,加金银花、连翘;血瘀者,加桃仁、赤芍;吐蛔者,加槟榔、使君子;大便每日>4 次者,去芒硝,大黄减量。

制用法 每天 1~3 剂,水煎分 2~6 次服。并输液,抗休克,纠正水、电解质及酸碱平衡紊乱等西医常规治疗。

疗效 用上药治疗急性胰腺炎 45 例,均愈。

【处方 3】 柴胡、枳实、木香、青皮、胡黄连各 12g,延胡索、黄芩各 15g,白芍、赤芍、连翘各 20g,生大黄（后下）9~15g,金银花、蒲公英各 30g,芒硝（分冲）9g。

制用法 治疗组 60 例,将上药水煎服,每天 1 剂。并用复方丹参注射液 20ml,加液体,静脉滴注,每天 1 次;用 10 天。与对照组 30 例,均西医常规治疗,禁食。

疗效 用上药治疗急性胰腺炎患者,两组分别临床痊愈 48 例、18 例,显效 8 例、6 例,有效 3 例、4 例,无效 1 例、2 例,总有效率分别为 98.3%,93.3%。

【处方 4】 大黄、黄连、连翘、桃仁、红花、知母各 10g,枳实、厚朴、柴胡各 15g,麦冬、金银花各 20g,蒲公英 30g。随症加减。

制用法 每天 1 剂,水煎服（或鼻饲）;用 7 天。并抑制胰腺分泌,维持水、电解质及酸碱平衡,对症处理。禁食。

疗效 应用上药治疗急性胰腺炎 71 例,治愈 55 例,好转 14 例,死亡 2 例,总有效率 97.2%。

【处方 5】 豨莶清胰方(含豨莶草、茜草、柴胡、黄芩、黄连、厚朴、木香、生大黄、金银花、赤芍)。

制用法 两组各 25 例。治疗组用豨莶清胰方 80ml,8 小时 1 次口服(或胃管注入);7 天为 1 个疗程。与对照组均镇痛、抑酸抑酶、改善微循环、抗感染;禁食,胃肠减压,补液,营养支持,维持水、电解质平衡等。

疗效 应用上药治疗急性胰腺炎患者,两组分别痊愈 15 例、11 例,显效 5 例、4 例,有效 3 例、4 例,无效 2 例、6 例,总有效率为 92.0%、76.0%(P<0.05)。

急性胆道感染

【处方 1】 生大黄、玄明粉各 10g。

加减 若感染较重者,加龙胆 6～10g。如解大便,腹痛减轻,发热渐退,则可减量或停服。若呕吐、恶心显著,可分次服用。

制用法 将上药用开水约 150ml 浸泡 5 分钟,去渣,取上清液口服,每天 1 次或 2 次。

疗效 用上药治疗非重症急性胆道感染患者 119 例,其中在 2 天内痊愈者 110 例,4 天内痊愈者 9 例。

【处方 2】 利胆消炎颗粒。

制用法 治疗组 75 例,用利胆消炎颗粒(含金钱草 30g,茵陈、柴胡、延胡索、桃仁、薏苡仁、枳实、黄芩、白芍、法半夏各 20g,郁金、王不留行、皂角刺各 15g,鸡内金、大黄各 10g,川楝子 12g。制成颗粒剂,每袋 3g。广东肇庆市中医院研制)1袋;对照组 58 例,用消炎利胆片 3 片;均每天 3 次口服;10 天为 1 个疗程。两组均白细胞总数及中性粒细胞升高,用抗生素;寒战、高热用退热药或物理降温;腹痛甚用山莨菪碱。

疗效 用上药治疗急性胆道感染患者,两组分别痊愈 54 例、35 例,显效 14 例、8 例,好转 5 例、12 例,无效 2 例、3 例,总有效率分别为 97.3%,94.8%(P<0.05)。

【处方 3】 柴胡、白芍、延胡索、郁金各 15g,枳壳、香附、川楝子各 12g,川芎 10g,黄芪 30g,甘草 6g。

加减 胆石症及 B 超确诊瘀积性胆囊炎加金钱草、海金沙各 20g,鸡内金 12g,王不留行、沉香各 10g。

制用法 每天 1 剂,水煎服。

疗效 采用上药治疗胆道疾病 131 例,用 4 周,治愈 47 例,显效 66 例,有效 16 例,无效 2 例。

胆 囊 炎

【处方 1】 熊胆、广郁金、姜黄各 10g,茵陈蒿 20g。

制用法 将上药研为细末后制成散剂,装入胶囊后备用。用时,每天服 3 次,每次服 2～3g。

疗效 用上药治疗急性胆囊炎患者 17 例,均获治愈。

【处方 2】 清化利胆丸(含柴胡 80g,半夏、木香各 90g,黄芩、郁金、枳壳各 100g,丹参 120g,金银花、连翘各 150g,茵陈、金钱草、蒲公英各 300g,大黄 60g。制成水丸。湖北省孝感市中医院研制)。

制用法 用清化利胆丸 10g,每天 2 次或 3 次口服;3 个月为 1 个疗程。禁烟、酒、茶、辛辣及肥腻之品。

疗效 用上药治疗慢性胆囊炎 268 例,其中痊愈 172 例,有效 93 例,无效 3 例,总有效率为 98.9%。

【处方 3】 黄芩 15～30g,柴胡、枳实、赤芍各 10～15g,大黄 6～15g,香附 10g,龙胆 15g。

制用法 治疗组 38 例,每天 1 剂,水煎服。对照组 36 例,西医常规治疗。

疗效 两组分别显效(症状、体征消失;白细胞、中性粒细胞均复常)32 例、20例,有效 5 例、12 例,无效 1 例、4 例,总有效率分别为 97.4%,88.9%。治疗组疗效明显优于对照组(P<0.05)。

【处方 4】 柴胡、黄芩、丹参各 15g,半夏 10g,白芍、瓜蒌皮各 20g,延胡索 6g,贝母 3g,甘草 5g。

加减 气滞者加青皮、陈皮、苦楝根皮、郁金;湿热甚加龙胆、蒲公英、栀子、金钱草、车前子;便秘加大黄。

制用法 治疗组 50 例,将上药水煎服,每天 1 剂,分 3 次服。对照组 46 例,用氨苄西林 0.5g(过敏用氧氟沙星片

0.2g),消炎利胆片 5 片,每天 3 次口服。均 21 天为 1 个疗程。

疗效 应用上药治疗慢性胆囊炎患者,用 2 个疗程,两组分别治愈 26 例、15例,显效 12 例、7 例,有效 10 例、11 例,无效 2 例、13 例,总有效率 96.0%,71.7%(P<0.01)。

【处方 5】 清肝利胆排石丸(含茵陈蒿、金钱草各 20g,柴胡、栀子、生大黄、鸡内金、广木香、枳实、白芍各 10g,虎杖 15g,酸泡根 30g,生甘草 6g)。

制用法 两组各 100 例。治疗组用清肝利胆排石丸 8g,每天 2 次温开水送服。对照组用胆舒胶囊 0.9g,每天 3 次口服。

疗效 应用上药治疗慢性结石性胆囊炎患者,用 3 个月,结果:两组分别治愈 12 例、10 例,显效 48 例、31 例,有效 27 例、25 例,无效 13 例、34 例。

十、泌尿、生殖系统疾病

急 性 肾 炎

【处方 1】 白茅根 50g,益母草、泽泻、半边莲各 25g,车前子、猪苓各 20g,大腹皮 15g。

加减 风寒侵袭型加麻黄、紫苏叶各 15g;水湿浸渍型加木通 20g,茯苓 25g,桂枝 15g;湿热蕴结型加蒲公英、竹茹各 15g,生地黄 25g;腹胀、便秘或有氮质血症者加槟榔、黑牵牛子、白牵牛子、厚朴、大黄、芒硝;血压持续不降者重用黄芪(50g 以上)、丹参、川芎;蛋白尿始终不消者加黄芪、石韦、大黄、泽泻;尿中持续见红细胞者加生地榆、生柏叶;有血瘀征象者加丹参、川芎;合并咽炎者加金银

花、蒲公英、生地黄;伴恶心者加竹茹、半夏。

制用法 将上药水煎,每天 1 剂,早、晚各服 1 次。

疗效 用上方治疗急性肾炎患者 110 例,治愈 87 例,显效 14 例,有效 9例,其中,经 1～2 周治愈者 54 例,3～4周治愈者 17 例,4 周以上治愈者 16 例。治愈时间最长者 45 天,最短者 7 天,平均为 25 天。

【处方 2】 白花蛇舌草、薏苡仁、白茅根、益母草各 30g,牛蒡子、苍术、草薢各 20g,连翘、牛膝各 15g,黄芩、蝉蜕、佩兰各 10g,陈皮 6g。本方亦可随症加减。

制用法 将上药水煎服,每天 1 剂。

酌用西药对症处理。

疗效 用上药治疗急性肾小球肾炎96例,其中临床痊愈73例,显著好转17例,好转6例,总有效率为100%。

【处方3】 金银花、连翘、白茅根各30g,黄芪、党参、益母草、生地黄、车前子、车前草各20g,白术、陈皮、黄芩、山药、枸杞子、茯苓、泽泻、牡丹皮各10g。

加减 风寒型者,加麻黄6g(高血压除外);风热型者,减党参、白术,加蒲公英30g;湿热毒型者,加蒲公英、紫花地丁各30g,苦参10g;血瘀型者,加丹参30g,益母草15g。本方可随症加减。

制用法 每天1剂,水煎服。链球菌感染者,用青霉素静脉滴注。

疗效 用上药治疗急性肾炎50例,其中治愈38例,好转12例,总有效率为100%。

【处方4】 肾炎灵合剂。

制用法 用自制肾炎灵合剂(含黄芪50g,生地黄、鱼腥草、白茅根、蒲公英、金钱草各20g,黄柏、藕节炭各15g,益母草、马鞭草、栀子、金樱子、山药各10g,甘草5g。水煎3次,取滤液,减压浓缩至100ml,加尼泊金适量)30ml,每天3次口服。西医对症处理。不用激素及免疫抑制药。

疗效 用上药治疗急性肾炎30例,痊愈21例,有效8例,无效1例,总有效率为96.67%。

【处方5】 蒲公英、白花蛇舌草、薏苡仁、益母草、白茅根各30g,连翘10g,车前子、丹参、大蓟、小蓟各15g,茯苓20g。

加减 水肿甚加猪苓、泽泻;血压高加天麻、菊花、罗布麻叶;血尿加墨旱莲、三七粉;蛋白尿加蝉蜕。

制用法 每天1剂,水煎服。

疗效 用上药治疗急性肾炎60例,其中痊愈40例,好转18例,无效2例。

慢 性 肾 炎

【处方1】 益母草、半边莲各30g,熟地黄12~30g,枣皮、牡丹皮各6g,茯苓、泽泻、怀山药各12g。

加减 若尿黄者,加茅根30g;若腰痛者,加续断15g,杜仲、牛膝各12g;若舌苔黄腻,脉滑数,尿少黄等湿热重者,加黄柏10g,凤尾草30g;若肾阳虚者,加附片10g;若脾虚食少便溏者,加芡实12~30g,莲子12g;若气虚者,加黄芪12~30g,党参12g。

制用法 将上药水煎,分2次服,每天1剂。

疗效 用上药治疗慢性肾炎患者10例,均获治愈。其中服药最少者24剂,最多者392剂,平均124剂。观察最短者半年,最长者7年,均未再复发。笔者用本方治疗慢性肾炎患者4例,平均服药30剂,隐匿性肾炎2例,均获痊愈。

【处方2】 黄芪30g,茯苓、白术、赤芍、牡丹皮各15g,党参、丹参各20g。本方可随症加减。

制用法 每天1剂,水煎服。对照组30例,用桂附地黄丸6g,每天3次口服。连续用药2个月。

疗效 用上药治疗慢性肾小球肾炎60例(治疗组与对照组各30例),两组分别完全缓解3例、1例,基本缓解15例、3例,好转11例、13例,无效1例、13例,总有效率为96.7%、56.7%(P<0.01)。

【处方3】 熟地黄、山药、茯苓各15g,山茱萸、泽泻、牛膝各10g,车前子30g(水肿甚增至100~150g),肉桂、附子各7g。

加减 肾虚型加胡芦巴、巴戟天、枸杞子各10g;脾肾阳虚型加党参30g(或人参8g),麦冬、白果各10g,焦白术15g,陈皮20g;脾肺两虚型加党参30g(虚甚用人参10g),麦冬、五味子各8g,生地黄、地骨皮各15g。

制用法 每天1剂,水煎服。

疗效 用上药治疗慢性肾炎172例,治愈92例,好转65例,有效12例,无效3例,总有效率为98.3%。

【处方4】 生黄芪30g,党参、熟地黄、茯苓各15g,枸杞子、补骨脂、甘草各10g。

加减 风水相搏加防风、泽泻;湿毒浸淫加金银花、蒲公英;水湿浸渍加桑白皮、苍术;脾胃虚弱加干姜、附子;肾阳衰微加肉桂、淫羊藿;瘀水互结加川芎、红花。

制用法 治疗组68例,将上药水煎服,每日1剂。与对照组69例,均用洛汀新10mg,每天顿服。泼尼松1mg/kg,口服;2个疗程后减量。均抗感染,维持电解质及酸碱平衡等。均10天为1个疗程。低盐饮食。

疗效 应用上药治疗慢性肾小球肾炎患者,用3个疗程,结果:两组分别治愈14例、8例,显效21例、19例,有效28例、25例,无效5例、17例,总有效率为92.6%、75.4%($P<0.05$)。

尿 毒 症

【处方1】 岐黄丹(含苍术、砂仁、草豆蔻各50g,冬虫夏草、石韦、金钱草各40g,青皮、枳壳、香橼、沉香各35g,檀香、佛手、郁金、金银花各30g,牛黄20g,鸡内金25g。提制成红色糖衣片。)

制用法 用岐黄丹3片,每天3次口服;45天为1个疗程。连续用药至症状消失。

疗效 用上药治疗尿毒症480例,其中显效(症状消失或减轻;内生肌酐清除率提高30%,血肌酐降低≥30%)187例,有效211例,无效82例,总有效率为82.9%。

【处方2】 生黄芪、土茯苓各20g,生白术、茯苓各5g,泽泻8g,竹茹、大黄各4g,葶苈子6g,丹参15g,生牡蛎17g。

制用法 将上药研末,过120目筛,布包。每天1剂,水煎服。如CO_2结合力<15mmol/L,用碳酸氢钠2g,每天3次口服。对症处理。低蛋白饮食。3个月为1个疗程。

疗效 用上药治疗尿毒症晚期64例,其中显效(症状消失;肾功能提高1级)14例,有效48例,无效2例,总有效率为96.9%。血肌酐治疗前后比较有显著差异($P<0.05$)。

【处方3】 黄芪20~60g,薏苡仁、黑大豆、山药、丹参、白茅根各15g,益母草20g,赤芍12g,甘草10g。本方亦可随症加减。

制用法 每天1剂,水煎服。并用泼尼松40~80mg,每天分3~4次口服,病情稳定后渐减量;疗效不明显改用地塞米松。抗感染、降压等。

疗效 中西医结合治疗慢性肾炎蛋白尿47例,完全缓解22例,基本缓解11例,好转13例,无效1例,总有效率为97.9%。

【处方4】 肾药Ⅲ号灌肠液(含生大黄、煅牡蛎、巴戟天、蒲公英各30g,槐花炭12g。水煎2次,取浓缩滤液250ml)。

制用法 治疗组52例,用肾药Ⅲ号灌肠液250ml,保留灌肠>1小时,每晚1

次;以每天大便 2～3 次为度。对照组 52 例,用肾衰宁胶囊 4 粒,每天 3 次口服。均降压,改善贫血,纠正酸中毒等。低盐优质蛋白低磷高热量饮食。均 15 天为 1 个疗程。

疗效 应用上药治疗尿毒症患者,两组分别显效(临床症状明显改善;SCr、BUN 降低＞30％)45 例、30 例,有效 6 例、10 例,无效 1 例、12 例,总有效率为 98.1％,76.9％($P<0.05$)。

【处方5】 淡附子、生大黄、黄芪、益母草、车前子、生牡蛎各 30g,炒枳实 10g。

制用法 将上药研末后制成丸剂,每丸重 3g。用时,取 1 丸敷脐中(神阙穴),胶布固定。3～4 日 1 次,8 周为 1 个疗程。对症治疗,停用其他药。

疗效 应用上药治疗尿毒症患者 340 例,用药 4～5 个疗程后,其中显效 113 例,有效 214 例,无效 13 例。透析者(182 例)、非透析者(158 例),总有效率分别为 94.5％,98.1％($P>0.05$)。

慢性肾功能衰竭

【处方1】 黄芪、党参、熟地黄、山药、茯苓、丹参各 15g,牡丹皮、山茱萸各 10g,泽泻 9g,生大黄、甘草各 6g,白花蛇舌草 30g。

制用法 每天 1 剂,水煎服;2 个月为 1 个疗程。酌用抗生素,透析,中药灌肠,支持疗法,控制饮食。

疗效 用上药治疗慢性肾衰竭 50 例,其中显效(症状消失或减轻;肾功能复常或血肌酐下降＞20％)19 例,有效 25 例,无效 6 例,总有效率为 88.0％。血尿素氮、肌酐、血红蛋白治疗前后比较均有显著性差异($P<0.01$)。

【处方2】 大黄、生龙骨、生牡蛎、六

月雪、牛膝各 30g,附子 10g,川芎 15g。

加减 气虚甚者,加生黄芪、党参;血虚甚者,加当归、熟地黄。

制用法 治疗组 34 例,每天 1 剂,将上药水煎,取滤液 150ml 灌肠,每天 1 次。与对照组 32 例,均控制血压、血糖;用利尿药;纠正贫血,纠正水、电解质及酸碱失衡。均 4 周为 1 个疗程。低盐低脂优质低蛋白低磷饮食。

疗效 应用上药治疗慢性肾衰竭患者,用 3 个疗程后,两组分别显效 18 例、10 例,有效 13 例、12 例,无效 3 例、10 例,总有效率为 91.2％,68.7％。

【处方3】 山茱萸、制何首乌、黄精、黄芪、党参、熟地黄、川芎、女贞子各 15g,枸杞子 12g,制附子、肉桂各 7g,山药、丹参、墨旱莲各 10g。

制用法 治疗组 62 例,每天 1 剂,水煎服。对照组 50 例,用复方 α-酮酸片 0.1g/kg,每天分 3 次口服。低蛋白饮食,每天蛋白量控制在 40g 左右。

疗效 应用上药治疗早期慢性肾功能衰竭患者,两组分别显效(自觉症状消失;肾功能提高Ⅰ级)58 例、46 例,有效 4 例、3 例,无效 1 例(为对照组),总有效率为 100％、98.0％。随访 1 个月,SCr 治疗组低于对照组($P<0.01$)。

【处方4】 益肾祛毒药饼(含黄芪、紫苏、积雪草各 3 份,丹参、大黄、川芎、淫羊藿各 1 份,冰片 0.5 份等)。

制用法 上药研粉,过 120 目筛,用 95％乙醇稀释成 1.9％月桂氮草酮溶液,调成糊状,制成直径 5cm、厚 0.8cm 药饼。每个含生药 3g。江苏中医学院研制。取穴:肾俞(双)、神阙。用益肾祛毒药饼穴位贴敷,外用电热离子导入带固定,每次 30 分钟,每日 2 次。28 日为 1

个疗程。

疗效 应用益肾祛毒药饼外敷穴位治疗慢性肾衰竭患者30例,其中显效(症状消失或减轻;CCr增加≥30%)10例,有效16例,无效4例。BUN、SCr、UA及尿量治疗前后比较,均有显著性差异($P<0.01$，$P<0.05$)。

肾病综合征

【处方1】 黄芪注射液。

制用法 治疗组38例,用黄芪注射液20ml,加5%葡萄糖注射液250ml,静脉滴注,每天1次;15～20天为1个疗程,用2～3个疗程。与对照组37例,均每天用泼尼松1mg/kg,晨顿服;8周后症状缓解,渐减至维持量;总疗程1～1.5年。

疗效 中西医结合治疗肾病综合征患者,两组分别治愈23例、15例,好转12例、13例,无效3例、9例,总有效率为92.1%、75.7%($P<0.05$)。

【处方2】 黄芪、熟地黄各15g,党参、白术、木香、厚朴、茯苓、泽泻、车前子、菟丝子、山药、山茱萸、当归、丹参、川芎各10g。

制用法 本方亦可随症加减。治疗组32例,每天1剂,水煎服。与对照组30例,均每天用泼尼松1mg/kg,8周后开始减量,每1～2周减原剂量的10%。激素治疗效果不明显加用环磷酰胺2mg/kg,每天分1～2次口服,累计剂量达6～8g后停药。均酌情利尿、降脂、改善循环等。均8周为1个疗程。

疗效 中西医结合治疗原发性肾病综合征患者,两组分别完全缓解13例、8例,显著缓解11例、6例,部分缓解5例、7例,无效3例、9例。

【处方3】 疏血通注射液(含水蛭、地龙)。

制用法 治疗组68例,用疏血通注射液4～6ml,加5%葡萄糖注射液250ml,静脉滴注,每天1次;15天为1个疗程。与对照组62例,均用泼尼松1～1.5mg/kg,每天清晨顿服;每天≤60mg。均抑制血小板聚集、保肾、利尿消肿、减少尿蛋白等。

疗效 用上药治疗原发性肾病综合征,两组分别完全缓解26例、12例,显著缓解19例、13例,部分缓解16例、19例,无效7例、18例。

【处方4】 肾康[含丁香、肉桂、大黄、土鳖虫各10g,黄芪、黄精各30g,甘遂8g,穿山甲(代)15g]。

制用法 上药研细末,装瓶备用。治疗组40例,取穴:肾俞(双)、涌泉、神阙。用肾康加姜汁、大蒜各适量,调成糊状,外敷,用麝香壮骨膏固定。每晚1次,次日去除。用2个月;再隔1个月,用1个月。与对照组20例,均用泼尼松每日0.8～1.5mg/kg,晨8时顿服,用8周,渐减量,用0.5～1.5年。雷公藤片每次1～2片,每日3次,口服;用12周,间隔4周;再重复用4周,间隔4周。双嘧达莫每次50～100mg,每日3次,口服。

疗效 应用上药治疗原发性肾病综合征患者,两组分别完全缓解35例、14例,基本缓解4例、2例,部分缓解各1例,无效3例(为对照组),总有效率为100%、85.0%。治疗组疗效明显优于对照组($P<0.05$)。治疗后尿蛋白定量、血浆白蛋白、尿素氮、肌酐及尿蛋白转阴日数两组比较均有显著性差异($P<0.01$，$P<0.05$)。分别复发1例、4例($P<0.05$)。

IgA 肾病

【处方1】 黄芪、白茅根各30g,茜草、生地黄、小蓟、马鞭草、枸杞子、菟丝子各15g,丹参、地榆各12g,蝉蜕6g。

加减 咽痛加金银花、连翘、牛蒡子;下焦湿热加滑石、土茯苓、车前子、石韦;皮肤疮疖加蒲公英、白花蛇舌草、重楼;肉眼血尿加炒蒲黄、藕节、荠菜花。

制用法 每天1剂,水煎分3次服。禁生冷、辛辣、油腻之品。用1个月观察治疗效果。

疗效 应用上药治疗IgA肾病36例,完全缓解9例,显著缓解11例,好转13例,无效3例。

【处方2】 黄芪60g,地龙12g,赤芍、红花、桃仁、当归尾、三七各10g。

制用法 治疗组50例,每天1剂,水煎服。对照组46例,用苯那普利10mg,每天顿服。均常规治疗及对症处理。用2个月观察治疗效果。

疗效 用上药治疗IgA肾病患者,蛋白尿、尿红细胞两组分别完全缓解25例、18例,26例、11例;显著缓解15例、10例,16例、11例;好转6例、7例、4例、12例;无效4例、11例、4例、12例;总有效率为92.0%,76.1%;92.0%,73.9%(P均<0.01)。

【处方3】 血尿康胶囊(含生地黄、琥珀、三七、墨旱莲、白及、发酵虫草粉等)。

制用法 两组各50例。治疗组用血尿康胶囊1.35g;对照组用雷公藤多苷片20mg;均每天3次口服。两组均用阿魏酸钠200mg,加5%葡萄糖液200ml,静脉滴注,每天1次。血压高用平能5mg,每天1~2次口服。均30天为1个疗程。

疗效 应用上药治疗IgA肾病血尿患者,中医证候、西医疗效总有效率两组分别为98.0%,74.0%;85.0%,70.0%(P均<0.05)。

肾盂肾炎

【处方1】 生地黄、女贞子、太子参、白花蛇舌草、白茅根、车前草各20g,杜仲、茯苓各12g,白术、土茯苓各10g,益母草15g,甘草6g。

制用法 治疗组100例,每天1剂,水煎后餐后服,对照组100例,用复方磺胺甲噁唑片2片,每天2次口服。均6周为1个疗程。

疗效 采用上药治疗慢性肾盂肾炎患者,用1个疗程后,两组分别痊愈60例、25例,基本痊愈25例、15例,有效10例、40例,无效5例、20例,总有效率为95.0%,80.0%(P<0.05)。

【处方2】 鱼腥草注射液。

制用法 两组各30例。治疗组用鱼腥草注射液(每毫升含生药1g。正大青春宝药业有限公司提供)50ml,每天1次;与对照组均用左氧氟沙星0.2g,每天2次;均加5%葡萄糖液(或生理盐水)250ml,静脉滴注;均体温>39℃,物理降温(或用退热药)。均7~10天为1个疗程。停用其他抗生素。

疗效 采用上药治疗急性肾盂肾炎患者,两组分别痊愈28例、21例,无效2例、9例,总有效率为93.3%,70.0%(P<0.05)。

【处方3】 太子参、生黄芪、生地黄、女贞子、牛膝、丹参、薏苡仁各15g。

制用法 两组各36例。治疗组每天1剂,将上药水煎服。对照组用左氧氟沙星0.1g,每晚临睡前排尿后口服。

疗效 应用上药治疗慢性肾盂肾炎,用 12 周,两组分别痊愈 14 例、6 例,显效 10 例、8 例,有效 7 例、9 例,无效 5 例、13 例,总有效率为 86.1%、63.9%。

肾囊肿

【处方】 益智 30g,桂枝 10g,牵牛子、水蛭各 6g,茯苓 15g,车前子(包)、大腹皮、陈皮、赤芍、牛膝、白术各 12g,黄芪 20g。

加减 腰酸痛者,加杜仲、桑寄生;腹胀、便秘者,加枳实、大黄;脘痞纳差者,加苍术、枳壳;血尿者,加小蓟、白茅根、木通;手足心热、盗汗者,加阿胶、制龟甲、山茱萸。

制用法 每天 1 剂,水煎服;10 天为 1 个疗程。

疗效 采用上药治疗肾囊肿患者 62 例,治愈 40 例,基本治愈 21 例,无效 1 例,总有效率为 98.4%。

特发性水肿

【处方 1】 生黄芪 60g,益母草、生薏苡仁、茯苓皮各 30g,桂枝 10g,泽泻、白术、蝉蜕 15g,赤芍 20g。

加减 阳虚者加熟附子;阴虚者,加女贞子、枸杞子;内热甚者,加栀子、竹叶等。

制用法 每天 1 剂,水煎分 3 次餐前服;10 天为 1 个疗程。用 1～4 个疗程观察治疗效果。

疗效 应用特消汤治疗特发性水肿 68 例,其中治愈 59 例,显效 7 例,有效 2 例。

【处方 2】 郁金、三棱、莪术各 10g,丹参、炒麦芽各 30g,大黄 6g,淫羊藿、巴戟天各 15g。本方亦可随症加减。

制用法 每天 1 剂,水煎后分 2～3 次内服,每周用 6 剂,4 周为 1 个疗程。

疗效 应用上药治疗特发性水肿患者 45 例,治愈 28 例,显效 12 例,好转 3 例,无效 2 例。

【处方 3】 猪苓、茯神、白术、泽泻各 12g,桂枝 9g。

加减 气虚者,加黄芪、党参;血虚者,加当归、熟地黄、阿胶;月经不调者,加香附、续断、益母草。

制用法 每天 1 剂,水煎服。

疗效 应用五苓散治疗特发性水肿 60 例,用 5～10 天后,痊愈 23 例,好转 34 例,无效 3 例,总有效率为 95.0%。

乳糜尿

【处方 1】 生山药、芡实、龙骨、牡蛎、生地黄各 15g,白芍、党参各 12g,益智、萆薢、乌药各 9g。

制用法 将上药水煎,分 2 次服,每天 1 剂,至症状消失后停药。1 周后再服 15～20 剂,以巩固疗效。

疗效 用上药治疗乳糜尿患者 32 例,服药后,症状缓解或消失时间最短为 3 天,最长为 25 天,仅有 2 例复发。经再次服药后症状消失较此前快。

【处方 2】 黄芪、菟丝子、山药、金樱子、芡实各 20g,升麻 12g,白及、炒薏苡仁各 30g,黄柏、茯苓各 15g。

加减 血尿者,加阿胶、三七。

制用法 每天 1 剂,水煎服;10 天为 1 个疗程。尿路感染者,加双黄连粉针剂,静脉滴注。

疗效 用上药治疗乳糜尿 125 例,用 1～3 个疗程后,痊愈 92 例,有效 26 例,无效 7 例,总有效率为 94.4%。

【处方 3】 小蓟、鲜茅根、萆薢、石菖

蒲、牡丹皮、益智、茯苓、生蒲黄、琥珀粉、三七粉。均常规量。

加减 尿夹血块者,加丹参、红花、川芎、当归;尿道灼痛者,加黄柏、滑石、泽泻、车前子;脾虚者,加党参、白术;肾虚者,加乌药、续断。

制用法 每天1剂,水煎分2次或3次内服,10天为1个疗程,连续用药至症状消失止。

疗效 用上药治疗乳糜血尿64例,其中治愈61例,好转3例,总有效率为100%。

【处方4】 黄柏、白果、红花各10g,草薢12g、金樱子、芡实、莲子、石韦各15g。

加减 脾肾气虚加山药、党参、白术、茯苓、黄芪;湿热下注加萹蓄、瞿麦、冬葵子、车前子。

制用法 水煎服。每天1剂,15天为1个疗程。

疗效 用上药治疗乳糜尿123例,痊愈98例,显效12例,有效9例,无效4例,总有效率为96.7%。

【处方5】 茯苓、菟丝子、莲子、芡实、炒白术各15g,山药、黄芪各20g,小茴香、桂枝各8g,露蜂房、白花蛇各10g。

制用法 本方亦可随症加减。每天1剂,水煎服。10天为1个疗程。

疗效 应用上药治疗乳糜尿41例,用2~5个疗程,其中治愈者34例,好转者5例,无效者2例,总有效率为95.1%。

【处方6】 石莲子、熟地黄炭、当归、荠菜花(俗名地菜花)各30g,草薢、车前子、蒲黄、萹蓄各15g,六一散10g。

制用法 将上药水煎服,每天1剂。3~4周为1个疗程。症状消失后,继用

3~4周。休息、低脂饮食。

疗效 应用上药治疗乳糜尿患者276例,用10~27天后,治愈208例,好转52例,无效16例。

血 尿

【处方1】 生地龙(即活蚯蚓)40条,生大蒜、白糖各150g。

制用法 洗去活蚯蚓泥土,置清水内,加入3~5滴食用植物油,让蚯蚓吐出腹中泥土,如此反复2次,至腹中黑线消失呈透明状为止。然后将活蚯蚓放置干净缸内,撒上白糖,不久蚯蚓即化成糖汁。另取生大蒜煎水,煮沸5~10分钟,趁沸时冲入活蚯蚓化成的糖汁即成。凡血尿患者,不分性别、年龄,均可服之。宜空腹趁热尽其量而饮服。本方为1剂量。早、中、晚各服1次。

疗效 用上药治疗血尿患者,一般服1~2天即获痊愈。

【处方2】 金银花、蒲公英各30g,马勃、漏芦、大蓟、小蓟各15g,白术、茯苓、泽泻各10g,红花、丹参、赤芍各12g,生甘草8g。

制用法 将上药水煎3次后合并药液,分早、中、晚3次口服,每天1剂,5剂为1个疗程。

疗效 用本方治疗血尿患者89例,其中痊愈85例,显效4例,总有效率为100%。痊愈者中,服药1个疗程治愈者46例,2个疗程治愈者30例,3个疗程治愈者9例。愈后经随访1~2年,均未见复发。

【处方3】 生黄芪、太子参、淡竹叶各15g,生地黄、麦冬、小蓟、藕节、炒蒲黄、黄芩、连翘各10g,白茅根、益母草各30g。

加减 早期慎用黄芪、太子参;蛋白尿重用黄芪、太子参,加石韦、丹参;感染甚者,加黄柏、白花蛇舌草、生石膏;水肿者,加茯苓、猪苓、泽泻。

制用法 每天1剂,水煎服。

疗效 用上药治疗急、慢性肾小球肾炎血尿29例,其中痊愈26例,好转2例,无效1例。总有效率为96.6%。

【处方4】 黄芪、白茅根各30g,防风6g,炒白术、炒苍术、当归、茜草、墨旱莲各10g,茯苓、生地黄、丹参各12g,山药20g,葛根15g。

加减 急性肾小球肾炎加金银花、黄芩、蒲公英;肾炎性肾病加杜仲炭、山茱萸、枸杞子;热甚去白术、山药,加栀子、小蓟;寒甚减葛根、生地黄、墨旱莲,加干姜、乌药、淫羊藿;偏虚加党参、大枣;火甚加牡丹皮、黄柏、栀子。

制用法 1~2天1剂,水煎分3~6次内服;尿检复常后,再用5剂。配合抗感染治疗,肾炎性肾病常规用激素治疗等。

疗效 用上药治疗小儿肾性血尿28例,均治愈。

尿潴留

【处方1】 泽泻、车前子、白茅根各15g,萆薢、白术、茯苓各12g,桂枝6g,陈皮4g。

加减 若伴尿路感染者,加炒栀子、蒲公英、黄连;若外伤引起者,加鸡血藤、牛膝、三七;若气虚者,加黄芪、党参;若兼阴虚者,加生地黄、麦冬。

制用法 将上药水煎,分2次服,每天1剂。

疗效 用上药治疗尿潴留患者6例,一般在服药2~3剂后开始见效。经本方

治疗,全部病例均获治愈。

【处方2】 桔梗5~10g,琥珀(冲服)3~5g。

制用法 先将桔梗水煎汁约100ml,加入琥珀冲服,每天1次或2次。每天1剂。

疗效 用本方治疗尿潴留患者81例,均获痊愈。其中,用药1剂治愈者35例,2剂治愈者40例,3剂治愈者6例。

【处方3】 蝉蜕30g,生黄芪、益母草各15g,肉桂5g,麦冬、当归、王不留行各10g,车前子(包)12g。

制用法 每天1剂,水煎服。用2剂或3剂。

疗效 上药治疗产后尿潴留68例,均愈。

【处方4】 黄芪25g,升麻、泽泻各10g,酒大黄6g,猪苓、茯苓各15g,肉桂2g,人参8g。

加减 两胁胀痛者,加青皮、乌药;瘀血者,加桃仁、泽兰。

制用法 每天1剂,水煎服。

疗效 用上药治疗产后尿潴留35例,其中治愈34例,无效1例。

【处方5】 当归、苦参、桔梗各10g,贝母15g,甲珠粉(代,分冲)6g,鲜弯脚葱白(切碎,分冲)60g。

加减 气虚加生黄芪;便秘加厚朴、大黄;血瘀加水蛭;阳虚甚加桂枝;湿热甚加黄柏、茯苓。

制用法 每天1剂,水煎分3次内服。

疗效 用上药治疗尿潴留27例,治愈19例,显效4例,有效3例,无效1例。

【处方6】 生半夏15g,大蒜2瓣。

制用法 将上药加水少许,共捣烂为糊状后敷于脐中(神阙穴)、关元穴,上

面覆盖胶布,用热水袋敷其上方,觉热气入腹,即可出现便意,如有灼痛,可将热水袋去掉。一般1～2小时即可见效。小便自解之后,可继续保留1小时左右,以巩固疗效。

疗效 应用上方治疗产后尿潴留患者11例,效果卓著,均获得治愈。

遗 尿

【处方1】 黄芪18g,党参、茯苓、桑螵蛸、枸杞子各12g,益智5g,覆盆子30g,菟丝子15g,山药20g,炙甘草6g。

加减 伴有腰痛不适者,加桑寄生或补骨脂;小腹喜温怕凉,加肉桂或加乌药。

制用法 将上药水煎,早、晚分服,每天1剂。晚上服药后以少饮水为宜。

疗效 用上药治疗的32例遗尿患者,多为成年人,最小16岁,最大54岁;男27例,女5例;发病10年以下者25例,10年以上者7例。32例患者服本方后均痊愈。其中服药最少5剂,最多24剂。随访1～2年未见复发。

【处方2】 党参、黄芪各30～50g,白果仁80～100g,补骨脂、益智各10～15g,桑螵蛸、炒山药、覆盆子各20～30g。

制用法 将上药共研为细末后,装入瓶内备用。用时,成年人每次服10g。小儿酌减。

疗效 用本方治疗遗尿患者70例,一般服药7～10天即获治愈。随访1～2年,均未见复发。

【处方3】 麻黄40g,山茱萸、益智、山药各20g,党参30g,菟丝子、五味子各25g。

制用法 将上药共研为细末,装入瓶内备用。用时,将药末分成20包。5—

8岁每次服半包,8—12岁每次服1包,13岁以上每次服2包。于每晚睡前温开水冲服,1周为1个疗程。

疗效 用本方治疗遗尿患者89例,痊愈88例,有效1例。88例中,服药3次治愈者19例,服药5次治愈者31例,服药7次治愈者20例,服药10次治愈者18例。

【处方4】 补骨脂、益智(均盐炒)各60g。

制用法 将上药共研为细末,分成6包。每天早晨以米汤泡服1包,成年人加倍,6天为1个疗程。

疗效 有人用上药治疗遗尿患者60例,均获痊愈。随访5年,无1例复发。

【处方5】 山药10～30g,乌药、益智、桑螵蛸、山茱萸各10g,五味子6g,煅龙骨、煅牡蛎各20g,炙麻黄4g。

加减 形寒畏冷者,加桂枝;饮食不香者,加鸡内金;夜间不易唤醒者,加石菖蒲、远志;倦怠形弱者,加党参。

制用法 每天1剂,水煎服;5天为1个疗程。

疗效 应用上药治疗遗尿患者106例,用1～2个疗程,治愈97例,好转5例,无效4例。

尿 路 感 染

【处方1】 马齿苋干品120～150g(鲜品500g),红糖90g。

制用法 马齿苋如系鲜品,洗净切碎和红糖一起放入砂锅内加水煎,水量以高出药面为度,煎沸半小时则去渣取汁约400ml,趁热服下,服完药后睡觉盖被出汗。如属干品,则需加水浸泡2小时后再煎。每天服3次,每天1剂。服本方无不良反应。脾虚者亦不必忌。

疗效 用上药治疗急性尿路感染患者53例,均获治愈。其中,临床症状消失时间最短者4小时,最长者3~5天。须继续给药巩固治疗7~15天。

【处方2】 荷叶、豆豉各12g,半夏、枳壳、没药各6g,通草3g。

制用法 将上药水煎,每天1剂,分2次服。

疗效 用上方治疗泌尿系感染患者53例,均治愈。一般服药1或2剂而愈,最多服药6剂。

【处方3】 木通、车前草、萹蓄、瞿麦、白术、乌药、草薢、益智各10g,金银花、连翘各15g,白茅根、小蓟各30g,生大黄5g,生甘草6g。

制用法 将上药水煎服,每天1剂;10天为1个疗程,连续用药至症状消失止。

疗效 用上药治疗尿路感染100例,其中治愈97例,未愈3例。服药期间,禁辛辣之品。

【处方4】 金银花、连翘、山药、菟丝子、杜仲、女贞子各20g,白花蛇舌草、大青叶、车前子、泽泻、黄柏各12g,生地黄15g,甘草6g。

加减 血尿甚加白茅根、牡丹皮;发热加柴胡、薄荷;阴虚热甚加知母、牡丹皮;尿涩痛甚加萹蓄、赤小豆;腰痛加续断、山茱萸。

制用法 每天1剂水煎服。15天为1个疗程。

疗效 用上药治疗中老年妇女复发性尿路感染65例,用1个疗程,临床痊愈48例,显效13例,有效4例。

【处方5】 生地黄、竹叶、金银花各20g,木通、甘草、小蓟、墨旱莲各10g,滑石15g。

制用法 每天1剂,水煎分3次服。

疗效 用上药治疗急性泌尿系统感染31例,用10天,痊愈29例,好转2例,总有效率为100%。

【处方6】 瞿麦、萹蓄、白芍各15g,马齿苋、白头翁、车前草各25g,蒲公英、紫花地丁、猪苓各20g,甘草10g。

制用法 每天1剂,水煎分3次服。1周为1个疗程。停用其他与本病相关药。

疗效 应用上药治疗尿路感染30例,用1~3个疗程,治愈21例,显效4例,有效3例,无效2例。

【处方7】 金银花20g,萹蓄、瞿麦、白花蛇舌草、蒲公英、车前子、黄芪各30g,石韦、茯苓、杜仲、生地黄、黄芩各15g,牛膝、柴胡各12g,乌药10g,大黄5g。随症加减。

制用法 将上药水煎服,每天1剂。治疗组与对照组各40例,均用左氧氟沙星0.2g,每天3次口服。均1周为1个疗程。

疗效 应用上药治疗尿路感染患者,用2个疗程,两组分别治愈28例、15例,显效7例、4例,有效4例、16例,无效1例、5例,总有效率为97.5%,87.5%($P<0.05$)。

【处方8】 食盐。

制用法 用细颗粒状食盐适量,置于脐中(神阙穴),以稍高出腹部为度,胶布(或创可贴)固定,24小时换药1次,3~5日为1个疗程。

疗效 应用食盐敷脐治疗急性泌尿系感染患者36例,均获得治愈。随访半年,未见复发。

尿 失 禁

【处方】 益智、山药各12g,桑螵蛸

20g,乌药、五味子各 9g,煅龙骨、煅牡蛎各 15g。

加减 肺脾气虚加黄芪、人参、升麻、柴胡;心肾不交合交泰丸;肝肾阴虚合六味地黄丸。

制用法 治疗组 50 例,每天 1 剂水煎服;10 天为 1 个疗程,用 3 个疗程。取穴:肾俞(双)、膀胱俞(双)、关元透中极。穴位埋线,外敷创可贴。1 次为 1 个疗程,疗程间隔 15 天,用 2 个疗程。行盆底肌肉锻炼;收缩二阴,保持 3 秒后缓慢放松。每天 15～30 分钟,每天 2 次。对照组 30 例,用上述中药及盆底肌肉锻炼。

疗效 用上药治疗压力性尿失禁,两组分别痊愈 22 例、9 例,好转 27 例、14 例,无效 1 例、7 例。

尿 频 症

【处方 1】 火麻仁、覆盆子各 15g,杏仁、生白芍各 9g,生大黄 6g,枳壳、厚朴各 5g,桑螵蛸 12g。

制用法 将上药水煎,分 2 次服,每天 1 剂。

疗效 用上药治疗尿频症患者,均在服药 5～7 剂后获得痊愈。

【处方 2】 党参、黄芪各 20g,生大黄(后下)、车前草、茯苓、山药、泽泻、黄连、白术各 10g,生甘草 8g。

制用法 将上药水煎,分 2 次或 3 次口服,每天 1 剂。5 剂为 1 个疗程。

疗效 用本方治疗尿频症患者 31 例,经用药 5～10 剂,痊愈 28 例,显效 3 例。

【处方 3】 蒲公英、半枝莲各 20g,茯苓、山药、木通、泽泻、五味子各 12g,甘草 10g。

加减 若气血两虚者,加生黄芪、全

当归、何首乌各 20～30g;若腰膝酸软无力者,加续断、杜仲、狗脊、牛膝各 10～15g。

制用法 将上药水煎 3 次后合并药液,分早、晚 2 次口服。5 剂为 1 个疗程。

疗效 用本方治疗尿频症患者 68 例,均获治愈。其中,1 个疗程治愈者 21 例,2 个疗程治愈者 30 例,3 个疗程治愈者 17 例。

【处方 4】 马齿苋 150g(鲜品 200g)。

制用法 将上药煎沸数分钟后,分 2 次服。

疗效 用本方治疗尿频症患者 22 例,经用药 3～5 剂后,诸症消失。随访 3 年未见复发。

【处方 5】 党参、黄芪各 20g,当归、升麻、柴胡、白术各 15g,陈皮、炙甘草各 10g。

加减 脾肾气虚加山药、茯苓、山茱萸;肾虚肝郁加刺蒺藜、白芍、香附、淫羊藿;心肾不交加牡丹皮、肉桂、大枣;阴虚阳亢加生地黄、龙骨、牡蛎、生龟甲。

制用法 每天 1 剂水煎服;20 天为 1 个疗程。

疗效 应用补中益气汤加味治疗中老年女性夜间尿频 45 例,显效(夜尿≤1 次,睡眠复常)20 例,好转 18 例,无效 7 例。

遗 精

【处方 1】 金樱子、萹蓄各 30g。

制用法 将上药水煎,每天半剂,每剂分 2 天服,每天服 2 次。

疗效 用上药治疗遗精患者 63 例,均获治愈。服药时间:最短者为 2 天,最长者为 12 天,平均为 6.1 天;症状消失时

间:最早为 2 天,最长为 8 天,平均 3.7 天。其中 31 例,经随访 2 年,仅 2 例复发。有 2 例在服药 1 个月后出现性欲减退,3 个月后康复。凡发作越频繁者,服本方后见效越快,复发者重复应用上方同样有效。

【处方 2】 熟地黄、芡实、仙茅、覆盆子、菟丝子各 15g,山茱萸、生龙骨、生牡蛎、锁阳各 30g,肉苁蓉、枸杞子、桑螵蛸、沙苑子各 20g,韭子 10g,金樱子 12g。

加减 心慌、多梦者,加柏子仁、炒枣仁;腰痛甚者,加牛膝、杜仲;口干、五心烦热者,加知母、牡丹皮;小便频黄赤者,加黄柏、黄连;头晕、耳鸣甚者,加天麻、磁石;形寒肢冷、夜尿频者,加肉桂、附子。

制用法 将上药水煎服,每天 1 剂。服药期间,禁食辛辣肥甘寒凉之品,禁房事。

疗效 用上药治疗遗精症 26 例,全部治愈。8 例随访半年,均未见复发。

【处方 3】 炒枣仁 30g。

制用法 每天 1 剂,水煎服。

疗效 用上药治疗遗精者 28 例,治愈 25 例,好转 3 例,总有效率为 100%。

【处方 4】 金樱子 30g,刺猬皮、莲子、五味子、菟丝子、莲须各 10g,煅龙骨、牡蛎(均先煎)、沙苑子、芡实各 15g。

制用法 治疗组 34 例,将上药水煎服,每天 1 剂。心肾不交型合知柏地黄丸;气不摄精型合补中益气丸;精关不固型合金匮肾气丸;湿热下注型合龙胆泻肝丸。对照组 26 例,用地西泮片 2.5mg,每天 1～3 次;谷维素片 10mg,每天 3 次;口服。避劳累、节房事、饮食清淡等。

疗效 应用上药治疗遗精患者,用药 30 天,随访 3 个月,两组分别近期治愈 16 例、5 例,显效 10 例、4 例,有效 6 例、8 例,无效 2 例、9 例。

【处方 5】 五倍子、黄连、肉桂各 10g,食盐 3g。

制用法 将上药共研为极细末,过 100 目筛后装瓶备用。治疗时用温水将神阙穴洗净,取药末适量用食醋调成糊状,敷于神阙穴上,外用胶布固定。每日换药 1 次,10 日为 1 个疗程。用药期间,禁辛辣刺激性食物,禁烟酒,内裤不宜过紧,节制房事,清心寡欲,安定神志。

疗效 采用本方治疗遗精患者 56 例,其中痊愈 51 例,无效 5 例。治愈率为 91.1%。

男性不育症

【处方 1】 淫羊藿、肉苁蓉、菟丝子、枸杞子各 30g,车前子、生地黄各 25g,牡丹皮、赤芍、草薢各 15g,炙甘草 10g。

制用法 将上药水煎,分早、晚空腹服,每天 1 剂。1 个月为 1 个疗程。

疗效 用本方治疗男性不育症患者 35 例,其中,痊愈者 28 例,显效 5 例,无效 2 例。

【处方 2】 附子 6g,山茱萸、枸杞子各 15g,杜仲 10g,肉桂 4g,山药、熟地黄各 20g,甘草 1g。

制用法 每天 1 剂,水煎服;30 天为 1 个疗程。禁烟酒、绿豆及辛辣刺激之品,节房事。

疗效 用上药治疗男性不育症 60 例,痊愈 46 例,有效 12 例,无效 2 例,总有效率为 96.7%。

【处方 3】 黄芪、党参、枸杞子、何首乌、大枣各 15g,升麻、甘草各 5g,陈皮、白术、生地黄、黄柏、巴戟天、淫羊藿、车前子、砂仁、山茱萸各 10g,柴胡 6g。

制用法 每天 1 剂,水煎分 3 次内服。1 个月为 1 个疗程。

疗效 用上药治疗男性不育症 60 例,用 1 个疗程,治愈 39 例,好转 17 例,无效 4 例。

【处方 4】 生地黄、熟地黄、山药、肉苁蓉、党参各 15g,山茱萸、枸杞子、黄精、丹参、续断、仙茅、地龙、黄柏、炒韭菜子、当归各 10g,菟丝子、淫羊藿、紫河车各 12g,生黄芪 30g,田七、甘草各 5g。

制用法 每天 1 剂水煎服,3 个月为 1 个疗程。

疗效 应用自拟促精汤治疗男性不育 60 例,用 1 个疗程,治愈 48 例,有效 10 例,无效 2 例,总有效率为 96.7%。

【处方 5】 温阳广嗣丹(含巴戟天、淫羊藿、菟丝子、熟地黄、红花、香附、人参各 30g,花椒 6g)。

制用法 上药共研为细末,装入瓶中备用。取穴:神阙。用温阳广嗣丹 10g,温开水调成糊状,贴敷于穴位,纱布覆盖,胶布固定,3 日换药 1 次,10 次为 1 个疗程。

疗效 采用温阳广嗣丹贴脐治疗男性不育症患者 120 例,用 5 个疗程后,其中治愈者 50 例,显效者 43 例,有效者 20 例,无效者 7 例,总有效率为 94.2%。

不 射 精 症

【处方 1】 淫羊藿、蛇床子、覆盆子、黄精、炙鳖甲各 30g,全当归、穿山甲、党参、枸杞子各 20g,柴胡、枳实、郁金、王不留行各 10g,石菖蒲、麻黄各 8g,蜈蚣 4 条。

制用法 将上药水煎,每天 1 剂,20 天为 1 个疗程。1 个疗程结束后,隔 5 天

行下 1 个疗程。

疗效 用本方治疗不射精症患者 88 例,经用药 2～4 个疗程,痊愈 75 例,显效 6 例,好转 4 例,无效 3 例。

【处方 2】 黄芪、党参各 30g,菟丝子、覆盆子、韭菜子、枸杞子、山茱萸、淫羊藿、熟地黄、山药、白花蛇舌草各 15g,路路通、补骨脂、牛膝、石斛、仙茅各 10g,马钱子 0.5g,蜈蚣 2 条。

制用法 将上药水煎 3 次后合并药液,分 2 次或 3 次口服,每天 1 剂,15 剂为 1 个疗程。

疗效 用本方治疗不射精症患者 186 例,经用药 1～3 个疗程后,其中,治愈 169 例,好转 10 例,有效 3 例,无效 4 例。

【处方 3】 巴戟天、淫羊藿各 20g,山茱萸、枸杞子、菟丝子、桑葚、生地黄各 12g,远志、炙甘草各 10g。

制用法 将上药水煎,每天 1 剂,分 2 次或 3 次口服,20 天为 1 个疗程。

疗效 用本方治疗不射精症患者 46 例,经用药 1～3 个疗程后,其中,痊愈 38 例,显效 4 例,好转 3 例,无效 1 例。

【处方 4】 枸杞子、菟丝子、桃仁、牛膝、山茱萸、白芍、车前子各 15g,肉苁蓉、当归、沉香、柴胡各 12g,石菖蒲 10g,干蜈蚣(研末,分吞)2 条。

加减 心肾不交者,加知母、黄柏各 10g,龟甲 15g;肾阳亏虚者,加制附子 8g,淫羊藿 12g;肝气郁结者,加郁金、香附各 12g;瘀血内阻者,加穿山甲(代)、路路通各 15g;湿热下注者,加龙胆、栀子各 10g。

制用法 每天 1 剂,水煎服;15 天为 1 个疗程。配合心理疏导。禁烟酒、辛辣、煎炒油腻之品。

疗效 用上药治疗不射精症 45 例,

用 1～6 个疗程,痊愈 38 例,有效 5 例,无效 2 例。

【处方 5】 柴胡、当归、八月札、王不留行、石菖蒲、白芍各 10g,郁金、香附、路路通各 15g,丹参 20g,穿山甲(代,炮)、生麻黄各 6g。

加减 肝郁化热者加龙胆、栀子;瘀血加桃仁、红花;湿热蕴结加黄柏、萆薢;肾精亏虚加淫羊藿、巴戟天。

制用法 治疗组 76 例,将上药水煎服,每天 1 剂。对照组 74 例,用左旋多巴片 250mg,每天 3 次口服。均 30 天为 1 个疗程。

疗效 应用上药治疗功能性不射精症患者,两组分别治愈 32 例、18 例,有效 27 例、25 例,无效 17 例、31 例,总有效率为 77.6%,58.1%($P<0.05$)。

早　泄

【处方 1】 五倍子 20～30g。

制用法 将上药用文火水煎 30 分钟,再加入适量温开水,趁热熏蒸龟头,待水温降至 40℃左右,可将龟头浸入其中 5～10 分钟。每晚 1 次,15 天为 1 个疗程。治疗期间禁房事。

疗效 用本方治疗早泄患者 21 例,经用药 1～2 个疗程后,治愈 18 例,显效 3 例。

【处方 2】 细辛、淫羊藿、丁香各 20g,95%乙醇 100ml。

制用法 将前 3 味药浸入乙醇中,每日摇匀 3 次或 4 次,15 天后即可应用。用时,以浸出液搽涂龟头部位,经用药 2～3 分钟后即可行房事。

疗效 用本方治疗早泄患者 59 例,经用药 2～6 次,均获治愈。

【处方 3】 五倍子 15g,白芷 10g。

制用法 将上药共研为细末,用醋及水各等份,调成面团状,临睡前敷肚脐(神阙穴),外用纱布盖上,胶布固定,每天 1 次,连敷 3～5 天。

疗效 用本方治疗早泄患者 39 例,经用药 2～6 天后,均获痊愈。

【处方 4】 露蜂房、白芷各 10g。

制用法 将上药烘干研末,醋调成面团状,临睡前敷于神阙穴上,外用纱布盖上,固定,每天 1 次。

疗效 用上药治疗早泄 43 例,全部治愈。

【处方 5】 芡实、金樱子、龟甲各 30g,沙苑子、肉苁蓉、菟丝子各 20g,五味子、远志各 10g,莲子、茯苓各 15g。

制用法 两组各 30 例。治疗组将上药水煎服,每天 1 剂。用 8 周。与对照组均用安特尔(十一酸睾酮胶囊)早、晚分别 80mg、40mg,口服。4 周后,改为 40mg,每天 2 次口服,用 4 周。

疗效 用上药治疗早泄患者 30 例,两组分别显效(能控制射精或射精发生在性交后 2 分钟)10 例、3 例,有效 16 例、7 例,无效 4 例、20 例。

【处方 6】 煅龙骨 20g,煅牡蛎 30g,太子参、生地黄、天冬各 10g,五味子、炙远志、黄柏各 6g,砂仁、生甘草各 3g。

制用法 每日 1 剂,水煎服。

疗效 应用上药治疗阴虚火旺型早泄 52 例,用 8 周,结果:治愈 15 例,有效 23 例,无效 14 例。

阳　痿

【处方 1】 蜈蚣 18g,白芍、当归各 60g,甘草 90g。

制用法 先将白芍、当归、甘草晒干研为细末,过 90～120 目筛,然后将蜈蚣研细,再将以上药粉混合均匀,分为40包(也可制成水丸)。本方中蜈蚣不得去头足或烘烤,以免减效。用时,每次服半包至1包,早、晚各服1次,空腹用白酒或黄酒送服。半个月为1个疗程。服药中忌食生冷,忌气恼。

疗效　用上药治疗阳痿患者737例,其中近期治愈(指半年内)655例,好转并继续治疗者77例,无效5例。起效时间:最早在当天或第2天见效。最晚见效可在25天后,一般3～7天见效。伴有前列腺炎者,一般须同时治疗。如阴茎勃起坚而有力,同房能成功后,仍须服药巩固10～15天,愈后仍须忌食生冷,忌气恼。仅个别患者用药后颜面或下肢轻度水肿,手、足心痒,不需治疗或停药,可自行消失。

【处方2】　牛鞭1根,韭菜子25g,淫羊藿、菟丝子各15g。

制用法　将牛鞭置瓦片上文火焙干,磨细;淫羊藿加少许羊油,置于铁锅内用文火炒黄(不要炒焦),再将韭菜子、菟丝子磨成细面,然后将上药混匀后装瓶备用。用时,每天晚饭后用黄酒冲1匙,或将1匙药粉加入蜂蜜为丸,用黄酒冲服。

疗效　笔者用上药治疗阳痿患者3例,均获治愈。

【处方3】　淫羊藿52g,蛇床子36g,蜈蚣15g,冰片9g。

制用法　将上药研为极细末,装入瓶中密闭备用。用时,取药末适量,捣葱汁将药末搅匀,至药粉湿润即可,再将药物纳入神阙穴(脐中),然后用双手拇指交替按脐中,睡前与晨起各做1次,每次揉按10～20分钟。

疗效　应用神阙穴贴药治疗阳痿患者,效果卓著。使用本方时,如出现恶心、腹部不适者,可暂时停止治疗。待症状消失后再继续用药。

十一、内分泌系统疾病

甲 状 腺 肿

【处方1】　昆布、土茯苓、海藻各15g,陈皮、法半夏、甘草、大贝母、炮山甲、白芷各9g,赤芍12g。

制用法　将上药水煎2次,药液合并400ml。每天早、晚饭后服200ml。同时,外用轻樟膏:按囊肿大小取膏药1张(镇江膏药或伤湿止痛膏)掰开摊匀,先撒轻粉少许,再撒上樟脑一层,然后,用火柴点燃樟脑,随即吹熄,如此3次,趁热贴于囊肿上,3～5天换药1次。

疗效　用上药治疗甲状腺肿患者7例,一般在服药10剂左右囊肿逐渐变软变小,轻者10天左右治愈,重者则1个月左右治愈。

【处方2】　海螵蛸100g,昆布、海藻、夏枯草各150g。

制用法　将上药共研为细末后蜜制成丸,每丸重7g,用时,每天服2次,每次服1丸。连续服3个月为1个疗程。

疗效　用上药治疗地方性甲状腺肿患者70例,其中治愈35例,有效30例,无效5例。

【处方3】　夏枯草30g,生龙骨、生牡蛎各20g,土鳖虫、何首乌、白芍各15g,三棱、莪术各8g,贝母10g,生甘草6g。

制用法　将上药水煎,每天1剂,分

3 次口服,1 个月为 1 个疗程。

疗效　用本方治疗甲状腺肿患者 38 例,其中,痊愈 35 例,有效 2 例,无效 1 例。

【处方 4】　黄芪、牡蛎各 30g,岗梅根 25g,白芍 18g,昆布、海藻、郁金、赤芍各 15g,白术、枳壳、桔梗各 12g,柴胡 10g,甘草 6g。

制用法　将上药水煎后,分 2 次或 3 次内服,每天 1 剂。对照组 16 例,每天用左甲状腺素 100～150μg,分 1 次或 2 次口服,均 2 个月为 1 个疗程。

疗效　用上药治疗良性非毒性甲状腺肿 44 例(其中治疗组 28 例,对照组 16 例),两组分别痊愈 12 例、5 例,显效 9 例、5 例,有效 7 例、6 例,总有效率分别为 100%、62.5%。治疗组疗效明显优于对照组($P<0.05$)。对照组有 5 例服药中发现不良反应。

【处方 5】　黄柏、丹参、夏枯草、贝母各 15g,猫爪草、鱼腥草、牡蛎各 20g,莪术、三棱各 12g,甘草 10g。

制用法　本方亦可随症加减。每天 1 剂,水煎后分 2 次或 3 次服。30 天为 1 个疗程。

疗效　用上药治疗甲状腺肿 138 例,痊愈 112 例,显效 23 例,无效 3 例,总有效率为 97.8%。

【处方 6】　化瘤膏[含冰片、穿山甲(代)、法半夏、莪术等。每克含生药 1.25g。深圳市人民医院研制]。

制用法　用化瘤膏 50g,外敷局部病灶处(阿是穴),每晚睡前 1 次,次日晨洗净;皮肤发红用 3 小时。治疗组 33 例,一并内服化瘤汤[含青皮、海藻、山慈菇、贝母、三棱、莪术、桃仁、穿山甲(代)、白花蛇舌草等;气滞痰凝者,加柴胡、白芍、枳实、甘草(或柴胡、枳壳、郁金);痰瘀互结、痰症甚者,加陈皮、法半夏、茯苓、炙甘草、白芥子;阴虚者,加沙参、麦冬、生地黄、枸杞子、川楝子(或麦冬、人参、五味子)]每次 300ml(每毫升含生药 1g),每日 3 次,口服。对照组 30 例,用甲状腺素每次 40mg,每日 3 次,口服。均 30 日为 1 个疗程。禁海鲜、油腻及辛甘厚味。

疗效　应用上药治疗甲状腺肿患者,两组分别治愈 18 例、5 例($P<0.01$),显效 6 例、4 例,有效 7 例、9 例,无效 2 例、12 例,总有效率为 93.9%、60.0%($P<0.01$)。治愈者随访半年,分别复发 1 例、3 例。见不良反应分别 6 例、12 例($P>0.01$)。

甲状腺功能亢进

【处方 1】　海藻、白果仁、独活、当归、海浮石、三棱、莪术、牡蛎、昆布各 15g,川芎、三七各 5g,白芥、黄药子、夏枯草各 10g,法半夏 11g,甘草 3g。

加减　若心悸较剧者,加龙齿、琥珀、远志;若夜寐不安者,加枣仁、合欢花、凌霄花;若突眼肿胀者,加磁石、枸杞子、地骨皮、白蒺藜。

制用法　将上药水煎,分 2 次服,每天 1 剂。

疗效　用上药治疗甲状腺功能亢进患者 6 例,其中治愈 5 例,显效 1 例。

【处方 2】　生地黄、枸杞子、玄参、茺蔚子、白芍、海藻、昆布、夏枯草、蒺藜、三棱各等份。

制用法　将上药共研为细末,炼蜜为丸,每丸重 10g,每日服 2 或 3 丸。

疗效　用本方治疗甲状腺功能亢进患者 138 例,经用药 1～3 个疗程后,其中,痊愈 121 例,显效 15 例,无效 2 例。

【处方3】 黄芪40g,玄参、生地黄、海藻、昆布、生牡蛎、土贝母各30g,人参(包)10g,沉香6g,黄连15g,黄药子、山慈菇各25g。

制用法 治疗组36例,每天1剂水煎服。对照组36例,用甲巯咪唑(他巴唑)每天15mg顿服,甲状腺功能复常后,渐减至维持量2.5~5mg。均18个月为1个疗程。

疗效 用上药治疗甲状腺功能亢进性心脏病患者,两组分别临床治愈28例、21例,好转7例、10例,无效1例、5例,总有效率分别为97.2%,86.1%($P<0.05$)。

【处方4】 清元合剂(含柴胡、麦冬、鳖甲、夏枯草、贝母、黄芪、五味子、白芍)。

制用法 两组各30例,治疗组用清元合剂20ml;对照组用他巴唑5mg;均每天3次口服。用8周后观察治疗效果。

疗效 采用上药治疗甲状腺功能亢进患者,两组分别显效9例、4例,有效19例、20例,无效2例、6例,总有效率为93.3%,80.0%($P<0.05$)。

【处方5】 龟甲、鳖甲、贝母、葛根、决明子各15g,牡蛎、熟地黄、石决明、珍珠母、夏枯草各20g,黄芪30g,天葵子14g。

加减 痰凝甚加瓦楞子、蛤蚧;阴虚阳亢加五味子、连翘、牡丹皮;肝火亢盛加女贞子、龙胆草;血虚加当归、白芍、何首乌;气虚加党参。

制用法 每天1剂水煎服。30天为1个疗程。

疗效 应用上药治疗甲状腺功能亢进患者38例,用2~4个疗程后,治愈16例,显效14例,好转7例,无效1例。

【处方6】 七味白术散加减(含党参、白术、葛根各15g,茯苓、木香、藿香、秦皮、吴茱萸、砂仁、石榴皮各10g。腹痛加延胡索、白芍、五灵脂;腹胀加枳实、厚朴;寒重加附子、干姜、肉桂)。

制用法 上药粉碎备用。先取主穴:神阙。配穴:命门、中脘、关元。每次取1穴。用七味白术散100g,装布袋,覆盖穴位,再放热沙袋,每日2次。或用6cm×15cm布袋装七味白术散100g,置于YF-T01AG系列场效应治疗仪中,调节温度,每次30~50分钟,每日1~2次。并用七味白术散胶囊,每次5g,每日2次,餐前服。维持水、电解质与酸碱平衡,控制原发病。

疗效 应用上药治疗虚寒性甲状腺功能亢进性腹泻32例,其中治愈23例,有效7例,无效2例,总有效率为93.7%。治程中未见不良反应发生。

甲状腺腺瘤

【处方】 黄芪、党参、夏枯草各20g,五味子、青皮、胆南星各12g,麦冬、白花蛇舌草、半夏各5g,赤芍、贝母、三棱、莪术各10g。

制用法 治疗组50例,将上药水煎服,每天1剂。对照组25例,用甲状腺素片40mg;1个月后,酌减至20mg;每天3次口服。均30天为1个疗程。

疗效 采用上药治疗甲状腺腺瘤患者,用3个疗程,两组分别临床痊愈22例、4例,显效13例、5例,有效10例、7例,无效5例、9例。随访1年,分别复发5例、8例。见不良反应分别4例次、8例次。

男性乳腺增生

【处方1】 补骨脂、巴戟天、红花、桃

仁、当归尾各 15g,生牡蛎(先煎)、丹参、玄参各 25g,熟地黄、柴胡、贝母、枳壳、青皮各 10g,丹参、牛膝各 12g,生甘草 8g。

制用法 将上药水煎 3 次后合并药液,分早、中、晚 3 次口服,每天 1 剂。20 天为 1 个疗程。停药 2～3 天再行第 2 个疗程。

疗效 用本方治疗男性乳腺增生患者 135 例,均获得治愈。其中,用药 1 个疗程治愈者 42 例,2 个疗程治愈者 38 例,3 个疗程治愈者 50 例,4 个疗程治愈者 5 例。愈后经随访 2 年,均未见复发。

【处方 2】 蒲公英 60g,橘核、荔枝核、龙眼核、炙鳖甲各 15g,生牡蛎 30g,青皮、穿山甲(代)、枳壳、红花、桃仁、赤芍、甘草各 10g。

制用法 将上药水煎,每天 1 剂,分 3 次口服。半个月为 1 个疗程。

疗效 用本方治疗男性乳腺增生患者 56 例,其中,治愈 49 例,好转 4 例,无效 3 例。

【处方 3】 丹参、赤芍、夏枯草各 15g,柴胡、青皮、姜黄、三棱、莪术、香附、当归、川芎、海藻各 10g。

制用法 将上药水煎,每天 1 剂分 3 次服。

疗效 用上方治疗男性乳腺小叶增生 116 例,痊愈 85 例,有效 28 例,无效 3 例。

【处方 4】 柴胡、橘核、荔枝核各 15g,桂枝、天花粉各 12g,干姜、半夏、当归各 10g,炙甘草、黄芩各 6g,牡蛎 20g。情志不舒合柴胡疏肝散加减;冲任不调合二仙汤加减。

制用法 每天 1 剂水煎服;15 天为 1 个疗程。停用其他药物。

疗效 用上药治疗男性乳腺增生 32 例,痊愈 18 例,显效 9 例,好转 5 例。

【处方 5】 西黄丸(含牛黄、麝香、乳香、没药。北京同仁堂股份有限公司同仁堂制药厂生产)。

制用法 治疗组 30 例,用西黄丸 3g。每天 2 次口服。对照组 26 例,用乳癖消片(含鹿角、蒲公英、昆布、天花粉、鸡血藤、三七、赤芍、海藻、漏芦、木香、玄参、牡丹皮、连翘、红花等)3 粒,每天 3 次口服。30 天为 1 个疗程。

疗效 应用于男性乳腺增生,用 3 个疗程,两组分别痊愈 5 例、4 例,显效 9 例、5 例,有效 11 例、7 例,无效 5 例、10 例。

男性更年期综合征

【处方 1】 紫草 30g,巴戟天、白芍各 18g,淫羊藿、麦冬、五味子各 15g,当归、知母、竹叶各 10g。

加减 若肝肾阴虚型,加熟地黄、枸杞子;若脾肾阳虚型,加肉桂、附子。

制用法 将上药水煎分 2 次温服,每天 1 剂。10 天为 1 个疗程。

疗效 用上药治疗男性更年期综合征患者 30 例,其中,治愈 25 例(第 1 个疗程治愈 17 例,第 2 个疗程治愈 8 例),好转 5 例(第 1 个疗程好转 3 例,第 2 个疗程好转 2 例)。

【处方 2】 钩藤(后下)30g,巴戟天 20g,鹿角胶、紫河车、党参、黄芪、肉苁蓉、枸杞子、车前子、淫羊藿、生地黄、桑葚各 15g,法半夏、炙甘草各 10g,大枣 5 枚。

加减 若幻视幻听,善虑多疑者,加龟甲、生龙骨、生牡蛎、柏子仁、酸枣仁各 10g;若早泄、阳痿、滑精者,加黄精、菟丝子、山茱萸各 15g。

制用法 将上药水煎,每天 1 剂,分 2 次口服。10 剂为 1 个疗程。

疗效 用本方治疗男性更年期综合征患者 100 例,其中,痊愈 89 例,显效 5 例,有效 4 例,无效 2 例。治愈的 89 例中,1 个疗程治愈者 45 例,2 个疗程治愈者 32 例,3 个疗程治愈者 12 例。愈后均未见复发。

【处方 3】 黄连 8g,大黄 6g,枣仁 15g,首乌藤 30g。

加减 头痛眩晕加天麻、钩藤、菊花;汗多加浮小麦、煅牡蛎;郁闷喜泣加香附、柴胡;腹痛、便溏去大黄,加白术、防风;腰膝酸痛加杜仲、桑寄生。

制用法 每天 1 剂,水煎服。15 天为 1 个疗程。

疗效 用上药治疗男性更年期综合征 40 例,用 1~2 个疗程,痊愈 16 例,显效 22 例,无效 2 例,总有效率为 95.0%。痊愈、显效者随访 0.5~1 年,复发 2 例。

【处方 4】 百合 30g,炒酸枣仁 60g,柴胡 12g,白芍、桑寄生、郁金、莲子心、山药、鹿衔草、巴戟天、浮小麦各 10g,当归 15g,大枣 5 枚,甘草 6g。

制用法 治疗组 35 例,将上药水煎服;10 天为 1 个疗程。对照组 30 例,用盐酸度洛西汀 10mg,每晨服;谷维素 30mg,维生素 B_1、维生素 B_6 各 20mg,每天 3 次,口服。

疗效 用上药治疗男性更年期综合征患者,两组分别痊愈 9 例、1 例,显效 20 例、8 例,有效 4 例、5 例,无效 2 例、16 例,总有效率为 94.3%、46.7%($P <$ 0.01)。

女性更年期综合征

【处方 1】 白芍 20g,淫羊藿、菟丝子、覆盆子、女贞子、生地黄、紫草、桑寄生、钩藤、制香附、生麦芽各 15g,全当归、甘草各 10g。

加减 若烦躁不安者,加大枣 5 枚,浮小麦、炙甘草、柏子仁、远志各 10g;若神疲乏力、大便稀溏者,加山药、茯苓、党参、白术各 10g;若头晕耳鸣者,加熟女贞子、石决明、夏枯草、墨旱莲各 10g;若失眠心悸者,加酸枣仁、制何首乌、麦冬、北沙参、五味子各 10g;若自汗、盗汗者,加北黄芪 30g,浮小麦、糯稻根各 20g。

制用法 将上药水煎,每天 1 剂,分 2 次或 3 次口服。5 剂为 1 个疗程。1 个疗程生效后,可再服 1~2 个疗程,以巩固疗效。

疗效 用本方治疗女性更年期综合征患者 125 例,其中,治愈者 122 例,有效者 3 例。服药 1 个疗程治愈者 38 例,2 个疗程治愈者 42 例,3 个疗程治愈者 42 例。治疗过程中未见不良反应。

【处方 2】 何首乌 15g,山药、山茱萸、仙茅、益母草、生地黄、熟地黄各 12g,茯苓、牡丹皮、炒当归、炙甘草各 10g。

制用法 将上药水煎 3 次后合并药液,分 2 次或 3 次口服,每天 1 剂。1 周为 1 个疗程。

疗效 用本方治疗妇女更年期综合征患者 76 例,经用药 1~2 个疗程后,其中,治愈 73 例,好转 2 例,无效 1 例。

【处方 3】 珍珠母(先煎)、浮小麦各 30g,党参、生黄芪、全当归各 15g,柴胡、黄芩、栀子、姜半夏各 10g,淫羊藿、女贞子各 12g,炙甘草 6g。

加减 若口渴者,加玉竹 10g,石斛 12g;若失眠者,加首乌藤 15g,柏子仁 10g,五味子 6g;若伴高血压者,加钩藤、丹参各 15g,牛膝 10g,地龙 8g。

制用法　将上药水煎,每天1剂,分3次口服。5剂为1个疗程。可连服2～3个疗程,直至痊愈为止。

疗效　用本方治疗女性更年期综合征患者133例,其中,治愈128例,显效5例。一般用药2～3个疗程即可治愈或显效。

【处方4】　更年方(含女贞子、墨旱莲、银柴胡、牡丹皮、地骨皮、黄芪、浮小麦、炙麻黄根、龙骨、牡蛎、淫羊藿、炒酸枣仁、炙远志、大枣)。本方亦可随症加减。

制用法　每天1剂,将上药水煎后分3次内服;10天为1个疗程。

疗效　应用自拟更年方治疗围绝经期综合征40例,用2个疗程后,治愈36例,好转4例。

【处方5】　当归、醋白芍、柴胡、白术、牡丹皮、栀子、山茱萸各10g,茯苓、生龙骨、生牡蛎各30g,炒酸枣仁20g,女贞子、墨旱莲、五味子各15g。

加减　失眠加合欢皮、首乌藤;倦怠乏力加黄芪、太子参;心慌、气短加麦冬、太子参;口干渴加石斛、麦冬;头晕加枸杞子、蒸何首乌、黄精;便秘加生地黄、玄参、麦冬。

制用法　每天1剂,水煎服。

疗效　应用自拟宁坤汤治疗更年期综合征患者80例,痊愈79例,有效1例。

尿　崩　症

【处方1】　鸡血藤、太子参、生黄芪、全当归各20～30g,丹参、北沙参、玄参、阿胶(烊化)10～15g,白芍、葛根、生地黄、天花粉、藏红花各9～12g,三七、甘草各6～8g。

制用法　将上药水煎3次后合并药液,分早、中、晚3次口服。每天1剂。

疗效　用本方治疗尿崩症患者24例,经用药5～10剂后,其中,治愈20例,有效3例,无效1例。治愈病例随访2～3年未见复发。

【处方2】　白茅根30～50g,牡丹皮、生地黄、全瓜蒌、肥玉竹、地骨皮各10～15g,杜仲、续断、石菖蒲、桑白皮、白薇、麦冬、玄参各9～12g,炙甘草8～10g。

加减　临床应用本方时,可根据病情变化加减。若阴虚热重者,加鳖甲20～25g,青蒿10～12g;若夜尿增多者,加菟丝子、益智各12～15g,乌药10～12g,麻黄3～5g。

制用法　将上药水煎,每天1剂,分3次或4次口服。5剂为1个疗程。

疗效　用本方治疗尿崩症患者61例,经用药2～3个疗程后,其中治愈57例,好转3例,无效1例。一般服药2剂或3剂收效。

【处方3】　太子参、生黄芪、制何首乌各20g,生地黄、续断、杜仲、桑寄生各15g,山药、葛根、知母、黄柏、麦冬、石斛各10g。

制用法　将上药水煎,每天1剂,分早、晚2次口服。1周为1个疗程。

疗效　用本方治疗尿崩症患者16例,经用药2～3个疗程后,均获治愈。

【处方4】　黄芪60g,桂枝、茯苓、苏木、鸡内金、台乌药各10g,白术、山茱萸、生地黄、知母各20g,升麻6g,覆盆子、桑螵蛸、金樱子、菟丝子各15g,山药30g。

加减　苔腻茯苓倍量,加泽兰;湿热加泽兰、黄柏;便秘加麻仁;眠差加五味子;口干甚加玉竹、麦冬。

制用法　每天1剂,水煎服。

疗效　用上药治疗垂体腺瘤术后尿

崩症 12 例,用 2 周。结果:治愈 4 例,显效 6 例,好转 2 例。治疗后尿量、尿比重、尿渗透压及血渗透压均明显改善($P<$0.01)。

十二、神经系统及精神疾病

头 痛

(一)神经性头痛

【处方 1】 赤芍、桃仁、红花、牛膝、天麻、甘草各 10g,川芎 25g,当归 12g,生姜 3 片,钩藤 15g,僵蚕 9g,全蝎 5g,大枣 3 枚。

加减 痛在顶部加羌活;前额加葛根、白芷;两侧加柴胡;巅顶加吴茱萸;困重加苍术,足寒气逆加细辛。

制用法 每天 1 剂,水煎餐前服。15天为 1 个疗程。用至症状消失止。

疗效 用上药治疗神经性头痛 60例,显效(痛止;超过半年,无复发)30 例,有效 28 例,无效 2 例,总有效率为 96.7%。

【处方 2】 川芎、天麻、僵蚕、羌活、陈皮各 10g,全蝎 6g,细辛 3g,生姜 3 片,黄酒 1 盅。

制用法 将上药水煎服,每天 1 剂;7天为 1 个疗程。和(或)用细芷粉膏丸(含细辛、白芷、天花粉、石膏各 6g。研末,水和为丸),痛时用;左边痛塞右鼻孔,右边痛塞左鼻孔,见汗为度。

疗效 治疗头痛 120 例,痊愈 105例,有效 15 例。

(二)眶上神经性头痛

【处方 1】 生马钱子 0.9g,蝉蜕 9g,黄酒 120ml。

制用法 将生马钱子放在麻油灯上烘透至炭黑色,不能存性,捏之成灰为度,与蝉蜕共研细末。用时,以黄酒冲服,每天 1 剂。

疗效 用上药治疗眶上神经性头痛(俗称眉棱骨痛)患者 13 例,其中,服 1 剂治愈者 11 例,服 2 剂治愈者 2 例。

【处方 2】 柴胡 9g,川芎 30g,桃仁、红花、白芷、香附、延胡索、石菖蒲、僵蚕、穿山甲(代)各 10g,细辛 5g,生地黄、白芍各 15g,炙蜈蚣 3 条,炙全蝎 3g。

制用法 每天 1 剂,水煎分早、中、晚内服。7~10 天为 1 个疗程。

疗效 用上药治疗慢性头痛(病种包括眶上神经性、枕大神经性、血管神经性、肌肉收缩性、颞动脉炎性及脑外伤性头痛)136 例,用 2~3 个疗程,治愈 41例,显效 76 例,好转 11 例,无效 8 例,总有效率为 94.1%。

【处方 3】 川芎 30g,白芷、白芍、郁李仁各 10g,白芥子、香附、柴胡、甘草各 6g。

加减 风热上扰加薄荷、蔓荆子;风痰上犯加半夏、天南星、僵蚕;肝血不足去白芥子、郁李仁,加熟地黄、当归、黄芪;肝火上炎加夏枯草、郁金、蔓荆子。

制用法 每日 1 剂,水煎服。并取主穴:攒竹、丝竹空、鱼腰、阳白、太阳、印堂(每次取 2 或 3 穴,平补平泻法)。风热上扰配风池、合谷;风痰上犯配中脘、丰隆;肝血不足配足三里、三阴交;肝火上炎配太冲、太溪。配穴虚实补泻法。针刺,15分钟行针 1 次,留针 30 分钟。每天 1 次,疗程间隔 2 天。10 天为 1 个疗程。

疗效 用上药配合针刺治疗眶上神经性头痛 45 例,用 1～3 个疗程,痊愈 32 例,有效 12 例,无效 1 例,总有效率为 97.8%。

(三)血管神经性头痛

【处方 1】 白芷 30g,川芎、细辛、川乌、生甘草各 10g。

制用法 将上药水煎,每天 1 剂,分 3 次口服。5 剂为 1 个疗程。

疗效 用本方治疗血管神经性头痛患者 56 例,其中,治愈 49 例,好转 7 例。一般服药 2～3 剂头痛减轻,5～6 剂获得治愈。

【处方 2】 黄芪 30g,全当归 20g,川芎、天麻、乳香、没药、蒺藜、细辛各 10g,蜈蚣 3 条,全蝎 5g,生甘草 6g。

制用法 将上药水煎,每天 1 剂,分 2 次或 3 次口服。

疗效 用本方治疗血管神经性头痛患者 120 例,其中,痊愈 108 例,显效 5 例,好转 4 例,无效 3 例。一般服药 2～4 剂见效。

【处方 3】 白芍 30g,蝉蜕、白芷各 12g,葛根 15g,桂枝、细辛各 6g,川芎、蔓荆子各 10g,生甘草 8g。

制用法 将上药水煎,每天 1 剂,分 3 次口服。

疗效 用本方治疗血管神经性头痛患者 53 例,经用药 3～8 剂后,其中,治愈 45 例,有效 6 例,无效 2 例。

【处方 4】 石决明(先煎)、天麻、川芎、钩藤、牛膝、白僵蚕各 15g,栀子、黄芩各 9g。

加减 肝阳上亢者,加夏枯草;偏风热者,加桑叶、薄荷;肝火盛者,加龙胆草、牡丹皮;胃热甚者,加生石膏;痰多者,加陈皮、天南星、川贝母;久痛入络者,加桃仁、红花、赤芍。

制用法 每天 1 剂,水煎服。

疗效 用上药治疗血管神经性头痛 300 例,其中治愈 123 例,显效 97 例,好转 75 例,无效 5 例。总有效率为 98.33%。

【处方 5】 当归、白芍、夜交藤、胆南星、白芷、半夏、地龙各 15g,川芎 30g,菊花 10g,细辛、甘草各 5g,天麻、钩藤各 12g。

制用法 治疗组 93 例,将上药水煎分 3 次服,每天 1 剂。对照组 45 例,用西比灵 10mg,每晚睡前服;谷维素 30mg,维生素 B_1 20mg,每天 3 次,口服。均 15 天为 1 个疗程。

疗效 应用上药治疗血管神经性头痛患者,随访半年,两组分别治愈 68 例、9 例,好转 20 例、23 例,无效 5 例、13 例,总有效率为 94.6%、71.1%。

【处方 6】 川芎 7g,白附子 4g,葱白 0.5g。

制用法 将上药共捣成泥状,外敷两侧太阳穴,隔日 1 次。一般 3 次即可。

疗效 采用上药治疗血管神经性头痛患者 113 例,其中治愈 84 例,好转 18 例,无效 11 例。据作者临床观察,本方用于治疗鼻炎引起的头痛 9 例,梅尼埃综合征 7 例,三叉神经痛 6 例,亦获显著疗效。

(四)紧张性头痛

【处方 1】 透骨草 200g,川芎、白芷各 100g,杭菊花(野菊花)150g,天麻 50g。

制用法 将上药共研为粗末,装纱布袋中做成薄枕,用时将药枕置于头痛部位,可连用半个月为 1 个疗程。

疗效 用本方治疗紧张性头痛患者45例,其中,治愈41例,好转3例,无效1例。

【处方2】 白芷、川芎、藁本、蔓荆子、生甘草各10～15g,防风、柴胡、延胡索、细辛各6～10g,远志、酸枣仁各10～12g,白芍30～50g。

制用法 将上药研为细末,装入瓶内备用。用时,每次服3～5g,温开水送服,每天2次或3次。

疗效 用本方治疗紧张性头痛患者55例,经用药3～5天后,其中,治愈51例,好转3例,无效1例。愈后随访,均未见复发。

【处方3】 细辛、白芷、炙远志各50g,冰片、薄荷脑各6g。

制用法 将上药共研为极细末,装入瓶内勿泄气。用时,以绸布或的确良布一小块,包裹少许药末,塞入鼻腔孔内,右侧头痛塞左鼻,左侧头痛塞右鼻。

疗效 用上药治疗紧张性头痛患者81例,其中治愈76例,好转5例。2～3分钟止痛者35例,4～6分钟止痛者30例,7～10分钟止痛者11例。

【处方4】 复方芍甘颗粒(含芍药40g,甘草10g,柴胡、羌活各9g,川芎12g,木瓜、葛根各15g)。

制用法 两组各30例。治疗组用复方芍甘颗粒9g;对照组用复方羊角胶囊5粒;均每天3次,口服。停用他药,用28天观察治疗效果。

疗效 用上药治疗紧张性头痛患者,两组分别基本恢复10例、2例,显效14例、9例,有效5例、13例,无效1例、6例,总有效率为96.7%,80.0%($P<$0.05)。

【处方5】 柴胡、葛根、黄芩、羌活、川芎各10g,炒白芍、生地黄各20g,白芷4g,炙甘草6g。

加减 情绪不宁、善太息、胁肋胀痛加郁金、香附、陈皮;胸脘满闷、呕恶痰涎加姜半夏、白术、茯苓;痛处固定不移、舌质紫加桃仁、红花、当归。

制用法 治疗组49例,将上药水煎服,每日1剂。与对照组41例,均用复方氯唑沙宗分散片(鲁南贝特)0.55g,每天3次口服。

疗效 采用中西医结合治疗紧张性头痛患者,用30天,结果:两组分别治愈30例、17例,好转各18例,无效1例、6例,总有效率为98.0%,85.4%($P<$0.05)。

(五)顽固性头痛

【处方1】 制附片60g,精盐30g。

制用法 将上药分别研为极细末,各分成6小包,每次各服1包,每天2次,宜饭后冲服。本方为1剂。1剂后痛未解除者,可再服1剂。但本方不能连续久服。

疗效 用本方治疗顽固性头痛患者138例,其中,治愈135例,显效3例。一般服药1～2剂获愈或显效。

【处方2】 丁香、荜茇、细辛、升麻、薄荷各10g,白芷30g,川芎15g,冰片8g。

制用法 将上药共研为极细末,储瓶备用。用时取药棉蘸药粉少许塞鼻,并深吸气。塞患侧鼻孔,两侧痛同时塞两个鼻孔。

疗效 用本方治疗顽固性头痛患者26例,一般用药5～10分钟即可止痛。

【处方3】 白芍30～50g,川芎、羌活、酸枣仁、白芷、藁本各10～15g,牛膝、茯苓各15～20g,天麻12～16g,甘草

10～20g。

制用法 每日 1 剂,水煎分 3 次口服。

疗效 用本方治疗顽固性头痛患者 51 例,其中治愈 45 例,有效 6 例。

【处方 4】 当归、生地黄各 20g,白芷、防风、细辛、川芎、赤芍、柴胡、牛膝、甘草各 10g。

制用法 每天 1 剂,水煎分 2 次或 3 次口服。

疗效 用本方治疗顽固性头痛患者 48 例,经用药 3～5 剂,治愈 46 例,好转 2 例。

【处方 5】 川芎 5～30g,细辛 3～9g,白芷 3～10g,天麻 5～10g,全蝎(研,冲)1.5～3g,白芍 6～30g,甘草 5～15g。本方亦可随症加减。

制用法 将上药水煎分 2 次或 3 次内服,每天 1 剂。

疗效 用上药治疗顽固性头痛 51 例,其中痊愈 31 例,显效 16 例,好转 3 例,无效 1 例,总有效率为 98.0%。

【处方 6】 川芎、蔓荆子、当归各 15g,白芷、苍术、防风各 12g,细辛、甘草各 3g,菊花 9g。

制用法 每天 1 剂,水煎服;12 天为 1 个疗程。连续用药至症状消失止。

疗效 应用上药治疗顽固性头痛 236 例,用 1～4 个疗程后,其中,痊愈者 180 例,显效者 42 例,有效者 11 例,无效者 3 例,总有效率为 98.7%。

(六)偏头痛

【处方 1】 太子参、黄芪各 30g,钩藤、丹参、川芎、细辛、白芷、地龙、炙全蝎各 15g。

制用法 将上药共研为极细末,装入瓶内备用。用时,每服 3～5g,温开水送下。不发作时,每天 1 次;发作时,每天 3 次。

疗效 用本方治疗偏头痛患者 89 例,其中,治愈 85 例,显效 2 例,无效 2 例。

【处方 2】 川芎、丹参各 20g,白芍 15g,白芷 5g,白僵蚕、白菊花各 10g,白芥子 6g。

加减 肝火盛者,加龙胆、黄芩;肝阳上亢者,加天麻、陈皮;便秘者,加生大黄;心烦失眠者,加生龙骨、珍珠母;瘀血甚者,丹参增量,加桃仁、牛膝;巅顶痛者,加藁本;风寒者,加细辛;风热者,加石膏;风湿者,加羌活。

制用法 每天 1 剂,水煎服,10 天为 1 个疗程。

疗效 用上药治疗偏头痛 50 例,痊愈 22 例,好转 26 例,无效 2 例,总有效率为 96.0%。

【处方 3】 川芎 20g,柴胡、地龙各 12g,当归、香附、菊花、蔓荆子、天麻各 10g,羌活、僵蚕、白芷各 9g,细辛 3g,蜈蚣 3 条,钩藤、白芍各 15g,全蝎 5g。

制用法 随症加减。每天 1 剂,水煎服。20 天为 1 个疗程。用 1～3 个疗程后,用本方制成丸剂,每丸 10g,每天 2 丸口服。

疗效 用上药治疗偏头痛 56 例,治愈 39 例,显效 10 例,好转 4 例,无效 3 例。

【处方 4】 牡丹皮、栀子、薄荷、茯苓、柴胡、当归、全蝎各 10g,石决明、丹参、川芎、白芍各 20g,细辛、甘草各 5g。

加减 痛在前额者,加白芷,颈项加葛根,颞侧加黄芩、蔓荆子,巅顶加藁本。

制用法 两组各 45 例。治疗组将上

药水煎服,每天 1 剂。与对照组均用氟桂利嗪 5mg,每晚睡前顿服。均 10 天为 1 个疗程。

疗效 采用上药治疗偏头痛患者,用 2 个疗程后,两组分别痊愈 31 例、23 例,显效各 12 例,无效 2 例、10 例,总有效率为 95.6%,77.8%($P<0.05$)。

【处方 5】 斑蝥 1 只,生姜适量。

制用法 将斑蝥焙干,去爪、翅,研为极细末。用生姜汁适量,面粉少许,与斑蝥共调为糊状。取白棉布剪成如铜钱大块,将斑蝥糊摊于布块上,约 3mm 厚,左侧头痛贴在左太阳穴,右侧头痛贴右侧太阳穴,全头痛贴双侧太阳穴。贴后休息 3～4 小时后,将此敷布轻轻揭去。可见皮肤上隆起小水疱。小水疱不宜刺破,使其自行吸收。一旦水疱破溃,勿使疱内液体流入眼内,以防伤及眼睛。每周贴敷 1 次,3 次为 1 个疗程。

疗效 采用斑蝥糊外敷穴位治疗头痛 325 例(其中左侧头痛 54 例,右侧头痛 47 例,前额及全头痛 224 例。均为曾用其他疗法未见效果者。年龄为 7－71 岁。病程 3 日至 18 年)。经用本法治疗后,头痛均消失。随访 1 年内未见复发者 284 例,头痛减轻、发作次数减少、1 年内未加重者 41 例,总有效率为 100%。

三叉神经痛

【处方 1】 生石膏 25g,葛根 18g,黄芩、荆芥穗各 10g,赤芍、钩藤、苍耳子、蔓荆子、柴胡各 12g,薄荷、全蝎各 6g,蜈蚣 3 条,甘草 9g。

加减 若目痛者,加桑叶 12g,菊花 15g;若牙痛甚者,加细辛 3g,生地黄 18g,牛膝 12g;若大便秘结者,加大黄 10g。

制用法 将上药水煎,分 2 次服,每天 1 剂。

疗效 用上药治疗三叉神经痛患者,一般轻症连服 3～5 剂,重症连服 7～14 剂即可获痊愈。

【处方 2】 马钱子 30g,川乌、草乌、乳香、没药各 15g。

制用法 将上药共研为细末,掺匀,用香油、清凉油各适量调成膏状。用时,取拇指盖大小之药膏摊于白布或油纸上,贴敷患侧太阳穴、下关穴、颊车穴。每次选用 1 个或 2 个穴位,亦可贴敷阿是穴。2 天更换 1 次。

疗效 用上药治疗三叉神经痛患者 134 例,其中痊愈者 98 例,其他病例亦都有不同程度的好转。贴敷此药期间,忌食生冷、难消化或有刺激性的食物,忌过劳、房事、忧思恼怒及风寒暑湿等外界的刺激。本方毒性较大,切忌入口,但采用外敷法,不会发生意外。

【处方 3】 川乌、菊花、地龙、天南星各 10g,细辛 3g,冰片(研,冲)1g,蜈蚣(研,冲)2 条。本方亦可随症加减。

制用法 每天 1 剂,水煎服。5 剂为 1 个疗程。对照组 48 例,初用卡马西平 0.1g,每天 1 次或 2 次,每天增加 0.1g,每天最大量≤1g,10 天为 1 个疗程,用≤3 个疗程。

疗效 用上药治疗原发性三叉神经痛 108 例(其中治疗组 60 例,对照组 48 例),两组分别痊愈 38 例、15 例,显效 14 例、10 例,有效 5 例、13 例,无效 3 例、10 例,总有效率分别为 95.0%,79.2%($P<0.01$)。

【处方 4】 川芎、黄芪各 30g,天麻、僵蚕各 15g,白附子、全蝎各 10g,蜈蚣 3 条,当归 12g。

加减 阳明热盛者,加石膏;便秘、尿赤者,加大黄;脘闷纳呆者,加枳实、厚朴;肝郁气滞者,加元胡、合欢皮;阴虚内热者,加生地黄、牡丹皮;久病、瘀血者,加红花、赤芍;风冷刺痛者,加细辛、白芷。

制用法 每天1剂,水煎服。

疗效 采用上药治疗老年三叉神经痛患者62例,治愈32例,好转26例,无效4例。

【处方5】 白芍50g,川芎30g,全蝎、穿山甲(代)、甘草各6g,桃仁9g,细辛3g,蜈蚣2条。

加减 胃火炽盛加生地黄、黄连、石膏、大黄;肝阳偏亢加钩藤、牡丹皮、龙胆;风痛甚加白芷、荆芥穗、僵蚕;瘀血阻络加丹参、延胡索、当归;久痛甚加制马钱子粉。

制用法 每天1剂,水煎服;10天为1个疗程,疗程间隔2～3天。禁生冷、辛辣刺激之品。

疗效 应用上药治疗三叉神经痛患者52例,用1～2个疗程,其中治愈35例,显效13例,有效3例,无效1例,总有效率为98.1%。

【处方6】 樟脑、细辛各10g,薄荷12g,五加皮15g,全蝎、龟甲胶、当归、白芷、寻骨风各30g,蒲公英、紫花地丁、川芎各45g。

制用法 除樟脑、龟甲胶外,均经炮制,干燥粉碎,取香油500～750ml在锅中烧至滴水成珠时,加入上药,充分搅拌均匀,文火至沸,冷凉即成膏状。3g为1丸。同时略加温后压成圆饼状,敷贴患侧,据受累神经不同,选择不同的穴位,3日换1次。

疗效 应用上药穴位敷贴治疗原发性三叉神经痛65例,其中治愈者62例,

显效者、好转者、无效者各1例,总有效率为98.5%。

抑 郁 症

【处方1】 柴胡、薄荷、牡丹皮、郁金各10g,白芍、白术、当归各15g,茯神、浮小麦、首乌藤各30g,太子参20g。

加减 月经期第1～4天减牡丹皮、太子参、薄荷,加川芎、桃仁、益母草、贯众、蒲黄、五灵脂;卵泡期减牡丹皮、薄荷,加鹿角胶、淫羊藿、野菊花、枸杞子;黄体期加栀子、女贞子、路路通、香附、漏芦。

制用法 治疗组42例,每天1剂,水煎服。对照组27例,用阿米替林。

疗效 用上药治疗女青年抑郁症患者,用6周,两组分别治愈20例、14例,显著进步11例、6例,进步10例、5例,无效1例、2例,总有效率分别为97.6%、92.6%。出现不良反应76例次(为对照组)。

【处方2】 妇人解郁方(含熟地黄15g,淫羊藿、醋香附、补骨脂各12g,柴胡、炒栀子各9g,合欢花、石菖蒲各10g,青皮6g。每毫升含生药2.5g。济南市中心医院研制)。

制用法 两组各30例。治疗组用妇人解郁方200ml,每天2次口服。对照组用帕罗西汀1片(20mg)1天顿服。

疗效 采用上药治疗女性抑郁症患者,用6周,两组分别痊愈7例、5例,显著进步各19例,进步3例、4例,无效1例、2例。

【处方3】 醋柴胡、嫩桂枝、法半夏、炒白术、明天麻、炒香附、石菖蒲、广郁金、生甘草各10g,生龙骨、生牡蛎各30g,朱茯神15g,酸枣仁20g。

加减 血虚加白芍;气虚加党参;气虚血瘀加炙黄芪、丹参。

制用法 治疗组35例,每天1剂,水煎服。与对照组35例,均用氟西汀10mg,每天晨顿服;基础治疗:心理疏导。均4周为1个疗程。

疗效 应用上药治疗卒中后抑郁患者,两组分别治愈2例、1例,显效14例、10例,有效15例、12例,无效4例、12例。见不良反应分别3例次、22例次。

痛 症

【处方1】 白芍9～30g,甘草9～60g,延胡索9～15g,金铃子、木香、香附各9～18g。

加减 若头痛者,加白芷、蔓荆子,减金铃子、木香;若腰痛者,加桑寄生、杜仲、续断,减香附、木香、金铃子;若坐骨神经痛者,加鸡血藤、桑枝、川芎、牛膝,减金铃子、木香;若胃痛者,加沉香、瓦楞子。

制用法 将上药水煎;一二煎掺合分成2份,间隔5小时温服。

疗效 笔者近20年来,应用上药治疗痛症患者,一般经服药1～2剂后获痊愈。

【处方2】 丹参30g,白芍50～100g,红花、桃仁、乳香、没药、延胡索、赤芍、川芎、白僵蚕各15g,蜈蚣3条,全蝎(研末吞服)5g,生甘草10～20g。

制用法 将上药水煎3次后合并药液,分2次或3次口服,每天1剂。5剂为1个疗程。

疗效 用本方治疗痛症患者(头痛、神经痛、腰腿痛)56例,经用药1～3个疗程后,其中,治愈51例,显效3例,有效2例。总有效率为100%。

注意事项 痛症包括头痛、胸痛、腹痛、腰痛、神经痛等。

【处方3】 全瓜蒌、牛膝各15g,薤白、当归、白芍各12g,川桂枝、柴胡、枳壳、光杏仁、白芥子、郁金、桔梗各10g,细辛5g。

制用法 每天1剂水煎服,酌情加黄酒10～30ml。

疗效 用上药治疗胸胁外伤顽固性疼痛126例,治愈97例,好转21例,无效8例。

【处方4】 生黄芪30～120g,赤芍、当归尾各9g,川芎、桃仁、红花各6g,地龙10g。

制用法 每天1剂,水煎服;第3煎取液,药液43℃,外洗患处。15天为1个疗程。

疗效 应用上药治疗慢性疼痛40例,完全缓解21例,明显缓解10例,轻度缓解6例,无效3例。

神 经 衰 弱

【处方1】 脑安丸(含生磁石80g,首乌藤、生枣仁、远志、五味子各90g,黄精、丹参、当归各40g。为1个疗程用量。制成水丸,每丸0.2g)。

制用法 用脑安丸早、中、晚分服25粒、25粒、40粒,空腹服;1个月为1个疗程。

疗效 采用自制脑安丸治疗脑神经衰弱250例,用1～3个疗程后,其中痊愈136例,好转76例,有效27例,无效11例。总有效率为95.6%。

【处方2】 健脑益智胶囊。

制用法 治疗组170例,用健脑益智胶囊(含熟地黄、枸杞子、石菖蒲、郁金各12g,山药、茯苓各20g,远志10g,丹参

30g,西洋参 6g。每粒 0.5g)2 粒,每天 3 次口服。对照组 30 例,用安神宝颗粒每天 1 袋顿服。均 1 个月为 1 个疗程。

疗效　用上药治疗神经衰弱患者,用 6 个疗程,两组分别痊愈 71 例、10 例,好转 92 例、12 例,无效 7 例、8 例,总有效率分别为 95.9%、73.3%($P<0.05$)。

【处方 3】　酸枣仁丸(含酸枣仁、龙骨、牡蛎各 30g,茯神、首乌藤各 20g,白术、白芍、当归、合欢皮各 15g,党参 10g,陈皮、甘草各 6g。制成浓缩丸。每 9 粒相当于生药 3.2g。)

制用法　用酸枣仁丸 9 粒,每天 3 次口服。原西药药量递减 1/3。10 天为 1 个疗程。

疗效　应用上药治疗严重神经衰弱患者 200 例,用 2 个疗程后,其中痊愈 146 例,显效 42 例,有效 8 例,无效 4 例,总有效率为 98.0%。

【处方 4】　菊花药枕(含菊花 1kg,川芎 400g,牡丹皮、白芍各 200g)。

制用法　将上药装入枕套内,当作枕头,供睡眠时使用。每装药 1 次可连续使用半年。

疗效　采用菊花药枕治疗神经衰弱患者 36 例,症状明显好转者 28 例,减轻者 6 例,无效者 2 例,总有效率为 94.4%。本方对于高血压病亦有显著效果。

失　眠

【处方 1】　大生地黄、制黄精、制玉竹、紫丹参、首乌藤各 30g,决明子 20g,朱茯神 15g,合欢皮、川芎各 9g,炙甘草 6g,灯心草 3 束。

加减　若胃纳较差,大便溏薄者,加陈皮、山楂、枳壳、麦芽、生地黄,决明子减量或不用;若心悸严重者,加五味子、麦冬、珍珠母;若大便秘结者,加柏子仁、郁李仁;若精神抑郁或心烦易怒者,加生铁落;若神倦乏力,加炙黄芪、太子参。

制用法　将上药水煎,分 2 次温服,以午后及晚上临睡前半小时服用为佳。

疗效　用上药治疗失眠患者 58 例,其中,治愈 43 例,显效 12 例,进步 2 例,无效 1 例。

【处方 2】　安睡颗粒。

制用法　治疗组 180 例,用安睡颗粒(含柴胡、当归各 12g,夏枯草、钩藤、丹参各 15g,生地黄 9g,龙眼肉、百合各 20g,珍珠母、首乌藤各 30g。每袋 9g。河北省中医医院研制),每天 1~2 袋,分 3 次口服。对照组 90 例,用地西泮片 2.5~5mg,晚睡前顿服。均 10 天为 1 个疗程。

疗效　用上药治疗失眠症患者,用 1 个月,两组分别痊愈 108 例、28 例($P<0.01$),显效 31 例、18 例,有效 33 例、21 例,无效 8 例、23 例,总有效率分别为 95.6%,74.4%($P<0.05$)。痊愈者随访>3 个月,分别复发 7 例、24 例($P<0.05$)。

【处方 3】　珍珠母 9g,龙骨、当归各 14g,白芍、生地黄、首乌藤、柏子仁各 15g,合欢花 10g,沉香 3g,柴胡、薄荷各 6g,大枣 3 枚。

制用法　治疗组 70 例,每天 1 剂,水煎服。对照组 30 例,用脑乐静口服液 30ml,每天 3 次口服。均 1 个月为 1 个疗程。用至症状消失止。

疗效　用上药治疗失眠患者,两组分别治愈 30 例、5 例,显效 20 例、10 例,有效 13 例、4 例,无效 7 例、11 例。

【处方 4】　茯神、酸枣仁、龙眼肉各 20g,白术、党参、黄芪、当归、远志各 15g,

青木香、炙甘草各 10g。

加减 肝阳上亢加首乌藤、珍珠母、生龙齿、生牡蛎;阴虚加知母、牡丹皮、鳖甲、熟地黄;肝气郁滞加郁金、延胡索、川楝子、香附;胆怯惊悸加朱砂、龙骨、牡蛎、琥珀。

制用法 治疗组 40 例,每天 1 剂水煎服,第 2 次于晚睡前 2 小时用。对照组 40 例,用眠安康口服液 10ml,每天 3 次口服,第 3 次于睡前 1 小时用。均 15 天为 1 个疗程,用 3 个疗程观察效果。

疗效 应用上药治疗心脾两虚型失眠症,两组分别痊愈 20 例、10 例,显效 16 例、10 例,有效 3 例、12 例,无效 1 例、8 例,总有效率为 97.5%,80.0%。入睡时间与睡眠时间治疗组优于对照组($P <$ 0.05)。

【处方 5】 王不留行。

制用法 先取耳穴:神门、心、脾、肾、肝、内分泌、交感、皮质下(均双)。每次选 2～3 穴,用王不留行穴位贴压;按压以痛胀、温热感为度,每日 3 次;2 日换贴 1 次,两耳穴交替使用。并取穴:神门、太溪、安眠。心脾两虚型配心俞、脾俞、内关、三阴交;阴虚火旺型配肾俞、大陵;心胆气虚型配肝俞、胆俞、太冲。快速旋转进针,虚、实证分别用补、泻法;得气后接 G6805 型电针仪,连续波留针 25 分钟,每日 1 次。与对照组均用艾司唑仑 2mg,每晚顿服。均 6 日为 1 个疗程,疗程间隔 3 日。

疗效 应用上药治疗失眠症患者 80 例(治疗组与对照组各 40 例),用 4 个疗程后,两组分别临床治愈 20 例、12 例,显效 14 例、11 例,有效 5 例、13 例,无效 1 例、4 例,总有效率为 97.5%,90.0%。治疗组疗效明显优于对照组($P <0.05$)。

面肌痉挛症

【处方 1】 天南星 8g,雄黄 3g,醋芫花 50g,黄芪 30g,马钱子总生物碱 0.1g。

加减 若肝阳上扰者,加羚羊角粉;若血瘀者,加逐瘀散[药物制法:先将山楂、葛根各 100g,甘草 30g,白芍 150g,水煎 2 次,煎液浓缩成稠膏。乳香、没药各 100g,溶于 95% 乙醇中,穿山甲(代)、厚朴各 100g,桂枝 30g,共研细末,三者和匀,焙干,加入细辛 15g,鸡矢藤 100g 制成挥发油,冰片粉 15g,研细面装瓶备用];若痰浊阻络加金匮肾气丸。

制用法 将天南星、雄黄、醋芫花、黄芪、马钱子总生物碱共烘干研为细面,再喷入白胡椒挥发油 0.05ml,混匀,密闭保存。用时,用温水洗净并擦净患者脐部再用上药和加味药按一定比例混合,取 250mg 散入脐中,按紧,用普通胶布固封,2～7 天换药 1 次。

疗效 用上药治疗面肌痉挛患者 5 例,均用药 1～5 周,获治愈。

【处方 2】 紫丹参、葛根各 10～30g,杭白芍 10～150g,广地龙 12g。

加减 若头晕头痛者,加川芎 6g,天麻 10g;若恶心纳差者,加法半夏 10g,广陈皮 8g;若腹泻者,加苍术 8g,广木香 6g;若咽干耳鸣者,加灵磁石 30g,熟地黄 15～30g,砂仁 6g,肥知母 15g;若抽搐者,加全蝎、蜈蚣各 2～10g,蝉蜕 2～15g。

制用法 将上药水煎,分 2 次服,每天 1 剂。

疗效 用上药治疗面肌痉挛患者 115 例,其中,服药 2 剂而愈者 24 例,6 剂而愈者 58 例,10 剂而愈者 24 例,无效 9 例。在有效的病例中,有 9 例复发,重复用药仍有效。

【处方3】 钩藤 50g,丹参 20g,赤芍、野冬青、车前草各 15g,草决明、泽泻、川芎、肥玉竹、汉防己各 10g,白芷 12g。

制用法 将上药水煎,每天 1 剂,分 2 次或 3 次口服。5 剂为 1 个疗程。

疗效 用本方治疗面肌痉挛症患者 45 例,痊愈者 40 例,有效者 3 例,无效者 2 例。治愈的 40 例中,用药 1 个疗程治愈者 8 例,2 个疗程治愈者 12 例,3 个疗程治愈者 15 例,4 个疗程治愈者 5 例。愈后随访均未见复发。

【处方4】 山茱萸、熟地黄、生地黄、当归、僵蚕、白芷、防风、天麻、钩藤、柴胡、红花各 10g,生黄芪 25g,白芍 15g,白附子 8g,全蝎 6g。

制用法 治疗组 38 例与对照组 36 例,均用本方,每天 1 剂水煎服。对照组并取穴:翳风、听会、四白、地仓、水沟、颊车、丝竹空、攒竹、太阳、风池、阿是穴(浅刺、密集排针法)。配穴:合谷、神门、足三里、三阴交、太冲等。每次选取 2～3 个穴,针刺,留针 20～60 分钟;每周 5 次。均 4 周为 1 个疗程。

疗效 采用上法治疗面肌痉挛患者,用 3 个疗程后,两组分别治愈 16 例、7 例,好转各 21 例,无效 1 例、8 例,总有效率为 97.4%,77.8%。发作次数、持续时间、痉挛强度分级治疗组治疗前后及治疗后两组比较差异均有统计学意义($P < 0.05$)。

【处方5】 脐痉散(含天麻、干全蝎、防风、白芷、羌活、荆芥等量)。

制用法 上药共研为极细末,装瓶密闭备用。用时,先将脐窝用乙醇消毒后,趁湿填满脐痉散,胶布固定,隔日 1 次。15 次为 1 个疗程。并用上方,全蝎减半,余药各 10g;肝阴不足加山药、麦冬。每日 1 剂,水煎服。10 日为 1 个疗程。

疗效 应用脐痉散治疗中老年女性面肌痉挛患者 33 例,用 6 个月,结果:0 级(无痉挛)7 例,Ⅰ级、Ⅱ级 23 例,Ⅲ级 3 例。治疗前后比较有显著性差异($P < 0.05$)。

面神经麻痹

【处方1】 牛蒡子 30～40g,白芷 6～10g。

制用法 可根据病情,用量由小逐渐加大。先煎牛蒡子,沸后煎 1 小时,再加入白芷同煎 3 次,每次煎 30 分钟左右。每剂煎汤量宜多些,至少 600ml,每次服 200ml,每天 3 次温服。每天 1 剂,直至痊愈。除个别患者服药后大便次数增多 1 次或 2 次外(不需停药,继续用药 2～3 天,大便次数可恢复正常),未见其他不良反应。服药期间,不配合其他中西药物或针灸等疗法。病程越短,治疗效果越好;病程越长,治疗效果越慢。

疗效 用上药治疗周围性面神经麻痹患者 20 例,均获痊愈。治愈率为 100%。治愈天数为 15～30 天,平均每例服药 25 剂。

【处方2】 牛筋草、马鞭草各 30g(鲜品加倍,更佳),钩藤、葛根、菊花、防风各 15g,白芷、当归、僵蚕各 10g,蜈蚣 3 条,生甘草 5g。

加减 病久,风痰恋络者,加天麻、白芥子;气虚者,加黄芪。儿童剂量酌减。

制用法 每天 1 剂,水煎服。

疗效 用上药治疗周围性面神经麻痹 53 例,其中治愈 50 例,好转 3 例,总有效率为 100%。

【处方 3】 全蝎、僵蚕、羌活、防风各 10g,白附子、当归、赤芍、香附各 15g,甘草 5g。

加减 风寒阻络白附子增至 20～25g;表虚自汗去羌活,加桂枝、黄芪;内热蒸表汗出去羌活,加夏枯草、菊花、黄芩;病程＞10 天去防风、羌活,加水蛭、穿山甲(代)、白芥子、制天南星;病久面肌眴动去羌活、防风、白附子,加天麻、钩藤、生决明子、白芍。

制用法 每天 1 剂,水煎服。7 天为 1 个疗程。取穴:风池、翳风、地仓、颊车、四白、阳白、下关、太阳、听会(均患侧)、合谷、曲池(均健侧)、印堂。每次选 3～5 穴,针刺,每天 1 次;10 天为 1 个疗程。疗程间隔 3～5 天。

疗效 用上药治疗面神经麻痹 30 例,治愈 10 例,显效 18 例,好转 2 例,总有效率为 100％。

【处方 4】 牵正胶囊(含白附子、川芎、钩藤、桂枝各 85g,僵蚕、地龙、羌活各 106g,蜈蚣 21g,全蝎、半夏各 53g,天麻、白芥子各 64g,防风、黄芪各 15g。制成胶囊 1000 粒。河南许昌市中医院研制)。

制用法 用牵正胶囊 3 粒,每天 3 次口服。2 周为 1 个疗程,中耳炎、乳突炎等用抗生素及激素。

疗效 采用上药治疗面神经麻痹 100 例,治愈者 86 例,显效者 10 例,有效、无效各 2 例。

【处方 5】 全蝎、白附子各 6g,僵蚕、胆南星、防风、白术、当归各 10g,蜈蚣 1 条,黄芪 30g。

制用法 每天 1 剂水煎分 3 次服。用黄鳝 2 条或 3 条,洗净,切开放血,摊在干纱布上,敷面颊(约位于下关、颊车、地仓穴处)。并用地塞米松 10mg;利巴韦

林 0.3～0.5g;七叶皂苷钠 10mg;分别加 5％葡萄糖注射液 100ml;静脉滴注,每天 1 次。维生素 B$_1$ 100mg,维生素 B$_{12}$ 500μg,每天 1 次肌内注射。发病＜7 天禁针灸,避光保暖;7 天后,配合针灸,面部按摩。

疗效 采用中西医结合治疗面神经麻痹 35 例,治愈 27 例,好转 6 例,无效 2 例。

【处方 6】 牵正膏(取净水 1L,煮沸后加松香 30g,文火煮 3～4 分钟,将水倒出,速与白芥末 20g,蜈蚣末 10g 捏合成膏,切成 3g 重的小块装瓶密闭备用)。

制用法 将牵正膏用热水烫软,摊在小圆布上,贴敷患侧下关、阳白穴,用胶布固定,每贴 7 日为 1 个疗程。同时药用当归、川芎、羌活、芥穗、僵蚕、全蝎、细辛、乌蛇、白附子、甘草、白酒为引(女性用红花),每日 1 剂,水煎,分 2 次口服。

疗效 应用上药治疗面神经麻痹患者 48 例,经治疗 1～3 个疗程后,治愈 46 例,好转 2 例,总有效率为 100％。

末梢神经炎

【处方】 生黄芪 30g,桂枝、白芍各 12g,当归、桃仁、红花、川芎各 9g,生姜 5 片,大枣 5 枚,鸡血藤 45g。

制用法 随症加减,水煎服。西医治疗原发病。

疗效 用上药治疗末梢神经炎 32 例,治愈 25 例,显效、有效各 3 例,无效 1 例。

多发性神经炎

【处方 1】 珍珠母 15g,煅自然铜、鸡血藤各 30g,土鳖虫 10g,乳香、没药各 12g,生甘草 16g。

制用法 将上药共研为细末,每服8g,用黄酒或温开水送服。每天早、晚各1次。

疗效 用上药治疗多发性神经炎患者21例,均获治愈。一般服药10～20天即收效。

【处方2】 薏苡仁50g,白术、泽泻、茯苓各20g,金银花、黄柏、苍术、车前子各15g,牛膝25g,藿香、法半夏各10g,生甘草8g。

加减 若肢体疼痛者,加延胡索、乳香、没药各15g;若咳嗽痰多、呼吸困难者,加桔梗、前胡、紫苏子、杏仁各10g;若大便秘结者,加大黄(后下)10g;若口渴、舌红少苔者,加麦冬、玉竹、玄参各10g。

制用法 将上药水煎,每天1剂,分2次或3次口服。10剂为1个疗程。

疗效 用本方治疗多发性神经炎患者68例,经用药1～3个疗程,其中,治愈60例,显效8例。

【处方3】 黄芪30g,人参15g,当归尾、赤芍、地龙、甘草、桃仁各10g,川芎9g。

加减 舌胖、苔腻、肢重者,加萆薢、木通、薏苡仁;肢麻者,加牛膝、丹参、制乳香、制没药;跛行、肌肉萎缩者,加全蝎、僵蚕、木瓜。

制用法 每天1剂,水煎服,并用维生素B₁100mg,维生素B₁₂500μg,每天1次肌内注射。7天为1个疗程。连续用药至症状消失止。

疗效 用上药治疗有机磷中毒致多发性神经炎21例,总有效率为95.2%。

坐骨神经痛

【处方1】 乌红酒(含炙川乌、炙草乌各10～20g,虎杖30～60g,红花10g,

炙全蝎、土鳖虫各20g,川续断30g。加＞50度白酒1L,略加温,浸泡7天,得滤液约700ml。江苏省如东县人民医院研制)。

制用法 用乌红酒20ml,每天3～5次餐后服;1剂为1个疗程。停用其他治疗。

疗效 用乌红酒治疗坐骨神经痛126例,用2个疗程后,其中治愈107例,显效14例,有效3例,无效2例,总有效率为98.4%。

【处方2】 牛膝50～120g,黄柏9～12g,薏苡仁30～40g,川芎10～20g,木瓜12～20g,细辛、苍术、土鳖虫各10～15g,桑寄生、淫羊藿、鸡血藤、伸筋草各30g。

加减 痛剧者,加乳香、延胡索、没药;气虚者,加黄芪;血虚者,加当归、白芍;肾阳虚者,加续断、狗脊、杜仲;肾阴虚者,加生地黄、熟地黄;湿盛者,黄柏、薏苡仁增量。

制用法 每天1剂,水煎服,用3～60天。

疗效 用自拟牛膝蠲痹汤治疗坐骨神经痛124例,其中痊愈72例,显效38例,有效11例,无效3例,总有效率为97.6%。

【处方3】 生黄芪20g,当归尾、桃仁、红花、川芎各10g,地龙12g,牛膝15g,白芍30g,甘草、制乳香、制没药各6g,蜈蚣3g。

加减 臀腿足部酸麻胀痛加乌不宿;咳嗽、喷嚏痛甚加鬼箭羽、鬼针草、土鳖虫;怕冷喜温加制川乌、细辛;苔腻湿甚减白芍、甘草,加薏苡仁、苍术;肾阴虚加生地黄、熟地黄;阳虚加巴戟天、狗脊、杜仲。

制用法 每天1剂,水煎分3次餐

后服。

疗效 用上药治疗坐骨神经痛80例,用1～3周后,痊愈58例,显效10例,好转8例,无效4例,总有效率为95.0%。

【处方4】 杜仲、狗脊各20g,乌药、巴戟天各12g,防己10g,甘草6g。

加减 痛甚者,加制草乌、醋延胡索;沉困重者,加木瓜、苍术;腰酸腿软者,加续断、山茱萸;舌质暗者,加桃仁、红花;气血亏虚者,加党参、当归等。

制用法 每天1剂,水煎分2～3次服;14天为1个疗程。症甚,病情稳定后,改为丸(或酒)剂,口服。用至症状消失止。

疗效 应用上药治疗坐骨神经痛患者126例,治愈62例,显效38例,有效20例,无效6例。

【处方5】 斑蝥适量。

制用法 将斑蝥研为极细末,装入玻璃容器内密闭备用。贴药前,先用1寸左右见方胶布,中央剪一小孔如黄豆大,贴在疼痛部位(阿是穴),再将斑蝥粉适量放于剪孔上,上盖胶布固定即可。医者可根据病情、部位及患者贴敷处的反应,贴敷0.5～2.5小时。患部如出现水疱宜抽出液体,外用消毒纱布包扎,防止发生感染。

疗效 应用上药治疗坐骨神经痛患者,疗效卓著。一般仅贴敷1次后,即觉疼痛明显减轻,第2天行动较前方便,3日后活动自如。经随访未见复发。

自主神经功能紊乱

【处方1】 黄精180g,枸杞子、生地黄、白芍、何首乌藤各90g,黄芪、党参、当归、炒枣仁各60g,麦冬、红花、菊花、佩兰、石菖蒲、远志各30g,白酒6000ml。

制用法 将上药用白酒浸泡2～4周后过滤后备用。用时,每天口服3次,每次5～10ml,或每晚口服1次,每次10～20ml。连续服用4～8周,观察疗效。

疗效 用上药治疗自主神经功能紊乱患者175例,其中,显效78例,进步88例,无效9例。总有效率为94.9%。

【处方2】 龟甲20g,生地黄30g,杜仲、续断、酸枣仁各15g,桑寄生、鸡血藤、丹参、钩藤、黄芪、党参、柏子仁各10g,牛膝12g,生甘草8g。

制用法 将上药水煎,分2次或3次口服,每天1剂,5剂为1个疗程。

疗效 用本方治疗自主神经功能紊乱患者95例,其中,治愈81例,显效6例,有效5例,无效3例。治愈的81例中,1个疗程治愈者42例;2个疗程治愈者23例;3个疗程治愈者10例;4个疗程治愈者6例。愈后经随访2年,均未见复发。

晕　车

【处方1】 鲜姜片适量。

制用法 用上药治疗晕车患者有三种方法。一是临上车时拿1片鲜姜片在手里,随时放到鼻子下面嗅,或者把鲜姜片放到口罩里戴上;二是切1片鲜姜片,按男左女右敷于内关穴位上(在手掌面腕部正中上约2寸处),再用胶布或手绢固定好,行车途中不能摘下;三是切1片鲜姜片,于临上车时贴在肚脐眼儿上,用伤湿止痛膏或医用胶布固定好,到达目的地再撕下。

疗效 笔者用以上三种方法治疗晕车患者,都可以有效地减轻,甚至防止乘坐长途汽车发生的晕车症状。

【处方2】 精盐少许。

制用法 在乘车(船)前半小时将少许食盐(约1g),放在神阙穴(肚脐眼儿内),外用风湿膏或胶布封紧。

疗效 用本方治疗晕车(船)患者100例,均经用药1次即愈。

梦 游 症

【处方1】 酸枣仁15~30g,浮小麦30g,生地黄15g,甘草、龙眼肉各12g,远志肉、车前草、柏子仁、贝母、郁金各9g,大枣12枚。

加减 若肝郁有痰者,加柴胡、天南星、石菖蒲、枳实、天竺黄等;若心神不宁者,加朱砂、磁石、党参、龙齿、麦冬等。

制用法 将上药水煎2次,早、晚2次分服,每天1剂。一般服药15~20剂即可见效。

疗效 用上药治疗梦游症患者多例,疗效较满意。典型1例,服药10剂后梦游症即除,随访数年未见复发。

【处方2】 何首乌、合欢皮各15g,珍珠母、酸枣仁、柏子仁、远志各12g,白芍20g,柴胡、全当归各10g,朱砂2g(研末分2次冲入药汤中服),生甘草6g。

制用法 将上药水煎3次后合并药液,分早、晚2次口服,每天1剂。5剂为1个疗程。

疗效 用本方治疗梦游症患者32例,其中,痊愈25例,显效4例,有效2例,无效1例。治愈的25例中,用1个疗程治愈者10例,2个疗程治愈者8例,3个疗程治愈者7例。

健 忘 症

【处方1】 远志、熟地黄、菟丝子、五味子各18g,石菖蒲、川芎各12g,地骨皮24g。

制用法 将上药加入白酒600ml,浸泡1周后过滤,装入瓶内密封,勿泄气。用时,每天早、晚各饮10ml(酒量大的可酌加)。不能饮酒者,可改用水煎液。

疗效 用上药治疗青年健忘症患者37例,一般服药2~3周后即有所好转,学习2小时,无头重、头晕及头痛等感觉,睡眠、精神有所改善。连服1个月以上,记忆力明显增加。

【处方2】 鸡血藤30g,黄精、党参、黄芪、何首乌各20g,柏子仁、酸枣仁各15g,菟丝子、肉苁蓉、山茱萸、大枣、五味子各10g,炙甘草8g。

制用法 将上药水煎3次后合并药液,分早、中、晚口服,每天1剂,1周为1个疗程。

疗效 用本方治疗健忘症患者81例,经用药1~3个疗程后,其中,治愈35例,显效28例,有效15例,无效3例。

癫 痫

【处方1】 代赭石、赤石脂各50g,杏仁、僵蚕、石菖蒲各20g,巴豆霜5g。

制用法 将上药共研为极细末,炼蜜为丸如小豆粒大小,备用。成人每服3~5粒,每天3次,饭后服。儿童用量酌减。孕妇禁用。

疗效 用本方治疗癫痫患者358例,其中,治愈315例,好转30例,无效13例。

【处方2】 郁金、石菖蒲各25g,丹参、乌药各50g。

制用法 将上药水煎3次后合并药液,分2次或3次口服,每天1剂。5剂为1个疗程。

疗效 用本方治疗癫痫患者189例,

经用药 1~2 个疗程后,其中,治愈 175 例,好转 10 例,无效 4 例。治愈者经随访 2 年,均未见复发。

【处方 3】 人参 5g,羚羊角(均包)1g,柴胡、郁金、钩藤、天竺黄、半夏、茯苓、白术、白芍各 15g,当归、天麻、天南星、石菖蒲、丹参各 10g。

加减 惊痫者,加琥珀、全蝎、朱砂;食痫者,加枳壳、焦山楂、川楝子;痰痫者,加半夏;风痫者,钩藤增量,加僵蚕。

制用法 水煎取液 300ml,每天 3 次口服。1~2 个月为 1 个疗程。连续用药至症状消失。

疗效 采用平肝豁痰醒脾法治疗小儿癫痫 62 例,其中临床治愈 48 例,显效 10 例,有效 3 例,无效 1 例,总有效率为 98.4%。

【处方 4】 石菖蒲、钩藤各 15g,郁金、法半夏、茯苓、枳实、竹茹各 10g,甘草、贝母(研末)、明天麻(包)各 6g,草河车 30g。

加减 血瘀者,加丹参;外感风邪者,加荆芥、防风;心烦好动者,加黄连;脾虚者,加党参、白术;夜寐欠佳者,加炙远志。

制用法 每天 1 剂,水煎服。儿童剂量酌减。

疗效 采用上药治疗癫痫 48 例,其中治愈 26 例,好转 19 例,无效 3 例,总有效率为 93.7%。治愈者随访>1 年,无复发。

【处方 5】 柴胡、枳壳、川楝子、白术、甘草各 6g,郁金、佛手、延胡索、白芍、麦芽、蒲公英各 9g,茯苓 12g。

制用法 本方为 6—8 岁剂量。随症加减,1~2 天 1 剂水煎服;各 2 周为 1 个疗程。

疗效 用上药治疗腹型癫痫 26 例,近期治愈 15 例,有效 10 例,无效 1 例。

【处方 6】 桃仁、广地龙各 12g,红花 9g,赤芍 3g,川芎、天麻、制南星、法半夏、石菖蒲各 10g,麝香(包)0.2g,钩藤 15g,全蝎 8g,生龙骨、生牡蛎各(均先煎)25g。

制用法 两组各 41 例。治疗组将上药水煎服,每天 1 剂;2 个月为 1 个疗程。与对照组均用常规抗癫痫西药;酌情手术。

疗效 采用中西药结合治疗外伤性癫痫患者,两组分别痊愈 14 例、7 例(P<0.01),显效 21 例、16 例,有效 5 例、7 例,无效 1 例、11 例,总有效率为 97.6%、73.2%(P<0.05)。

【处方 7】 砒石 10g,巴豆 7 个,斑蝥 3 个,珍珠 1 个(大),轻粉 3g,银珠 15g,狼毒 50g(或蜂蜜适量)。

制用法 先将斑蝥去头、足、翅;巴豆去皮,焙干研末;砒石、轻粉、银珠研细末。将新鲜狼毒捣成泥状,诸药泥合捣匀而成糊状即可外敷,分敷于太阳穴(双)、印堂、神阙穴上。外敷 3~4 小时,察看局部皮肤以米粒状血疹为度,即可去除外敷药贴而达到治疗效果。

疗效 采用上药治疗胆囊炎性癫痫 3 例,外贴 1~2 次,均获得痊愈。使用本方法外贴 1 次未愈者,可半个月后再敷贴 1 次。禁忌小米饭、荞面、辛、辣、甜、牛肉、羊肉类食物 1 周以上。皮肤易起水疱、易感染者禁用。用完敷药后,宜深埋土中。

精神分裂症

【处方 1】 大黄(后下)30g,赤芍 40g,桃仁 20g,郁金 15g。

制用法 将上药水煎,每天 1 剂,分

3次口服。2周为1个疗程。

疗效 用本方治疗精神分裂症患者31例,经用药2～4个疗程后,其中,痊愈27例,显效4例。总有效率为100%。

【处方2】 生大黄60g。

加减 用上药症状稳定后,可用制半夏、石菖蒲、橘红、枳实各10g,茯苓15g,天南星、炙甘草各6g,水煎服,每日1剂。

制用法 将生大黄60g,研为细末后,用开水冲之,待冷频服。本方为1剂,每天1剂,连服10剂为1个疗程。

疗效 用本方治疗精神分裂症患者44例,经用本方1～2个疗程,其中,治愈36例,显效3例,有效2例,无效3例。

【处方3】 丹参、三棱各25～50g,生龙骨、牡蛎各30～40g,生大黄15～20g,枳实10～15g,生甘草8～10g。

加减 若失眠重者,加礞石30～40g,琥珀(冲服)6～10g;若头痛重者,加川芎、柴胡各10～15g;若癫狂者,加郁金、石菖蒲各15～20g;若属狂证者,加知母15～20g,生石膏40～50g。

制用法 将上药水煎,每天1剂,分2次或3次口服,20天为1个疗程。

疗效 用本方治疗精神分裂症患者89例,经用药1～2个疗程后,其中,治愈78例,显效5例,有效4例,无效2例。

【处方4】 鲜野葛根。

制用法 用鲜野葛根0.75～1kg(春季为佳),洗净捣碎,加凉开水0.5L,去渣,加生桐油20ml,搅匀。令患者尽快服。2～5分钟后频繁呕吐,吐至中度脱水用醒吐汤(伏龙肝200g,鲜生姜20g,开水冲泡,取上清液100～150ml,加米泔汁50ml,混匀)30～50ml,顿服后止吐。若催吐无效,2～3小时后再服1次。次日

晨用氯丙嗪25mg,至有效维持量,稳定7～10天后,渐减量至停用,用3～5周。

疗效 用上药治疗狂躁型精神分裂症12例,全部获得治愈。治疗中未见不良反应。

【处方5】 柏子养心丸(含柏子仁、当归、炙黄芪、茯苓、党参、制远志、川芎、蒸五味子、酸枣仁、朱砂等)。

制用法 治疗组69例,用柏子养心丸18g;与对照组59例,均用西酞普兰5～20mg;口服。均用非典型精神分裂症药。禁用其他抗抑郁药物。

疗效 应用上药治疗精神分裂症后抑郁患者,用8周,结果:两组分别痊愈26例、17例,显效41例、31例,有效2例、11例。抗精神药物用量治疗组明显低于对照组($P < 0.05$)。

癔　　症

【处方1】 牛蒡子20g,紫苏叶、法半夏、厚朴各10g,土茯苓12g,当归、山豆根各15g,生甘草5g。

加减 若失眠者,加柏子仁、远志、酸枣仁各10g;若胁痛者,加延胡索、香附、陈皮各10g;若呕吐、恶心者,加天南星8g;若吐痰黏稠者,加瓜蒌、莱菔子各10g。

制用法 将上药水煎,每天1剂,分2次或3次口服。1周为1个疗程。

疗效 用本方治疗癔症患者51例,经用药1～3剂后,均获治愈。且愈后随访1～2年,均未见复发。

【处方2】 赭石(先煎)40g,党参、生地黄各15g,旋覆花(包)、远志、柏子仁、延胡索、炙甘草各10g,酸枣仁20g,大枣30g,生姜3片。

制用法 将上药水煎,分早、中、晚

口服。每天 1 剂。5 剂为 1 个疗程。

疗效 用本方治疗癔症患者 99 例，经用药 1～3 个疗程，其中，治愈 85 例，好转 10 例，无效 4 例。

【处方 3】 浮小麦 30g，莱菔子 20g，紫苏子、何首乌各 15g，郁金、炙百合各 12g，石菖蒲、生地黄、炙甘草各 10g，大枣 6 枚。

制用法 每天 1 剂，水煎分 3 次温服。

疗效 用本方治疗癔症患者 25 例，经服药 6～10 剂，均获治愈。

【处方 4】 麻油、芝麻、冰糖、核桃、蜂蜜各 120g，大茴香、小茴香各 12g，牛奶 120ml。

制用法 先将芝麻、核桃、大茴香、小茴香研为细末，再加入麻油、冰糖、蜂蜜、牛奶置文火上炖 2 小时左右，使之成膏，冷后收藏备用。每服核桃大一团，每天 3 次，温开水送服。无禁忌证。上方为 1 料药。

疗效 用上药治疗癔症患者 11 例，均获得痊愈。其中，9 例服药 1 料治愈，2 例服药 2 料治愈。愈后未见复发。

【处方 5】 柴胡、陈皮、芍药、枳壳、香附、川芎、豨莶草、郁金各 10g，桑枝、丝瓜络、木瓜、地龙各 15g。

加减 肝郁血瘀者，加丹参、桃仁、红花、姜黄等；肝郁痰阻者，加茯苓、薏苡仁、石菖蒲等；肝郁血虚者，加当归、熟地黄等。

制用法 每天 1 剂，水煎服。

疗效 应用加味柴胡疏肝散治疗癔症性瘫痪 13 例，用 2 周至 3 个月，痊愈 11 例，好转、无效各 1 例。

帕金森综合征

【处方 1】 钩藤 30g，天麻、防风各

15g，全蝎 6g，石菖蒲 10g，蜈蚣(研末冲服)2 条，洋金花 0.5g。

制用法 将上药水煎 3 次后合并药液，分早、晚 2 次口服。每天 1 剂。1 周为 1 个疗程。服药期间，抗精神病药物不必停服或减量。

疗效 用本方治疗帕金森综合征患者 67 例，其中，治愈 56 例，有效 8 例，无效 3 例。治愈的 56 例中，用药 1 个疗程治愈者 15 例，2 个疗程治愈者 23 例，3 个疗程治愈者 10 例，4 个疗程治愈者 8 例。愈后经随访 1～2 年，均未见复发。

【处方 2】 天麻 15g，制天南星、白附子、白芷、防风、羌活各 10g。

加减 胸脘痞闷、呕恶，苔黄腻者，加黄芩、半夏、枳实、竹茹；面色萎黄、神疲乏力者，加黄芪、党参、白术、薏苡仁；头晕耳鸣、腰膝酸软者，加枸杞子、牛膝；肌肉强直者，加蜈蚣、全蝎、僵蚕等。

制用法 每天 1 剂，水煎服；10 天为 1 个疗程。不用其他拮抗药物。

疗效 用上药治疗帕金森综合征 77 例，其中痊愈 61 例，有效 13 例，无效 3 例，总有效率为 96.1%。

【处方 3】 龟甲、生地黄、白芍、刺五加、生龙齿各 15g，雄蚕蛾 10g，蝉蜕(或蝉花)、千年健、木瓜、竹茹各 12g，沪红花(冲水约 150ml，分兑)0.5g，蜈蚣、白花蛇舌草、炙甘草各 6g。

制用法 每天 1 剂，水煎服。症状稳定后，再制成蜜丸(每丸 3g)，每天 1 丸口服。原用西药酌情渐减量至停用。

疗效 用上药治疗帕金森综合征 19 例，其中显效 4 例，有效 13 例，无效 2 例。

【处方 4】 杭白芍 30g，熟附子、炒白术、茯苓、生姜各 10g，本方亦可随症加减。

制用法 每天1剂,将上药水煎后分2～3次内服。30天为1个疗程。

疗效 应用真武汤加减治疗帕金森病患者32例,用2个疗程,明显进步3例,进步26例,无效3例,总有效率为90.6%。

【处方5】 莲子心、竹茹、白术、胆南星各9g,远志、苏合香、三七各6g,黄连5g,石菖蒲12g。

制用法 每天1剂,水煎服。12周为1个疗程。用1个疗程后观察治疗效果。

疗效 应用清心化痰法治疗帕金森病30例,其中显效11例,有效17例,无效2例,总有效率为93.3%。Webster临床症状(强直、震颤、姿势、起坐、双上肢动作减少、上肢摆动、面容、步态、语言、自我照顾)评分治疗后均明显降低($P<0.05$)。

重症肌无力

【处方1】 党参20g,生黄芪25g,全当归、薏苡仁各15g,白术、枳壳、白僵蚕、山茱萸、菟丝子各10g,山药、枸杞子各12g,陈皮、升麻各8g,炙甘草6g。

制用法 将上药水煎3次后合并药液,分2次或3次口服,每天1剂。10剂为1个疗程。疗程间隔2～3天再行下一个疗程。

疗效 用本方治疗重症肌无力者65例,其中,治愈者58例,好转者5例,无效者2例。治愈的58例中,1个疗程治愈者21例,2个疗程治愈者26例,3个疗程治愈者5例,4个疗程治愈者6例。治愈者经随访1年以上,均未见复发。

【处方2】 扶正强筋片(含胎盘、黄芪、党参各3g,升麻2g,附子、麻黄各1g)。

制用法 治疗组用扶正强筋片6片,每天3次口服;用0.5～2年。与对照组均用泼尼松20mg,每天3次口服。2～3周后,渐减量至每天5～10mg,用0.5～1年。小儿剂量均酌减;症状重者均加用溴吡斯的明适量。

疗效 用上药治疗重症肌无力132例(治疗组与对照组各66例),两组分别基本治愈42例、18例($P<0.05$),显效17例、31例,好转3例、13例,无效各4例。随访激素减量期3～12个月,分别复发3例、29例($P<0.01$)。

【处方3】 黄芪90g,人参、白术各20g,鹿茸5g,冬虫夏草2g,当归、天麻各15g,紫河车10g,黄龙钻土50g。小儿剂量酌减。

制用法 每天1剂,水煎分3次内服。部分患者酌用溴吡斯的明片,激素、血浆置换法,胸腺切除术。

疗效 应用神力生肌饮结合西医治疗重症肌无力50例,用2～10个月。结果:治愈41例,显效5例,有效4例,总有效率为100%。

【处方4】 黄芪60g,人参、白术、当归各15g,苍术、泽泻各12g,升麻、黄柏各9g。

制用法 两组各20例。治疗组将上药水煎餐后服,每日1剂。对照组用溴吡斯的明60mg,每天3次口服。

疗效 应用上药治疗重症肌无力患者,用8周,结果:两组分别基本痊愈5例、1例,显效10例、8例,好转4例、8例,无效1例、3例,总有效率为95.0%、85.0%($P<0.05$)。

吉兰-巴雷综合征

【处方】 秦艽、当归、川芎、生石膏、

白芍、茯苓各 15g,羌活、独活、防风、白芷、生地黄、熟地黄、黄芩、白术各 10g,细辛、甘草各 5g。

加减 无内热去生石膏、黄芩,酌加白附子、全蝎;多汗、体弱加黄芪;心悸加茯神、浮小麦;尿潴留加车前子;肌肉萎缩白术增量,加薏苡仁;面部神经麻痹加白附子、僵蚕、全蝎;痰盛去生地黄、熟地黄,加半夏;热毒甚加土大黄、虎杖、贯众。

制用法 治疗组 36 例,每天 1 剂水煎服。与对照组 36 例,均用地塞米松 10mg,用≤2 周;维生素 B_6 0.2g,维生素 C 3g,均加 5％葡萄糖注射液(或生理盐水)100ml;三磷腺苷 40mg,辅酶 A 100U,胰岛素 12U,加 10％葡萄糖注射液 500ml;均静脉滴注,每天 1 次。雷尼替丁注射液 0.1g,加生理盐水 10ml,每天 2 次静脉注射。维生素 B_{12} 500μg,隔天 1 次肌内注射。尿潴留插导尿管。酌情吸氧。均 7 天为 1 个疗程。

疗效 用上药治疗吉兰-巴雷综合征,两组分别治愈 28 例、18 例($P<$ 0.01),好转 8 例、12 例,无效 6 例(为对照组),总有效率分别为 100％,83.3％($P<0.05$)。

抽动-秽语综合征

【处方 1】 朱茯苓、茯神各 15g,半夏 10g,钩藤、白术、白芍、地黄、当归、合欢花各 12g,珍珠母(先煎)30g。

加减 痰火内亢、肝风内动加天南星、竹茹、生栀子、天麻、枳壳;气虚、心神失养加黄芪、远志、益智、太子参、莲子心;肝气郁结加柴胡、郁金、香附、牡蛎、赭石;暴受惊恐、气机逆乱加代赭石、郁金、旋覆花、桔梗、琥珀。

制用法 每天 1 剂水煎服;20 天为 1 个疗程。用 2～4 个疗程。

疗效 用上药治疗抽动-秽语综合征 112 例,痊愈 81 例,有效 28 例,无效 3 例,总有效率为 97.3％。

【处方 2】 抽动散(含葛根 30g,石菖蒲、郁金、刺蒺藜、决明子、菊花、白僵蚕、钩藤各 10g。咽出声加射干、青果;肢体抽动加防风、羌活;痰湿壅盛加茯苓;痰热甚加瓜蒌。辽宁省本溪市中医院研制)。

制用法 用抽动散,每天每次 0.5g,最大量 4g,每天 2 次冲服;1 个月为 1 个疗程。停用他药。禁辛辣刺激之品,禁碳酸类饮料。

疗效 应用抽动散治疗小儿抽动-秽语综合征 60 例,用 3 个疗程,症状控制 21 例,缓解 35 例,无效 4 例,总有效率为 93.3％。

老年性痴呆

【处方 1】 生大黄(后下)、酸枣仁各 20g,生龙骨(先煎)、牡蛎(先煎)各 30g,石菖蒲 15g,远志、芒硝(冲服)、茯神各 10g,桃仁 12g,蜈蚣(研末冲服)2 条,生甘草 6g。

制用法 将上药水煎 3 次后合并药液,分 2 次或 3 次口服,每天 1 剂。10 剂为 1 个疗程。

疗效 用本方治疗老年性痴呆症患者 126 例,其中,治愈 115 例,显效 6 例,有效 3 例,无效 2 例。治愈的 115 例中,1 个疗程治愈者 46 例,2 个疗程治愈者 34 例,3 个疗程治愈者 20 例,4 个疗程治愈者 15 例。愈后经随访 1～2 年,均未见复发。

【处方 2】 人参、山药、制何首乌、淫

羊藿各 15g,熟地黄、远志、石菖蒲、白术各 12g,核桃仁、炙甘草各 9g,当归 10g。

加减 髓海不足加鹿角胶、紫河车、阿胶;肾精不足,心火亢盛加丹参、莲子心;脾胃两虚加茯苓、巴戟天、五味子、大枣;肝肾阴虚加知母、黄柏;痰浊蒙窍加陈皮、半夏、神曲;瘀血内阻加麝香、赤芍、郁金。

制用法 每天 1 剂,水煎服。

疗效 用上药治疗老年性痴呆 40 例,显效 30 例,有效 8 例,无效 2 例,总有效率为 95.0%。

【处方 3】 人参、石菖蒲、远志各 10g,熟地黄、丹参各 30g,山茱萸、白茯苓各 20g,巴戟天、石斛、肉苁蓉、红花、五味子、麦冬各 15g。

制用法 治疗组 38 例,将上药水煎服,每天 1 剂。与对照组 16 例,均用茴拉西坦 0.2g,每天 3 次口服。两组均对高血压、糖尿病、高脂血症、冠心病(或感染)对症处理。均 28 天为 1 个疗程。停用其他对脑功能有影响的药物。

疗效 中西医结合治疗血管性痴呆患者,用 4 个疗程,两组分别临床控制 22 例、8 例,显效 9 例、3 例,有效 4 例、2 例,无效各 3 例。

【处方 4】 健脑益智汤(含西洋参、何首乌、枸杞子、益智、菟丝子、石菖蒲、郁金、远志、水蛭、全蝎、陈皮等。免煎颗粒。深圳三九现代中药有限公司提供)。

制用法 两组各 30 例。治疗组将上药颗粒剂水冲服。每日 1 剂。对照组用甲磺酸双氢麦角毒碱(喜得镇片)2mg,每天 3 次口服。

疗效 应用上药治疗血管性痴呆患者,用 2 个月,结果:两组分别痊愈 5 例、3 例,有效 21 例、18 例,无效 4 例、9 例,总

有效率为 86.7%,70.0%。

慢性疲劳综合征

【处方 1】 百合、仙鹤草、炒酸枣仁、黄精、珍珠母各 30g,生地黄 15g,知母、栀子、天竺黄、川芎、制半夏各 10g,茯神 20g,竹茹 6g,黄连 8g。

制用法 每天 1 剂,水煎服。6 周为 1 个疗程。

疗效 用上药治疗慢性疲劳综合征 56 例,显效(症状消失或明显改善,症状积分减少>70%)38 例,有效 16 例,无效 2 例。总有效率为 96.4%。

【处方 2】 柴胡 12g,赤芍、白芍、黄精、白术各 10g,山药、薏苡仁各 30g,郁金 15g,炙甘草 6g。

加减 失眠加合欢皮、炒酸枣仁;疲乏无力甚加黄芪、党参。

制用法 治疗组 32 例,将上药水煎服,每天 1 剂。对照组 28 例,用加味逍遥丸(含柴胡、当归、白芍、白术、茯苓、甘草、牡丹皮、栀子、薄荷等)6g,每天 2 次口服。均 4 周为 1 个疗程。

疗效 应用上药治疗慢性疲劳综合征,用 2 个疗程后,两组分别治愈 5 例、2 例,显效 15 例、9 例,有效 10 例、12 例,无效 2 例、5 例。

【处方 3】 黄芪 30g,当归、党参各 20g,柴胡、陈皮、五味子、熟地黄、赤芍各 10g,甘草 6g(本方亦可随症加减)。

制用法 两组各 40 例。治疗组将上药水煎服,每日 1 剂。与对照组均用谷维素 2 片,每天 3 次口服。自行车踏板训练 30 分钟,每天 2 次。饮食有节,适当增加休息及睡眠时间。均 7 天为 1 个疗程,疗程间隔 2 天。

疗效 应用上药治疗慢性疲劳综合

征患者,用 3 个疗程,两组分别痊愈 18 例、11 例,显效 12 例、13 例,有效 7 例、8 例,无效 3 例、8 例,总有效率为 92.5%、80.0%($P<0.05$)。

亚健康状态

【处方 1】　朱砂、琥珀各(均分冲) 1g,酸枣仁 30g,黄连、当归、炙甘草各 6g,川芎、神曲各 10g,生地黄、香附各 15g。

制用法　治疗组 30 例,用上药 3~7 天后减朱砂。脾虚加党参、黄芪、白术;湿盛加薏苡仁、茯苓、半夏;肾虚加山茱萸、杜仲等。每天 1 剂水煎服。对照组 28 例,用谷维素 15mg,每天 3 次;地西泮 1.25mg,每天 1 次;口服。均 20 天为 1 个疗程。

疗效　应用上药治疗亚健康状态,两组分别痊愈 17 例、6 例($P<0.01$),显效 11 例、9 例,无效 2 例、13 例。

【处方 2】　浮小麦 30g,酸枣仁、柏子仁、丹参、柴胡、白芍、枳壳、白术、茯苓、半夏各 15g,百合 20g,甘草 10g。

制用法　每天 1 剂水煎服。10 天为 1 个疗程。

疗效　应用自拟中药复方心身合剂治疗亚健康患者 43 例,用 1~3 个疗程后,显效者 33 例,有效者 8 例,无效者 2 例,总有效率为 95.3%。

【处方 3】　太医胶囊。

制用法　治疗组 100 例,用太医胶囊(含西洋参、天麻、大黄各 90g,研末,灭菌分装胶囊,每粒 0.5g)5 粒;对照组 100 例,用补中益气丸 10 粒,六味地黄丸 8 粒;均每天 3 次口服。4 周为 1 个疗程。

疗效　用上药治疗亚健康状态患者,两组分别治愈 68 例、31 例,有效 29 例、39 例,无效 3 例、30 例,总有效率为

97.0%、70.0%($P<0.01$)。

【处方 4】　黄连、凌霄花、甘草各 15g,肉桂、北冬虫夏草、蝉蜕各 10g,生龙骨、生牡蛎、磁石(3 味均先下)、酸枣仁、川芎各 20g,青礞石(先下)6g,灯心草 3g。

加减　惊悸不安、心悸甚加柏子仁、龙眼肉;肝胃郁热、口舌生疮加龙胆草、白花蛇舌草、焦栀子;脘腹胀满、便秘加生大黄、火麻仁、天花粉。

制用法　两组各 80 例。治疗组将上药水煎服,每日 1 剂。对照组用氟哌噻吨美利曲辛片 1 片,早晨、中午各 1 次口服。均 10 天为 1 个疗程。

疗效　应用上药治疗失眠性亚健康,用 1 个疗程,随访 10 天,两组分别治愈 16 例、8 例,有效 52 例、53 例,无效 12 例、19 例。

【处方 5】　王不留行适量。

制用法　1 组 13 例,取耳穴:主穴取神门、交感、皮质下、内分泌;配穴取肝、脾、胃、心、肾等。用王不留行穴位按压,按压 1~2 分钟,以耳郭潮红、发热为度。每日按压 4~5 次;每周贴 2 次,两耳穴位交替使用。用 4 周。2 组 12 例,取穴:百会、四神聪、足三里(双)、三阴交(双)。肝脾不调配阳陵泉、太冲;脾胃气虚配脾俞、胃俞;心脾两虚配心俞、脾俞;肝肾阴虚配肝俞、脾俞;脾肾阳虚配脾俞、肾俞。针刺,每日 1 次,5 日为 1 个疗程,疗程间隔 2 日,用 4 个疗程。3 组 17 例,用上述耳压法、针刺法。

疗效　采用上述方法治疗亚健康状态(又称慢性疲劳综合征)患者,三组分别治愈 7 例、8 例、13 例,显效 2 例、2 例、3 例,有效 2 例、1 例、1 例,无效 2 例、1 例(为 1 组、2 组),总有效率分别为 84.6%、91.7%、100%。第 3 组疗效明显优于 1

组、2 组）。

神经性耳鸣

【处方】 炙黄芪、党参各 10g，白术、石菖蒲各 9g，当归、陈皮、炙甘草各 6g，升麻、柴胡各 13g。

加减 纳差加炒谷芽、炒麦芽；口苦加黄芩；睡眠欠佳加合欢皮；便秘加栝楼。

制用法 将上药水煎服，每天 1 剂。10 天为 1 个疗程。

疗效 应用补中益气汤加减治疗神经性耳鸣患者 52 例，用 1～3 个疗程后，治愈 38 例，好转 10 例，无效 4 例，总有效率为 92.3％。复发 6 例，继用本方，仍有效。

脑　梗　死

【处方 1】 当归、牛膝各 15g，桃仁、红花、水蛭、泽泻、桑枝各 9g，川芎、赤芍、茯苓各 12g，僵蚕、胆南星各 6g，黄芪 50g，薏苡仁 30g，全蝎 3g。

制用法 治疗组 54 例，将上药水煎，每天 1 剂。与对照组 46 例，均脱水、清除自由基、抗血小板聚集等；支持疗法及对症处理等。均 4 周为 1 个疗程。

疗效 应用上药治疗脑梗死患者 54 例，两组分别痊愈 12 例、6 例，显效 25 例、15 例，有效 16 例、18 例，无效 1 例、7 例，总有效率为 98.1％，84.8％（$P <$ 0.05）。

【处方 2】 法半夏、泽泻各 15g，陈皮、天麻各 12g，茯苓、炒白术各 20g，泽兰、干荷叶各 30g，石菖蒲、川芎各 10g，穿山甲（代）、全蝎各 8g（均中药免煎颗粒）。

制用法 两组各 36 例。治疗组将上药水冲服（或鼻饲），每日 1 剂。对照组用脑安胶囊（含当归、冰片、人参等）。每粒 0.3g）2 粒，每天 2 次口服（或胶囊内容物稀释后鼻饲）。均抗血小板聚集，控制血压、血糖、血脂，行为干预等。均 4 周为 1 个疗程。

疗效 应用上药治疗脑梗死患者，两组分别治愈 7 例、6 例，显著进步 17 例、14 例，进步 10 例、11 例，无变化 2 例、4 例，恶化 1 例（为对照组），总有效率为 94.4％，86.1％。

第二章 外 科

一、外科感染

疖 肿

【处方1】 五倍子适量。

制用法 将五倍子焙干研粉,加入适量的香油搅拌成糊状,敷在痈的表面,盖上纱布,胶布固定。

疗效 用上药治疗痈(多头疖肿)患者近100例,未配用任何抗生素和止痛药,一般敷药1或2次即获痊愈。对未发脓的痈或疖头刚破者,疗效确切,用得越早,效果越好。

【处方2】 黄连、轻粉各50g,蜈蚣1条,75%乙醇200ml。

制用法 将黄连、轻粉、蜈蚣加入乙醇中,密封浸泡1周后备用。用时,将患处洗净后涂此药液,每天2次或3次。

疗效 用上药治疗无名肿毒、疖肿患者60余例,都有明显效果。一般1~3次可见痛减肿消,4~6次即可获得痊愈。

【处方3】 干蒲公英适量。

制用法 将干蒲公英研为细末,用75%乙醇调成糊状,外敷局部,然后包扎,每天换药1次。对已破溃的创面敷四周,中间留一小孔洞,以利引流。

疗效 用上药治疗多发性疖肿患者45例,其中,局部红肿者30例,破溃化脓者15例,均在2~4天肿消痛止,脓血排出而获痊愈。

【处方4】 大黄、冬瓜仁、蝉蜕各12g,牡丹皮、桃仁、赤芍、金银花、菊花各15g,甘草10g。

制用法 每天1剂,水煎后分3次内服。药渣水煎后外洗患处,每天3次,7天为1个疗程。

疗效 采用大黄牡丹皮汤治疗疮疖56例,用1~2个疗程后,其中痊愈45例,显效10例,好转1例,总有效率为100%。

【处方5】 乌梢蛇。

制用法 鲜品乌梢蛇剥皮除去内脏及头部后全身入药,每次剂量按年龄每周岁30g计算,最大剂量不超过450g。取出所需重量的新鲜蛇肉,洗净切碎煮烂,加入适量食盐,将煮烂的蛇肉和汤在1天内分1~3次服完。1剂为1个疗程。干品乌梢蛇剂量按年龄每周岁10g计算,最大剂量不超过150g。按剂量称取干品乌梢蛇,加水200~500ml煎汤,滤渣,将所得的汤在1天内分1~3次服完,每周1剂,服2剂为1个疗程。

疗效 用上药治疗疖病17例,其中14例服鲜品煎剂1个疗程,全部治愈。3例服干品煎剂1个疗程,痊愈2例,显效1例,半年内随访无一例复发。

【处方6】 生百部、苦参、黄柏、荆芥各20g。

制用法 将上药水煎取液,用搓澡巾浸药水,稍用力擦洗患处;稍晾干,用本品(含甲硝唑、硫黄各5份,冰片2份。用凡士林调成20%软膏)外擦,并反复擦搓几分钟。每天2次;1周为1个疗程。痊愈后烫洗衣服。

疗效 应用上药治疗疥疮患者300例,用1个疗程,痊愈240例,显效40例,有效15例,无效5例,总有效率为98.3%。

【处方7】 活瘀散(含葛根30g,白及、乳香、没药各10g)。

制用法 上药粉碎,过80目筛后装玻璃瓶备用。治疗组200例,用活瘀散撒于疮面,1～2日后,用过氧化氢溶液冲洗,再撒药;用至创面新鲜,行清创二期缝合(或植皮)术,对照组100例,用3%～10%高渗盐水纱条、凡士林纱条、抗生素纱条外敷,每日1次;并用抗生素口服。

疗效 应用上药治疗外科感染(病种包括疖痈、压疮及术后切口裂开)患者,用7～12日后,两组分别显效(用3～5日,炎症消退,<7～10日行清创缝合或植皮术)168例、70例,有效32例、26例,无效4例(为对照组),总有效率为100%,96%。治疗组优于对照组。

痈

【处方1】 黄芪20g,黄连、雄黄各15g,白芷12g,生大黄10g,乳香、没药各8g。

制用法 将上药共研为细末,装瓶备用。用时,先将患处消毒洗净,擦干并撒上药粉,固定。每天换药1次。

疗效 用本方治疗痈肿患者120例,一般换药2～5次即可治愈。

【处方2】 黄芪100g,金银花50g,蒲公英30g,当归25g,生甘草15g。

制用法 将上药水煎3次后合并药液约1000ml,分3次或4次口服,每天1剂。

疗效 用本方治疗痈肿患者121例,经服药5～10剂,均获治愈。

【处方3】 蒲公英、紫花地丁、金银花、白花蛇舌草、薏苡仁各30g,王不留行、板蓝根、茯苓各20g,黄柏、甘草各10g,川芎、穿山甲珠(代)、皂角刺(天丁)、赤芍、桔梗各15g。

制用法 每天1剂,水煎服。

疗效 用上药治疗疖痈36例,其中显效(2～3天后红肿消失,触之痛减,功能复常)14例,有效19例,无效3例,总有效率为91.7%。

【处方4】 炮穿山甲(代)、陈皮、防风、贝母、白芷各12g,皂角刺30g,当归尾、金银花、赤芍各15g,乳香、没药各10g,天花粉18g,甘草6g。

加减 溃后腐肉大片脱落,疮口较深,形成空腔,收口缓慢,神疲乏力加黄芪、党参、白术、焦麦芽、焦神曲、焦山楂;局部红肿热痛甚去白芷、陈皮,加黄连、黄芩、黄柏、栀子;局部红肿范围大,嫩赤,舌红加水牛角、牡丹皮、丹参;局部红热不显减清热解毒药,加桃仁、红花、泽兰;局部肿块范围不大、不深(或大、深)而皮薄去炮穿山甲(代)、皂角刺;便秘加大黄、芒硝。

制用法 每天1剂,水煎分3次服。用消毒散(含藤黄、生明矾各9g,生大黄、芙蓉花叶、五倍子各30g。研末,过100目筛;加麝香、冰片各1g,搅匀)《良方录选》方),调醋(或蜜,或冷茶水),外敷患处。每天换药 2 次。

疗效 中药内服外敷治疗臀痈患者 39 例,其中治愈者 35 例,好转 4 例。

【处方 5】 生石膏、冰片。

制用法 将上药按 9.5∶0.5 的比例,共研成极细末,装入干净玻璃瓶内密闭备用。用时,视肿块的大小,在上药粉中加入少许食醋及适量冷开水,调匀成膏状,然后直接敷于病变部位(阿是穴),纱布固定。如药粉出现干燥,用冷开水予以湿润。每日换药 1 次。待病变部位消失后止。

疗效 应用石膏散外敷治疗痈肿患者 40 例,其中治愈 38 例,无效 2 例(转外科手术治疗),治愈率为 95.0%。附验案 1 例:王某右侧小腿生有一肿块疼痛 3 日,肿块位于右小腿承山穴处,大约 6cm×6cm,局部红肿热痛,扪之坚硬,经穿刺无脓液,经用本方治疗,次日肿块明显缩小,用药 4 日后告愈。

丹 毒

【处方 1】 生石膏 100g,黄连 50g,寒水石 30g,桐油适量。

制用法 先将前 3 味药共研为极细末,加入桐油适量调匀备用。用时,每天涂搽患部 1 次或 2 次。

疗效 用本方治疗丹毒患者 50 例,经用药 5~10 次,均获治愈。

【处方 2】 生大黄 100g,生石膏 150g,川芎、白芷各 50g,雄黄 40g,蜂蜡 50g,冰片 5g,凡士林 1000g。

制用法 先将前 5 味中药研为细末,再拌入冰片和匀,取凡士林、蜂蜡在水浴上加热溶化,滤后待适宜温度时加入已和匀的药物,不断搅匀至冷凝备用。用

上药涂患部,每天换药 1 次。

疗效 用本方治疗丹毒患者 126 例,经用药 4~8 天,均获痊愈。

【处方 3】 芒硝、冰片。

制用法 将上药按 10∶1 的比例混匀研末备用。按病变范围大小,将本品药粉均匀撒在纱布中央约 0.5cm 厚,将纱布四边折叠包好,贴敷患处后固定,每 2~3 天更换 1 次。

疗效 用上药治疗外科感染 230 例(包括丹毒 25 例、急性乳腺炎 42 例、蜂窝织炎 30 例、疖肿未成脓者 40 例、淋巴管炎 38 例、静脉炎 27 例、阑尾周围脓肿 28 例),皆平均换药 3 次而愈。

【处方 4】 草薢、茯苓各 15g,薏苡仁 30g,牡丹皮、黄柏各 12g,泽泻、滑石、通草各 10g。

制用法 每天 1 剂,水煎餐后服。发病初期阳热症状甚用金黄膏,中后期半阴半阳症用冲和膏,外敷患处,每天换药 1 次。抬高患肢。禁牛羊肉、海鲜等。

疗效 中药内服外敷治疗下肢丹毒 120 例,显效(<1 周症状消失)32 例,有效 88 例。

【处方 5】 紫花地丁 30g,忍冬藤、生地黄各 18g,连翘、赤芍、川牛膝各 9g,牡丹皮 10g,茯苓、虎杖各 15g,薏苡仁 20g,紫背浮萍 3g。

制用法 两组各 31 例。治疗组将上药水煎服,空腹内服,每天 1 剂。并用金银花 30g,蒲公英、黄柏、知母、贝母、天花粉、白及、乳香各 12g,皂角刺 9g,牡丹皮 10g。每天 1 剂水煎,取液 200ml,加热水 600ml 置中药熏蒸仪中,患者取坐位,调整蒸汽喷口与皮肤之间的距离为 25~30cm,温度约 55℃,每次 30 分钟,每天 1 次。对照组 31 例,用青霉素 640 万 U,加

生理盐水 250ml,静脉滴注,每天 1 次。均 14 天为 1 个疗程。

疗效　应用上药治疗下肢丹毒,两组分别治愈 22 例、15 例,好转 9 例、10 例,未愈 6 例(为对照组),总有效率为 100%,80.6%($P<0.05$)。

【处方 6】　金银花、蒲公英各 30g,连翘 15g,知母、玄参、牛膝、茯苓、赤芍各 10g,生地黄 20g。

制用法　本方亦可随症加减。水煎服。并用清解散(含大黄、黄柏、玄参、紫花地丁、蒲公英、苍术、石膏各 1000g,青黛 300g,薄荷 100g。研细末),加陈醋调敷患处＞1～2cm,以湿润为度,每天 1 次。抬高患肢。体温＞38.5℃,用抗生素。

疗效　用上药治疗下肢丹毒 36 例,均治愈。

【处方 7】　青黄散(含地榆、赤小豆各 30g,大黄 25g,苦参 10g,白及 20g)。

制用法　上药共研为极细末;过筛;梅片 9g,研细末,加入青黛 30g,拌匀后装入瓶内密闭备用。用青黄散加入食醋适量,调匀成稠糊状,外敷阿是穴(即患处)。每日 2 次。并用萆薢渗湿汤加减:萆薢、细生地黄各 15g,黄柏、炒栀子、制大黄各 10g,炒薏苡仁、车前子各 30g,牡丹皮 20g,木通、黄连、生甘草各 5g,每日 1 剂,水煎服。

疗效　采用青黄散治疗丹毒患者 20 例,其中显效(＜2 日热退;红肿热痛约 3 日消退)13 例,有效 7 例,总有效率为 100%。

小 儿 丹 毒

【处方 1】　马兰头(又名马兰)适量。

制用法　取马兰头,不拘多少(冬季无叶,取根代用,不影响疗效),用水洗净,捣烂绞汁,以干净药棉蘸汁搽之,干则再搽。如颈、项、腿褶缝中溃烂,以此汁调飞净六一散搽之。

疗效　用上药治疗小儿丹毒患者,一般 3～4 天即可获痊愈。

【处方 2】　生大黄、生天南星、生半夏、生白附子、生草乌、生川乌、黄连各 100g,黄柏、黄芩、红花、生甘草各 50g,凡士林适量。

制用法　将上药共研为极细末,过筛,用凡士林适量加热后,调入已和匀的药末成膏,装瓶备用。用时,根据丹毒大小范围,将膏药涂于患部,外盖敷料,用胶布固定,每天换药 1 次,直至痊愈止。

疗效　用本方治疗小儿丹毒患者 31 例,经换药 4～8 次,均获治愈。

【处方 3】　白及、蒲公英、姜黄各 50g,生大黄、生黄柏各 100g,白芷 30g,生甘草 40g。

制用法　将上药共研为细末后,调入适量蜂蜜备用。用时,根据患部大小,将药膏涂于患处,每天换药 1 次。

疗效　用本方治疗小儿丹毒患者 67 例,其中,治愈 65 例(单用本方),显效 2 例(配合他药治疗),总有效率为 100%。

类 丹 毒

【处方 1】　五倍子粉 1500g,黑醋 3000ml,蜜糖 560g,正梅片适量。

制用法　用砂锅将黑醋、蜜糖煮沸,徐徐加入五倍子粉,搅拌均匀,熬成膏药,加入正梅片,装瓶内备用。用时,根据患处大小而定,每天换药 1 次或隔天换药 1 次。

疗效　用上药治疗类丹毒患者,一般 2～7 天可获治愈。

注意事项 类丹毒多发生于手指或足趾。本病由感染猪丹毒杆菌引起。

【处方2】 黄连粉100g,紫草粉、白及粉、乳香粉、没药粉、煅石膏粉、生甘草粉各80g,冰片10g,麻油1000g。

制用法 将麻油加热后,加入前8味药物,不断搅拌至冷凝备用。用时,根据类丹毒大小,将上膏药均匀地涂于敷料上,贴盖于患处,每天换药1次或2次,直至病愈。

疗效 用本方治疗类丹毒患者88例,均获治愈。其中,用药3～4天治愈者23例,5～6天治愈者27例,7～10天治愈者38例。

【处方3】 生大黄、生天南星、黄连各100g。川芎、白芷、黄柏、生石膏各50g,冰片3g。

制用法 将上药研为极细末后,加入蜂蜜中和匀,装入瓶内备用。用时,将上药涂于患处,每天换药1次或2次。

疗效 用本方治疗类丹毒患者47例,经用药5～10天获得治愈。

指 头 炎

【处方1】 博落回(别名:落回、勃勒回、号筒草、号筒杆等)适量。

制用法 将上药连茎带叶水煎熏洗15分钟,再将煎过的叶子贴于患处(指),每天2次或3次。

疗效 用上药治疗脓性指头炎患者18例,均在2～3天内获得痊愈。早期发炎者,用上药反复熏洗外贴3～6次,即可治愈。本药主要治疗未成脓者,如脓已成,局部变软,疼痛减轻,则不可再用。

【处方2】 鱼腥草250g,蜂蜜500g。

制用法 将鱼腥草研为极细末,用蜂蜜调和均匀备用。用时,将药膏敷于患处,外盖纱布、胶布固定,每天换药1次。

疗效 治疗指头炎120例,用药3或4次即愈。

【处方3】 蜈蚣、五倍子各等份,凡士林适量。

制用法 将蜈蚣、五倍子研为细末,凡士林在水浴上加热溶化,加入已和匀的药物搅匀。用此药膏涂于患处,每天换药1次,至痊愈止。

疗效 用本方治疗指头炎患者213例,经用药5～10次,均获治愈。

【处方4】 蒲公英20g,金银花15g,野菊花10g。

制用法 将上药加水200ml,煎汁约100ml,浸敷患手指,每天2次或3次。每次30分钟。

疗效 用本方治疗指头炎患者39例,经用药3～5天,均获治愈。

【处方5】 三黄汤(含黄芩、黄连、黄柏、大黄、栀子、白芷各30g,切成2～3mm碎颗粒,加水2L,煎15～20分钟。药渣1份,药液2份)。

制用法 用三黄汤浸泡患处,并用指(趾)残端不断搅拌,捻搓,抓拿药渣,每次15～20分钟,每天3～5次;随时清除坏死组织;洁净纱布包裹。药液煮沸防腐。残端骨外露＞0.5mm,剪至与软组织平齐。糖尿病治疗原发病。禁用抗生素。

疗效 应用中药治疗指(趾)残端感染患者47例,用2～14周后,治疗33例,显效7例,好转3例,无效4例,总有效率为91.5%。

脂 肪 液 化

【处方】 大黄1份,芒硝4份。

制用法　挤出切口中液化的油状物,将上药混合,纱布包,外敷切口,每天换药2次。同时,用聚维酮碘、庆大霉素(或甲硝唑)冲洗换药;75%乙醇纱布湿敷伤口;红外线光子照射切口,每次30分钟,每天2次。对症处理。高蛋白高维生素饮食。

疗效　应用大黄芒硝外敷综合治疗脂肪液化10例,术后8～10天,切口均完全愈合。

蜂窝织炎

【处方1】　黄连、金银花、黄柏各240g,生大黄、芙蓉花(或叶)、生甘草各160g。

制用法　将上药共研为极细末,用蜂蜜调匀外敷患处。敷药时需露出脓顶,使溃后的脓液排流通畅,每天换药1次。

疗效　用本方治疗蜂窝织炎患者86例,均获治愈。其中3～5天治愈者39例;6～10天治愈者26例;10～15天治愈者21例。

【处方2】　五倍子250g,黄连200g,老陈醋适量。

制用法　取纯净五倍子、黄连共研为极细末,过100目筛,装瓶放阴凉干燥处备用。用时,先将局部发、毛剃光,按常规消毒后,视疮面大小取上药末加老陈醋适量调糊状为度,并均匀涂于敷料上(涂3～4mm厚),贴于患处固定即可。3天换药1次。

疗效　用本方治疗蜂窝织炎188例,其中,治愈175例,显效6例,有效4例,无效3例。治愈的175例中,换药3～5天治愈者68例,6～8天治愈者72例,9～10天治愈者35例。

【处方3】　猪胆、野蜂房各10个,五倍子100g,雄黄40g,冰片15g。

制用法　先将野蜂房烧至外皮呈黑褐色,里面呈黄褐色(不要烧成灰),再将野蜂房、明雄黄、五倍子(洗净焙干)、冰片分别研末后混匀,加入猪胆汁内,置阴凉干燥处备用。用时,视患部大小,常规消毒后,将上药涂于病灶部位,外盖敷料,用绷带或胶布固定。每天换药1次,直至痊愈为止。

疗效　用本方治疗蜂窝织炎患者69例,经用药3～5天,均获治愈。

【处方4】　夏枯草150g,生大黄120g,生栀子100g,黄连130g,冰片20g,凡士林适量。

制用法　将上药共研为极细末,加入凡士林适量调成软膏,装瓶备用。用时,先将局部按常规消毒,再用上药膏涂于患处,外盖敷料,胶布固定,每天换药1次。

疗效　用本方治疗蜂窝织炎患者223例,经用药3～6天后,治愈211例,显效12例。

【处方5】　绿豆300g,大黄、夏枯草各150g,冰片10g,蜂蜜600g。

制用法　先将前4味药分别研为极细末,加入蜂蜜内搅拌均匀,装入瓶内备用。用时,局部按常规消毒,待干后,涂上药膏于患处,厚0.8～1cm,范围宜超过病灶处2cm为佳。每天换药1次,直至痊愈为止。

疗效　用本方治疗蜂窝织炎患者182例,经换药3～6次,均获治愈。

【处方6】　冰片1份,芒硝10份。

制用法　局部常规消毒。将上药混合,共研细末,置敷料上,厚度约3mm,外敷患处,胶布固定,隔天换药1次。用

5～10天观察效果。

疗效 采用上药治疗蜂窝织炎患者60例,用5～10天后,治愈38例,显效10例,有效8例,无效4例,总有效率为93.3%。

毛囊炎

【处方1】 侧柏叶30g,白矾10g,鸡蛋清2个。

制用法 将侧柏叶洗净,加入白矾共捣烂,再加入鸡蛋清调成膏状即得。用时,将患处局部用温开水洗净后,外敷上药,用塑料纸或纱布包扎。每天换药1次。

疗效 用上药治疗颈部多发性毛囊炎患者,一般2～4次后即获痊愈。

【处方2】 白及、白蔹、枯矾各等量。

制用法 将上药共研为细末,装入瓶内备用。用时,先用生理盐水或过氧化氢液(双氧水)清洗患部,洗去脓液,清洁创面,再用植物油将药粉调成糊状,敷于疮面上,每天1次。

疗效 用上药治疗多发性毛囊炎患者,一般用药2～3天即可痊愈。

【处方3】 藤黄30g,夏枯草40g,苦参20g,冰片5g,75%乙醇500ml。

制用法 将前4味药分别研为极细末,加入75%乙醇中浸泡1周后备用。用时,取棉签蘸上药液反复涂搽患处,每天2次或3次。

疗效 用本方治疗毛囊炎患者68例,经用药3～5天后,均获治愈。

【处方4】 五倍子末、黄连粉各100g,冰片10g,蜂蜜300ml。

制用法 将上药末加入蜂蜜内搅拌均匀,装入瓶内备用。用时,先将患处洗净(若患处头发过长者可剃去后再涂药,每天1次或2次,直至痊愈为止)。

疗效 用本方治疗毛囊炎患者120例,经换药,1周内均获治愈。

【处方5】 生白矾100g,生大黄150g,黄丹、铜绿、松香各30g,猪鬃60g,生甘草50g,芝麻油600g。

制用法 将上药分别研为极细末,加入芝麻油内搅拌均匀后备用。用时,先将局部按常规消毒,待干后涂以上药,每天涂搽1次或2次,直至治愈为止。

疗效 用本方治疗毛囊炎患者85例,其中,治愈84例,显效1例。一般用药3～5天即可痊愈。

压 疮

【处方1】 去腐生肌膏。

制用法 用脱脂棉清洁创面,剪除坏死组织(或结痂)。用去腐生肌膏(含生大黄、生苍术、炉甘石粉各500g,蜂蜡200～300g,香油5L。制成膏剂),涂于脱脂棉上,厚度约0.2cm,敷创面上,涂药面积稍大于创面。脓液较多,每天换药2次;药较少,1～2天换药1次。

疗效 应用上药治疗压疮36例,用12～56天,治愈22例,显效13例,无效1例,总有效率为97.2%。

【处方2】 血黄散。

制用法 均用75%乙醇消毒,生理盐水清创,抽取水疱。治疗组23例,用血黄散(含血竭1份,黄柏2份,研细末。渗出液多时酌加煅石膏),均匀撒创面。对照组20例,用雷佛奴尔纱条。均纱布覆盖固定。每天换药1次;7天为1个疗程。

疗效 应用上药治疗Ⅱ期压疮患者,两组分别治愈13例、9例,好转9例、8例,无效1例、3例。

【处方3】 军术膏(含生大黄、生苍术、炉甘石粉各500g,蜂蜡250g。制成膏状后备用)。

制用法 清创,有水疱先抽干渗液,压疮面积<4cm²,用军术膏涂抹患处,每天3~4次。压疮面积>4cm²,用本品涂抹于无菌纱布上,覆盖患处,塑料纸包扎固定。隔天换药1次;脓液较多时改每天换药1次。

疗效 应用上药治疗压疮(褥疮)50例,用12~60天后,治愈37例,显效12例,无效1例。

淋 巴 结 炎

【处方1】 鱼腥草(鲜品100g)50g,樟脑30g,冰片5g,白酒适量。

制用法 将鱼腥草研末(或捣烂),与樟脑、冰片混合均匀,加入白酒适量即成。用时,以上药外敷患处,每天或隔天换药1次。

疗效 用上药治疗淋巴结炎患者368例,经用药2~5天,均获治愈。

【处方2】 金银花、蒲公英、夏枯草各30g,生石膏、寒水石各50g,红花、生甘草各10g。

加减 若形寒发热等表证明显者,加柴胡、紫苏叶各10g;若口渴、发热等里证明显者,加栀子、知母各15g;若腋窝、腹股沟淋巴结肿大者,加鸡血藤、桃仁、牛膝各12g;若大便秘结者,加生大黄(后下)15g。

制用法 将上药水煎,其中头煎分2次口服,二煎以纱布浸渍后外敷患处,每天1剂。

疗效 用本方治疗淋巴结炎患者125例,经用药3~6天,均获治愈。

【处方3】 夏枯草100g,生甘草15g。

制用法 将上药水煎,头煎分2次或3次口服;2煎以纱布浸渍后趁热外敷患处。每天1剂,至治愈为止。

疗效 用本方治疗淋巴结炎患者166例,全部治愈。其中,用药2剂或3剂治愈者75例,4~6剂治愈者61例,7~10剂治愈30例。

【处方4】 牛蒡子、连翘、栀子、牡丹皮、石斛、玄参各10g,薄荷(后下)、荆芥子各6g,夏枯草12g。

加减 局部肿痛甚、低热,牛蒡子、栀子、牡丹皮增量,加大青叶、蒲公英。

制用法 每天1剂,水煎服。局部症甚并用金黄膏外敷,每天1次。

疗效 用上药治疗急性淋巴结炎30例,均获治愈。

【处方5】 金银花、忍冬藤各30g,连翘、元参、芦根各15g,拳参、牛蒡子、荆芥穗、白僵蚕、生甘草、黄芩各9g,薄荷(后下)6g,柴胡12g。

制用法 小儿剂量酌减。每天1剂水煎服。

疗效 应用上药治疗组织细胞坏死性淋巴结炎110例,均治愈。随访半年,无复发。

硬 结 肿 痛

【处方1】 防风60g,芒硝100g。

制用法 将上药煎熬,趁热用毛巾蘸浸,敷于患处,每次敷20分钟,每天3次。

疗效 用上药治疗因肌内注射吸收不良引起的局部硬结肿痛(未化脓者)、无名毒肿胀作痛患者150例,均有效。一般轻者2~3天而愈,重者不超过1周。

【处方2】 菊叶三七、连钱草、松香各 100g,桃仁、辣蓼草、红花各 50g,雄黄 30g,白酒适量。

制用法 将上药共研为极细末,加入适量白酒调成膏状,储入瓶内备用。用时,先将患处按常规消毒,外敷药膏,盖上敷料,用胶布固定,2 天换药 1 次。

疗效 用上药治疗肌内注射后皮下硬结肿痛患者 88 例,均获治愈。其中用药 1 次治愈者 25 例,2 次治愈者 38 例,3 次治愈者 15 例,4 次治愈者 10 例。

【处方 3】 生大黄 100g,栀子、乳香、没药、土鳖虫、水蛭各 50g,夏枯草、干橘叶、蒲公英、木瓜各 30g,凡士林适量。

制用法 将上药共研为极细末,加入凡士林适量成膏状,不必高压消毒。用时,将上药均匀地涂在敷料上,覆盖患处,用胶布或绷带固定,每天或隔天换药 1 次。本药对皮肤破裂、溃烂者不宜使用。用药后如发现有过敏反应者,应停止使用。连用 5 天为 1 个疗程。

疗效 用本方治疗肌内注射后皮下硬结肿痛患者 111 例,其中,经用药 1 个疗程治愈者 39 例,2 个疗程治愈者 51 例,3 个疗程治愈者 21 例。

【处方 4】 仙人掌适量。

制用法 取仙人掌一块,放在火上烤热后,从中间剖开成两半,趁热外敷患处(以能忍受为度)。

疗效 用本方治疗肌内注射后皮下硬结肿痛患者 61 例,经用药 2～5 天,肿消痛止获愈。

【处方 5】 大蓟粉、淀粉。

制用法 将上药按 1∶1 的比例拌匀,加水调成糊状,取糊置纱布上,敷于患处,6～8 小时换药 1 次,每天 1 次或 2 次。

疗效 用上药治疗因肌内注射引起

的硬块者 50 余例,全部有效,无 1 例失败。少则 2 次或 3 次,多则 6～8 次,一般 3～5 次硬块软化,吸收,疼痛消失。

皮 肤 感 染

【处方 1】 生大黄、芒硝各 100g,冰片 20g。

制用法 将上药共研为细末,装瓶备用。按病变范围大小,取适当纱布一块展平,将药末均匀撒在纱布中央,约 0.5cm 厚,将纱布四边折叠包好,贴敷患处,用胶布固定或绷带包扎,防药粉洒出,2～3 天换药 1 次。

疗效 用本方治疗皮肤感染患者 165 例,经换药 3～5 次,均获治愈。

【处方 2】 女贞子叶、艾叶、皂角、茶叶各 15g,生甘草 10g。

制用法 将上药加水 300ml,煎至 150ml,纱布过滤,取煎液外洗或湿敷溃疡面,每天 2 次或 3 次。

疗效 用本方治疗放射性皮肤溃疡患者 32 例,经用药 10～20 天,均获痊愈。

【处方 3】 鱼腥草、生大黄、黄连、黄芩、黄柏各 15g。

制用法 将上药加水 500ml,煎熬沸后 20 分钟,待冷至 35℃ 左右即可应用。用时,取面积稍大于病灶范围的敷料或折至 4 层或 5 层的毛巾,浸透上药液湿敷局部,每次敷 40～60 分钟,无需包扎。每天敷 3 次或 4 次。敷料冷却后于温药液中浸透。每天 1 剂。

疗效 用本方治疗皮肤感染患者 21 例,经用药 5～8 天即可治愈。

【处方 4】 野菊花、生大黄、夏枯草各 100g,生甘草 50g,冰片 10g,防腐剂、蒸馏水适量。

制用法 将前 4 味药蒸馏后取液

4500ml,加入冰片、防腐剂、蒸馏水至5000ml备用。用时,创口进行常规消毒后,用消毒纱布或纱条,浸入溶液中,以纱布或纱条填塞或贴敷创口,每天换药1次。皮肤感染严重者可用湿敷或外浸法。

疗效 用本方治疗皮肤感染和外科感染者79例,均获治愈。

【处方5】 蒲公英50g,生地黄、黄芩各20g。

制用法 将上药水煎,无菌纱布过滤。首日用2%过氧化氢消毒,清创。用上述药液清洗后,将3层无菌纱布浸药液覆盖创面。每天换药1次。创面≥100cm²且真皮损坏甚者行邮票状植皮。

疗效 应用上药治疗皮肤溃疡30例(病种包括外伤创面感染,二三度烧伤,压疮,下肢静脉曲张伴溃疡),用1个月,痊愈15例,显效10例,有效4例,无效1例。

真菌感染

【处方1】 皮硝500g,白矾100g。

制用法 将上药加水适量煮沸溶解后,冷却至温热适度时洗浴,药液可反复使用。洗浴后,局部涂搽2%甲紫,每次洗浴半小时,每天2次或3次。

疗效 用上药治疗真菌感染患者,一般10天左右痊愈。本方止痒迅速,对溃烂皮肤无刺激。

【处方2】 夏枯草、蒲公英、鱼腥草、黄连、生甘草各25g。

制用法 将上药加水1000ml,浓煎至500ml,冷却至温热时外用。蘸此药液涂搽患处,或者用无菌纱布蘸药液湿敷患处,每天用药2次或3次,每天1剂,5天为1个疗程。

疗效 用本方治疗真菌感染患者86例,其中,痊愈81例,有效3例,无效2例。治愈的81例中,用药1个疗程治愈者41例,2个疗程治愈者20例,3个疗程治愈者15例,4个疗程治愈者5例。

【处方3】 野菊花、忍冬藤、紫苏叶、苦参、连翘各30g。

制用法 将上药水煎3次后合并药液约600ml,浓煎至400ml,冷却至温热时,外用患处。每天3次或4次。每天1剂,1周为1个疗程。

疗效 用本方治疗真菌感染患者134例,经用药1~2个疗程后,其中治愈125例,显效9例,总有效率为100%。

急慢性伤口感染

【处方1】 木芙蓉、煅石膏、金霉素、合霉素各30g,滑石9g,赤石脂7.5g,硼砂、冰片各6g,制没药、乳香各4.5g,龙骨3g,轻粉、血竭、丹参各2.1g,甘草1.5g。

制用法 将上述药物共研为细末,经120目筛,用瓷瓶或密闭玻璃瓶贮存。用时,先用乙醇棉球消毒创面四周,再用过氧化氢溶液洗涤创面,拭干后将药物均匀撒上,每隔5~7天换药1次。

疗效 用上药治疗感染创面患者共500例,创面面积最大者占单侧下肢的1/2,最小约2cm,病情最短者1个多月,最长者4.5年。结果:对于较小的创面一般换药4~6次即可痊愈。治疗时间最短者1周,最长者3个月余。除8例因创面基本痊愈后,未注意保护被擦破,经再度换药后才愈合外,其余皆获痊愈。

【处方2】 芙蓉花100g,鱼腥草80g,黄柏、黄连、黄芩各60g,蜂蜜100g,冰片6g。

制用法 将前5味药加水煎煮4小

时后过滤、浓缩成膏状。在 1000g 浓煎膏中加入蜂蜜、冰片,置于密封盛具和阴凉干燥处备用。用时,取上药膏涂敷于患处,超出红肿区 3cm 左右,成脓者,其中央露头,不令其干,干则更换,外覆薄敷料。凡烧烫伤者,均在暴露疗法基础上涂敷本膏药。有肉芽创面者,可用此膏代替凡士林纱布换药。

疗效　用本方治疗急慢性伤口感染患者 786 例(外伤感染 211 例,一度至深二度烧烫伤 235 例,疖痈 223 例,丹毒 117 例),均获治愈。疗程:外伤感染平均 4.8 天,烧烫伤平均 7.5 天,丹毒平均 5.1 天,疖痈平均 6.2 天。

【处方 3】　苍术、黄柏、枯矾、连翘各 15～30g,薏苡仁、蒲公英各 30g,金银花 30～60g,皂角刺、丹参各 15g,当归 10～15g,冰片(后下)10g。

加减　后期收口时去皂角刺,加白及、黄芪。

制用法　常规消毒患处,去除坏死组织,用 6(或 7)号 1 次性注射针头在创面周围的肿胀暗红部位快速直刺数针,深度 0.5～1cm,自行溢血至不出为止;1～2 天 1 次,3 次为 1 个疗程;肿胀暗红消退后停用。然后将上药水煎取液,浸泡(或蘸洗,或湿敷)患处 30 分钟,暴露伤口。每天 2 次;1 周为 1 个疗程。

疗效　点刺放血配合中药浸泡治疗外伤后难治性创面感染,用 1～2 个疗程,均治愈。

【处方 4】　九华膏(含龙骨、滑石各 15g,硼砂、贝母各 10g,麝香 0.5g,朱砂 3g。朱砂水飞,余药研细,加液状石蜡、凡士林油调匀)。

制用法　换药前均清创。1 组 40 例,用九华膏,涂在与创面大小相同的无

菌纱布上,覆盖患处,包扎,3 天换药 1 次。2、3 组各 30 例,分别用生肌玉红膏干敷,庆大霉素湿敷,方法同上。

疗效　应用上药治疗外伤感染创面,三组分别痊愈 33 例、18 例、17 例,显效 4 例、3 例、6 例,有效 1 例、5 例、2 例,无效 2 例、4 例、5 例,总有效率为 95.0%,86.7%,83.3%。

髂窝脓肿

【处方 1】　当归、金银花各 15g,生黄芪 12g,穿山甲(代)、白芍、川芎、皂角刺、牛蒡子各 3g。

制用法　将上药两次煎服,每天 1 剂。一般 5 剂为 1 个疗程。

疗效　用上药治疗髂窝脓肿患者 35 例,经服 5～10 剂后,均获治愈。

【处方 2】　蒲公英、紫花地丁、金银花、鱼腥草各 30g,连翘、赤芍、牡丹皮、黄连、黄柏、赤芍各 15g,皂角刺、生甘草各 10g。

制用法　将上药水煎 3 次后合并药液,分 2 次或 3 次口服,每天 1 剂。1 周为 1 个疗程。

疗效　用本方治疗髂窝脓肿患者 128 例,经用药 1～2 个疗程后,均获治愈。

【处方 3】　夏枯草、紫花地丁、忍冬藤、黄芩、连翘各 20～30g,生黄芪 30～40g,当归、穿山甲(代)、丹参、赤芍各 12～15g,皂角刺、生甘草各 10～12g。

制用法　将上药水煎,分 2 次或 3 次口服,每天 1 剂。5 天为 1 个疗程。

疗效　用本方治疗髂窝脓肿患者 177 例,其中,治愈 168 例,显效 9 例。治愈的 168 例中,用药 1 个疗程治愈者 71 例,2 个疗程治愈者 59 例,3 个疗程治愈

者20例,4个疗程治愈者18例。

下肢溃疡

【处方1】 大黄10份,甘草2份。

制用法 将上药共研为细末,装瓶内备用。用时,可视病情而定,每天或隔天换药1次。

疗效 用上药治疗下肢溃疡患者12例,均获治愈。

【处方2】 紫草、猪蹄甲粉(洗净,焙至焦黄研末)、松香各30g,植物油250ml。

制用法 将紫草置植物油中煎沸5分钟后,去掉紫草,离火后,再加入松香,待松香熔化,加入猪蹄甲粉,搅拌均匀,储瓶备用。用时,按常规清洁创面,再将上药膏摊涂于消毒纱布上敷于创面,包扎,2～5天换药1次。

疗效 用上药治疗下肢溃疡及其他皮肤溃疡患者30例,均获治愈。

【处方3】 蓖麻仁、红花、青黛、生甘草、白芷、紫草、生乳香、生没药各40g,血竭、当归各15g,黄丹150g,芝麻油500ml。

制用法 先将芝麻油放入铁锅,用文火烧开,把蓖麻仁、红花、生甘草、当归、白芷、紫草放入油内炸枯过滤去渣,将油重放锅内,再把乳香、没药、血竭入锅,待熔化尽,最后将青黛和黄丹徐徐撒进油内,搅拌均匀,熬至滴水成珠不散为度。然后,将油膏倾入冷水盆内,浸泡一昼夜以去火毒,即可滤出备用。用时,先将疮面按常规消毒,再将膏药熔化摊于敷料上贴于疮面。5天换药1次。治疗期间,忌房事,勿吃发物及久站,可从事轻松劳动。

疗效 用本方治疗下肢溃疡患者43例,经换药3～5次,均获治愈。

【处方4】 苍术、黄柏、牛膝、丹参各15g,茯苓、蒲公英各20g,川芎12g。

制用法 本方亦可随症加减。每天1剂,水煎服。并清创后,用脱疽膏(含紫草、当归、血竭、冰片、珍珠粉、麻油等)纱条,敷患处,无菌纱布包扎;弹力绷带缠缚创面上、下10cm处。2～3天换药1次。感染用抗生素。

疗效 用中药内服外治下肢静脉性溃疡36例,痊愈25例,显效8例,好转2例,无效1例,总有效率为97.2%。

【处方5】 愈疡膏(含黄连、白及各30g。焙干,研末,过100目筛;加生蜂蜜20g,鱼肝油50g,调成软膏)。

制用法 治疗组46例,用愈疡膏,外涂溃疡创面,每天3次。对照组40例,手术搔刮溃疡后,用凡士林纱布换药,每天1次。均10天为1个疗程。

疗效 应用上药治疗静脉性小腿溃疡患者,治疗组痊愈46例,对照组痊愈31例,显效6例和好转3例(均为对照组)。平均治疗时间46.9天、59.4天。平均医药费547.67元、1893.00元。

【处方6】 生肌玉红膏。

制用法 治疗组127例,用生肌玉红膏;对照组130例,用凡士林;均用药油纱布1片,覆盖创面,16～24层无菌纱布覆盖,医用胶布固定;隔天换药1次;4周为1个疗程。

疗效 应用上药治疗下肢慢性溃疡患者,两组分别痊愈35例、13例,显效60例、20例,进步31例、59例,无效1例、38例,总有效率为99.2%、70.8%($P<0.05$)。

【处方7】 樟丹、冰片、松香各15g,龙骨、石膏各50g,珍珠5g,儿茶、血竭各25g,黄芩、葛根各30g。

制用法 将上药研为极细末,装入玻璃瓶内密闭备用。用时,将药粉外撒创面,4日换药1次。同时内服中药:急性期用金银花、连翘、苍术各25g,甘草、天花粉、黄柏、牛膝、木瓜各20g,贝母、栀子、地龙、乳香、槟榔、当归、赤芍各15g,没药10g。慢性期用熟地黄、刘寄奴各25g,山药、当归、白芍、牛膝、茯苓、川芎、白术各20g,生黄芪50g,党参30g,泽泻、炙甘草各15g。每日1剂,水煎服。10日为1个疗程。连续用1~2个疗程。

疗效 应用中药外敷内服治疗臁疮(压疮)60例,用20~60日后,其中治愈者54例,显效者4例,好转、无效各1例,总有效率为98.3%。治程中未见不良反应。

甲 沟 炎

【处方1】 鲜半枝莲、血当归(土三七)、土牛膝、五爪龙各适量。

制用法 将上药混合后,捣碎外敷患处(严重时加甜酒药曲1粒)。每天早、晚各换药1次。

疗效 用上药治疗甲沟炎患者29例,其中,敷药1天治愈者9例,2天治愈者8例,3天治愈者6例,5天治愈者2例,另4例因化脓而无效。

【处方2】 斑蝥适量。

制用法 取斑蝥少许(如米粒大一小撮),均匀地撒于患处一薄层,然后用黑膏药(市售或用纸摊涂)文火烘软贴上,8~20小时后患处有微黄色液体渗出,即可揭去黑膏药,清除药泥,外涂2%甲紫。

疗效 用上药治疗甲沟炎患者105例,仅用药1次,即获治愈。

禁忌 用药期间,忌食辛辣刺激食物,忌饮酒。

注意事项 生斑蝥有剧毒,制备时宜戴口罩及手套,并避免药末飞扬,以防从皮肤及口、鼻黏膜吸收而中毒。

【处方3】 生大黄、食醋各适量。

制用法 将生大黄烘干,研为细末,以食醋调匀。用时,将上药外敷于患处,每天或隔天清洗后更换。

疗效 用上药治疗甲沟炎患者15例,其中用药1~2周治愈者12例,2~3周治愈者2例,改用他法治疗者1例。

【处方4】 川黄连粉、枯矾粉、白及粉各50g,冰片10g。

制用法 将上药研为极细末,过100目细筛后装瓶备用。用时,先将创面消毒,剪除肉芽组织和甲沟处部分指甲,撒上药末少许,盖无菌纱布,用胶布固定。每天换药1次,直至痊愈为止。

疗效 用本方治疗甲沟炎患者120例,一般用药当天疼痛显著减轻,次日创面干净。治愈时间最短者3天,最长者7天。

【处方5】 蜈蚣1条,雄黄、枯矾各1.5g。

制用法 将上药研为极细末,另取新鲜鸡蛋1只,一端打破,倾出部分蛋白,倒入药粉,搅拌均匀,患指从蛋孔插入,用小火围着蛋壳烤1个小时,以患指有温热感为度。

疗效 应用上法外用治疗甲沟炎患者12例,一般烘治后疼痛很快消失,炎症即可消退。

窦道、瘘管

【处方1】 白及粉适量。

制用法 先将伤口及其周围,以消毒的生理盐水搽洗清洁,必要时扩创;如有腐败及过度增生的肉芽组织时,可用硝酸银棒腐蚀。再用盐水或硼酸水清洁消毒处理瘘口及伤口周围,然后,将消毒后的白及粉放入瘘管内,必须充分送入其深处并且塞满,随后用消毒纱布覆盖之。开始用时,每天或隔天换药 1 次,经 3～10 次后,可改为每周换药 1 次或 2 次,直至瘘管愈合为止。

疗效　用上药治疗瘘管患者 10 例,均获治愈。

【处方2】　天龙(壁虎)30g,冰片 1～2g,煅珍珠 3g。

制用法　先将天龙用清水洗净,焙干研为细末,过筛(40～60 目),高压消毒,再放入冰片、煅珍珠(磨碎)拌匀即得。用时,根据窦道大小,选适当引流条与"天龙散"(即本方药末)搅拌,置入窦道,每日更换 1 次。

疗效　用上药治疗结核形成的窦道患者 102 例,病程最短 3 个月,最长 5 年之久,治疗后经观察临床全部治愈。其中颈淋巴结核形成的窦道患者,治疗时间为 20～30 天,其他结核形成的窦道患者,治愈时间为 1～3 个月。

颌面部急性炎症

【处方1】　虎杖 500g,乌梅 100g。

制用法　将上药煎煮过滤,浓缩至 800ml,再加入适量糖精,分装备用。用时,成年人每天 2 次或 3 次,每次服 30ml。小儿减半。

疗效　用上药治疗颌面部急性炎症患者 27 例,其中治愈 12 例,好转 11 例,无效 4 例。

【处方2】　夏枯草、鱼腥草各 50g,金银花 30g,生甘草 10g。

制用法　将上药加水煎 3 次后合并药液,分 2 次或 3 次口服,每天 1 剂。5 剂为 1 个疗程,直至痊愈。

疗效　用本方治疗颌面部急性炎症患者 39 例,经服药 5～10 剂,肿消痛止获愈。

【处方3】　女贞子叶、忍冬藤、蒲公英、丹参、栀子各 15g,生甘草 10g。

制用法　将上药水煎,每天 1 剂,分 2 次或 3 次口服。1 周为 1 个疗程。

疗效　用本方治疗颌面部急性炎症患者 152 例,均服药 1～2 个疗程,获得治愈。

【处方4】　黄连、黄柏、黄芩、生大黄(后下)各 10g,茯苓 12g,生甘草 6g。

制用法　将上药水煎,分早、中、晚 3 次口服。每天 1 剂。

疗效　用本方治疗颌面部急性炎症患者 100 例,服药 5～10 剂,均获治愈。

二、消化系统疾病

上消化道出血

【处方1】　大黄 12g,黄芩 10g,黄连 6g,白及、煅海螵蛸、黄芪各 15g。

加减　偏脾胃虚寒者,加炮姜炭、白术、灶心土;肝气犯胃者,加柴胡、枳壳、白芍;脾胃湿阻者,加半夏、陈皮、茯苓;气滞血瘀者,加参三七、木香。

制用法　每天 1 剂,水煎温服;呕吐、呕血多次分服。禁食,并酌情补液、输血。

疗效　用上药治疗上消化道出血 85

例,其中治愈 70 例,显效 12 例,无效 3 例,总有效率为 96.5%。

【处方 2】 黄芪、生地黄、白及粉各 20g,生大黄、蒲黄炒阿胶珠、海螵蛸各 10g,仙鹤草 30g,三七(捣碎,分冲)3g。

加减 厥脱者,加人参、制附子;呕吐者,加赭石、吴茱萸、黄连;胃热甚者,加黄连、黄芩。血止后用益胃汤、归脾汤、当归补血汤。

制用法 每天 1 剂,水煎服。对照组 45 例,用西咪替丁 0.8g,氨甲苯酸(止血芳酸)0.6g,酚磺乙胺(止血敏)3g,加入液体中静脉滴注,每天 1 次。两组除呕血外,均适当用流食;急性大出血补液、输血。

疗效 用上药治疗上消化道出血 107 例(治疗组 62 例,对照组 45 例),两组治愈 41 例、19 例,显效 16 例、13 例,好转 4 例、9 例,无效 1 例、4 例。总有效率分别为 98.4%,91.1%($P<0.025$)。

【处方 3】 炙黄芪 24g,党参、当归、地榆炭、槐花炭各 12g,炒蒲黄 10g,阿胶(烊化)20g,紫珠草 30g。

制用法 每日 1 剂,水煎取液;并用海螵蛸粉 10g,大黄粉 1g,三七粉 2g;每天 3 次汤剂送服;7 天为 1 个疗程。出血量>500ml、心率>110 次/分钟、收缩压<60mmHg 用白参 20~30g,水煎频服,并输液。危象解除后,再用本方。

疗效 用上药治疗上消化道出血 62 例,显效(<1 周,大便隐血转阴)56 例,有效 6 例。

【处方 4】 五倍子液(含五倍子、诃子、明矾、三七。广西玉林市第一人民医院研制)。

制用法 治疗组 76 例,用五倍子液 10~15ml,纤维胃镜下喷药(或胃管注

入,或口服),每天 3 次。与对照组 70 例,均用雷尼替丁、法莫替丁、洛赛克、止血环酸、止血敏、立止血及善得定等;补充血容量(或输血);维持水、电解质及酸碱平衡。必要时用去甲肾上腺素,冲水口服。

疗效 应用上药治疗上消化道出血患者,两组分别痊愈 51 例、31 例,显效 17 例、21 例,有效 6 例、10 例,无效 2 例、8 例,总有效率为 97.4%,88.6%($P<0.05$)。

胃 扭 转

【处方 1】 党参、蒲黄、五灵脂、延胡索、大黄、厚朴各 9g,干姜 3g,甘草、附子各 6g。

制用法 将上药水煎,分 2 次服,每天 1 剂。

疗效 用上药治疗胃扭转患者 1 例,经服药 7 剂后,胃痛终止,食量增加,大便通畅。胃钡剂透视复查,可见胃的位置完全恢复正常,获痊愈出院。

【处方 2】 柴胡、枳壳、赤芍、制香附、白术、党参、川楝子、延胡索各 12g,川芎、白芷各 9g,甘草 6g,薏苡仁 20g。

加减 气虚者,加黄芪;血虚者,加白芍;胃热者,加黄连、蒲公英;胀痛甚者,去党参,加乳香、没药;恶心呕吐者,加旋覆花、姜半夏;纳呆者,加鸡内金;吐血者,加三七粉、白及。

制用法 每天 1 剂,水煎分 2 次或 3 次服。2 周为 1 个疗程。连续用药至症状消失。

疗效 用上药治疗慢性胃扭转 19 例,显效(症状消失)5 例,有效 9 例,好转 4 例,无效 1 例。

【处方 3】 陈皮 15g,姜半夏 10g,甘

155

草 6g。

加减 脾郁气滞型加柴胡、枳实、木香各 10g,白芍 24g,香附 15g;水毒瘀滞型加茯苓 15g,桂枝、炒白术、乌药、枳壳、砂仁各 10g。

制用法 每天 1 剂水煎服。

疗效 治疗胃扭转 102 例,用 6～30剂,痊愈 91 例,好转 8 例,无效(中转手术)3 例。

肠　粘　连

【处方 1】 牛膝、木瓜各 50g,白酒 500g。

制用法 将上药浸泡于白酒中,7 天后便可饮用。每晚睡前饮 1 次,每次饮量可根据个人酒量而定,以能耐受为度。上述药量可连续浸泡 3 次,即 1500g白酒。

疗效 用上药治疗术后肠粘连患者 13 例,用药最短者 1 个月,最长者半年,自觉症状明显改善,收到满意效果。

【处方 2】 党参、黄芪各 25g,丹参20g,川楝子、枳实各 15g,槟榔、乌药、白术、鸡内金、陈皮各 10g,生大黄(后下)12g,生甘草 6g,沉香 3g。

制用法 将上药水煎 3 次后合并药液,分早、中、晚口服,每天 1 剂。5 剂为 1个疗程,直至痊愈。

疗效 用本方治疗肠粘连(手术后产生)患者 128 例,其中,治愈 121 例,显效 5 例,无效 2 例。治愈的 121 例中,用药 1 个疗程治愈者 39 例,2 个疗程治愈者 51 例,3 个疗程治愈者 31 例。

【处方 3】 芍药 30～50g,蒲公英、金银花、栀子、夏枯草各 15～20g,台乌药、延胡索、香附、乳香、没药、陈皮各 10～15g,丝瓜络 20～25g,生甘草 12～16g。

加减 若气虚者,加党参、黄芪各25～30g;若血虚者,加何首乌、鸡血藤、全当归各 15～20g;若偏热者,加黄柏、黄连、黄芩各 10～12g;若偏寒者,加桂枝、干姜各 10～15g。

制用法 将上药水煎,每天 1 剂,分3 次口服。5 剂为 1 个疗程。

疗效 用本方治疗手术后肠粘连患者 88 例,经服药 2～4 个疗程后,其中,治愈(腹部平坦,无包块,无压痛,腹痛消失,从事一般劳动 1～3 年未见复发)85例,有效(腹痛及牵扯疼痛明显减轻或消失,或间隔时间延长)3 例。

【处方 4】 大血藤(红藤)15～30g,柴胡 6g,皂角刺、赤芍、白芍各 9g,枳壳、木香(后下)各 5g,甘草 3g。

加减 便秘者,加芒硝;纳差者,加白术;发热口干者,加黄芩、蒲公英;腹胀者,加厚朴、紫苏梗;神疲乏力者,加黄芪。

制用法 每天 1 剂,水煎服。

疗效 用上药治疗术后肠粘连 32例,其中显效(<14 天,症状消失,随访 1年未复发)21 例,有效 11 例,总有效率为 100%。

【处方 5】 黄芪 20g,当归尾、赤芍、川芎、桃仁、红花、广木香、枳实、大黄(后下)、厚朴各 10g,地龙 6g。

加减 呕吐甚者,加半夏、代赭石;腹痛甚者,加川楝子、延胡索。

制用法 每天 1 剂,水煎服;15 天为1 个疗程。连续用药至症状消失止。

疗效 应用补阳还五汤加味治疗肠粘连 36 例,用 1～3 个疗程后,全部获得治愈。

肠　梗　阻

【处方 1】 生大黄(后下)12g,玄明粉(冲)18g,枳实 9g,厚朴 6～9g。

加减 可根据病情需要,酌加甘草、茯苓、延胡索、槟榔等药。

制用法 将上药水煎,分 2 次服,每天 1 剂。

疗效 用上药治疗因肠腔闭塞所致肠梗阻(包括湿热蕴结所致粪块积滞或蛔虫虫团梗阻)患者 11 例,一般服药 5～6 小时后大便通畅,症状缓解,减轻药量继续服 1～3 剂即治愈。

【处方 2】 当归、生地黄、桃仁、红花、川芎、白芍、牛膝各 10g,枳壳、桔梗、柴胡各 6g,甘草 8g。

制用法 将上药水煎,早、晚各服 1 次。每天 1 剂。病情严重者每 4～6 小时服药 1 次;缓解后可将本方入黄芪制成丸药服用。临床可根据患者实际情况进行加减。

疗效 用上药治疗粘连性肠梗阻患者 55 例,其中,服药 5～10 剂后解除肠梗阻者 19 例,11～15 剂者 12 例,12～25 剂者 16 例,26～40 剂者 8 例。本组 55 例患者中,有 12 例曾进行过 1 次或 2 次手术治疗,但均未能获效,经服用本方药后,却获得治愈。

【处方 3】 苦楝皮、槟榔各 10g,茵陈、瓜蒌、番泻叶各 15g,陈皮、生甘草各 8g,熟豆油 30ml。

制用法 将前 7 味药水煎浓缩至 200ml 左右,加入熟豆油 30ml 一同送服。每天 1 剂。若呕吐不止不能口服者,可改用保留灌肠之法。

疗效 用本方治疗蛔虫性肠梗阻患者 68 例,经服药 1～5 剂治愈者 65 例,应用保留灌肠法治愈者 3 例。

【处方 4】 厚朴、炒莱菔子各 25g,桃仁、木香各 10g,赤芍、大黄(后下)、芒硝

(分冲)各 20g,枳实 15g。

加减 气血两虚者,加黄芪、当归;阴液不足者,加生地黄、沙参、麦冬、石斛;阴虚发热者,加青蒿、柴胡、地骨皮、牡丹皮、生地黄;湿热盛者,加柴胡、黄芩、藿香、佩兰;有蛔虫者,加使君子、苦楝皮根、槟榔;呕吐甚者,加旋覆花、赭石、半夏、竹茹。

制用法 水煎服或保留灌肠。必要时取穴足三里,用新斯的明 0.5mg 穴位注射。西医支持疗法及对症处理;配合针灸、推拿等治法。

疗效 用上药治疗急性肠梗阻 208 例,其中治愈 206 例,占 99.04%;死亡 2 例,占 0.96%。

【处方 5】 生大黄(后下)、枳实、桃仁、红花、皂角刺、没药各 10g,炒麦芽、金银花、蒲公英各 30g,厚朴 12g,穿山甲(代)8g,连翘 20g。

加减 脘腹胀闷(或痛)、攻窜不定、嗳气频作、恼怒加剧、苔薄、脉弱加木香、川楝子、大腹皮;腹痛甚且不移、舌青紫(或瘀斑)、脉弦(或涩)加延胡索、五灵脂;口苦、口中黏腻、呕恶、尿黄赤、舌苔黄厚腻、脉濡数加石菖蒲、滑石、栀子、芦根。

制用法 每天 1 剂水煎服;3 天为 1 个疗程。用 1～2 个疗程。

疗效 用上药治疗术后麻痹性肠梗阻 56 例,治愈 42 例,有效 14 例。

【处方 6】 生大黄(后下)、芒硝(分冲)各 15～30g,炒莱菔子 30g,厚朴、木香各 10g,枳实 15g。

制用法 水煎取液,用 50～200ml,胃管注入,2～8 小时 1 次。禁食,胃肠减压,静脉补液;抗感染,止痛,解痉等;维持水、电解质及酸碱平衡等。

疗效 中西医结合治疗粘连性肠梗阻 60 例,治愈 41 例,好转 11 例,无效 8 例(中转手术)。

【处方 7】 桃仁 12g,红花、牛膝、延胡索、醋香附各 9g,川芎、赤芍、桔梗、柴胡、枳壳、五灵脂、牡丹皮、乌药、肉苁蓉各 6g。

制用法 两组各 34 例。治疗组每日 1 剂,将上药水煎餐后服。对照组用枸橼酸莫沙必利片 5mg,每天 3 次餐前服。均 3 个月为 1 个疗程。急性发作期两组均禁食、胃肠减压,补液,维持水、电解质平衡,抗感染等。

疗效 应用上药治疗粘连性肠梗阻患者,两组分别临床痊愈 13 例、5 例,好转 16 例、13 例,无效 5 例、16 例。

急性坏死性小肠炎

【处方 1】 三七适量。

制用法 将上药研为细末,装瓶备用。用时,每次 0.9g,日服 3 次,开水送服。

疗效 用上药治疗急性坏死性小肠炎患者 8 例,治愈 7 例,无效 1 例。一般服药后 2 天腹痛减轻,4～5 天肠蠕动恢复,7 天左右肠梗阻解除,10 天基本痊愈。继续服药 15 天,以巩固疗效。

【处方 2】 党参、黄芪各 20～25g,鸡血藤、红花、桃仁各 8～12g,生大黄、丹参、白芍各 9～16g,生甘草 5～8g,枳实、延胡索各 10～15g。

制用法 将上药水煎,每天 1 剂,分早、中、晚口服。5 剂为 1 个疗程。

疗效 用本方治疗急性坏死性小肠炎患者 120 例,其中,治愈 115 例,有效 5 例。治愈的 115 例中,用药 1 个疗程治愈者 38 例,2 个疗程治愈者 42 例,3 个疗程

治愈者 25 例,4 个疗程治愈者 10 例。愈后均未见复发。

结 肠 炎

【处方 1】 土炒白术 15g,白芍 20g,防风 6g,陈皮 10g。

加减 情绪波动诱发者,加柴胡、佛手、枳壳;受凉者,加附子、肉桂、炮姜;饮食不当者,加焦山楂、焦麦芽、焦神曲;痛甚者,加延胡索、木香;脾肾阳虚者,加补骨脂、煨肉豆蔻;泻下清稀者,加煨诃子、乌梅;脱肛者加黄芪、煨葛根、升麻。

制用法 每天 1 剂,水煎服。

疗效 用上药治疗慢性过敏性结肠炎 60 例,其中痊愈 42 例,好转 16 例,无效 2 例,总有效率为 96.7%。

【处方 2】 党参、茯苓、黄芪、五味子各 15g,白术、白扁豆、白芍、防风、延胡索、肉豆蔻、诃子、桃仁各 10g,吴茱萸 3g,陈皮、甘草各 6g。随症加减。

制用法 每天 1 剂水煎服。用诃子、五倍子、赤石脂各 30g,白及 20g,青黛(后下)10g,锡类散(后下)1 瓶。水煎取液,保留灌肠 30 分钟,每晚 1 次。20 天为 1 个疗程。用 2 个疗程。

疗效 用上药治疗慢性结肠炎 39 例,治愈 26 例,好转 13 例,总有效率为 100%。

【处方 3】 马齿苋 30g,红藤 20g,蒲公英、秦皮、白头翁、黄柏、马鞭草、土茯苓、地榆、败酱草、延胡索各 10g,甘草 6g。随症加减。

制用法 每天 1 剂,水煎分 3 次服;15 天为 1 个疗程。症甚并用泼尼松每天 20mg 口服,用 2 周。对症处理。

疗效 应用上药治疗溃疡性结肠炎患者 41 例,用 2 个疗程,治愈 33 例,好转

6例,无效2例,总有效率为95.1%。

【处方4】 藿香、苍术、厚朴、紫苏叶、白蔻仁、莱菔子、神曲各9g,茯苓12g,陈皮6g,甘草5g。

加减 发热恶寒头痛加荆芥;腹痛肢冷加肉桂。

制用法 每天1剂,水煎餐后服;12天为1个疗程。并用地塞米松1.5mg,每天早餐时顿服;7天后减半,接着用7天再减半,再用7天,停药。

疗效 应用上药治疗溃疡性结肠炎31例,明显好转(无腹痛、腹泻症状;实验室指标复常,≥2年无复发)25例,好转6例。

【处方5】 吴茱萸100g,乌梅、延胡索各50g。

制用法 治疗组100例。取穴:中脘、大肠俞、足三里。将上药共研为极细末,加入陈醋适量,调成粥备用。用时取药粉5g,置于胶布上,贴敷穴位,每次10小时,每周2次,10次为1个疗程。并内服止泻散(含白芍、罂粟壳、黄连、防风各115g,金银花230g,白术60g。共研细末,过120目筛,加蜂蜜500ml,制成蜜丸,每丸9g,每次1丸,每日3次,口服。30日为1个疗程。对照组50例,非感染性用柳氮磺吡啶每次1g,每日3次,口服。120日为1个疗程。溃疡性有脓血便酌情用泼尼松1mg/kg,21日后递减,每周递减10mg。

疗效 应用上药治疗慢性结肠炎患者,用4个月后,两组分别痊愈69例、16例,显效18例、17例,好转各11例,无效2例、6例,总有效率为98.0%,88.0%。治疗组疗效明显优于对照组(P<0.05)。

胆道术后呕吐

【处方1】 竹叶、法半夏、甘草各10g,石膏30g,麦冬、党参各15g,粳米50g。

制用法 将上药水煎取汁200ml左右,分3次或4次口服。每天1剂。

疗效 用上药治疗胆道术后呕吐患者7例,均获痊愈,其中服药1剂痊愈者5例,服2剂痊愈者2例。

【处方2】 赭石25g,法半夏、黄连、竹茹各10g,枳壳15g,干姜、紫苏叶各6g,大枣3枚,生甘草5g。

制用法 每天1剂,分2次或3次口服。

疗效 用本方治疗胆道术后呕吐患者15例,经用药1~3剂者,均获治愈。

胆 石 症

【处方1】 黄金灵仙颗粒[含茵陈、广郁金、炮穿山甲(代)各10g,软柴胡12g,紫丹参、黄芪、飞滑石各20g,金钱草、杭白芍、威灵仙各30g,生鸡内金、清炙甘草各9g,玄明粉6g。均为免煎颗粒剂。江苏省江阴天江制药有限公司提供]。

制用法 每天1剂,每天3次餐后冲服。

疗效 应用黄金灵仙颗粒治疗胆石症50例,用30天,痊愈40例,好转6例,无效4例,总有效率为92.0%。

【处方2】 清半夏、全瓜蒌、黄芩、麦冬、枳壳、生白芍、潞党参各12g,黄连10g,吴茱萸5g,生甘草6g。

加减 胁痛甚者,加北柴胡、广木香;呕吐甚者,加茯苓、生姜;便秘者,加生大黄;腰虚湿甚者,加茯苓、山药;气虚者,加生黄芪。

制用法 急性期将上药水煎服(或用西药抗炎解痉)。病情缓解后,用上方

10 倍量,焙干,研末,制散剂,用 10g,每天 2 次口服;3 个月为 1 个疗程。

疗效 应用上药治疗胆石症 47 例,用 3 个疗程后,治愈 12 例,显效 27 例,有效 6 例,无效 2 例。

【处方 3】 金钱草 50g,蒲公英、茵陈蒿各 30g,茜草 15g,马蹄金 10g,益母草 12g,虎杖 20g。

制用法 治疗组 125 例,将上药水煎服,每天 1 剂,对照组 75 例,用胆通胶囊 24g,每天 3 次口服。均 30 天为 1 个疗程,疗程间隔 3 天。

疗效 应用上药治疗胆石症患者,两组分别治愈 54 例、30 例,显效 43 例、16 例,有效 25 例、22 例,无效 3 例、7 例,总有效率为 97.6%、90.7%($P < 0.05$)。

【处方 4】 消石散(含郁金、鹿角霜各 80g,白矾、鸡内金、炮穿山甲、芒硝各 60g。研末)。

制用法 取消石散 5～10g,用金钱草 60g,煎水冲服,每天 3 次。并取耳穴:肝、胆、脾、胃。用王不留行,常规贴压耳穴,每天自行按压 4～5 次;3 天换药 1 次,双耳交替使用。30 天为 1 个疗程。

疗效 应用消石散配合耳穴贴压治疗胆石症 65 例,痊愈 43 例,显效 20 例,无效 2 例,总有效率为 96.9%。

【处方 5】 穿山甲(代)80g,莪术、皂角刺 60%,川楝子、川芎、木香、冰片各 30g。

制用法 将上药共研为极细末,装入玻璃瓶内密闭备用。用时,每次取药末 0.8g 填入患者的神阙穴内,覆盖 1.5cm×1.5cm 薄棉团,外贴 5cm×5cm 胶布,勿使药粉漏出。3 日换药 1 次,10 次为 1 个疗程。

疗效 应用上药治疗胆石症、胆系感染等患者 120 例,其中显效(用药 5 次内症状及体征全部消除)101 例,有效(用药 5～10 次症状及体征全部消除)10 例,无效 3 例,总有效率为 97.5%;57 例结石患者 12 例冲洗大便,洗出结石者 9 例。对 63 例随访半年,复发 7 例,其中 3 例转手术治疗。

阑 尾 炎

【处方 1】 鬼针草、败酱草各 30g。

制用法 将上药加水 3 碗,煎至 1 碗,频频呷服。每天服 1 剂,重症患者每天服 2 剂。

疗效 用上药治疗阑尾炎患者 73 例,其中,治愈 71 例,好转 1 例,无效 1 例。73 例中包括单纯性阑尾炎患者 22 例,均获治愈。慢性阑尾炎急性发作患者 13 例,其中痊愈 12 例,好转 1 例,有效率为 100%。阑尾周围脓肿患者 31 例,均获治愈。阑尾切除后并发腹腔感染患者 7 例,其中痊愈 6 例,无效 1 例。73 例中有 15 例配合针灸和抗生素治疗。

【处方 2】 大黄、牡丹皮、桃仁、芒硝(后下)各 10g,冬瓜仁 15g。

加减 高热者,加黄连、金银花;口渴者,加玄参、生地黄;阴虚者,去芒硝,加玄参、生地黄;右下腹有包块者,加当归、赤芍、紫花地丁;有脓肿者,酌加金银花、蒲公英、白花蛇舌草。

制用法 每天 1 剂,水煎服。取穴足三里(双)、麦克伯尼点、神阙,隔姜艾条灸,每次 15 分钟,每天 2 次。

疗效 应用大黄牡丹汤配合灸法治疗肠痈(即急性阑尾炎)36 例,全部获得治愈。

【处方 3】 薏苡仁、败酱草、全瓜蒌、金银花、黄连各 15g,桃仁 12g,赤芍、牡丹皮、贝母各 9g,蒲公英、皂角刺各 30g。本方可随症加减。

制用法 每天 1 剂,水煎服。酌情用抗生素、腹部热敷、穿刺抽脓等。

疗效 应用中西医结合治疗阑尾炎术后腹腔脓肿 32 例,用药 3～11 天后,其中治愈 26 例,显效 6 例,总有效率为 100%。

【处方 4】 金银花 30g,连翘、炒莱菔子、冬瓜仁、牡丹皮、桃仁、川楝子、乌药、延胡索、赤芍、白芍各 15g,青皮、陈皮各 10g,生甘草 6g。

制用法 每天 1 剂,水煎服。用镇江膏,溶化至中心无硬结。撒冰片 3～5 粒,敷脐;每日换药 1 次。

疗效 中药内服外用治疗慢性阑尾炎 28 例。用<2 周,全部治愈。

【处方 5】 没药 6g,川芎 12g,赤芍、薏苡仁各 20g,延胡索、五灵脂、蒲黄、牡丹皮各 10g,当归、紫花地丁、大黄(后下)各 15g,败酱草 30g。呕吐甚者加藿香。

制用法 每天 1 剂,水煎餐前服;7天为 1 个疗程。取穴:足三里、阑尾穴。针刺,强刺激,留针 1～2 小时;每天 2～3次。并用甲硝唑、氟哌酸各 0.2g,每天 3次口服。症甚用青霉素、甲硝唑静脉滴注。

疗效 用上药治疗急性单纯性阑尾炎患者 103 例,治愈者 99(3 例仅用针灸及抗生素),无效 4 例(中转手术)。

【处方 6】 冰片 3～5 粒,镇江膏。

制用法 先用镇江膏溶化至中心无硬结,撒冰片 3～5 粒,敷脐(神阙穴);每日换药 1 次。同时内服中药。金银花 30g,连翘、炒莱菔子、冬瓜仁、牡丹皮、桃仁、川楝子、乌药、延胡索、赤芍、白芍各 15g,青皮、陈皮各 10g,生甘草 6g。每日

1 剂,水煎服。

疗效 采用中药外用和内服相结合治疗慢性阑尾炎患者 28 例,用药 2 周后,均获得治愈。

肛 裂

【处方 1】 乳香、没药各 20g,丹参 10g,冰片 5g,蜂蜜 30g。

制用法 将前 4 味药研为极细粉末,用 75% 乙醇适量,浸泡 5 天左右后,加入蜂蜜调匀,煎熬加工成膏状,然后贮于消毒玻璃瓶备用。用时,先嘱患者排尽大便,以 1:5000 高锰酸钾溶液坐浴 10 分钟左右,再用过氧化氢溶液清洗裂口创面,并以干棉签吸干泡沫,将药膏适量敷于创面,然后覆盖无菌纱布,用胶布固定。每天换药 1 次,直至裂口愈合。

疗效 用上药治疗肛裂患者 32 例,患者敷药后全部停止便血,大多数患者 3～4 天便血停止,最长的止血时间为 6天,最短的为 2 天。止痛效果:敷药后有 23 例患者在 3～5 天疼痛消失,最长止痛时间为 6 天,平均止痛时间为 4.5 天。裂口愈合效果:经治疗后,除 1 例因伴有较大哨兵痔创面未愈合外,其余病例裂口全部愈合。一般愈合时间为 7 天左右,最长的为 10 天,最短的为 4 天。

【处方 2】 黄芩、黄柏、苍术、当归、川芎、丹参、白芷、延胡索各 20g,制乳香、没药各 10g,地榆、槐花各 15g,冰片(后下)3g。

制用法 1～2 天 1 剂,水煎 20 分钟,取液,坐浴,每天 2 次。必要时用麻仁滋脾丸口服。1 周为 1 个疗程。

疗效 用中药坐浴治疗肛裂 160 例,用 2 个疗程后,其中痊愈 141 例,显效 14例,无效 5 例,总有效率为 96.9%。

【处方3】 阿胶。

制用法 便后睡前清洗肛门后用药。取花生米大小阿胶，置水中温浸后搓成条状，长约2cm，立即送入肛门，肛门处以塔形纱布封固，每天2次，5天为1个疗程。

疗效 用上药治疗初期、中期肛裂30例，全部治愈。且无任何不良反应。

【处方4】 白芍30g，延胡索、生何首乌、桃仁、杏仁、地榆、槐米、炙甘草、防风各15g，川楝子、大黄、锁阳、枳壳、仙鹤草、白芷、秦艽各10g。

制用法 两组各60例。治疗组将上药水煎空腹服，每天1剂。对照组用马应龙麝香痔疮膏，每天2次外敷患处。均5天为1个疗程。

疗效 应用上药治疗早期肛裂，两组分别治愈36例、20例，有效24例、32例，无效8例（为对照组），总有效率为100%、86.7%（$P<0.05$）。

【处方5】 复方四黄膏。

制用法 用复方四黄膏（含大黄、黄柏、黄芩、黄连各250g，薄荷75g。水煎，取滤液，浓缩至清膏；加甘油、聚乙二醇，搅匀）适量，均匀外涂于肛裂表面。14天为1个疗程。

疗效 应用复方四黄膏治疗单纯肛裂120例，用1个疗程，临床治愈107例，好转9例，无效4例，总有效率为96.7%。

【处方6】 白及地榆膏（含生地榆20g，白及粉40g，冰片10g，煅石膏粉100g）。

制用法 先用生地榆煎汁500ml，滤净后加入白及粉、冰片，搅拌至全部溶解，配成7%～12%的药液；净置6～8小时后过滤，按每100ml滤液加入煅石膏粉100g配制，拌匀装瓶，流通蒸汽灭菌30分钟。患者便后用1:500高锰酸钾水或温水清洗肛门，先用蘸药棉球轻轻涂擦肛裂口，2～4次，然后用蘸药油纱条置于肛内2～3cm，敷于裂口创面上，敷料固定，每日换药1次，5日为1个疗程。

疗效 采用外用白及地榆膏治疗肛裂患者92例，治疗1～2个疗程后，其中痊愈者89例，无效者3例，治愈率为96.7%。

脱　肛

【处方1】 石榴皮、枳壳、老枣树皮各15g，白矾6g，生甘草5g。

制用法 将上药加水500ml煎煮20分钟，待微温时用脱脂棉球蘸药水洗肛门脱出部分，每天洗2次或3次。

疗效 用本方治疗脱肛患者41例，其中，治愈38例，显效3例。一般用药3～5剂痊愈或显效。

【处方2】 炙黄芪50g，党参、白术、当归、枸杞子各20g，升麻、黄连、黄芩、柴胡、白芷、陈皮、川芎各10g，青皮、枳实、炙甘草各10～15g。

制用法 将上药水煎，每天1剂分3次口服。

疗效 用本方治疗脱肛患者26例，经用药5～10剂，均获治愈。

【处方3】 煅龙骨40g，蝉蜕20g，白僵蚕15g，冰片3g，生甘草10g，凡士林150g。

制用法 将前5味中药分别研为极细末，混合均匀后过100目筛，凡士林加热后，再将上药末徐徐加入凡士林中，装入干净瓶内密封备用。用时，先将患处用淡盐水洗净，涂以本药膏，再将脱出直肠缓缓上托，压进肛门内，外盖消毒敷料,贴胶布,最后用丁字带固定。每天换药1次,3次为1个疗程。

疗效 用本方治疗脱肛患者81例,经用药2～3个疗程,均获治愈。且愈后未见复发。

【处方4】 菝葜60～80g,金樱根40～50g,升麻10～15g,生甘草8～12g。

制用法 将上药水煎3次后合并药液,分2次或3次口服,每天1剂。小儿用量酌减。

疗效 用本方治疗脱肛患者21例,经服药5～10剂,均获痊愈。

【处方5】 菝葜95～120g,金樱子(根)60～90g,鲜品量酌增。小儿酌减。

制用法 每天1剂,水煎分3次内服。

疗效 用上药治疗脱肛(直肠脱垂)27例,全部治愈。疗程最短半天,最长52天。

小儿脱肛

【处方1】 石榴皮90g,五倍子30g,白矾15g。

制用法 将上药加水1000ml,文火煎沸30分钟,滤去药渣,趁热先熏后洗,同时,将脱出的部分轻轻托回,早、晚各熏洗1次,直至痊愈。

疗效 用上方治疗2—10岁小儿脱肛患者24例,经5～7天治愈者15例,8～10天治愈者6例,另3例病程超过2年,经熏洗1个月并内服加味补中益气汤而愈。

【处方2】 乌龟头或鳖头适量。

制用法 将乌龟头或鳖头剁下后,用湿透水的净纸包裹一层,再用胶泥封两个5分硬币的厚度,纳入文火烧存性,取出待凉。将泥与纸除去,研为细粉备

用。用时,在小儿大便脱肛后,用湿的淡盐水将脱出之段洗净,周围撒上药粉,然后托上即可。

疗效 用上方治疗小儿脱肛患者27例,一般用药2次或3次,严重者3次或4次即可获痊愈。最多用两个乌龟头或鳖头(每个乌龟头或鳖头之粉可用2次)。

【处方3】 乌梅5个,冰片0.2g。

制用法 乌梅用温火焙干(注意不要烧成焦炭),研成细末,将冰片和乌梅和匀,再用香油调成糊状,涂于脱肛周围,即可缩回。每次大便脱出,涂药1次,直至大便后肛不脱出痊愈为止。

疗效 用上药治疗小儿脱肛患者21例,均获治愈。

【处方4】 木鳖子适量。

制用法 将木鳖子研为极细末,过120目筛后装瓶备用。用时,先用升麻、枳壳各30g,乌梅20g,五倍子20g,生甘草15g,水煎,洗患处,待干后再用木鳖子末调成糊状,涂于患处,送入肛门复位。然后令患者躺半小时即可。每天大便后用药1次。

疗效 用本方治疗小儿脱肛患者55例,经用药6～8次,均获痊愈。愈后经随访1～2年,未见复发。

【处方5】 石榴皮90g,五倍子30g,明矾15g,生甘草10g。

制用法 将上药加水1L,文火煎沸30分钟,滤去药渣后,趁热先熏,后洗。同时,将脱出的部分轻轻地托回,早、晚各熏洗1次,直至痊愈为止。

疗效 采用上药治疗小儿脱肛患者34例,其中治愈者31例,其余3例熏洗1个月并内服加味补中益气汤而获得治愈。

痔

【处方1】 枯矾、威灵仙、干地龙各15g,陈艾叶15～30g。

制用法 将上药加水浓煎,连渣倒入盆内,趁热熏洗肛门,冷却后再洗患处,每次约30分钟,每天上、下午各熏洗1次,连用6天为1个疗程。

疗效 用上药治疗外痔患者18例,内痔患者5例,混合痔患者9例,大部分并发炎症溃疡。一般治疗1～2个疗程即可获得痊愈,效果满意。

【处方2】 秦艽、防风、桃仁、红花各10g,黄柏、泽泻、香附各15g,大黄、芒硝(分冲)各30g。

制用法 每天1剂,水煎取液,熏洗患处,每次15～20分钟。并用三七黄连膏(含三七粉2份,黄连粉1份。加陈醋、凡士林调膏)适量,外敷痔核,包扎。每天2次,3天为1个疗程。用药至痊愈止。

疗效 应用止痛如神汤外洗治疗血栓性外痔96例,其中治愈94例,好转、未愈各1例,总有效率为99.0%。

【处方3】 两面针80g,大黄、芒硝(包)各60g,苦参40g,黄柏25g,蒲公英、五倍子、槐花各30g,秦艽20g,红花10g。

制用法 每天1剂,水煎取液,熏洗、坐浴,内痔脱出纳肛;每次15分钟,每天2～4次。

疗效 用上药治疗血栓性外痔120例,治愈116例,好转、未愈各2例,总有效率为98.3%。

【处方4】 赤小豆30g,泽泻、木通、白芷、乳香、没药、牛膝、牡丹皮各9g。

加减 燥火型加麦冬15g,玄参、胡麻仁、瓜蒌各30g,天花粉24g;湿热型加滑石24g,葛花9g(或合三妙丸);瘀血型加芒硝9g,桃仁、三棱、莪术各4.5g;热毒型合五味消毒饮(或黄连解毒汤);虚寒型去泽泻,加通草、白术、藿香、茯苓各9g,冬瓜仁、薏苡仁各24g,苍术4.5g,厚朴、扁豆各6g。

制用法 每天1剂水煎服。症甚用抗生素。

疗效 应用上药治疗炎性外痔158例,治愈者149例,好转者9例,总有效率为100%。

【处方5】 明矾、地榆、五倍子各15g,紫荆皮30g。

制用法 两组各30例。治疗组将上药水煎取液;对照组用痔疾宁洗液;均每100ml药液,兑水至1L,坐浴,每天2次。停用其他相关药物。

疗效 应用上药治疗痔嵌顿患者,用7天后,两组分别痊愈5例、7例,显效23例、18例,有效2例、4例,无效1例(为对照组)。总有效率为100%,96.7%。疼痛改善治疗组明显优于对照组(P<0.01)。

【处方6】 痔特灵。

制用法 用痔特灵(含苦参、生地黄、蒲公英、紫花地丁、野菊花、花椒各30g,黄柏、槐花、五倍子、无花果、白果、威灵仙各20g,牛膝、丹参、黄芩、茜草各15g,黄连6g。共研为极细末,装入玻璃瓶内密闭备用)10g,加醋,加热调成糊状,置15cm×10cm布上,凉后,贴于患处,胶布固定,每晚换药1次。6日为1个疗程。

疗效 采用痔特灵治疗痔疮患者762例,其中治愈755例,好转7例,总有效率为100%。

吞咽金属异物

【处方1】 磁石(未煅)6～15g,曾炭(新炭末)3～6g,蜜糖15～30g。

制用法 将磁石、曾炭共研成粉末,以蜜糖调和服食。一般每天1次,直至金属异物排出为止。

疗效 用上药治疗吞咽金属异物(如别针、缝衣针、铁钉、硬币等)患者数十例,均收到良好效果。

【处方2】 鲜韭菜约100g。

制用法 取上药用凉开水洗净不切,炒至半熟,加入盐、酱。让其随意吞食。

疗效 用上药治疗误吞发夹、回纹针、玻璃碎片等物品的患者,均经服药1次或2次后,异物全部随大便排出体外。

【处方3】 海带300g,猪油适量。

制用法 取浸泡后的海带切细丝,加入猪油炒后服用,每日分2次口服。

疗效 用本方治疗误吞金属异物(手枪弹壳)患者1例,经用上药治疗1次后,从大便中排出异物而获治愈。笔者曾在临床中遇到5例误吞玻璃珠子的患者,经应用本方服药2或3次,均排出玻璃珠子。

三、泌尿、生殖系统疾病

前列腺肥大

【处方1】 炒穿山甲(代)180g,肉桂120g,生甘草50g。

制用法 将上药共研为极细末,装入瓶内备用,每天2次,每次10g,用淡蜂蜜水冲服即可。20天为1个疗程。

疗效 用本方治疗前列腺增生患者100例,经用药1～2个疗程后,其中治愈95例,显效3例,有效2例。总有效率为100%。

【处方2】 黄芪30g,太子参、山药、台乌药、车前草、枸杞子各20g,猪苓、茯苓、牡丹皮、黄连各10g,桔梗12g,生甘草5g。

加减 若肾阳虚者,加肉桂5g,干姜3g;若血尿、阴茎疼痛者,加琥珀(冲服,分2次)3g,地榆炭12g;若肛检前列腺(卅)以上者,加丹参、鸡血藤各15g。

制用法 将上药水煎3次后合并药液,分2次或3次口服。每天1剂。10剂为1个疗程。

疗效 用本方治疗前列腺增生患者75例,经服药1～3个疗程后,其中治愈71例,好转3例,无效1例。愈后经随访1～2年,均未见复发。

【处方3】 海藻15g,连翘14g,昆布、青皮、陈皮、贝母、半夏、独活、当归、川芎、穿山甲(代)、王不留行各10g,海带30g。

加减 排尿点滴者,加桂枝、桔梗、茯苓、杏仁;血尿者,加白茅根、藕节、琥珀;夹精者,加土茯苓、萆薢;尿频、尿痛者,加瞿麦、萹蓄、海金沙。

制用法 每天1剂,水煎服;第3煎熏浴,每天2次或3次。急性尿潴留导尿(或甚可膀胱穿刺抽尿,或造口)。

疗效 用上药治疗前列腺增生98例,其中痊愈83例,好转15例,总有效率为100%。

【处方4】 巴戟天、淫羊藿、仙茅、茯苓、泽泻、牡丹皮各9～12g,熟地黄、山药各 15～24g,山茱萸 6～12g,牛膝 12～18g。

加减 腰膝冷痛者,加台乌药、杜仲;便秘者,加肉苁蓉、锁阳、桑葚;便溏者,去熟地黄,加白术、砂仁、菟丝子;小便癃闭者,加草薢、车前子、桑白皮、木通。

制用法 每天 1 剂,水煎服。

疗效 用上药治疗前列腺肥大 62 例,其中显效(症状消失,B 超示前列腺缩小)25 例,有效 35 例,无效 2 例,总有效率为 96.8%。

【处方 5】 生地黄、淫羊藿、昆布、海藻、生牡蛎(先煎)、瞿麦、萹蓄各 30g,牡丹皮、泽泻、茯苓、山茱萸各 15g,山药 20g,肉桂、炮穿山甲片(代)各 10g。

加减 气虚加西洋参、黄芪;肾阳虚加制附子;尿痛加海金沙、琥珀;热盛加金银花、蒲公英。

制用法 每天 1 剂,水煎分 4 次内服。7 天为 1 个疗程。

疗效 用上药治疗前列腺肥大 30 例,用 2 个疗程,痊愈 21 例,有效 8 例,无效 1 例,总有效率为 96.7%。

【处方 6】 熟地黄、山茱萸、泽泻、淫羊藿、当归尾、炮穿山甲(代)、桃仁各 10g,茯苓、猪苓、白术各 15g,肉桂、生大黄各 6g。

制用法 两组各 20 例。治疗组每天 1 剂,水煎餐前服。对照组用非那雄胺片(保列治)1 片(5mg),每晚睡前服。均 13 周为 1 个疗程。

疗效 用上药治疗前列腺增生患者,两组分别显效(症状消失)13 例、11 例,有效 7 例、8 例,无效 1 例(为对照组),总有效率为 100%、95.0%。

【处方 7】 当归尾 16g,桃仁、红花、

穿山甲(代)各 12g,地龙、赤芍、牛膝、生地黄各 9g,川芎 6g,琥珀、甘草各 3g。随症加减。

制用法 治疗组 20 例,将上药水煎服,每天 1 剂,30 天为 1 个疗程。与对照组 19 例,均有尿潴留者及时留置导尿管;感染用抗生素;用保列治片 5mg,每天顿服。禁烟酒、辛辣食物,避免劳累、节房事。

疗效 应用上药治疗老年性前列腺增生患者,两组分别显效(症状消失或基本消失,生活质量评分明显改善;直肠指诊及 B 超示前列腺明显缩小,残余尿量减少,无尿潴留)10 例、5 例,有效 9 例、8 例,无效 1 例、6 例,总有效率为 95.0%、68.4%($P<0.01$)。

【处方 8】 金匮肾气丸。

制用法 取穴:神阙。用温水洗净,轻轻按摩使局部微红有热感,用 75% 乙醇消毒,再用金匮肾气丸半丸制成铜钱大药饼外敷,上盖生姜 1 片,再置黄豆大小艾炷 6 壮。灸毕去姜片,纱布外包药饼,胶布固定,每晚睡前用艾条灸药饼 10～15 分钟,3 日换药 1 次,6 次为 1 个疗程。

疗效 采用上药治疗前列腺肥大患者 36 例,其中治愈 12 例,有效 22 例,无效 2 例。

前 列 腺 炎

【处方 1】 生大黄(后下)8～12g,法半夏、车前子各 10～15g,琥珀(冲服)5～6g,生甘草 5～8g。

制用法 将上药水煎成 300ml,用 150ml 药液冲琥珀 2.5～3g,每天早、晚各服 1 次。

疗效 用本方治疗前列腺炎患者 25

例,经服药 10～20 剂,均获治愈。

【处方 2】 败酱草、白花蛇舌草、薏苡仁、土茯苓各 25g,石韦、瞿麦、泽泻、萹蓄、滑石各 15g,生甘草 10g,丹参 20g。

制用法 将上药水煎,每天 1 剂,分 2 次或 3 次口服。5 剂为 1 个疗程。

疗效 用本方治疗前列腺炎患者 65 例,用药 1～3 个疗程,治愈 63 例,显效 2 例。

【处方 3】 白芍、山药、茯苓、猪苓、泽泻、白术各 15g,黄柏、知母各 12g,生龙骨、生牡蛎各 10g,茜草、丹参各 20g。

制用法 将上药水煎,每天 1 剂,分 2 次或 3 次口服。1 周为 1 个疗程。

疗效 用本方治疗前列腺炎患者 15 例,经服药 1～2 个疗程后,均获治愈。

【处方 4】 黄芪 30g,山药、杜仲、续断、菟丝子、牛膝、山茱萸各 20g,生地黄、熟地黄、茯苓、泽泻、制附片、肉桂各 10g,甘草 6g。

制用法 每天 1 剂,水煎分 2 次或 3 次口服。

疗效 用本方治疗慢性前列腺炎 33 例,其中,治愈 28 例,显效 5 例。服药最少者 12 剂,最多者 24 剂,平均服药 18 剂。

【处方 5】 车前草 100g,鱼腥草、萹蓄各 30g,半边莲、茯苓各 15g,炒桃仁 12g,红花、泽兰各 10g,桂枝、甘草各 6g,滑石、瞿麦各 20g。可随症加减。

制用法 每天 1 剂,水煎服。

疗效 用上药治疗慢性前列腺炎 98 例,其中痊愈 59 例,好转 39 例,总有效率为 100%。

【处方 6】 黄柏 12g,龙胆、乳香、没药、乌药各 6g,败酱草、赤芍、当归各 15g,桃仁、桂枝各 10g。

制用法 将上药水煎取液,药温 35℃,保留灌肠;15 天为 1 个疗程,连续用药至症状消失。

疗效 用上药治疗慢性前列腺炎 48 例,其中痊愈 33 例,显效 10 例,好转 5 例,总有效率为 100%。

【处方 7】 柴胡 24g,黄芩、茯苓、桃仁、炙甘草各 12g,冬葵子 15g,熟地黄 9g,水蛭 6g。

加减 尿路热痛炙甘草易生甘草,加灯心草、通草;阴囊潮湿加地肤子、白鲜皮;小腹隐痛不适加白芍、木香、红花;小腹坠胀不适加王不留行、苏木、木香、槟榔;尿余沥、尿不尽加滑石、仙人掌;遗精、早泄加煅牡蛎、芡实。

疗效 应用活血清利法结合心理疗法治疗前列腺炎 80 例,其中治愈 62 例,显效 10 例,有效 6 例,无效 2 例,总有效率为 97.50%。

【处方 8】 生大黄、熟大黄各适量。

制用法 先取生大黄 50g,加水 400ml,煎至 200ml 左右,取汁熏洗会阴部,等药液不烫手时,用毛巾浸液擦洗会阴处。并用手指在局部按顺时针按摩,早、晚各 1 次,每次半小时。熏洗完毕后,取中极、会阴二穴,外敷以姜汁调制的熟大黄细末 20g,胶布固定。若体重强壮或有热象者,每日可用生大黄 3～6g 泡茶饮。年高体弱无明显热象者,每日用制大黄 3～6g,水煎 20 分钟后饮服。15 日为 1 个疗程。

疗效 应用大黄外用治疗慢性前列腺炎患者 60 例,其中治愈者 50 例,显效者 9 例,有效者 1 例,总有效率为 100%。治愈后 3 个月复发者 3 例。

龟头炎及溃疡

【处方 1】 荆芥、防风、蝉蜕、龙胆、牛膝各9g,晚蚕沙15g。

加减 若龟头溃疡者,加生黄芪托毒排脓生肌;若疮面淡红者,去龙胆;若局部红肿甚者,加天花粉、连翘、金银花,清热解毒消肿;若局部渗水或脓性分泌物多者,加萆薢、车前子,清热利湿泄毒;若伴阴囊湿疹者,外用蛇床子、苦参、地肤子各30g,枯矾6g,龙胆12g。

制用法 将上药水煎,分早、晚2次口服,每天1剂。滤渣取液外洗阴囊,临睡前洗。

疗效 用上药治疗龟头炎及溃疡患者20例,除1例属贝赫切特综合征(白塞综合征)患者外(效果不显),其余均于短期内获得治愈。一般服药5~10剂。

注意事项 服药同时,要注意保持龟头部创面的清洁,每天在临睡前,用温开水洗涤1次,勤换内裤。忌食辛辣鱼腥之物。

【处方2】 威灵仙15g。

制用法 将威灵仙加水500ml,浓煎半小时,去渣待凉,用脱脂棉蘸药汁洗患处。

疗效 用上药治疗阴茎头炎(龟头炎)患者4例,均洗3次或4次获治愈。

急性睾丸炎

【处方1】 贯众60g。

制用法 将贯众去毛洗净,加水约700ml,煎至500ml。每天早、晚各服250ml,或分次当茶饮服。

疗效 用上药治疗急性睾丸炎患者45例,其中3天之内治愈者23例,4天之内治愈者18例,5天之内治愈者4例。

【处方2】 白芍40~60g,制附子(先煎)、干姜各20~30g,生大黄、桂枝、全当归、红花、细辛、桃仁各10g,陈皮、橘核、

生甘草各10~15g。

制用法 将上药水煎2次后合并药液,分早、晚2次口服,第3次水煎液趁热熏洗患处,每天1剂。3剂为1个疗程。

疗效 用本方治疗睾丸炎患者115例,经用药2~4个疗程后,均获治愈。

【处方3】 夏枯草、金银花、连翘各30g,白芥子、青皮、当归尾、牡丹皮、生甘草各15g。

制用法 将上药水煎,每天1剂,分3次或4次口服。1周为1个疗程。

疗效 用本方治疗急性睾丸炎患者98例,其中,1个疗程治愈者35例,2个疗程治愈者40例,3个疗程治愈者23例。

【处方4】 炒小茴香、肉桂各3g,干姜、延胡索、没药、当归、川芎各6g,赤芍、蒲黄、五灵脂各10g。

加减 局部红肿甚者,加蒲公英、黄柏;胀痛甚者,加橘核;附睾有结节者,加夏枯草、丹参;夹湿者,加苍术、薏苡仁。

制用法 用上药水煎后分3次内服,每天1剂。同时用LDTCD-31型超短波电疗仪,患者仰卧位,电极板分别置于骶部、阴部,频率40.68MHz,输出功率200W,电流强度50~100mA,每次15~20分钟,每天1次。10天为1个疗程。

疗效 采用中西医结合治疗睾丸炎60例,其中治愈31例,好转29例,总有效率为100%。

【处方5】 栀子、黄芩、木通、车前子(包)、泽泻、当归、生地黄、柴胡、连翘各10g,板蓝根15g,龙胆草、甘草各5g。

加减 睾丸痛甚生地黄、当归增量,加橘核、延胡索、川楝子;发热甚龙胆、黄芩、柴胡增量;腮腺炎加金银花、蒲公英、马勃、玄参、僵蚕;湿热甚车前子、泽泻增

量(并用清热消肿膏,外敷局部)。儿童剂量酌减。

制用法　将上药水煎服,每天1剂。服药困难用痰热清。脑膜炎用清开灵、醒脑静;静脉滴注。发热、睾丸肿痛甚酌用地塞米松。感染用抗生素。7天为1个疗程。

疗效　采用上药治疗急性病毒性睾丸炎34例,用1～2个疗程后,痊愈31例,好转3例,总有效率为100%。

急性附睾炎

【处方1】　鲜酢浆草(干品50g)100g,松节油15g,生甘草10g。

制用法　将上药加水1000ml,煎至500ml,分3次口服,每天1剂。5天为1个疗程。

疗效　用本方治疗急性附睾炎患者98例,均获治愈。其中,1个疗程治愈者59例,2个疗程治愈者30例,3个疗程治愈者9例。

【处方2】　夏枯草30g,贝母、白芥子、枳实各15g,海藻、昆布、橘核、青皮各10g,附子片、乌药各6g。

制用法　将上药加水煎3次后合并药液,分2次或3次口服,每天1剂。1周为1个疗程。

疗效　用本方治疗急性附睾炎患者146例,经用药1～2个疗程后,其中治愈142例,显效4例,总有效率为100%。

【处方3】　当归尾、皂角刺各12g,延胡索、橘核、荔枝核、醋柴胡、川楝子各10g,贝母9g,天花粉15g,冬瓜子、半枝莲、白花蛇舌草各30g。

加减　热毒蕴络型加红藤30g,败酱草24g;气滞血瘀型加青皮、醋香附各12g,三七6g。

制用法　两组各48例。治疗组将上药水煎服,每日1剂。与对照组均用如意金黄散,加凡士林,均匀涂于纱布上,完全包裹双侧阴囊,每天1次。用头孢呋辛钠针1.5g,加生理盐水250ml;皮肤试验阳性改用依诺沙星针0.2g,加5%葡萄糖注射液250ml;静脉滴注,每天2次。均14天为1个疗程。急性期卧床,用布袋托起阴囊。禁房事,禁酒,禁辛辣、煎炸等燥热食物。

疗效　采用上药治疗急性附睾炎患者,用1个疗程,结果:两组分别痊愈30、22例,好转18、17例,无效9例(为对照组),总有效率为100%、81.2%(P<0.05)。

【处方4】　吴茱萸300g。

制用法　将上药放锅内用文火炒拌,直炒至药物呈灰白色或白色时才能将锅移开,冷却后研末。每次取30g,加黄酒、蜂蜜各半调成糊状,以手能拿起为度,将药分别摊于中枢和双涌泉穴,约0.5cm厚上用一块软塑料膜覆盖(略大于贴药面积),周围用胶布固定,保持湿润,加强药效。隔日换药1次,5次为1个疗程。未愈者,停用3～5日,再行下一疗程。

疗效　应用上药穴位贴敷治疗附睾肿大患者19例,均获得治愈。仅3例留有绿豆大小的硬结。

慢性附睾炎

【处方1】　丹参、赤芍、红花、川楝子、败酱草、乳香、白芷各9g,泽兰、蒲公英各12g,桃仁、青皮各6g。

制用法　每天1剂,水煎服。已生育者热敷患处,禁烟酒,少食辛辣之品。

疗效　用上药治疗慢性附睾炎42

例,显效(症状消失,附睾硬结消失或缩小)27例,有效13例,无效2例,总有效率为95.2%。31例随访半年,复发1例。

【处方2】 黄芪30g,桃仁、红花各6g,丹参、橘核、夏枯草各15g,延胡索、川楝子、皂角刺、贝母、路路通、牛膝各10g。

制用法 将上药水煎服,每日1剂。晚上用如意金黄膏,涂于3~4层纱布上,贴敷患侧阴囊,包扎固定,抬高阴囊,次晨去掉;每天1次。

疗效 应用上药治疗慢性附睾炎患者96例,用4周,结果:治愈60例,好转31例,无效5例。

睾 丸 痛

【处方1】 生姜(以肥大老者为佳)1块。

制用法 将生姜用水洗净,横切成约0.2cm厚的均匀薄片,每次用6~10片外敷于患侧阴囊,并盖上纱布,兜起阴囊。每天或隔天更换1次,直至痊愈为止。

疗效 用上药治疗睾丸炎疼痛患者24例,其中敷药第2天自觉坠胀疼痛及触痛减轻,睾丸肿胀显著消退者15例;第3天有12例痊愈,自觉症状消失,睾丸消肿,触痛消失;4天后4例痊愈,5例敷药后5天痊愈。治愈天数平均为3.9天。

注意事项 敷药后患者均出现阴囊表皮灼热刺痛,发麻发辣,少数出现红肿,个别出现红疹。阴囊局部皮肤有创口或睾丸炎化脓穿溃者不能应用。

【处方2】 白芍50~60g,木通、枳实、牛膝、红花、桃仁、丹参各15~20g,茯苓、车前子、青皮、生甘草各10~15g。

制用法 将上药水煎,每天1剂,分3次口服。

疗效 用本方治疗睾丸痛患者91例,均获治愈。其中,1剂治愈者25例,2剂治愈者34例,3剂治愈者21例,4剂治愈者11例。

睾丸鞘膜积液

【处方1】 猪苓、茯苓、海藻、泽泻、橘核、川楝子各10g,吴茱萸、茴香、肉桂各5g,萆薢、荔枝核各15g。

制用法 将上药水煎,分2次口服,每天1剂。

疗效 用上方治疗睾丸鞘膜积液患者6例,均获痊愈。

【处方2】 蝉蜕6g。

制用法 水煎2次,去渣,取药液一半内服,另一半用纱布蘸药液外洗(或热敷),每天1剂。

疗效 用上方治疗小儿睾丸鞘膜积液患者8例,均获痊愈。

【处方3】 丁香60g,细辛15g。

制用法 将上药共研为极细末,过100目筛后备用。用药前先将肚脐周围洗净,擦干,在肚脐中放入药粉2g,然后盖上消毒敷料,用胶布固定,每隔2天换药1次。10次为1个疗程。

疗效 用本方治疗睾丸鞘膜积液患者125例,其中治愈者114例,好转5例,有效4例,无效2例。一般用药1~2个疗程,即可痊愈或好转。

【处方4】 党参、黄芪各20g,生牡蛎(先煎20分钟)30g,郁金、泽泻、茯苓、木通、法半夏各15g,谷芽、麦芽、陈皮各10g,猪苓12g,生甘草9g。

制用法 每天1剂,水煎分3次口服。10剂为1个疗程,停药2天,再行下一个疗程。

疗效 用本方治疗睾丸鞘膜积液患

者 66 例,其中 1 个疗程治愈者 15 例,2 个疗程治愈者 13 例,3 个疗程治愈者 20 例,4 个疗程治愈者 18 例。

【处方 5】 五倍子、煅龙骨、枯矾、蝉蜕各 30g,肉桂 10g。

制用法 将上药加水 1000ml 浸泡半小时后,煮沸 20～30 分钟,将滤液倒出,约为 600ml,待冷却与皮肤温度接近时,把阴囊全部浸入药液内,浸洗 25 分钟后即可,每天早、晚各 1 次。每剂药可用 2 天。5 剂为 1 个疗程。

疗效 用本方治疗睾丸鞘膜积液患者 122 例,经用药 1～2 个疗程后,均获得治愈。

【处方 6】 小茴香、乌药各 12g,肉桂 6g,煅龙骨 2g,五倍子、枯矾各 15g。

制用法 将上药捣碎,每天 1 剂,水煎 30 分钟。取穴:阳池(双)。常规消毒,点燃艾条一端,距穴位 2cm 悬灸,施灸处泛红并有烘热感时移向对侧穴位。每晚 1 次,10 天为 1 个疗程。

疗效 应用上药治疗睾丸鞘膜积液患者 33 例,痊愈 32 例,无效 1 例。

阴囊血肿

【处方 1】 琥珀 1.8g。

制用法 将琥珀研为粉末,分 2 次以水调吞服,连服数天。

疗效 用上药治疗阴囊血肿患者 3 例,均获痊愈。治疗时间为 8～10 天。

【处方 2】 生大黄 100g,玄明粉 50g,白矾 6g。

制用法 将上药共研为极细末,用刚开的水冲药末,再用纱布蘸药汁热敷阴囊部,每次 5～10 分钟,每天 3 次或 4 次。

疗效 用本方治疗阴囊血肿患者 15

例,经用药 5～9 天,均获治愈。

阴部挫伤

【处方 1】 赤芍 15g,川芎、乌药、橘叶核、乳香、当归、没药各 9g,土鳖虫、荔枝核、积雪草(落得打)各 12g,青皮、红花、陈皮各 6g,小茴香 3g。

制用法 以上药为 1 剂量。每天 1 剂,分 1 次或 2 次水煎内服后,药渣再加入适量的水煎沸熏洗患处,每天 1 次或 2 次。

疗效 用上药治疗阴部挫伤(系指男性睾丸部或妇女外阴部的损伤)患者 40 例,均获治愈。自服本药后,至局部肿胀疼痛消失、瘀斑减退,最短的时间为 7 天,最长为 28 天。其他并发症如小便困难、阴部坠胀感等亦随之消失。

【处方 2】 贯众 60g,生大黄 15g,牛膝 30g。

制用法 每天 1 剂,分 3 次或 4 次口服。5 剂为 1 个疗程。

疗效 用本方治疗阴部挫伤患者 80 例,经用药 1～3 个疗程后,均获治愈。

【处方 3】 木瓜、蒲公英、牛膝各 20g,黄柏、炙乳香、炙没药、丹参、红花、桃仁各 10g。

制用法 将上药水煎,每天 1 剂,分 2 次或 3 次用黄酒为引送服。

疗效 用本方治疗阴部挫伤患者 134 例,其中服药 3～5 剂治愈者 48 例,6～10 剂治愈者 52 例,11～15 剂治愈者 34 例。

输精管结扎术后综合征

【处方 1】 全当归、牛膝各 20g,赤芍、小茴香、川芎、泽泻、木通、茯苓各 10g,郁金、延胡索、路路通、柴胡各 15g,

生甘草8g。

制用法　将上药水煎,分早、中、晚3次口服,服时加黄酒5～10ml。每天1剂。5剂为1个疗程。

疗效　用本方治疗输精管结扎术后综合征患者67例,经服用1～2个疗程,其中痊愈(阴囊坠胀、疼痛等症状全部消失)65例,显效(阴囊坠胀、疼痛等症状基本消失)2例。

【处方2】　赤芍、当归各15g,广木香、青陈皮、制乳香、制没药、红花、桃仁各12g,海藻、生牡蛎、昆布各10g,牛膝、小茴香各6g。

制用法　将上药水煎3次后合并药液,分2次或3次口服,每天1剂,1周为1个疗程,服至痊愈止。

疗效　用本方治疗输精管结扎术后综合征患者138例,其中治愈132例,显效6例。治愈者中,用药1个疗程治愈者45例,2个疗程治愈者37例,3个疗程治愈者18例,4个疗程治愈者32例。愈后经随访1～2年,均未见复发。本方对输精管结扎处出现的痛性结节,效果尤佳。

精液不液化

【处方1】　丹参30g,赤芍、天花粉、墨旱莲、车前子(包)、黄柏、知母各15g,牡丹皮、紫花地丁各12g,竹叶6g,穿山甲(代)5g,淫羊藿10g。

制用法　配偶来月经第1天开始,每天1剂,水煎分2次或3次内服,连续用药至症状消失。

疗效　用上药治疗精液不液化症50例,用15剂后,其中痊愈20例,有效26例,无效4例,总有效率为92.0%。

【处方2】　菟丝子、枸杞子、覆盆子、玄参、麦冬各15g,牡丹皮、五味子、知母、

车前子各10g。

加减　湿热下注者,加苍术、黄柏、重楼;阴虚火旺者,加生地黄、墨旱莲、女贞子;肾阳虚或性欲低下者,加淫羊藿、阳起石;瘀血者,加丹参、虎杖、红花。

制用法　每天1剂,水煎服;15天为1个疗程。疗程间隔5天。停用其他药,节房事。

疗效　用上药治疗精液不液化症52例,用3个疗程后,其中治愈39例,有效8例,无效5例,总有效率为90.4%。

【处方3】　水蛭粉(分冲)2g,知母、生地黄各30g,黄柏10g,天冬、麦冬、玄参各15g,石斛5g,木通9g,甘草6g。

制用法　每天1剂,水煎服。停用其他药。

疗效　用上药治疗精液不液化41例,痊愈36例,好转4例,无效1例,总有效率为97.6%。

【处方4】　生地黄、熟地黄各20g,牡丹皮、知母、黄柏、车前子、苍术、萆薢、土茯苓各12g,菟丝子、枸杞子、路路通、山楂各15g。

制用法　两组各49例。治疗组将上药水煎服,每天1剂。4周为1个疗程。与对照组均用克拉霉素缓释片1片,每天顿服;用14天,停1周,再用14天。

疗效　应用上药治疗精液不液化患者,两组分别治愈40例、25例,有效7例、11例,无效2例、13例,总有效率为95.9%,73.5%。

少精症

【处方1】　鹿茸、龟甲、枸杞子、覆盆子、车前子、金樱子、菟丝子、桑葚、五味子、益智仁各10g,熟地黄、黄芪各15g。随症加减。

制用法 两组各 48 例。治疗组将上药水煎服,每天 1 剂。对照组用枸橼酸克罗米芬 50mg,每天口服,用 25 天,间隔 5 天;浓缩六味地黄丸 8 粒,每天 2 次口服。

疗效 采用上药治疗少精症患者,两组分别治愈 28 例、3 例,显效 15 例、12 例,有效 4 例、16 例,无效 1 例、17 例,总有效率为 97.9%、64.5%。

【处方 2】 菟仙海蚣胶囊(含菟丝子 120g,淫羊藿 70g,仙茅 60g,海马 30g,蜈蚣 20g。晾干或烘干,共研细末,过 80 目筛)。每粒 0.5g。

制用法 治疗组 110 例,用菟仙海蚣胶囊 5～7 粒;对照组 60 例,用五子衍宗丸 10 粒;均每天 3 次口服;3 个月为 1 个疗程。禁烟酒,配偶给予心理治疗。

疗效 应用上药治疗少精、弱精症患者,两组分别临床治愈 56 例、13 例,显效 33 例、17 例,有效 13 例、10 例,无效 8 例、20 例,总有效率为 92.7%、66.7% ($P<0.01$)。

无 精 子 症

【处方】 桃仁、红花、川芎、甘草各 12g,丹参、路路通、王不留行各 25g,皂角刺、刘寄奴、炒穿山甲(代)各 10g,牛膝、当归各 15g,水蛭 6g。

制用法 治疗组 95 例,每天 1 剂,水煎服。对照组 60 例,用四环素片 0.5g,用 25 天,间隔 5 天;维生素 E 10mg,维生素 C 100mg;每天 3 次口服。

疗效 应用活血化瘀通络汤治疗精通瘀阻型无精子症患者,两组分别痊愈 14 例、4 例,显效 34 例、11 例,有效 15 例、7 例,无效 32 例、38 例。精子增生分别 63 例、22 例。

泌尿系结石

【处方 1】 金钱草、滑石各 30g,海金沙、鸡内金、石韦、瞿麦、车前子各 12g,冬葵子 9g。

加减 腰腹拘急痛者,加芍药、甘草、枳壳;尿血者,加小蓟、生地黄、白茅根;发热者,加黄柏、蒲公英、大黄。

制用法 每天 1 剂,水煎分 2 次或 3 次内服;10 天为 1 个疗程。多饮水,适当运动。

疗效 用上药治疗泌尿系结石 68 例,用 1～3 个疗程,其中治愈 26 例,有效 39 例,无效 3 例,总有效率为 95.6%。

【处方 2】 菟丝子、滑石各 20g,枸杞子、车前子(包)、萹蓄各 15g,金钱草、海金沙(包)、鱼脑石各 30g,鸡内金、石韦、瞿麦、怀牛膝、桑寄生各 10g。

制用法 每天 1 剂,水煎服。20 天为 1 个疗程。

疗效 用上药治疗肾结石 60 例,痊愈 43 例,有效 15 例,无效 2 例,总有效率为 96.7%。

【处方 3】 排石茶(含金钱草 200g,鸡内金、滑石、白及各 60g,泽泻、牛膝、炒穿山甲(代)、沉香各 30g,石韦 100g,琥珀 50g。研粗末)。

制用法 用排石茶 30g,儿童剂量减半,加开水 3L 浸泡,代茶饮;20 天为 1 个疗程。

疗效 用自拟排石茶治疗输尿管结石 100 例,用≤2 个疗程,痊愈 48 例,显效 47 例,无效 5 例,总有效率为 95.0%。

【处方 4】 金钱草、白茅根各 30g,海金沙、滑石各 20g,鸡内金、牛膝、车前子(包)、瞿麦各 15g,枳壳、石韦、黄芩各 10g,肉桂 3g。

制用法　每天1剂,水煎服。感染发热用抗生素,静脉滴注;急症痛剧用解痉止痛药,肌内注射。

疗效　应用自拟通淋排石汤治疗泌尿系结石122例,痊愈97例,好转18例,有效4例,无效3例,总有效率为97.5%。

【处方5】　金钱草20g,车前子、郁金、栀子、炮穿山甲(代)各10g,鸡内金、海金沙、穿破石、滑石、石韦各15g,甘草6g。随症加减。

制用法　将上药水煎服,每天1剂。15天为1个疗程。停用他药。

疗效　应用上药治疗泌尿系结石132例,用1～2个疗程后,治愈96例,有效30例,无效6例,总有效率为95.5%。排出结石共168枚。

【处方6】　金钱草30g,海金沙、滑石各25g,木通、车前子、萹蓄、炮穿山甲、牛膝各10g。

加减　小便不利(或尿痛)加黄柏、瞿麦;血尿加小蓟、血余炭、生地黄、牡丹皮;腰胁、少腹痛加续断、川乌;剧烈肾绞痛加乳香、没药、生蒲黄、五灵脂,必要时用苏合香丸1粒。

制用法　每天1剂,将上药水煎服。

疗效　应用上药治疗肾结石患者,均获治愈。

【处方7】　金钱草、海金沙、鸡内金各30g,石韦、滑石各15g,牛膝18g,王不留行20g。

制用法　治疗组309例,将上药水煎服,每日1剂。对照组269例,用尿石通4g,每天3次口服。均10天为1个疗程。

疗效　应用上药治疗肾结石患者,用2个疗程,结果:两组分别治愈265例、204例,有效37例、43例,无效7例、22

例,总有效率为97.7%,91.8%(P<0.05)。

疝　气

【处方1】　黄芪、生白术、泽泻、草薢各10g,橘核5g,川楝子、毛柴胡、小茴香、台乌药、石莲子、五味子各6g,生山楂12g。

制用法　将上药水煎,每天1剂,分2次口服。

疗效　用上药治疗小儿疝气患者,效果较为满意。笔者治疗2例,仅服药8～10剂即获痊愈。

【处方2】　白芍、广木香、香附各15g,制山楂、川楝子、橘核各10g,三棱、莪术、炒苍术、神曲、枳壳各6g,黄连、红花、吴茱萸、桃仁、莱菔子、栀子各5g,甘草3g。

加减　若腹胀腹痛者,加青皮5g;若便溏者,去栀子,加小茴香、益智仁各4g;若便秘者,加槟榔5g,白术6g。

制用法　将上药水煎,每天1剂,于早、晚饭前口服。10岁以下者分4次2天服用。

疗效　用本方治疗腹股沟疝患者18例,经服药5～10剂,治愈者15例,好转者3例。

【处方3】　灯心草20～30g,延胡索6g,小茴香5g,白酒30～60ml。

加减　若寒湿凝结者,加制附子、肉桂各3g;若气滞者,加橘核、川楝子、荔枝核5g;若气虚者,加党参、黄芪各8g。

制用法　将前3味药水煎取药液,加入白酒顿服。每天1剂。

疗效　治疗非绞窄性疝20例,均获痊愈。

四、骨骼、肌肉系统疾病

腰椎骨质增生

【处方1】 白芍、海桐皮各30～40g，秦艽、威灵仙、木瓜各20～30g，独活、续断、巴戟天、狗脊、骨碎补、全当归、地龙、延胡索、生甘草各10～15g。

加减 若疼痛剧烈者，加乳香、没药、细辛各10～12g；若便秘者，加生大黄（后下）10g。

制用法 将上药水煎，每天1剂，分早、晚2次口服。重症者，每天2剂，分4次服。10天为1个疗程，2个疗程间休息3～5天，再行下一个疗程治疗。

疗效 用本方治疗腰椎骨质增生患者120例，经用药1～2个疗程后，其中治愈113例，显效4例，无效3例。

【处方2】 薏苡仁、全当归各30g，肉苁蓉、熟地黄、鹿角霜、续断、杜仲、狗脊、巴戟天各15g，全蝎、土鳖虫各6g，制附子8g。

加减 若体虚自汗者，减土鳖虫，加黄芪30g；若下肢麻木者，减熟地黄、制附子，加天麻、伸筋草各15g；若腰部热痛，遇热加剧者，减制附子，加生大黄（后下）10g；若大便溏者，减肉苁蓉、熟地黄，加补骨脂、骨碎补、枸杞子各10g。

制用法 将上药水煎，每天1剂，分早、中、晚3次口服。10剂为1个疗程。

疗效 治疗腰椎骨质增生患者311例，经用药1～3个疗程后，其中治愈298例，显效5例，有效4例，无效4例。痊愈的298例中，经随访1～2年，复发25例，再次用本方获愈。

【处方3】 全当归、丹参各30g，白芍50g，杜仲、续断、狗脊、淫羊藿、肉苁蓉、木瓜各15g，鹿衔草、红花、桃仁、莱菔子、桂枝、生甘草各10g。

制用法 将上药水煎3次后合并药液，分2次或3次口服，每天1剂。1周为1个疗程。

疗效 用本方治疗腰椎骨质增生患者136例，经用药2～4个疗程后，其中临床治愈120例，显效9例，有效5例，无效2例。

【处方4】 皂荚。

制用法 将皂荚浸于烧酒中备用。用时将其剪碎捣烂如泥，与面粉调匀，贴于纱布上敷患处，3天更换1次。

疗效 用上药治疗骨质增生188例，痊愈123例，显效53例，好转12例，总有效率为100％。

腰肌劳损

【处方1】 炒白术、生薏苡仁、芡实、炒白芍各30g，炙甘草6g。

加减 腰痛甚者，加续断、桑寄生、蜈蚣；腰部酸困无力者，加黄芪、当归；下肢沉重疼痛者，加木瓜；瘀甚合活络效灵丹；寒甚者，加附子；肾阴虚者，加熟地黄、山茱萸。

制用法 每天1剂，水煎服；药渣布包，热敷患处，每次30分钟，每天1次。对照组用腰痛宁胶囊4片，睡前黄酒送服。均14天为1个疗程。

疗效 应用上药治疗腰肌劳损144例（治疗组与对照组各72例），用3个疗程，两组分别治愈26例、14例，好转40例、16例，无效6例、42例，总有效率为

91.7%,41.7%($P<0.01$)。

【处方2】 续断、桑寄生、菟丝子、牛膝各15g,白芍12g,桂枝、杜仲、当归、土鳖虫各10g,三七(分冲)、生姜、甘草各6g,大枣12枚。

制用法 治疗组300例,将上药水煎服,每天1剂。对照组246例,用布洛芬缓释胶囊(芬必得)1粒,每天2次;腰痛宁胶囊4粒,每天1次晚睡前;口服。均15天为1个疗程。

疗效 应用上药治疗腰肌劳损患者,用2个疗程,随访3个月,结果:两组分别治愈216例、86例,显效51例、59例,有效20例、59例,无效13例、42例,总有效率为95.7%,82.9%($P<0.05$)。

颈 椎 病

【处方1】 葛根、丹参、白芍、威灵仙、防风各50g,细辛、川芎、乳香、没药、花椒、五加皮、桂枝、桑枝、荆芥、生甘草各20g,全蝎、蜈蚣各10g。

制用法 将上药研为极细末,装入瓶内备用,每次服3g,黄酒或温开水送服。每天3次。

疗效 用本方治疗颈椎病患者72例,其中治愈65例,显效4例,有效3例。

【处方2】 葛根、白芍、当归各30g,丹参、木瓜、生地黄、全蝎、川芎、桂枝、细辛、酸枣仁、乳香、没药各10g,生甘草12g。

制用法 每天1剂,水煎分3次口服。

疗效 用本方治疗颈椎病患者113例,其中治愈102例,显效6例,无效5例。治愈的102例中,5~10剂治愈者42例,11~15剂治愈者38例,16~20剂治愈者22例。

【处方3】 鹿角霜、鹿衔草、桑寄生、白术各12g,桂枝、制天麻、煮半夏、旋覆花(包)、牛膝各10g,泽泻24g,葛根18g,蔓荆子8g。

加减 脑血管硬化,加酒川芎、地龙;血脂偏高者,加草决明、山楂;肩臂痛甚者,加山茱萸、青木香;心悸、心慌者,加枣仁、柏子仁;阵发性烦热,出汗异常者,去蔓荆子、葛根,加牡丹皮、木瓜、珍珠母。

制用法 每天1剂,水煎服;15天为1个疗程。

疗效 用上药治疗椎动脉型颈椎病349例,用1~2个疗程后,其中治愈212例,显效96例,有效34例,无效7例,总有效率为98.0%。

【处方4】 木瓜、乌梢蛇各15g,威灵仙16g,生地黄、葛根各18g,当归12g,川芎、制乳香、制没药、菟丝子、续断各10g,蜈蚣1条,全蝎5g,土鳖虫9g,甘草8g,白芍20g。

加减 头痛、头晕加天麻;上肢麻木疼痛加姜黄;脉弦去菟丝子,加天麻、牛膝;脉沉细弱加黄芪。

制用法 每天1剂,水煎服。

疗效 用上药治疗颈椎病60例,临床治愈50例,有效8例,无效2例。

【处方5】 生黄芪60g,全当归15g,赤芍、川芎、红花各6g,桃仁10g,地龙12g。

制用法 两组各39例。治疗组将上药水煎服,每天1剂。与对照组均用弥可保针每天500µg,1次肌内注射;行颈椎牵引。均1周为1个疗程。

疗效 应用上药治疗神经根麻木型颈椎病患者,用2~3个疗程,两组分别治愈29例、19例,显效7例、12例,有效2

例、1 例,无效 1 例、7 例,总有效率为 97.4%、82.1%（$P<0.05$）。

【处方 6】 葛根 30g,川芎、地龙、甘草、陈皮、枳壳、桂枝、防风各 10g,当归、丹参、白芍各 15g,全蝎 3g。

制用法 两组各 58 例。治疗组将上药水煎服,每天 1 剂。对照组用愈风宁心片 5 片,每天 3 次口服。均 2 周为 1 个疗程。

疗效 应用上药治疗椎动脉型颈椎病患者,用 2 个疗程,两组分别痊愈 26 例、15 例,显效 24 例、16 例,有效 8 例、21 例,无效 6 例（为对照组）,总有效率为 100%、89.7%（$P<0.05$）。

【处方 7】 冷灸散（含血竭、朱砂、冰片、制马钱子各 3g,威灵仙、细辛、羌活、独活、当归、川芎、三棱、莪术、丹参、伸筋草、透骨草、蟾酥各 10g,白芥子 60g,面粉 30g。

制用法 将上药研细末,装入玻璃瓶内备用。用冷灸散适量,凉水调成糊状,外敷阿是穴（即疼痛部位）,胶布固定。每次 2 小时,1～2 日 1 次;7 日为 1 个疗程。患者坐位,以右旋为例,医者松解颈部肌肉后,右肘窝托起下颌角,左手固定枕部,用力向上轻提头部,边牵引边旋转,当右旋有固定感时,用力轻旋,可闻及清脆响声。

疗效 采用冷灸配合颈椎旋转手法治疗椎动脉型颈椎病 265 例,其中优 40 例,良 218 例,一般 6 例,差 1 例,总有效率为 99.6%。

骨 质 增 生

【处方 1】 白花蛇（学名银环蛇）4 条,威灵仙 72g,当归、土鳖虫、血竭、透骨草、防风各 36g。

制用法 将上药共研为细末,过筛,装瓶备用。用时,每次服 3g,每天服 2 次,开水送服。以上药物为 1 个月的剂量。

疗效 用上药治疗骨质增生患者,一般服药 1 个月后症状即消失。典型 1 例,连续服本方 1 个月后,疼痛消失,恢复劳动能力,随访未见复发。

【处方 2】 全当归、白芍各 40g,川芎、炒艾叶、地龙、炙川乌、五加皮、木通、花椒、萆薢、防风各 30g,生姜汁 100ml,陈醋适量,冰片 5g。

制用法 将上药共研为极细末后,加入姜汁、陈醋调成糊状,储瓶内备用。用时,以此药糊敷患处,每天换药 1 次。1 剂药一般可用 2～3 天。2 剂药为 1 个疗程。

疗效 用本方治疗骨质增生患者 65 例,经用药 1～3 个疗程后,治愈者 61 例,显效者 3 例,无效者 1 例。

【处方 3】 熟附片、黄芪、海风藤、忍冬藤各 15g,制川乌、杜仲、秦艽、僵蚕、地龙、桂枝、鹿角胶（烊化）、白芍各 10g,丹参 20g,红花 12g,蜈蚣（去足头,研末,分冲）2 条,全蝎 8g。随症加减。

制用法 每天 1 剂,水煎分 3 次内服。症甚用酒炒药渣,外敷患处（或复煎药渣,熏洗患处）。停用其他中、西药及理疗等。5 天为 1 个疗程。

疗效 应用上药治疗骨质增生患者 465 例,用 3 个疗程,痊愈 341 例,有效 115 例,无效 9 例,总有效率为 98.1%。

【处方 4】 穿蛭膏[含阿魏、制乳香、制没药、徐长卿、穿山甲珠（代）、三七、水蛭、土鳖虫、马钱子、透骨草、伸筋草、千年健、羌活、独活、威灵仙、续断各 15g,丹参 30g,红花 10g]。

制用法 治疗组66例,用穿蛭膏;对照组64例,用天和骨通贴膏;均1帖,贴敷患处,2天换药1次;4周为1个疗程。

疗效 采用上药治疗骨质增生患者,用2个疗程,两组分别基本治愈28例、14例,显著好转25例、20例,有效10例、20例,无效3例、10例,总有效率为95.5%、84.4%($P<0.05$)。

【处方5】 威灵仙、穿山甲(代)、穿山龙、凤仙草、伸筋草、老鹳草、白芥子、白芷、秦艽各30g,川芎、草乌、羌活、独活、麻黄、五味子各20g。

制用法 将上药加入植物油(药油比例1:5)浸泡10日左右,置锅内用文火熬至药物枯焦呈黑色,取过滤液,熬至滴水成珠,加铅丹适量,至药油呈黑色,离火,再加药末(麝香5g,乳香、没药各30g,血竭15g,均研为极细末)搅匀。水浸10日左右,取一定量摊在纸或布背后,对折。用时,先用乙醇或白酒擦洗患处,晾干后再用鲜姜片擦至皮肤略呈红色,将膏药加热软化后敷于患处,10日1次。

疗效 应用上药治疗骨质增生1250例,治愈875例,显效210例,进步155例,无效10例,总有效率为99.2%。

骨　折

【处方1】 煅自然铜(另包)60g,土三七、五加皮、生大黄、黄柏各30g,制乳香、制没药、白芷、草乌、天南星、蒲黄、桃仁各15g,冰片(另包)10g。凡开放性骨折者,另加黄丹30g,血竭15g。

制用法 将上药共研为细末,但自然铜和冰片需另研另包。每次敷药取总量的1/3(或1/4)。先将自然铜末置于铜勺(也可用瓷碗代替)内,加入茶油30g,于火中(武火)加热并不断搅拌,待冒浓烟后,趁热倒入冬酒(米酒)适量,再放入其余药末,搅拌成糊状,将药离开火源,加入冰片调匀,待其冷却备用。然后将药敷在已整复好的骨折部位上,药厚约2cm,用纱布(或清洁旧布)包扎,夹板固定,松紧适当。每次敷药时间,在冬春两季敷5～7天,夏秋两季敷4～5天。本方系一个患者全疗程的总剂量,视患部大小,一般可分为3次或4次用。

疗效 笔者用上药治疗骨折患者113例,除老年人和合并有其他疾病的患者需内服药物外,一般只外敷该药,均可获得痊愈。

【处方2】 黄芪、枸杞子、山药、茯苓、骨碎补、续断、杜仲各50g,党参、自然铜、土鳖虫、生大黄、田三七各40g,细辛、桂枝、白芍、广木香各15g。

制用法 将上药研为极细末,过120目筛,炼蜜为丸,每丸重6g,每天3次,每次1丸,黄酒或白开水送服。1个月为1个疗程。

疗效 用本方治疗骨折患者68例,经用药2～6个疗程后,其中,治愈者66例,失败者2例。

【处方3】 接骨木400g,生大黄、黄连、黄芩、黄柏、自然铜各100g,凡士林适量。

制用法 将上药研为极细末,加凡士林适量混合均匀备用。用时,先将骨折按常规整复、固定,再将药膏敷于骨折部位。3～4天换药1次,至痊愈为止。

疗效 用本方治疗骨折患者356例,均获治愈。其中平均消肿止痛时间为5.2天,骨痂生长时间为12天,临床愈合时间为28.8天,骨折愈合时间为39.6天。

【处方4】 当归尾、桃仁、红花、苏木、炮穿山甲(代)各15g,瓜蒌、生地黄、自然铜、杜仲、骨碎补、枳实、乳香、没药、生甘草各10g。

制用法 将上药水煎3次后合并药液,分2次或3次温服。每天1剂。1个月为1个疗程。

疗效 笔者用本方治疗骨折患者49例,一般用药2～3个疗程,均可痊愈。

【处方5】 熟地黄30g,丹参、生黄芪各20～30g,党参、茯苓各12～15g,鹿角胶9g,肉桂、炙麻黄、白芥子、炮姜炭、生甘草各3g,木瓜、地龙各6～9g。

制用法 每天1剂水煎服。并用伸筋草30g,蒲公英15g,当归、红花、乳香、没药、苏木、荆芥、防风、羌活、独活、三棱、莪术各10g。每天1剂水煎取液,局部湿热熏洗3次或4次。用1～6周。

疗效 用上药治疗下肢骨折263例,均显效水肿消退,关节功能复常;X线摄片,骨质疏松复常,可取内固定物。

【处方6】 接骨续筋丸(含续断、自然铜、鹿角霜、血竭、补骨脂、杜仲、当归、枸杞子、狗脊。每丸含生药1g。湖南中医药大学附院研制)。

制用法 治疗组35例,用接骨续筋丸5丸,每天2次;对照组33例,用依普黄酮(商品名力拉)1片,隆力奇钙片2片,每天3次;均于伤后第30天开始口服。

疗效 用上药治疗骨折,两组分别显效(骨折愈合时间缩短≥1/3)16例、11例,有效18例、17例,无效1例、5例,总有效率为97.1%,84.8%。

【处方7】 大黄15g,芒硝、枳壳、厚朴各12g,红花9g,当归、苏木、陈皮、木通、甘草各6g。

制用法 治疗组42例,将上药水煎服,每天1剂。并用808伤药膏(含血竭180g,乳香、没药、当归、延胡索、明矾、姜黄、续断、雄黄、大黄各30g),外敷腰背部压痛(或叩击痛)处,面积约5cm×5cm,胶布(或绷带)固定。每周3次。对照组40例,用血塞通注射液(三七总皂苷)500mg,加5%葡萄糖注射液,静脉滴注;并用云南白药气雾剂,每天1次喷患处。均5天为1个疗程。

疗效 应用上药治疗胸腰椎骨折,两组分别治愈34例、10例,好转7例、22例,未愈1例、8例,总有效率为97.6%、80.0%($P<0.05$)。

落 枕

【处方1】 白芍30g,升麻6g,白芷、丹参各15g,防风12g,葛根25g,甘草10g。

制用法 将上药水煎3次后合并药液,分2次或3次口服,每天1剂。3剂为1个疗程。

疗效 用本方治疗落枕患者69例,一般服药2～3个疗程,即可获治愈。

【处方2】 羌活、白芍各15g,甘草、川芎、姜黄各10g,葛根、威灵仙各12g。

制用法 每天1剂,装布袋,煎30分钟,用毛巾2块,浸药液,交替热敷患处,并转动颈部,每次20～30分钟;每天2次。

疗效 用上药治疗落枕126例,用3～5天,痊愈108例,显效12例,有效6例,总有效率为100%。

【处方3】 药袋(含秦艽、葛根、乳香、没药、桂枝各6g,防风、羌活、透骨草、伸筋草各5g,薰衣草干花10g。粉碎,装布袋)。

制用法 将上药放蒸汽锅内,加水

2L,浸泡20分钟后,煮沸。患儿平卧于中药蒸汽床上,充分暴露颈肩部,药温38~45℃,并滴入薰衣草精油2~3滴,熏蒸颈肩部,每次30分钟。

疗效 中药香熏疗法治疗小儿落枕23例,用1~3次后,均获得治愈。

肩 周 炎

【处方1】 川乌、草乌、细辛、樟脑各90g,冰片10g,老陈醋适量。

制用法 将上方前5味药分别研为极细末后,混合均匀备用。用时,根据疼痛部位的大小,取药末适量,用老陈醋调成糊状,均匀敷在压痛点上,厚0.5~0.7cm,外裹纱布,然后用热水袋热敷20~30分钟,每天1次或2次。

疗效 用本方治疗肩周炎患者48例,其中治愈42例,显效4例,无效者2例。

【处方2】 马钱子、白芥子各250g,防风100g,冰片60g,甘油200g,70%乙醇。

制用法 将马钱子、白芥子、防风研为粗末,加70%乙醇,放置24小时后,渗滤1ml/min。取渗滤液约1.7L,加入冰片、甘油后,搅匀,加70%乙醇至2L,密封。呈浅黄色液体。同时,先清洁患处,用上药置绵纸上,外敷患处(或穴位),胶布固定。2天1次,6次为1个疗程。

疗效 用上药治疗肩周炎106例,其中治愈85例,好转19例,无效2例,总有效率为98.1%。

【处方3】 细辛80g,生姜300g。

制用法 将细辛研末,生姜杵成泥茸,铁锅内炒热,加入60度高粱酒100ml调匀,再微炒,将药铺于纱布上,热敷肩周痛处,每晚1次。

疗效 用上药治疗肩周炎37例,治愈率86.0%,有效率100%。

【处方4】 制金毛狗脊、制川断、去毛毛姜、制杜仲各10g,制威灵仙(后下)12~15g,黄芪18g,鸡血藤(后下)15~25g,蜜制甘草6g。

加减 颈椎痛加葛根、炒白芍;痛在腰椎以下加制牛膝;寒甚加辽细辛。

制用法 每天1剂,水煎服。

疗效 采用上药治疗肩周炎、颈椎病、骨质增生139例,痊愈111例,基本痊愈26例,无效2例,总有效率为98.6%。

【处方5】 中药液(含青风藤、羌活、独活、乳香、没药、制川乌头、丹参各100g,淫羊藿、伸筋草、透骨草各60g等。加75%乙醇2L,浸泡15天;将浸泡过的饮片再水煎,取滤液,与乙醇提取液混合;取上清液,加麝香5g;调溶液乙醇浓度为33%即成)。

制用法 治疗组肩关节炎238例,闭合性胸肋部软组织损伤714例,腰背肌筋膜炎120例,均用中药液直接喷洒患处,每天4次(或数次)。对照组闭合性胸肋部软组织损伤366例,用氨酚待因2片,舒筋活血片3片,每天3次口服;用正红花油,每天3次涂患处。腰背肌筋膜炎61例,用芬必得2粒,每天2次口服;用麝香镇痛膏贴敷局部。肩关节周围炎122例,用芬必得2粒,每天3次口服;用麝香止痛膏,贴敷局部,配合理疗。

疗效 应用上药治疗肩关节周围炎、闭合性胸肋部软组织损伤、腰背肌筋膜炎患者,三种疾病两组总有效率为97.9%,69.7%;99.5%,71.6%;97.5%,68.9%(P 均<0.01)。疼痛缓解时间治疗组均低于对照组($P<0.01$)。疼痛评分两组治疗前后自身及治疗后组间比较

差异均有统计学意义($P<0.01$)。

【处方6】 舒康熨筋散(含伸筋草、透骨草、麻黄、葛根、鹿衔草各30g,独活、羌活、桑枝、木瓜各20g,威灵仙、制川乌、制草乌、桂枝、附子、川芎、大黄、桃仁、红花、土鳖虫各15g)。

制用法 研粗粉,装26cm×16cm布袋1个。用舒康熨筋散2袋,蒸40分钟;热敷患处,以不烫伤皮肤为度,下垫温湿毛巾,上覆干棉布;每袋用2日,每次两袋交替使用。共约1小时,每日2~3次;12日为1个疗程。取穴:风池、肩井、天宗、肩中俞、华佗夹脊、阿是穴等。每次选3~5穴,用山莨菪碱注射液、10%葡萄糖注射液各8~10ml,香丹注射液、复合维生素注射液各4~6ml,混合,穴位注射,每穴2~4ml,隔日1次。

疗效 据报道卜卫军用自制舒康熨筋散热敷加穴位注射治疗肩胛背部肌筋膜炎患者67例,其中痊愈28例,显效32例,好转6例,无效1例,总有效率为98.5%。

非化脓性肋软骨炎

【处方1】 金银花、蒲公英、黄连、黄柏、鱼腥草各15g,延胡索、郁金、桃仁、红花、赤芍、穿山甲(代)、全当归、柴胡各10g,丹参、鸡血藤各20g,生甘草6g。

制用法 将上药水煎,每天1剂,分早、中、晚3次口服。1周为1个疗程。

疗效 用本方治疗非化脓性软骨炎患者85例,经用药1~3个疗程后,治愈80例,好转3例,无效2例。

【处方2】 丹参、蒲公英、金银花各30g,延胡索、当归尾、柴胡、郁金、桂枝各15g,红花、桃仁泥、粉甘草各10g。

加减 若咽喉肿痛者,加大青叶、牛蒡子各20g;若腹胀者,加枳实、香附、厚朴各10g;若大便秘结者,加生大黄、白术各15g。

制用法 将上药水煎,每天1剂,分2次或3次口服。

疗效 用本方治疗非化脓性肋软骨炎患者121例,其中治愈115例,有效4例,无效2例。治愈的115例中,5~10剂治愈者39例,11~15剂治愈者41例,16~20剂治愈者35例。

【处方3】 桃仁、红花、生地黄、柴胡、牛膝、赤芍各12g,当归、枳壳、川芎各15g,桔梗、生甘草各10g。本方亦可随症加减。

制用法 每天1剂,水煎服;10天为1个疗程,用1~3个疗程。与对照组均用曲安奈德(曲安舒松)注射液1ml(40mg),加2%利多卡因5ml,于第2~4肋软骨痛处的胸大肌附着部,分4个或5个点注射;1周后复查2次或3次。

疗效 用上药治疗肋软骨炎80例(两组各40例),分别治愈23例、14例,有效10例、6例,无效7例、20例,总有效率分别为82.5%、50.0%($P<0.05$)。

【处方4】 柴胡、青皮、陈皮、香附、全瓜蒌、当归、赤芍、白芍、炙乳香、炙没药、法半夏、白芥子、积雪草(落得打)各10g,参三七(研,分吞)3g,甘草5g。

制用法 每天1剂水煎,空腹服;10天为1个疗程。用1~2个疗程。

疗效 用上药治疗非化脓性肋软骨炎80例,治愈67例,显效8例,有效5例。

【处方5】 新癀片。

制用法 用新癀片(含三七、九节茶、牛黄、珍珠层粉等)4~6片,研末,加入陈醋适量,调敷患处,24小时换药1

次;皮肤不适换药次间隔2天。

疗效 应用上药治疗肋软骨炎患者46例,用2～4次后,痊愈20例,显效15例,有效10例,无效1例,总有效率为97.8%。

腰椎间盘突出症

【处方1】 乌梢蛇12g,蜈蚣10g,全蝎5g,细辛6g。

制用法 将上药共研为极细末后,分成8包,第1天上、下午各服1包,继之每天1包。1周为1个疗程。

疗效 用本方治疗腰椎间盘突出症患者82例,经用药1～2个疗程后,治愈80例,有效2例,总有效率为100%。

【处方2】 全当归、菟丝子、杜仲、续断、鸡血藤、骨碎补、白芍各60g,延胡索、威灵仙、木瓜、细辛、狗脊各45g,核桃仁、黑芝麻各200g,广木香、香附各30g,蜂蜜适量。

制用法 将上药分别研为极细末,过120目筛,混合均匀,炼蜜为丸,每丸重8g。每次服1丸,每天3次,取黄酒或白开水送服。1料为1个疗程。

疗效 用本方治疗椎间盘突出症患者66例,其中治愈61例,显效4例,无效1例。治愈者中,1个疗程治愈者25例,2个疗程治愈者30例,3个疗程治愈者6例。

【处方3】 炒牵牛子10g,当归、白芍、续断、狗脊、石南叶各30g,炒牛蒡子、杜仲各20g,羌活、独活、细辛、汉防己、白僵蚕、广地龙各15g,制马钱子2g,生黄芪60g。

制用法 每天1剂,水煎服;3周为1个疗程。卧床≥3周后,戴腰围3个月。功能锻炼。

疗效 采用益气活血化痰逐水法治疗腰椎间盘突出症169例,随访0.5～1年,其中痊愈102例,显效32例,有效22例,无效13例,总有效率为92.3%。

【处方4】 秦艽、羌活、香附各3g,川芎、甘草、没药、五灵脂、地龙各6g,桃仁、红花、当归、牛膝各9g。

加减 神疲乏力者,加黄芪、党参;小腹寒痛者,加小茴香、干姜;腹胀纳呆者,加神曲、鸡内金。

制用法 每天1剂,水煎分3次服。并用骨盆牵引,重量≤体重的1/2,以患者能耐受为度,维持30分钟。牵引后,用手法:直腿抬高、摇髋拽腿、侧卧斜扳、回旋震腰、揉腰封背、颤腰、牵抖摇晃及穴位弹拨,1周为1个疗程。

疗效 用上药治疗血瘀型腰椎间盘突出症98例,用1～6个疗程后,其中治愈55例,好转40例,未愈3例,总有效率为96.94%。

【处方5】 川乌、草乌、威灵仙、海风藤各60g,透骨草、豨莶草、羌活、独活、马钱子、桂枝、桑枝、骨碎补、牛膝各20g。

制用法 将上药装布袋,水浸半小时,蒸约40分钟,敷患处,每次0.5～1小时,用至药凉,每天2次或3次;每剂用7天,为1个疗程。酌情配合中药口服,用1～2个疗程。

疗效 用上药治疗腰椎间盘病变、腰椎骨质增生,腰肌劳损、风湿、类风湿86例,临床治愈45例,好转33例,无效8例,总有效率为90.7%。

【处方6】 补肾止痛散。

制用法 用补肾止痛散(含当归、续断、杜仲、姜黄、乌药各10g,小茴香、骨碎补、甘草各6g,白芍、木瓜各30g,佛手12g,延胡索、羌活、牛膝各15g。随症加减,制成胶囊、丸剂),口服(或每天 1 剂水煎服);30 天为 1 个疗程。

疗效 运用补肾止痛散治疗腰椎间盘突出症 56 例,用 20 天至 2 个疗程,治愈者 31 例,好转者 15 例,有效者 8 例,无效者 2 例。治愈者随访 1 年,未见复发。

【处方7】 脊痛灵巴布剂(含制草乌 25g,当归 18g,马钱子、乳香各 15g,天南星、雷公藤各 12g,细辛 9g,红花 6g,冰片 3g。加聚乙烯醇、聚丙酸钠、羧甲基纤维素钠、明胶各适量,制成巴布剂)。

制用法 治疗组 36 例,用脊痛灵巴布剂 1 帖,贴敷患处,每次 4 小时,隔天 1 次。对照组 37 例,患者俯卧位,固定躯体上部,做后伸位骨盆牵引,每次 20~30 分钟,之后休息 10~20 分钟,每天 2 次。均 10 天为 1 个疗程。

疗效 应用上药治疗腰椎间盘突出症患者,两组分别临床治愈 19 例、2 例,显效 11 例、3 例,好转 5 例、23 例,无效 1 例、9 例,总有效率为 97.2%、75.7% ($P<0.05$)。

腰 腿 痛

【处方1】 白芍 50g,制川乌、制草乌、全蝎各 6g,独活、桂枝、威灵仙各 15g,黄柏、全当归、杜仲、续断、红花、桃仁各 10g,牛膝 30g,生甘草 12g。

加减 若气虚者,加黄芪、党参各 15g;若血虚者,加阿胶、制何首乌各 10g。

制用法 将上药水煎,每天 1 剂,分 2 次或 3 次口服,1 周为 1 个疗程。

疗效 用本方治疗腰腿痛患者 138 例,经用药 1~2 个疗程后,其中治愈 132 例,显效 5 例,无效 1 例。

【处方2】 全当归、杜仲、续断各 15g,麻黄、肉桂各 6g,地龙、苏木、穿山甲

(代)、乌梢蛇各 10g,红花、桃仁各 12g,生甘草 5g。

制用法 将上药水煎 3 次后合并药液,分 2 次或 3 次温服,每天 1 剂,1 周为 1 个疗程。

疗效 用本方治疗腰腿痛患者 185 例,其中治愈 179 例,显效 5 例,有效 1 例。治愈的 179 例中,1 个疗程治愈者 85 例,2 个疗程治愈 64 例,3 个疗程治愈者 30 例。治愈者经随访 1~3 年,均未见复发。

【处方3】 桑寄生、杜仲、续断、狗脊、威灵仙各 60g,全当归、鸡血藤、熟地黄、茯苓、桂枝各 40g,白花蛇、蜈蚣、全蝎、牛膝各 20g,生甘草 15g。

制用法 将上药研为粗末,装入纱布袋内,浸入白酒(50~60 度)2000~2500ml,密封 20 天,每天摇匀 2 次或 3 次。用时早、晚各服 20~25ml。20 天为 1 个疗程,直至痊愈。

疗效 用本方治疗腰腿痛患者 65 例,经服药 1~2 个疗程后,治愈者 64 例,中断治疗 1 例。

【处方4】 鸡血藤 30g,海桐皮、川乌、何首乌、红花、防己、防风、桂枝各 10g,忍冬藤、青风藤、海风藤、木瓜各 15g,威灵仙、枸杞子、牛膝、当归各 12g,蚕沙 20g。

加减 干性坐骨神经痛去忍冬藤、川乌,加制草乌;棘韧带损伤者,加薏苡仁、三七、制乳香、制没药;腰腿骨性退变者何首乌增量,加熟地黄、淫羊藿、狗脊等;膝关节炎者去川乌,加制草乌、薏苡仁、独活、桑寄生等。

制用法 每天 1 剂,水煎服,禁生冷及油腻品。

疗效 用上药治疗腰腿痛 260 例,痊

愈 215 例,显效 23 例,有效 18 例,无效 4 例,总有效率为 98.5%。

【处方 5】 肉桂。

制用法 将肉桂研为细末备用。每次 5g,每天 2 次口服。疗程为 3 周。

疗效 用上药治疗腰痛(肾阳虚型)102 例(包括腰肌劳损 55 例,风湿性脊柱炎 35 例,类风湿脊柱炎 5 例,原因不明者 7 例),结果治愈 47 例,显效 39 例,有效 14 例,无效 2 例。

【处方 6】 独活、桑寄生各 30g,杜仲、秦艽各 15g,牛膝、防风、川芎、人参各 12g,细辛 6g,茯苓、当归、白芍、熟地黄、甘草各 10g,肉桂 8g。

制用法 本方亦可随症加减。每天 1 剂,水煎服。10 天为 1 个疗程。

疗效 应用独活寄生汤加减治疗腰腿痛患者 300 例,用 1~6 个疗程后,治愈者 93 例,显效者 129 例,有效 60 例,无效者 18 例,总有效率为 94.0%。

【处方 7】 桃仁、羌活、防己、乳香、没药、草乌、桑枝各 20g,秦艽 12g,干姜、威灵仙各 30g。

制用法 将上药水煎取液,浸棉垫,接骨质增生治疗仪正极,置患处;水浸棉垫接负极,置环跳(或承扶)穴;穴位离子导入,每次直流电、脉冲电分别 15 分钟、20 分钟,频率、温度以局部轻微麻木痛感为度,每日 2 次,两次间隔半小时。6 日为 1 个疗程。并行脊椎旋转法复位。

疗效 采用中药离子穴位导入法配合手法复位治疗腰腿痛患者 375 例,经用 1~4 个疗程后,其中治愈者 281 例,显效者 61 例,有效者 30 例,无效者 3 例,总有效率为 99.2%。

骨 髓 炎

【处方 1】 青黛、乳香、没药、血竭、

蜈蚣各 30g,孩儿茶、白及各 50g,冰片 20g,麝香 3g,樟脑 100g,松香 200g,黄蜡 250g,好猪板油 1000g。

制用法 先将黄蜡、猪油放入锅内,文火熔化后,缓入松香、樟脑、孩儿茶、血竭、乳香、没药、白及、蜈蚣、青黛末,搅拌均匀后,再缓入冰片、麝香,搅匀后即成膏药,放入瓷缸内备用。用时,先将患者患处按常规消毒,首先每 3 天换药 1 次,待脓液少时,每 7 天换药 1 次,直至痊愈止。1 个月为 1 个疗程。

疗效 用本方治疗骨髓炎患者 69 例,经用药 1~3 个疗程,均获治愈。

【处方 2】 龟甲 50g,蜈蚣、穿山甲(代)、全蝎各 15g,全当归、鸡血藤各 30g,红花、桃仁、生没药、生乳香各 25g,象牙粉、血竭、地龙各 35g,生甘草 20g,蜂蜜适量。

制用法 将上药共研为极细末,炼蜜为丸备用。每丸重 10g,每服 1 丸,早晚各 1 次,白开水送服。小儿酌减。20 天为 1 个疗程。

疗效 用本方治疗骨髓炎患者 71 例,经用药 1~3 个疗程后,均获治愈。愈后经随访 1~2 年,均未见复发。

【处方 3】 黄芪 25g,当归、白术、生地黄、熟地黄各 12g,金银花 20g,党参 15g,茯苓、牛膝、川芎、陈皮各 10g。脓液多者,加穿山甲。

制用法 每天 1 剂,水煎服。

疗效 用上药治疗慢性骨髓炎 31 例,全部获得治愈。治疗中未见不良反应。

【处方 4】 痨炎灵(含党参、当归、肉苁蓉、何首乌各 160g,白术、茯苓、熟地黄、白芥子、龟甲、砂仁各 80g,黄芪 240g,鹿角胶 60g,骨碎补、巴戟天、狗脊各

120g)。

制用法 上药研粉,过 120 目筛,^{60}Co 照射,装胶囊,每粒 0.5g。用痨炎灵 2～4 粒,每天 2 次口服。手术取出死骨;局部骨质硬化且疼痛者钻孔减压;均术后用抗生素。疮口长期不愈者,清创,外科换药。3 个月为 1 个疗程,连续用药至症状消失。

疗效 采用中西医结合治疗骨髓炎 141 例,其中痊愈 38 例,显效 46 例,有效 53 例,无效 4 例,总有效率为 97.2%。

【处方 5】 全蝎 5g,蜈蚣 10g。

制用法 将上药研末,消毒备用。取油纱条蘸虫粉少许,塞入窦道,外敷纱布固定,2 天换药 1 次。同时内服中药及抗生素治疗。

疗效 用上方治疗慢性骨髓炎窦道 12 例,皆在 2～3 周内获得愈合。

【处方 6】 熟地黄、丹参、黄芪各 30g,山茱萸、麦冬、白术、当归各 12g,五味子 3g,土鳖虫 6g,穿山甲(代)、茯苓、威灵仙各 9g。

加减 病在上肢者,加桂枝;在下肢者,加牛膝;肾阳虚者,加骨碎补。

制用法 每天 1 剂,水煎后分 2～3 次口服。并采用西医常规治疗。

疗效 应用上药治疗慢性骨髓炎患者 98 例,治愈者 51 例,显效者 27 例,好转者 17 例,无效者 3 例,总有效率为 96.9%。

【处方 7】 金银花 30g,当归、白芷、紫花地丁、红花各 10g,皂角刺 150g,防风 6g,升麻、黄连、甘草、贝母各 5g。

制用法 治疗组 60 例,急性骨髓炎用本方;慢性骨髓炎用化瘀汤:枸杞子 35g,党参 30g,茯苓、菟丝子各 15g,当归、桔梗、骨碎补、桃仁、肉桂各 10g。儿童剂

量酌减。每天 1 剂水煎分 3 次服。用骨炎膏(含汉三七 35g,乳香、没药各 10g,阿胶珠 15g,白芷 5g。研末装瓶,高温灭菌消毒)外贴,1～2 天换药 1 次。对照组 38 例,用庆大霉素 8 万 U,加生理盐水至 500ml,冲洗;同时加 1/5 支肝素,间断冲洗,预防引流管堵塞;每天滴注 5L,每分钟约 90 滴;2～3 天后,改为每天 3L。引流液细菌培养阴性时停止冲洗。两组均西医常规治疗。

疗效 应用上药治疗骨髓炎患者,两组分别治愈 49 例、19 例,有效 8 例、7 例,无效 3 例、12 例,总有效率为 95.0%、68.4%($P<0.05$)。平均治疗天数分别为 72 天、115 天。

足 跟 骨 刺

【处方 1】 生天南星、生半夏、生草乌、细辛各等份,鸡蛋清适量。

制用法 先将前 4 味药研为极细末后,装入瓶内备用。用时,以鸡蛋清调药粉成糊状,外涂患处,卧床休息,每天换药 1 次。另可用黑膏药或凡士林等,在火上烤化,掺入药粉适量调匀,趁热贴患处,外用绷带或者胶布固定。3～5 天换药 1 次。

疗效 用本方治疗足跟骨刺患者 166 例,其中治愈 160 例,显效 5 例,无效 1 例。

【处方 2】 生大黄、川芎、栀子、姜黄、白蒺藜、红花、桃仁各 50g,炮穿山甲(代)、全蝎、郁金、生牡蛎各 30g,冰片 15g,陈醋适量。

制用法 将上药研为极细末,过 100 目筛后装瓶密封备用。用时,取药末 40g,以醋调成膏状,外敷于痛处,覆以塑料薄膜,外用胶布固定。隔天换药 1 次。

10 天为 1 个疗程。

疗效 治疗足跟骨刺患者 89 例,其中治愈者 81 例,显效者 6 例,无效者 2 例。一般 1～2 个疗程治愈或显效。

【处方 3】 鲜苍耳叶、鲜夏枯草各等量。

制用法 将上药共捣烂,外敷于痛处,以小片塑料薄膜垫敷患处,外用胶布固定。每天换药 1 次。5 天为 1 个疗程。

疗效 用本方治疗足跟骨刺患者 113 例,均获治愈。其中 1 个疗程治愈者 35 例,2 个疗程治愈者 28 例,3 个疗程治愈者 40 例,4 个疗程治愈者 10 例。愈后经随访 1 年,均未见复发。

【处方 4】 伸筋草 20g,桃仁、川芎各 12g,红花 6g,当归、赤芍、乳香、没药、苏木、马钱子各 10g,丹参 18g,制川乌、制草乌、细辛各 9g,透骨草 15g,鸡血藤 30g。

加减 红肿甚者,加牡丹皮、薏苡仁;足末冰冷者,酌加花椒、干姜、艾叶。

制用法 每天 1 剂,水煎取液,加白醋 100ml,煮沸,熏洗患处,每次 20～35 分钟;擦干后,推拿按摩 5 分钟。每天 2 次或 3 次,7 天为 1 个疗程,连续用药至症状消失止。

疗效 用上药治疗跟痛症 30 例,其中治愈 20 例,好转 10 例,总有效率为 100％。

【处方 5】 威灵仙 60g,乌梅、石菖蒲各 30g,艾叶、独活、羌活、蜀羊泉各 20g,红花 15g。

制用法 将上药用醋 500ml 浸泡片刻,再加水 250ml,置于锅内煎煮,待沸腾后盛于小盆中,以布盖足外熏至水不烫时,再将足跟放入液中浸泡,最后擦干足上水,用右拇指用力按摩患处 1 分钟左右,每天 1 次,1 剂方可反复煮用 8 次。

疗效 用上法治疗跟骨骨刺 54 例,痊愈 49 例,好转 5 例,全部病例均有效。

【处方 6】 伸筋草、透骨草、制川乌、制草乌、艾叶、海桐皮、威灵仙各 20g,川芎 25g,牛膝 10g,木瓜、皂角刺、刘寄奴、苏木、花椒各 15g。

制用法 治疗组 50 例,每天 1 剂水煎,加醋 200ml,熏患足 10 分钟,再泡足 20 分钟,边泡边推按足跟,对压痛点强力按摩,至水变凉;每天 2 次;顿足锻炼;坐位,用患足跟顿地,由轻到重,由慢到快,以患者能耐受疼痛为度,以自觉足底有温热感为宜。对照组 55 例,用非甾体消炎止痛药(NSAIDs)西乐葆 0.2g,每天顿服;双氯芬酸钠乳膏,每天 3 次外搽患处。均 10 天为 1 个疗程。

疗效 用上药治疗跟痛症,两组分别治愈 20 例、21 例,显效 15 例、11 例,有效 10 例、9 例,无效 5 例、14 例。

【处方 7】 威灵仙 50g。

制用法 将上药水煎,取液 250ml,加温水 2L,陈醋 100ml,浸泡患足 20～30 分钟后;将药渣加醋 5ml,拌匀,外敷跟骨处,塑料薄膜包裹,1 小时后取下,每天 1 次。20 天为 1 个疗程。减少负重。

疗效 外用威灵仙治疗跟骨骨刺 51 例,治愈 20 例,显效 10 例,有效 18 例,无效 3 例。

急性手腕、足跟腱鞘炎

【处方 1】 生栀子 10g,生石膏 30g,桃仁 9g,红花 12g,土鳖虫 6g。

制用法 将上药研成粉,用 75％ 乙醇浸湿,1 小时后加适量的蓖麻油调成糊状,装瓶备用。用时,将药涂于纱布敷贴患处,用胶布固定即可,隔天换药 1 次。

疗效 用上药治疗急性手腕、足跟

腱鞘炎患者 57 例,一般治疗 1 或 2 次后有明显的疗效,多者 5 或 6 次后可获得治愈,但慢性腱鞘炎患者病史在 2～3 个月以上及狭窄性腱鞘炎患者疗效差。此药在使用过程中,未发现不良反应。

【处方2】 透骨草、桑枝、白芍、鸡血藤各 50g,桂枝、紫苏叶、广木香、伸筋草、路路通各 40g,生大黄、红花、桃仁、麻黄各 15g。

制用法 将上药加水 2500～3000ml,煎沸 20 分钟,趁热熏蒸患处;待温时,浸洗患处,每次 20～30 分钟,每天早、晚各 1 次。熏洗后用纱布绷带固定即可。5 天为 1 个疗程。

疗效 用本方治疗急性手腕或足跟腱鞘炎患者 69 例,经用药 1～2 个疗程后,均获治愈。且愈后随访均未见复发。

腱 鞘 囊 肿

【处方】 银珠、血竭、朱砂各 9g,松香 60g,冰片 0.5g,70％乙醇适量。

制用法 将以上各药分别研成细粉,除冰片外,将 4 种药物置一容器内(新瓷罐为好),加入 70％乙醇适量,放水浴上溶化,熬成膏至滴水成珠为度。将容器取下,待温度降至 50℃左右,加入冰片搅匀,盛入广口瓶内备用。用时,将药膏均匀涂在囊肿处,用干净的塑料布或细光纸包扎固定,每天或隔天 1 次。1 周为 1 个疗程。一般 1～2 个疗程即可治愈。可以连续涂抹,不必去掉旧膏。

疗效 用上药治疗腱鞘囊肿患者 21 例,其中治愈 15 例,3 例症状缓解不再疼痛,2 例无变化,1 例未坚持治疗。

股骨头坏死

【处方1】 熟地黄、鸡血藤、丹参各 30g,山茱萸、仙茅、淫羊藿各 12g,鹿角胶、骨碎补、石菖蒲、牛膝、续断、木瓜、川芎各 15g,土鳖虫、独活、水蛭、全蝎各 10g。

制用法 每天 1 剂,水煎服;30 天为 1 个疗程。疗程间隔 5 天。连续用 3 个疗程后观察效果。

疗效 用上药治疗成年人激素性早期股骨头坏死 43 例,其中治愈 10 例,显效 17 例,好转 13 例,无效 3 例,总有效率为 93.0％。

【处方2】 骨痹舒胶囊(熟地黄、骨碎补、血竭、鸡血藤、黄芪、无名草各 300g,自然铜、续断、百草霜、红花、当归、肉苁蓉、牛膝各 100g,乳香、没药各 60g,刺猬骨、水蛭、川芎、三七各 200g)。

制用法 4～6 粒,每天 3 次黄酒送服,儿童剂量减半;3 个月为 1 个疗程。妊娠(或感冒)者禁用。

疗效 用骨痹舒胶囊治疗股骨头坏死 654 例,优 434 例,良 109 例,可 90 例,差 21 例。

【处方3】 血竭、琥珀各 6g,松香(均研末,分冲)3g,炒乳香、炒没药各 12g,炙五灵脂(包)、益母草、茯苓、黄芪、续断、牛膝各 15g,陈皮 9g。

加减 血瘀甚加水蛭、土鳖虫、七厘散;脾肾阳虚加鹿角片、淫羊藿、肉苁蓉;肝肾亏损加杜仲、木瓜、熟地黄;寒湿痹阻加制川乌、细辛;痛甚加全蝎、延胡索。

制用法 隔天 1 剂水煎服;3 个月为 1 个疗程。

疗效 用上药治疗股骨头坏死 60 例,痊愈 48 例,有效 12 例。随访 1 年,无复发。

【处方4】 巴戟天、丹参、郁金、枸杞子、骨碎补、补骨脂、淫羊藿、党参各 9g,

三七 3g,续断 12g,木瓜 6g,黄芪 15g。

制用法 治疗组 43 例,将上药水煎服,每日 1 剂。对照组 44 例,用复方丹参片每天 3 片,2 次口服。均功能锻炼。均 30 天为 1 个疗程。禁烟酒。

疗效 用上药治疗股骨头缺血性坏死患者,两组分别治愈 3 例、1 例,基本治愈 14 例、6 例,有效 25 例、29 例,无效 1 例、8 例,总有效率为 97.7%、81.8%。

【处方 5】 仙川活血生骨散[含淫羊藿、川芎、骨碎补、血竭、鹿角胶、当归、何首乌、穿山甲(代)各 30g,石菖蒲 50g,水蛭 15g。共为细末,装胶囊]。

制用法 用仙川活血生骨散 4g,每天 3 次口服,用半年后观察治疗效果。

疗效 应用上药治疗酒精性股骨头坏死 108 例,痊愈 56 例,显效 38 例,好转 14 例。

各种肌痉挛

【处方 1】 望江南适量。

制用法 单用望江南或配伍其他中药。如胃痉挛可伍用旋覆代赭汤加减,膈肌痉挛可伍用陈皮;面肌痉挛可伍用桑枝;眼轮匝肌痉挛可伍用桑叶;腓肠肌痉挛配伍牛膝。将上药每天 1 剂水煎,分 2 次服。

疗效 用上药治疗各种肌痉挛患者 156 例,其中胃痉挛 28 例,膈肌痉挛 12 例,面肌痉挛 25 例,眼轮匝肌痉挛 53 例,腓肠肌痉挛 38 例。156 例患者中,其中痊愈 122 例(肌肉痉挛停止,疼痛消失,停药后不再复发),好转 34 例(肌肉痉挛缓解,疼痛消失,停药后间有复发现象,再次用药仍有效果)。

【处方 2】 生白芍 24g,炙甘草 12g,生龙骨 30g。

制用法 将上药水煎,每天 1 剂,早、晚各服 1 次。

疗效 用上药治疗腓肠肌痉挛患者 10 例,一般在服药 2~3 剂后,小腿抽筋及手抽筋均先后停止发作而获得痊愈。3 例低血钙患者血钙均恢复正常。

【处方 3】 芍药 30g,桂枝、生甘草各 15g,丹参 20g,木瓜 10g。

制用法 将上药水煎,分 2 次或 3 次口服,每天 1 剂。5 剂为 1 个疗程。

疗效 用本方治疗腓肠肌痉挛患者 120 例,经服药 1~2 个疗程后,均获治愈。

【处方 4】 望江南 30g,牛膝 20g,鸡血藤 25g,牡丹皮、红花各 15g,生甘草 10g。

制用法 将上药水煎,每天 1 剂,分 2 次或 3 次口服,服至痊愈为止。

疗效 用本方治疗腓肠肌痉挛患者 41 例,一般服药 3~6 剂,即可获治愈。

【处方 5】 虎杖 30g,威灵仙 35g,何首乌 15g,蜈蚣 6g。

制用法 将上药水煎,每天 1 剂,分早、中、晚 3 次口服。

疗效 用本方治疗腓肠肌痉挛患者 66 例,其中服药 3~4 剂治愈者 25 例,5~6 剂治愈者 21 例,7~8 剂治愈者 20 例。

肌 强 直

【处方 1】 厚朴 9~15g。

制用法 将厚朴加适量水,水煎 2 次,分服,每天 1 剂。

疗效 用上药治疗肌强直患者,一般在服药后 1 小时,即可使肌强直的症状得到明显改善,疗效可维持 5~6 小时。以后,改用厚朴粉口服,每次 1.5~3g,每日 3 次。每次服药后可维持 4～5 小时。本药无副作用。

【处方 2】 白芍 40g,甘草、牛膝、木瓜各 25g,薏苡仁 30g,僵蚕、蝉蜕各 12g。

制用法 将上药水煎,分 2 次口服,每天 1 剂。

疗效 用上药治疗先天性和萎缩性肌强直症患者 20 例,其中,先天性肌强直者 10 例,临床治愈 1 例,显效 4 例,有效 5 例;萎缩性肌强直者 10 例,临床治愈 2 例,显效 4 例,有效 4 例。用本方治疗一般 30～80 天见效。

五、外 伤

脑 震 荡

【处方 1】 钩藤、大黄各 15g,白芷、甘草各 6g。

加减 若头痛剧烈而眩者,加羌活;若后头部麻木或渴者,加葛根;若呕吐者,加竹茹;若小便赤涩者,加滑石;若有瘀血者,加桃仁、红花;若药后大便畅通,症状减轻者,去大黄。

制用法 将上药水煎,分 2 次服,每天 1 剂。

疗效 用上药治疗脑震荡患者 3 例,均获治愈。平均治疗天数为 6.3 天。

【处方 2】 党参、黄芪、丹参、酸枣仁各 20g,枸杞子、女贞子、全当归、菟丝子、桑葚、生牡蛎各 15g,蒺藜、川芎、远志、柏子仁、黄精、生甘草各 10g。

制用法 将上药水煎,每天 1 剂,分 2 次或 3 次口服。5 剂为 1 个疗程。

疗效 用本方治疗脑震荡患者 25 例,经用药 2～3 个疗程后,其中治愈者 23 例,显效者 2 例。

【处方 3】 丹参、当归、赤芍、牛膝各 25g,川芎、石菖蒲、钩藤、白芷各 10g,生龙骨、生牡蛎各 20g,红花、桃仁、薄荷各 8g,生甘草 6g。

加减 若头痛剧烈者,加田三七末(冲服)5g;若烦躁易怒者,加栀子、珍珠母各 10g;若夜不能寐者,加柏子仁、远志、酸枣仁各 10g;若胸闷呕恶者,加法半夏、桔梗、紫苏叶各 10g;若瘀血日久,疼痛仍甚者,加水蛭、蜈蚣、全蝎各 6g。

制用法 每天 1 剂,水煎分 3 次服。

疗效 用本方治疗脑震荡患者 38 例,其中治愈(症状消失,未留后遗症者)34 例,好转(症状显著减轻,仍偶感有头晕或头痛)3 例,无效(治疗前后无变化)1 例。

【处方 4】 全当归、防风、羌活各 20g,制天南星、全蝎、桃仁、红花、川芎、蔓荆子、钩藤各 15g,槟榔、琥珀、三七各 6g。

制用法 每天 1 剂,水煎分早、中、晚 3 次口服。5 剂为 1 个疗程。

疗效 用本方治疗脑震荡患者 79 例,经用药 1～3 个疗程后,其中治愈 76 例,显效 2 例,无效 1 例。

【处方 5】 生木香、三七、白芷各 10g,天麻 12g,川芎 18g,石菖蒲 15g,炙甘草 3g。

制用法 两组各 60 例。治疗组于入院 12 小时后用本方,每天 1 剂,水煎服;药渣煎水,每晚泡足 15～30 分钟。与对照组常规西医治疗。

疗效 应用上药治疗脑震荡患者,两组分别治愈 50 例、41 例,有效 7 例、8

例,无效 3 例、11 例,总有效率为 95.0%、81.7%($P < 0.05$)。

【处方 6】 王不留行。

制用法 取耳穴:神门、交感、皮质下、脑点。头痛甚配额、颞、枕;心悸失眠、多汗,情绪不稳配心、肾、耳背心;头晕耳鸣,恶心纳呆配脾、胃、内耳、贲门、三焦;头颈肢体震颤配肝、枕及肢体对应穴位。用王不留行穴位贴压,每日按压 4 次。每周 2 次,两耳穴位交替使用。并用脑震灵颗粒每次 10g,谷维素每次 50mg,桂利嗪(脑益嗪)每次 20mg,每日 3 次,口服。2 周为 1 个疗程。

疗效 应用上药治疗脑外伤综合征(脑震荡)患者 32 例,用 1～4 个疗程后,其中治愈者 29 例,显效者 3 例,总有效率为 100%。治程中未见不良反应。

脑震荡后遗症

【处方 1】 丹参 30～45g,红花 6g,茯神、骨碎补、续断、白菊花各 12g,钩藤(后下)18g,甘草、三七(冲)各 3g。

加减 若头痛甚者,加血竭、延胡索,或加地龙、蜈蚣;若头晕甚者,加生石决明、蒺藜;若耳鸣者,加磁石;若失眠甚者,加珍珠母、酸枣仁、生龙齿等;若神志恍惚者,加琥珀、生铁落、朱砂(冲);若恶心呕吐者,加代赭石、麦芽等。

制用法 将上药水煎,每天 1 剂,分 2 次服。

疗效 用上药治疗脑震荡后遗症患者 16 例,其中症状全部消失 11 例,症状减轻 4 例,无效 1 例。

【处方 2】 当归尾 15g,钩藤、丹参、续断、狗脊、威灵仙各 20g,何首乌、天麻、桂枝各 10g,蜈蚣、穿山甲(代)各 12g,白芍 25g,生甘草 9g。

制用法 将上药水煎 3 次后合并药液,分早、中、晚 3 次口服,每天 1 剂。1 周为 1 个疗程,直至痊愈为止。

疗效 用本方治疗脑震荡后遗症患者 145 例,其中治愈 138 例,显效 4 例,有效 2 例,无效 1 例。治愈的 138 例中,用药 1 个疗程治愈者 45 例,2 个疗程治愈者 33 例,3 个疗程治愈者 40 例,4 个疗程治愈者 20 例。

【处方 3】 钩藤、首乌藤、鸡血藤、珍珠母(先煎)各 30g,丝瓜藤、石菖蒲各 10g,酒炒大黄、白蒺藜各 9g,当归尾、川芎、白芍各 15g,大蜈蚣 1 条,桑叶、白菊花各 6g。

加减 头痛甚者,加全蝎、地龙干;头晕者,加天麻、生赭石;纳谷不馨者,加谷芽、山药;咽干口燥者,加生地黄、玄参;烦躁者,加秫米、灵磁石;畏寒者,加肉桂、附子;体倦乏力者,加生黄芪、党参;恶心呕吐者,加旋覆花、竹茹;胸闷者,加枳壳、青皮。

制用法 每天 1 剂,水煎后分 2 次或 3 次服。

疗效 用上药治疗脑震荡后遗症 36 例,显效(症状消失)26 例,好转 9 例,无效 1 例。

【处方 4】 天麻素注射液。

制用法 用天麻素注射液 200ml,肌内注射,每天 1 次。5 天为 1 个疗程。

疗效 用上药治疗脑外伤综合征(以头痛、头晕、睡眠障碍为主要症状)66 例,显效 31 例,好转 33 例,无效 2 例,总有效率为 97.0%。认为天麻素注射液对中枢神经系统具有镇静、镇痛,提高痛阈,增加脑血流量,减少脑血管阻力等功能,未见不良反应。

【处方 5】 半夏、白术、陈皮、胆南星、桃仁、土鳖虫各 10g，天麻、茯苓、白附子各 15g，甘草 6g。

制用法 每天 1 剂，水煎，餐后服；20 天为 1 个疗程。

疗效 应用上药治疗颅脑外伤综合征 48 例，痊愈 29 例，显效 14 例，无效 5 例。

头痛综合征

【处方 1】 当归、丹参、生乳香、生没药各 10g，桃仁、红花、赤芍、僵蚕各 6g，钩藤 12g，甘草 3g。

制用法 将上药水煎，每天 1 剂，分 2 次服。

疗效 用上药治疗外伤头痛患者，一般服药 5 剂获得痊愈。

【处方 2】 牛膝、川芎、柴胡、桔梗各 10g，桃仁、当归、赤芍、生地黄、枳壳各 12g，红花 6g，甘草 3g。

加减 若睡眠差加合欢皮、琥珀末；若心悸加茯神、柏子仁；若纳差加山药、谷芽、建曲；若气短、血虚加黄芪、党参、熟地黄。

制用法 将上药水煎，每天 1 剂，分 2 次服。

疗效 用上药治疗头痛综合征患者 50 例，按服药 1 周为 1 个疗程。50 例中，服药 1 个疗程痊愈者 10 例，2 个疗程痊愈者 24 例，3 个疗程痊愈者 4 例，好转 10 例，经治疗 4 个疗程无效 2 例。总有效率为 96.0％。

【处方 3】 细辛、土鳖虫、全蝎各 20g，九香虫、冰片、樟脑各 10g。

制用法 将上药研末，用白酒调成糊状，外敷痛处，隔天换药 1 次。

疗效 治疗头痛综合征 28 例，均获治愈。

急性腰扭伤

【处方 1】 生大黄 60g，葱白头 5 根，生姜适量。

制用法 先将大黄研为细粉，再调入生姜汁半小杯，加入开水适量，使成糊状备用。用时，将葱白捣烂炒热，用布包好，在痛处揉擦至局部皮肤发红，觉烧灼感为止。然后，将上药的 1/4 量敷上，盖以消毒纱布或厚纸，每天 1 次。

疗效 用上药治疗腰扭伤（急性期）患者，一般 3～4 天即获治愈。

【处方 2】 当归、白术各 9g，牛膝、续断各 15g，黑杜仲 30g。

制用法 将上药水煎，每天 1 剂，分 2 次服。

疗效 用上药治疗腰扭伤患者，一般服 1 剂或 2 剂痊愈。笔者治疗 10 例，其中治愈 9 例，无效 1 例（系慢性病所致的腰痛症）。

【处方 3】 生姜、大黄各适量。

制用法 先将生姜洗净，切碎，绞汁于干净容器中，然后加入大黄粉适量，调成软膏状，摊于扭伤处，厚约 0.5cm，并覆盖油纸或塑料布，以保持湿润，再覆盖纱布并用胶布固定。12～24 小时未愈者可再敷。

疗效 用上药治疗急性腰扭伤患者 110 例，病程最短数小时，最长 25 天。其中经敷药 1 次治愈者 86 例，敷药 2 次治愈者 22 例，敷药 3 次治愈者 2 例。治愈率为 100％。

【处方 4】 生大黄 30g，丹参 20g，槟榔 15g，生姜 10g，三七（研末冲服）6g。

制用法 将上药水煎 3 次后合并药液，分早、晚 2 次用黄酒送服。每天 1 剂。

疗效 用本方治疗急性腰扭伤患者

135 例,服药最少者 3 剂,最多者 10 剂,均获治愈。

【处方 5】 赤芍、牡丹皮、杜仲、续断、延胡索各 15g,泽兰、牛膝、红花、桃仁、苏木、台乌药各 10g,三七、乳香、没药各 9g,生甘草 6g。

制用法 将上药水煎,每天 1 剂,分 2 次或 3 次口服。

疗效 用本方治疗急性腰扭伤患者 78 例,用药 2～8 剂,均获治愈。

【处方 6】 金王散(含大黄、黄柏、姜黄、白芷、苍术各 5 份,制天南星、陈皮、厚朴、甘草各 1 份,天花粉 10 份。选自《医宗金鉴》)。

制用法 取上药适量,加蜜桃和水各半煮沸,调敷患处。同时,手法用点穴法(点压委中、承山、肾俞及阿是穴,并固定旋转按摩,以局部有酸、麻、胀、重感且沿经络传导为度,每穴 2 分钟)、弹筋法(用拇、示指将斜方肌、背阔肌自上而下分别弹 5～10 次)、拨络法(自痉挛的腰部肌肉走向往返来回拨动约 10 分钟,逐渐加力,以肌肉松弛为度)、理筋法(用大小鱼际或手掌根部以上操作部位做直线拉动移行,反复多次)。每天 1 次。

疗效 用上药治疗急、慢性腰扭伤 40 例,治愈 35 例,好转 4 例,无效 1 例,总有效率为 97.5%。

【处方 7】 乳香、没药各等份。

制用法 将上药研为极细末,装入瓶中备用。用时,取药末适量,加入 30% 乙醇调成糊状,根据受伤部位大小,将药糊均匀地摊在纱布上,敷于疼痛最明显处(即阿是穴)胶布固定,每日换药 1～2 次。

疗效 有人采用上药治疗急性腰椎扭伤患者,一般用药 3～5 日,即可获得治愈。

急 性 扭 伤

【处方 1】 桃仁、乳香、没药、白芷各 15g,大黄 50g,血竭、红花各 10g。

制用法 将上药共研为粉末,用时,以上药粉(视受伤部位大小而定)加入少量面粉,温开水调和敷患处,每天(或隔天)换药 1 次。

疗效 用上药治疗扭挫伤患者,一般 1 周内即可获得痊愈。

【处方 2】 防风、当归、赤芍、桑寄生、续断、杜仲、千年健各 12g,独活、五加皮、乳香各 9g,钻地风、血竭各 3g,花椒 30g,艾叶、透骨草各 250g。

制用法 将上药入容器内,加入白酒或 75% 乙醇,酒量以泡过药面为度,浸泡 40 天后去渣取药酒备用。用时,以毛刷蘸药酒擦在患处,或用纱布垫浸药酒稍拧干后敷于患处,然后用吹风机吹热风 20 分钟(注意调节温度,避免灼烧皮肤)。如系急性扭伤,第 1 次宜吹冷风,以后再改吹热风。每天治疗 1 次,5～10 次为 1 个疗程。

疗效 用上药治疗急性关节扭伤患者 37 例,除 1 例指关节畸形无效外,其余均在 3～10 天内获得治愈。

【处方 3】 白芷、大黄、天花粉、金银花、蒲黄各 12g,乳香、没药各 9g,炮穿山甲(代)、广木香各 6g。

制用法 将上药共研细末,过筛,所剩粗末用 50% 乙醇适量浸泡 24 小时过滤去渣,使用时,取药粉 1 份,乙醇浸泡液 1 份混合调成糊状,外敷于患处,再加塑料薄膜覆盖,纱布包扎。每天换药 1 次。

疗效 用上药治疗急性关节挫伤、急性软组织挫伤患者 19 例,除 2 例陈旧性损伤无效外,其余均在 3～7 天获治愈。

【处方 4】 消肿止痛膏(含姜黄、干姜、栀子、黄柏、乳香、没药、蒲公英、生大黄、马山香各等份)。

制用法 上药研细末,加凡士林或米醋适量,调膏。患者坐位,于患处施一指禅推法、掌根轻揉、五指理筋整复,内外轻旋转及轻快擦法,以透热为度,每次 15 分钟。并用本品外敷患处,绷带固定,隔天 1 次,3 次为 1 个疗程。

疗效 用上药治疗急性踝关节扭伤 76 例,临床治愈 72 例,显效 3 例,好转 1 例,总有效率为 100%。

【处方 5】 栀子跌打膏。

制用法 抬高并制动患肢,用栀子跌打膏[含生栀子 6 个,中华跌打丸 2 粒,鸡蛋 1 枚(取蛋清),捣烂调膏]外敷患处。塑料薄膜覆盖,包扎固定。外翻型损伤内翻位固定;内翻型损伤外翻位固定。12 小时换药 1 次。

疗效 应用栀子跌打膏治疗急性踝关节扭伤 46 例,用 4 天后,治愈者 28 例,显效者 13 例,有效者 5 例,总有效率为 100%。

跌 打 损 伤

【处方 1】 黄枝子 2 份,乌药 1 份,桃树枝心 1 份,樟树枝心 1 份。

制用法 将上药分别晒干,研成细粉,分装保存备用。用时,以水和 50%乙醇调成糊状,再加上适当的面粉,混合搅匀。然后摊在塑料布上(用药量根据扭伤的面积而定),厚约 0.3cm,外敷于患处,用绷带包扎固定,以防药液外溢。冬季可 2～3 天换药 1 次,夏季 1～2 天换药 1 次,以保持其湿润。

疗效 用上药治疗各种跌打损伤、扭伤及软组织挫伤患者 219 例,一般敷药 1 次即可明显消肿止痛,2 次后可基本痊愈。219 例中,除 1 例伴有关节脱位,配合其他疗法外,均获治愈。

【处方 2】 土鳖虫 500g,生大黄、红花、田三七各 250g,制马钱子 100g,蜂蜜适量。

制用法 将前 5 味药分别研为极细末,过 120 目筛,用蜂蜜将上药末和匀,制成蜜丸,每丸重 6g。每次 1 丸,早、晚各口服 1 次,用黄酒或白开水送服。5 天为 1 个疗程。

疗效 用本方治疗跌打损伤患者 226 例,其中,治愈 215 例,显效 11 例。用药时间最短者 1 个疗程,最长者 3 个疗程。

【处方 3】 生大黄、生栀子、姜黄、土鳖虫各 150g,生川乌、生草乌、生天南星、生半夏各 100g,三七、乳香、没药、青陈皮各 50g。

制用法 将上药共研为极细末,装入瓶内备用。用时,根据受伤部位大小,取药末适量用白酒调匀外敷患处,每天 3 次或 4 次。外敷药后局部用热水袋外烫药物,效果更佳。

疗效 用本方治疗跌打损伤患者 567 例,一般用药 2～5 次,均可获治愈。

【处方 4】 消肿液。

制用法 用消肿液(含大黄 30g,侧柏叶、泽兰、栀子、川芎各 20g。水煎,取液 200ml),损伤时间<72 小时,冷敷患处;>72 小时,温敷患处;每次 0.5～1 小时,每天 2～3 次。

疗效 应用消肿液湿敷治疗四肢损伤肿痛患者 103 例,用 14 天后,治愈 101 例,有效 2 例。

【处方 5】 芒硝 5g,大黄、栀子各

30g,桂枝 10g。

制用法 将以上四味药共研为极细末,装入玻璃瓶中密闭备用。用时取药末适量,用水、酒各半调敷于患处。每日1次,连续用药至症状消失止。

疗效 采用上药治疗跌打损伤患者30例,一般用药 3～5 日即可获得治愈。本文附验案1例,李某因骑自行车不慎跌倒,致右足踝关节损伤。X线照片检查骨质无损伤。虽用敷法治疗,疼痛不能缓解,次日就诊时,查右足外踝肿胀明显,已看不清腓骨头外观标记,局部压痛明显,足不能行走。仅仅外敷上药1日后复查,肿胀消退显著,有瘀斑显露,疼痛明显减轻,能下地行走,5日获得治愈。

软组织损伤

【处方1】 雄土鳖、川芎各12g,天南星、血竭、红花、防风、白芷、升麻各15g,没药24g,马钱子(微炒)9个,龙骨、羌活、螃蟹壳、当归、石菖蒲各9g,净乳香30g。

制用法 将上药共研为极细末,装瓶内贮藏备用。用时,以凡士林适量将药末调成糊状,根据损伤面积大小及不同部位,将软膏摊在油纸或纱布上,厚0.2～0.3cm,敷于损伤的部位,每3天换药1次。

疗效 本方系创伤特效方,笔者采用本方治疗急性软组织损伤患者(人体不同部位),效果均满意,一般仅外敷1次或2次即可痊愈。

【处方2】 生大黄 100g,丹参、红花各60g,延胡索40g,冰片10g。

制用法 将上药共研为细末,装入瓶内备用。用时,取药末适量用蜂蜜和75%乙醇各半调成糊状,均匀地敷于患处,再用绷带包扎固定,每天换药1次。

疗效 用上药治疗软组织损伤患者550 例,均获得痊愈。其中经1次治愈者97 例,2 次治愈者304 例,3 次以上治愈者149 例,治愈率为100%。

【处方3】 生栀子、生韭菜各等量。

制用法 将上药捣烂后,用鸡蛋清调匀,呈糊状,均匀地敷于患处,将红肿面盖全,厚度 2～4mm,外用纱布固定。每天换药1次。

疗效 笔者 20 年来,用本方共治疗闭合性软组织损伤或小腿挫伤,踝关节扭伤肿痛等患者382 例,疗效均佳。一般敷药3～5次即可获得痊愈。

【处方4】 活血消肿膏(含芙蓉叶200g,赤芍、黄柏、生大黄、姜黄各50g,黄芩、天花粉各80g,生栀子60g,刘寄奴100g。共研细末,加血竭粉40g,凡士林调膏)。

制用法 取活血消肿膏适量,外敷患处,无菌纱布及绷带固定;同时进行功能锻炼。

疗效 应用活血消肿膏外敷治疗软组织损伤323 例,换药3～7次后,全部获得治愈。

【处方5】 海络消肿散。

制用法 用海络消肿散[含海风藤、络石藤、五加皮、肉桂、干姜、川芎、苍术、独活、威灵仙、土鳖虫、炮穿山甲(代)、羌活各10g,细辛6g,红花5g,皂角刺9g,花椒7g。共研细末,加冰片1g],加红灵酊[含当归、红花、肉桂各60g,樟脑、细辛各15g,花椒、干姜各30g。研粗粉,加60%乙醇(酒精)1L,密封浸泡10天],调敷患处,纱布固定;敷药干燥时,加红灵酊保持湿润,夏、冬季分别4～5小时、8～9小时1次。2天换药1次。症甚并用三七片、云南白药口服。

疗效 用上药治疗软组织损伤 182 例,治愈 131 例,显效 42 例,有效 8 例,无效 1 例,总有效率为 99.4%。

【处方6】 冰片 50g,制乳香、制没药各 200g,栀子、大黄、麻黄、生川乌、生草乌、白芷各 100g。

制用法 将上药粉碎,过 100 目筛,加蜂蜜调膏,置无纺布上,敷患处,绷带包扎,隔天换药 1 次。皮肤溃烂者禁用。

疗效 应用上药治疗急性软组织损伤患者 1256 例,用 1～7 次后,痊愈 1185 例,显效 42 例,有效 29 例,总有效率为 100%。

【处方7】 大麻药散(含大麻药根 3 份,生大黄、当归、川芎、赤芍、透骨草、生栀子各 2 份,生黄柏、红花、骨碎补、续断、杜仲、雪上一枝蒿各 1 份,冰片 0.5 份。

制用法 上药共研为极细末,过 80 目筛备用。用大麻药散适量,加开水及菜油调成糊状,摊于绵纸上,外敷于患处。3～7 日换药 1 次。其中骨折 39 例,复位后敷药,再用小夹板固定。配合中药口服。

疗效 据报道,采用外敷中药大麻药散治疗软组织损伤和闭合性骨折患者 86 例,其中治愈者 62 例,好转者 24 例,总有效率为 100%。

出 血

【处方1】 小连翘、黄药脂各等量。

制用法 将上 2 味药洗净晒干,研细末,装入瓶内备用。用时,先将伤口消毒后,再撒上药面,外用纱布包扎即可。

疗效 用上药治疗外伤出血患者 300 例,均收到满意效果。一般仅敷药 1 次或 2 次即可获得治愈。

【处方2】 海螵蛸 6 份,紫珠草 4 份。

制用法 将海螵蛸去硬皮,晒干后研为细末,过筛;再将紫珠草鲜叶和嫩枝晒干后研为细末,过筛。然后将 2 种药物按 6∶4 的比例配好,放入锅内用慢火炒,待药末蒸汽消失,变成老绿色为止。冷却后装入瓶内备用。用时,常规消毒伤口,再将药末撒上,外用纱布包扎即可。

疗效 用上药治疗刀斧伤、跌伤、碰伤、农业机械损伤、动物咬伤(狂犬咬伤例外)等造成的出血患者 1000 余例,均治愈。本方对伤口化脓症亦有效。

【处方3】 芦荟适量。

制用法 将芦荟研成细粉后装入瓶内备用。用时,可直接撒敷或以消毒棉蘸药粉,撒布于各种原因引起的外出血处。

疗效 用上药治疗拔牙、鼻出血、血友病、口腔溃疡、血小板减少、齿衄、肛裂、痔、下肢溃疡、白血病口角溃疡、一般软组织外伤等各种原因引起的出血患者 148 例,均经用药 1 次即见血止,连续观察 1～7 天未再出血,且无一例感染。

【处方4】 三七、血余炭、地榆炭各 30g,炒穿山甲(代)、血竭各 40g,白及、炉甘石、生大黄各 35g,石膏粉 50g,冰片、生甘草各 10g。

制用法 将上药共研为极细末,过 120 目筛后消毒,装入瓶内备用。用时,将药粉直接均匀地撒在出血部位,外用消毒敷料包扎,即可止血。

疗效 用本方治疗外伤出血患者 120 例,一般用药后 1～2 分钟即可止血。

烧 烫 伤

【处方1】 五倍子、五味子各 250g,乌梅、儿茶、黄芩各 500g,冰片 50g,羟苯乙酯适量。

制用法 将上药装入纱布袋内（除冰片、羟苯乙酯外），置锅内煮煎。每次加水 50L，煎 2 小时得液 20L；第 2 次加水 20L，煎 2 小时得液 10L；第 3 次加水 10L，煎 2 小时得液 5L。3 次共得液 35L，浓缩成 25L。过滤后加入冰片，再加入羟苯乙酯适量装瓶备用。用时，涂擦烧伤部位。

疗效 用上药观察治疗烧伤患者 40 例，经涂药后，渗出液很快减少，一般在 24 小时左右干燥结痂。二度创面 1 周左右痊愈；深二度创面 2 周左右愈合，最长者 3 周治愈。无一例出现并发感染。

【处方 2】 虎杖烫伤液（含虎杖 30g，黄芩、黄连、黄柏各 1.5g，水煎取浓缩液，加冰片 1g；消毒）。

制用法 先用 1:2000 氯己定（洗必泰）溶液（或生理盐水）清创，挑破水疱，保留疱皮，去除腐皮、脓液、痂膜等，必要时用过氧化氢液冲洗，暴露创面。再用虎杖烫伤液外涂（或湿敷包扎，或湿敷半暴露）创面。每天 2 次或 3 次。并抗感染、抗休克及纠正水、电解质紊乱。

疗效 应用虎杖烫伤液外用治疗烧伤 2200 例，治愈 1960 例，手术植皮 240 例。

【处方 3】 烫伤膏 1 号（含土大黄 3 份，地榆、酸枣树根皮、夜关门各 2 份，白人参 1 份。水煎至药液牵丝，加 4 倍量凡士林，冰片 30g/kg 药膏）。

制用法 术者依次用 0.2% 呋喃西林溶液和生理盐水冲洗创面，再用烫伤膏 1 号涂于患处，隔天 1 次。重症者，宜用抗生素，维持水电解质平衡。

疗效 应用自制烫伤膏 1 号治疗烧烫伤 300 例，全部获得治愈，且未留瘢痕。

【处方 4】 蜂蜜。

制用法 创面经清洁处理后，用棉签蘸蜂蜜均匀涂布，早期每天 2～5 次，待形成焦痂后改为每天 1 次或 2 次。如痂下积有脓液，可将焦痂揭去，清创后再行涂布。对已感染的或三度面积较大的烧伤，则可用蜂蜜纱布敷于创面，外用无菌棉垫包扎。

疗效 用上药治疗烧伤 85 例，一般 2～3 天后创面便形成透明焦痂，6～10 天焦痂自行脱落新生上皮完全生长。

【处方 5】 清凉膏。

制用法 生理盐水清洁创面，用清凉膏（含虎杖、黄连各 50g，薄荷脑 5g，研细末；加麻油 500ml，浸泡 1 个月；与等量已浸泡 1 周的石灰清水混合），外涂患处，每小时 1 次。症甚加用抗生素。

疗效 应用上药治疗烧伤患者 34 例，用≤5 周，全部获得治愈。

【处方 6】 大黄、黄柏各 100g。

制用法 将上药共研为极细末，过 100 目筛后装入玻璃瓶中密封备用。用时取药末适量，加麻油调成薄糊状，外敷患处，暴露疗法为佳。

疗效 采用上药外敷治疗烧烫伤患者 12 例（均为一二度伤），经治疗 5～10 日后，均获得治愈。

烧伤脱痂

【处方 1】 象皮 90g（无象皮可用驴马蹄甲 120g 代），全当归、血余炭各 60g，大生地黄、龟甲各 120g，真麻油 150g。

制用法 先油煎生地黄、龟甲、象皮，后入血余炭、当归熬枯去渣。加入黄、白蜡各 180g，改文火煎，再入生甘石粉、生石膏各 150g，边煎边搅拌至成膏为止。用时，首次用药多在伤后 10～14 天。

先以 75％乙醇涂搽痂面及周边皮肤,再将上药涂于脱脂棉上 1～2mm 厚,敷贴后,用绷带包扎或胶布固定。每天换药 1 次或 2 次,换药时,切忌擦伤新鲜组织;创面分泌物多时,先用生理盐水冲洗,或以棉球蘸吸。脱痂后继续敷贴,涂药越薄越好,每天或隔天换药 1 次,直至创面愈合。

疗效 用上药治疗烧伤脱痂患者 10 例,脱痂完成天数 2～4 天,无不良反应。患者可免去切(削)痂手术的痛苦。

【处方 2】 五灵脂丸。

制用法 治疗组 54 例,用五灵脂丸(含五灵脂。研末,炼蜜为丸。每丸 9g)2 丸,每天 3 次口服。对照组 55 例,用醋酸曲安奈德针、玻璃酸钠针、氟尿嘧啶针、盐酸利多卡因针,局部封闭,每周 1 次。

疗效 应用上药治疗瘢痕疙瘩患者,用 8 周后,两组分别痊愈 36 例、40 例,显效 12 例、10 例,有效各 1 例,失访 5 例、4 例。

烧伤瘢痕增生

【处方 1】 丹参 50g,老松树皮 30g,威灵仙 20g,红花 15g,70％乙醇 200ml,冰片 10g。

制用法 将前 4 味药用水煎 3 次后,得药液 2000ml,冰片研末加入乙醇中溶化,药液和乙醇液合并即成,装瓶内密封备用。用时,若属四肢末端,可将创面直接浸入药液中;如属腿部、面部则可湿敷。每天早、晚各 1 次,每次不少于 20 分钟。浸后用此液湿敷患处,纱布包扎。

疗效 用本方治疗烧伤瘢痕增生患者 120 例,其中,临床治愈 105 例,显效 10 例,有效 3 例,无效 2 例。

【处方 2】 五倍子(研末)150g,丹参

(研末)200g,蜈蚣(研末)6 条,黑醋 400ml,冰片 10g,蜂蜜 30ml。

制用法 将上药混合搅匀后装瓶内备用。用时,根据瘢痕大小,将适量药膏摊于黑布上,外敷瘢痕处,3～5 天换药 1 次。直至瘢痕软化变平,症状消失,功能恢复正常为止。

疗效 用本方治疗烧伤瘢痕增生患者 113 例,其中,瘢痕完全软化,突出瘢痕疙瘩变平,肤色及关节功能完全恢复正常者 98 例;瘢痕基本软化、变平,关节功能部分恢复正常者 15 例。

烧伤残余创面

【处方】 蛇总管 30g,如意花叶、黄瓜仁草各 18g,土防风、金黄散、四大天王各 21g,冰片 9g(其中金黄散成分:天花粉 25％,生天南星 5％,大黄 12.5％,厚朴 5％,黄柏 12.5％,苍术 5％,甘草 5％,姜黄 12.5％,陈皮 5％,白芷 12.5％)。

制用法 将以上各药研末,混合均匀,加入凡士林适量,调成糊膏状消毒备用。用时,先用 1∶5000 高锰酸钾溶液或 1‰苯扎溴铵(新洁尔灭)溶液清洁创面,然后把涂有拔毒生肌膏的纱布覆盖于创面即可。每天换药 1 次,连用 3～4 天,改用 1∶5000 呋喃西林溶液或生理盐水湿敷,每天换敷料 1 或 2 次,连用 5～7 天为 1 个疗程。若创面好转,肉芽新鲜,上皮生长旺盛,可改用呋喃西林溶液纱布或生理盐水纱布半暴露,每天或隔天换药 1 次,但不宜用凡士林纱布敷创面。若创面仍不好或上皮生长再度停滞,可进行第 2、3 个疗程,直至愈合。

疗效 用上药治疗烧伤残余创面患者 22 例,其中治愈 21 例。治愈时间少者 1 个疗程,多者 7 个疗程,平均为 20.3 天。

第三章 五 官 科

一、眼 科

结 膜 炎

【处方1】 金银花、菊花、防风、荆芥、生地黄、赤芍、板蓝根、黄连、刺蒺藜、木贼、蝉蜕各 10g，薄荷 6g，生甘草 5g。

加减 若兼有头痛者，可去木贼加蔓荆子 10g；若充血严重，血瘀表现为主者，加红花 6g；若眼睑水肿严重、小便不利者，加木通 10g；若大便秘结者，加大黄 10g，去黄连；若缺黄连可改用黄芩等量。

制用法 将上药煎好后，趁热熏蒸双眼，至药凉后即饮，熏蒸时，宜将口鼻露于蒸汽外。否则，药味难忍，不能持久，影响疗效。

疗效 用上药治疗急性结膜炎患者 40 余例，除 2 例疗效不佳外，其余均取得满意疗效，最少的用药 1 剂即愈，最多的 6 剂即愈。

【处方2】 防风、羌活、栀子各 10g，制大黄、当归各 9g，薄荷（后下）、甘草各 6g，金银花、连翘各 12g。

加减 目痒甚者，加苦参、木贼、白僵蚕；结节经久不消者，加桃仁、泽兰；眼眵多者，加龙胆、木通。

制用法 将上药水煎服，每天 1 剂。并用氯霉素眼液滴眼，每天 4～6 次，7 天为 1 个疗程。连续用药至痊愈止。

疗效 采用上药治疗春季性结膜炎 66 例，用 2～5 个疗程后，其中痊愈 40 例，好转 26 例，总有效率为 100%。

【处方3】 荆芥、羌活、当归、地骨皮、川芎、生地黄、苦参、赤芍各 9g，蝉蜕、薄荷、苍术各 12g，木通、甘草各 6g。

制用法 随症加减。每天 1 剂，水煎服。第 3 煎熏洗双眼，每次 20～30 分钟，每晚睡前 1 次。禁辛辣鱼腥等刺激之品。

疗效 用上药治疗春季卡他性结膜炎 22 例，治愈 17 例，好转 4 例，未愈 1 例。随访 1～2 年，复发 2 例。

【处方4】 10% 黄柏煎液。

制用法 用上药滴眼，每次 1～2 例，每天 1 或 2 次。

疗效 用上药治疗急性结膜炎 474 例，均愈。

【处方5】 防风、羌活、牛蒡子、薄荷、连翘、栀子、大黄、当归、赤芍、川芎各 30g，甘草 3g，金银花 15g。

制用法 治疗组 38 例 60 只眼，将上药水煎服，每天 1 剂。与对照组 30 例 46 只眼，均用干扰素滴眼液、0.5% 病毒唑滴眼液各 1 滴，1 小时 1 次滴眼，两药交替使用；更昔洛韦眼用凝胶，每晚睡前涂结膜囊。用 7 天后观察治疗效果。

疗效 用上药治疗流行性结膜炎，

两组分别痊愈 27 例、16 例,好转 9 例、6 例,无效 2 例、8 例,总有效率为 94.7%,73.3%($P<0.05$)。

【处方6】 当归、薄荷、蝉蜕各 10g,生地黄、川芎、赤芍、连翘、苦参各 12g,荆芥、防风、天花粉、僵蚕、白蒺藜各 15g。

制用法 治疗组 68 例,每日 1 剂,水煎服。并用广大重明汤:防风、菊花各 15g,龙胆 10g,甘草 4g,细辛 6g。水煎,纱布过滤,倒入大小适中的杯具中,然后双眼微闭俯于杯口上方熏眼,待药液温度降为温热时,用小毛巾浸药液闭目洗眼,每天 2 次。与对照组 68 例,均用 2% 色甘酸钠滴眼液,每天 4 次。

疗效 中西医结合治疗春季卡他性结膜炎患者,结果:两组分别治愈 44 例、20 例,好转 24 例、42 例,无效 6 例(为对照组),总有效率为 100%,91.2%($P<0.05$)。

角 膜 溃 疡

【处方1】 龙胆、栀子各 20g,黄连、荆芥各 10g,苍术、赤芍各 12g,滑石 30g,大黄、甘草各 6g。前房积脓消失者去大黄。

制用法 每天 1 剂,水煎服。并用 0.5% 丁卡因液滴患眼后,用氟康唑 20～30mg,研粉,涂创面,每天 2 次;用眼垫封盖 8 小时。

疗效 中西医结合治疗真菌性角膜溃疡 28 例,其中治愈 27 例,无效 1 例。

【处方2】 龙胆、炒柴胡各 6g,炒黄芩、炒栀子、木通、车前子、生地黄、野菊花、金银花各 10g,炒泽泻 12g,炒当归、生甘草各 5g。

加减 便秘者,加制川大黄。

制用法 每天 1 剂,水煎服。并用

0.5% 丁卡因眼液滴患眼 3 次,用庆大霉素 2 万 U 结膜下注射,包扎;用氯霉素与诺氟沙星眼液交替滴眼,每天 4 次;瞳孔缩小(或瞳孔区有渗出液)用 1% 阿托品眼液散瞳。

疗效 用上药治疗角膜溃疡病 24 例 24 只眼,其中治愈 20 只眼,有效 2 只眼,无效 2 只眼,总有效率为 91.7%。

【处方3】 龙胆 9g,柴胡、羌活、防风、大黄各 10g,桑白皮、生地黄、川芎、木贼、车前子、枳壳各 12g,当归、赤芍各 15g。

加减 目赤肿痛加乳香、没药;大便不干去大黄;溃疡愈合后去车前子、羌活,加玄参、天花粉、黄芪、蝉蜕、酒药花、丹参、石决明等。

制用法 每天 1 剂水煎服。并用 1% 阿托品眼液,扩瞳;用利巴韦林(病毒唑)眼液、庆大霉素眼液,滴眼,两药交替使用。

疗效 用上药治疗病毒性角膜溃疡 26 例,治愈 25 例,无效 1 例。

病毒性角膜炎

【处方1】 板蓝根、大青叶、金银花各 15g,羌活、黄连、黄芩、黄柏、栀子、野菊花、决明子各 10g,荆芥、防风、生甘草各 6g。

制用法 将上药水煎,每天 1 剂,分 2 次或 3 次口服。

疗效 用本方治疗病毒性角膜炎患者 121 例,服药 4～6 剂,均获治愈。

【处方2】 紫花地丁、金银花、蒲公英、夏枯草各 20g,车前草、赤芍、野菊花、栀子、决明子各 12g,黄精、木通各 10g,柴胡、蝉蜕、薄荷、生甘草各 6g。

制用法 将上药水煎 2 次并混合,分

2 次或 3 次口服。第 3 煎熏洗眼部,早、晚各 1 次。每天 1 剂。

疗效 用本方治疗病毒性角膜炎患者 36 例,服药 3～5 剂,均获痊愈。

【处方 3】 蒲公英、金银花各 20g,柴胡、蔓荆子、栀子各 12g,龙胆、赤芍、防风各 15g,荆芥、白芷各 10g,茯苓、木通、生甘草各 8g。

加减 若口渴、便秘、心烦者,加生地黄、知母、何首乌各 10g;若口苦、咽干者,加钩藤、蝉蜕各 10g;若纳差、便溏者,加苍术、芡实各 10g;若角膜遗留有混浊,加谷精草 10g。

制用法 将上药水煎 3 次后合并药液,分 2 次或 3 次口服,每天 1 剂。

疗效 用本方治疗病毒性角膜炎患者 137 例,其中治愈 129 例,显效 5 例,有效 3 例。

【处方 4】 病角宁煎剂。

制用法 两组各 80 例 80 只眼。治疗组用病角宁煎剂(含羌活、防风、前胡、川芎、蝉蜕、枳壳、白术各 9g,柴胡、黄芩、赤芍各 12g,蒲公英 24g,甘草 3g。制成合剂,每瓶 500ml)50ml,每天 2 次口服。用阿昔洛韦(无环鸟苷)眼液,2 小时 1 次滴眼。热甚用龙胆泻肝丸 6g,每天 2 次口服。对照组用鱼肝油丸、维生素(或利巴韦林,静脉滴注);用阿昔洛韦(无环鸟苷)眼液,滴眼。均 5 天为 1 个疗程。

疗效 用上药治疗病毒性角膜炎患者,两组分别治愈 62 例、21 例($P<0.01$),好转 18 例、55 例,无效 4 例(为对照组),总有效率分别为 100%,95.0%($P<0.05$)。

【处方 5】 板蓝根、蒲公英各 30g,薄荷 15g,金银花、防风、荆芥、生地黄各 10g。

制用法 每天 1 剂,水煎服。药渣再煎,温热蒸汽熏眼,每次 10～20 分钟,每天 3～4 次。7 天为 1 个疗程。

疗效 中药内服外用治疗病毒性角膜炎 205 例 340 只眼,用 1～2 个疗程,痊愈 148 例,显效 39 例,无效 18 例,总有效率为 91.2%。

【处方 6】 石决明散加减(含生石决明、决明子、羌活、青葙子、栀子、赤芍、木贼、荆芥穗、防风、麦冬、甘草)。

加减 抱轮红赤甚者,加牡丹皮、板蓝根、大青叶、黄连、黑睛生翳者,加菊花、蝉蜕;小便黄赤者,加车前草、萹蓄。

制用法 将上药水煎服。并用阿昔洛韦滴眼液,2 小时 1 次滴眼;复发者用阿昔洛韦片 0.2g,每天 5 次口服。用妥布霉素地塞米松滴眼液(伴上皮病变者暂不用),轻至中度水肿者,每天 4 次,重度每天 6 次,3～5 天后根据角膜水肿情况调整用药频率。眼压高者,排除禁忌证后用 2% 盐酸卡替洛尔眼液,每天 2 次滴眼;前房反应甚用阿托品散瞳。

疗效 应用上药治疗病毒性角膜内皮炎患者 25 例(均单眼),用 <29 天,结果:均治愈。治愈后角膜内皮细胞计数 1846～2579/mm² 。随访 30～45 天,无复发。未出现肝肾功能损害。

深层角膜炎

【处方 1】 蝉蜕、白蒺藜、谷精草、青葙子、密蒙花、木贼、石决明、草决明、黄连各 30g,当归、赤芍各 15g。

制用法 将上药共研为细末,过筛。另以生地黄、玄参各 30g 煎成水剂。调和诸药粉,制成小丸后备用。用时,每服 9g,每天 2 次。儿童减半。服药时可配合阿托品、金霉素眼药膏涂眼和眼部热敷等方法治疗。

疗效 用上药治疗深层角膜炎患者 17 例,其中治愈 14 例,无效 3 例,在治愈的病例中,一般服药 2～5 天后自觉症状及检查所见均见减轻。平均为 17.5 天。

【处方 2】 柴胡、荆芥、防风、金银花、连翘、黄芩、赤芍、龙胆、栀子、蔓荆子各 9g,板蓝根、草决明各 12g,黄连 6g,甘草 3g。

加减 角膜云翳改用炙黄芪、党参、丹参、鸡血藤、决明子、女贞子各 15g,木贼、昆布、白蒺藜各 12g,蝉蜕、白菊花各 9g。

制用法 每天 1 剂,水煎分 3 次服。用抗病毒冲剂、维生素 C、维生素 A、复合维生素 B 等口服。用 0.1% 阿昔洛韦(无环鸟苷)滴眼液,2 小时 1 次;角膜翳用 1%～4% 盐酸乙基吗啡滴眼液,每天 3 次,滴眼。

疗效 用上药治疗角膜炎患者 30 例 45 只眼,治愈 41 眼,显效 3 眼,有效 1 眼,总有效率为 100%。

【处方 3】 黄连、紫草、栀子、密蒙花、谷精草、秦艽各 15g,秦皮、木贼各 20g。随症加减。

制用法 每天 1 剂,水煎取液,用毛巾浸湿,外敷患眼,每次 20～30 分钟;每天 3～4 次;2 周为 1 个疗程,疗程间隔 3 天。

疗效 运用中药煎液热敷治疗角膜炎 215 例 243 只眼,用 2 个疗程,治愈者 183 眼,好转者 41 眼,无效者 19 眼,总有效率为 92.2%。

【处方 4】 紫草 250g,硼酸 11.25g,硼砂 2.25g,羟苯乙酯 0.75g,蒸馏水 750ml。

制用法 将上药按制剂常规的操作

方法,制成眼药水。用时,滴眼,每次 1～2 滴,每日 2～3 次。

疗效 采用上药治疗单纯疱疹病毒性角膜炎患者 31 例(34 只眼),治愈 26 只眼,基本治愈 4 只眼,好转、无效各 2 只眼,总有效率为 94.1%。据临床观察,本品对上皮型树枝状角膜炎和浅实质层树枝状角膜炎疗效较好。

虹膜睫状体炎

【处方 1】 生地黄、寒水石(或石膏)各 15g,独活、黄柏、知母、蔓荆子、前胡、白芷、黄芩、栀子、防己各 10g,羌活、黄连、防风各 6g,生甘草 4g。

制用法 本方亦随症加减。每天 1 剂,水煎后分 2 次或 3 次内服。5 天为 1 个疗程。

疗效 用上药治疗虹膜睫状体炎 32 例,用 1 个疗程,治愈 28 例,好转 4 例,总有效率为 100%。

【处方 2】 清目颗粒。

制用法 两组各 40 例。治疗组用清目颗粒(含赤芍、龙胆各 10g,板蓝根、金银花各 15g,白蒺藜 12g,生地黄 30g,甘草 6g 等。每袋含生药 9g。河北医科大学中医院研制)1 袋,每天 3 次口服。与对照组均用泼尼松 30mg,晨顿服;可的松、复方托品酰胺、盐酸左氧氟沙星眼液,每天 4 次滴眼;热敷双眼,每天 3 次。均 15 天为 1 个疗程。

疗效 中西医结合治疗虹膜睫状体炎患者,用 3 个疗程后,两组分别治愈 15 例、7 例,好转 23 例、24 例,无效 2 例、9 例,总有效率为 95.0%,77.5%。

挫伤性中重度前房出血

【处方】 广地龙、茜草、生地黄、白芍各 15g,当归、川芎、藁本、前胡、防风各 10g。

制用法 将上药水煎服,每天 1 剂。积血全吸收后继服 5 天。并用 0.3%氧氟沙星滴眼液冲洗前房出血眼结膜囊后,用贝复舒眼液,滴眼;氧氟沙星眼药膏,涂眼;单眼绷带加压包扎 1~2 天;去除包扎后,继用上述眼液和眼膏。

疗效 采用加味除风益损汤治疗挫伤性中重度前房出血患者 35 例,均治愈。

中心性浆液性脉络膜视网膜病变

【处方 1】 太子参、肉苁蓉、菟丝子、白术、丹参、楮实子、泽泻各 10g,密蒙花、菊花各 6g。

加减 黄斑水肿甚者,加猪苓、茯苓;见渗出灶加丹参、郁金、川芎;陈旧性病变,加桃仁、红花、夏枯草。

制用法 每天 1 剂,水煎服。10 天为 1 个疗程。

疗效 应用上药治疗中心性浆液性脉络膜视网膜病变 32 例 36 只眼,痊愈 27 眼,显效 4 眼,有效 3 眼,无效 2 眼,总有效率为 94.4%。

【处方 2】 杏仁、厚朴、白通草、淡竹叶、法半夏各 10g,滑石、薏苡仁各 15g,白豆蔻仁 12g。

制用法 治疗组 51 例,将上药水煎服,每天 1 剂。对照组 49 例,用烟酸片 100mg,肌苷片 400mg,多种维生素胶丸 2 粒,每天 3 次口服。

疗效 用上药治疗视网膜脉络膜病变患者,两组分别痊愈 43 例、29 例,好转 5 例、9 例,无效 3 例、11 例,总有效率分别为 94.1%,77.6%($P<0.05$)。

【处方 3】 石决明 30g,党参、黄芪、荆芥各 15g,当归、川芎、生白芍、白术各 10g。

制用法 两组各 67 例。治疗组将上药水煎服,每天 1 剂。本方亦可随症加减。与对照组均用甘露醇 250ml,静脉滴注,用 3~7 天;复方维生素 B、维脑路通各 2 粒,每天 3 次口服。均可热敷患眼,每天 2~3 次。禁烟酒及辛辣之品。

疗效 中西医结合治疗中心性浆液性视网膜病患者,用 3 周,两组分别治愈 43 例、27 例,好转 20 例、15 例,无效 4 例、25 例,总有效率为 94.0%、62.7%。

【处方 4】 复方血栓通(含三七、黄芪、丹参、玄参)。

制用法 治疗组 30 例,用复方血栓通胶囊 3 粒,每天 3 次口服。与对照组 26 例,均用维生素 B₁ 20mg,三磷腺苷片 20mg,地丁唑片 10mg,每天 3 次口服。均 4 周为 1 个疗程。

疗效 应用上药治疗中心性浆液性脉络膜视网膜病变,用 3 个疗程,两组分别治愈 20 例、10 例,好转 8 例、7 例,无效 2 例、9 例。

玻璃体积血

【处方 1】 桃仁、红花、郁金、墨旱莲、花蕊石、车前子各 15g,赤芍、生地黄、当归尾各 25g,川芎 10g,丹参 30g。

加减 视网膜动脉硬化者,加石决明、白蒺藜、夏枯草等;静脉周围炎者,加连翘、栀子、黄芩等;糖尿病者,加知母、玄参等。

制用法 每天 1 剂,水煎服。7 天为 1 个疗程。连续用药至症状消失止。

疗效 用上药治疗玻璃体积血 32 例,治愈 11 例,好转 20 例,无效 1 例,总有效率为 96.9%。

【处方 2】 当归、桃仁、生地黄、丹参、赤芍各 10g,川芎、红花各 6g,枳壳、桔梗各 9g。

制用法 每天 1 剂,水煎服。出血并用云南白药,口服,用 3 天;陈旧性出血用尿激酶 5kU,地塞米松 2mg,球旁注射,每周 2～3 次。对症处理。15 天为 1 个疗程。

疗效 应用上药治疗玻璃体积血 45 例 45 只眼,用 3～5 个疗程,治愈 18 眼,显效 22 眼,好转 5 眼,总有效率为 100%。

【处方 3】 桃仁、牡丹皮、当归、川芎、赤芍、生三七、黄芩、夏枯草各 10g,红花、柴胡各 6g,生地黄 15g,甘草 3g。随症加减。

制用法 治疗组 68 例 68 只眼,每天 1 剂,水煎服;10 天为 1 个疗程。对照组 66 例 66 只眼,局麻,散瞳,用尿激酶 0.3ml,玻璃体内注射;6～8 周后,玻璃体仍不透明,重复注射 1 次。两组均用氨碘肽眼液 1 滴,每天 3～4 次滴眼。

疗效 应用上药治疗玻璃体出血患者,两组分别痊愈 20 例、10 例,显效 34 例、18 例,有效 12 例、25 例,无效 2 例、13 例,总有效率为 97.1%,80.3%。

玻璃体混浊

【处方 1】 桃仁 9g,红花、川芎、当归各 10g,白芍、赤芍、丹参各 15g,熟地黄 20g。

制用法 治疗组 80 例,将上药水煎服,每天 1 剂。与对照组 40 例均用肌苷 0.2g,维脑路通 120g,三磷腺苷 20mg,每天 3 次口服;安妥碘 0.4g,每天 1 次肌内注射。均 1 个月为 1 个疗程。

疗效 中西医结合治疗玻璃体混浊患者,两组分别痊愈 56 例、10 例,有效 22

例、18 例,无效 2 例、12 例,总有效率为 97.5%、70.0%(*P* < 0.01)。玻璃体混浊完全吸收 56 例、10 例;视力提高 50 例、20 例。

【处方 2】 海布玻璃丸(含海藻、昆布、菟丝子、女贞子、枸杞子、五味子、泽兰、石决明、神曲、葛根等。每粒 0.3g)。

制用法 治疗组 85 例,用海布玻璃丸 3 粒,每天 3 次口服。对照组 87 例,用杞菊地黄丸 9g,每天 2 次口服。均支持疗法及对症处理。

疗效 应用上药治疗玻璃体混浊,用 3 个月后,两组分别痊愈 31 例、16 例,有效 38 例、46 例,显效 13 例、10 例,无效 3 例、15 例,总有效率为 96.5%,82.8%;脱落 13 例、10 例。随访 3 个月,复发 3 例(为对照组)。

【处方 3】 茯苓、黄芪、贝母、车前子、陈皮、泽泻、昆布、白芍、猪苓、五味子、茺蔚子各 10g。

制用法 治疗组 45 例,将上药水煎服,每日 1 剂。对照组 42 例,用石斛夜光丸 6g,每天 2 次口服。

疗效 应用上药治疗玻璃体混浊患者,用 60 天,结果:两组分别显效(混浊基本消失吸收,原发病变控制,症状消失,视力进步)9 例、2 例,有效 28 例、25 例,无效 8 例、15 例。

视网膜震荡

【处方 1】 桃仁、赤芍、当归、猪苓、茯苓、泽泻、白术各 10g,红花 5g,川芎 8g,生地黄 15g,桂枝 6g。

加减 气虚乏力者加党参、黄芪;胸闷、胁胀者加香附、木香;便秘者加大黄。

制用法 儿童剂量酌减。每天 1 剂,水煎后分 2 次或 3 次内服。用至症状消失。

疗效 用上药治疗视网膜震荡 48 例,痊愈 40 例,好转 7 例,无效 1 例,总有效率为 97.9%。

【处方 2】 川芎嗪。

制用法 治疗组 30 例,用川芎嗪(含川芎提取物)80mg,加 5% 葡萄糖液 250ml;对照组 32 例,用复方丹参注射液;均静脉滴注,每天 1 次。两组均用泼尼松 30mg,每天顿服。

疗效 应用上药治疗视网膜震荡患者,用 3~7 天后,两组分别治愈 26 例、20 例,有效 2 例、4 例,无效 2 例、8 例,总有效率为 93.3%,75.0%($P<0.05$)。

老年性黄斑变性

【处方 1】 熟地黄、菟丝子、菊花、枸杞子、玄参、昆布、黄精、麦冬、车前子、女贞子各 15g,当归、牡丹皮各 12g,红花 9g,制桃仁、地龙、陈皮各 6g,川芎 10g,三七粉(分冲)3g。

制用法 每天 1 剂,水煎服;60 天为 1 个疗程。症状改善后,改丸剂 6g,每天 3 次口服。用 1 年。

疗效 用地菊桃红汤治疗老年性黄斑变性 68 例,治愈 16 例,显效 20 例,好转 28 例,未愈 4 例,总有效率为 94.1%。

【处方 2】 当归、郁金、川芎各 10g,丹参 15g。

制用法 每天 1 剂,水煎服。

疗效 应用活血化瘀法治疗老年性黄斑变性 30 例 38 只眼,用 2 周至 1 个月,其中治愈 18 例 22 眼,好转 10 例 12 眼,无效 2 例 4 眼,总有效率为 89.5%,随访 1 年,未见复发。

中心性视网膜炎

【处方 1】 黄芪、党参各 25g,枸杞

子、女贞子、黄精各 30g,夏枯草、鱼腥草、牡丹皮各 20g,黄芩、黄连、栀子、野菊花、茯苓、生甘草各 12g。

加减 若头痛、头晕甚者,加天麻、珍珠母、生石决明各 15g;若食欲减退者,加焦三仙、砂仁各 10g;若失眠者,加远志、柏子仁各 12g;若见黄斑区水肿明显者,加地肤皮、车前草、猪苓各 10g;若见黄斑区充血者,加地榆炭、茜草、白茅根各 15g;若见黄斑区渗出物多者,加丹参、桃仁各 12g。

制用法 将上药水煎,每天 1 剂,分 2 次或 3 次口服。

疗效 用本方治疗中心性视网膜炎患者 145 例,其中痊愈 126 例,显效 10 例,有效 8 例,无效 1 例。

【处方 2】 菟丝子、决明子、蝉蜕、黄芩、连翘各 10g,甘草 3g。

加减 肝经郁热、湿热蕴脾型者,加丹参、茯苓、车前子、猪苓、党参、白术;肝气郁结型者,加当归、白芍、柴胡、郁金、香附、木贼;脾胃虚弱型者,加苍术、白术、草豆蔻、焦三仙、川厚朴、枳壳。

制用法 每天 1 剂,水煎服。

疗效 用上药治疗中心性视网膜炎 58 例,其中痊愈 47 例,显效 10 例,无效 1 例,总有效率为 98.3%。

【处方 3】 1% 硫黄油。

制用法 用 1% 硫黄油 1ml,肌内注射,共 4 次,最多不超过 6 次,配合六味地黄汤内服。

疗效 用上药治疗中心性视网膜炎 75 例,总有效率为 92.9%。

【处方 4】 丹参 20g,川芎、车前子、海藻各 10g,泽泻 15g,三七粉 3g。

加减 肝经郁热者,加牡丹皮、龙胆;气滞血瘀者,加柴胡、郁金;肝阳上亢

者,加草决明、黄芩;肝肾阴虚者,加熟地黄、枸杞子;气血两虚者,加党参、黄芪、当归;阴虚火旺者,加知母、女贞子。

制用法 每天1剂,水煎服。并用维脑路通、维生素C、维生素B₁及维生素E、三磷腺苷。10天为1个疗程。

疗效 中西医结合治疗中心性浆液性视网膜炎36例,用<6个疗程,治愈者23例,显效者12例,无效者1例,总有效率为97.2%。

电光性眼炎

【处方1】 生地黄(约拇指大)2块。

制用法 将生地黄洗净后捣成泥状,捏成饼(大小以能覆盖过眼眶为宜),敷于患眼,再用消毒棉垫覆盖,胶布固定。敷药后卧床休息4~6小时,即可去药。严重患者隔6~8小时再敷药1次,亦可于晚上就寝前敷药,次日晨将药弃去。

疗效 用上药治疗电光性眼炎患者24例,经用药1或2次后,均获治愈。

【处方2】 新鲜人乳适量。

制用法 将新鲜人乳直接挤入消毒的器皿或无菌滴眼瓶内,再点入两眼外眦部球结膜上,每隔5~15分钟1次,每侧2滴或3滴,滴后闭眼片刻。

疗效 用上药治疗电光性眼炎患者,一般自觉症状可在3~15分钟减轻或基本消除,其他症状在8~16小时完全消失。无不良反应及不适感。

【处方3】 鸡矢藤。

制用法 取新鲜鸡矢藤全草10kg,收集馏出液2L(每毫升相当于鸡矢藤生药5g),取第3次馏出液2L,加入小檗碱(黄连素)2g,梅片1g,加入氯化钠,配制成等渗液,调节pH为7~7.4即可。滴

眼,每只眼2滴或3滴。

疗效 用上药治疗电光性眼炎100例,一般在滴眼5分钟后,眼部即有凉爽感,疼痛即减轻。全部病例症状都在次日消失,结膜充血也明显减轻。

翼状胬肉

【处方1】 雄黄3份,白矾1份。

制用法 将上药分别研为细末,过筛调匀,储瓶备用(暑伏天配制易潮解)。术眼常规消毒,点1%丁卡因麻醉(敏感者加入2%普鲁卡因0.5ml球结膜下注射),用棉棒蘸雄黄散如绿豆粒大,涂于胬肉头颈部,经1分钟左右,发现组织肿胀,即用镊子轻提胬肉头部,胬肉即行分离,自眦部球结膜将连接的胬肉体部剪除,冲洗残留之雄黄散,涂消炎软膏,手术即完毕。术后刺激症状一般在4~5天消失。

疗效 用上药治疗翼状胬肉患者25例,均获得治愈,仅1例复发。

【处方2】 丹参、当归尾、桑枝各15g,生地黄、麦冬、知母、栀子各12g,野菊花、赤芍、白芍、黄芩各10g,防风、泽泻、生甘草各8g。

加减 若伴有结膜充血者,可滴泼尼松龙或氯霉素眼药水。

制用法 每天1剂,分2次或3次口服。5剂为1个疗程,至痊愈止。

疗效 用本方治疗翼状胬肉患者95例,其中治愈90例,显效3例,无效2例。一般服药2~3个疗程即可痊愈或显效。

【处方3】 生地黄、当归、赤芍各15g,川芎、藁本、桑叶、菊花各10g,前胡、防风各6g,生甘草3g。

加减 结膜水肿甚,加地龙、车前子;结膜及植片充血、瘀血加丹参;上皮

愈合不良加生黄芪、升麻、柴胡;术后黑睛新翳加蝉蜕。

制用法 治疗组 30 例 38 只眼与对照组 30 例 37 只眼,均行翼状胬肉切除＋MMC＋角膜缘干细胞移植术;术毕涂典必殊眼膏,加压包扎术眼 24 小时。用牛碱性成纤维细胞生长因子滴眼液,妥布霉素地塞米松眼液,滴眼。术后 14 天拆线。治疗组次日用本方,每天 1 剂水煎分 3 次。

疗效 应用上药治疗翼状胬肉患者,用 30 天后,两组分别治愈 36 眼、31 眼,复发 1 眼、7 眼。

【处方 4】 蝉蜕 20g,菊花 15g,谷精草、炒蒺藜、防风、炒决明子、羌活、黄芩、蔓荆子、荆芥穗各 10g,密蒙花、栀子、甘草、川芎、木贼各 8g。

制用法 治疗组 38 例 41 只眼,将上药水煎分 3 次服,每日 1 剂,于术前 1 周至术后 2 周用。与对照组 36 例 40 只眼,均用撕拉式并钝性分离切除联合丝裂霉素手术。

疗效 应用上药治疗复发性翼状胬肉患者,随访 1 年,结果:两组分别治愈 39 眼、31 眼,无效 2 眼、9 眼($P<0.05$)。

前房积血及眼底出血

【处方 1】 丹参、田三七各 25g,金银花、蒲公英各 20g,全当归、川芎、赤芍、黄芩、生地黄各 15g,生甘草 10g。

制用法 每天 1 剂,水煎分 2 次或 3 次服。

疗效 用本方治疗前房积血及眼底出血患者 44 例,其中痊愈 40 例,显效 3 例,无效 1 例。

【处方 2】 全当归、丹参各 30g,赤芍、川芎各 15g,红花、生地黄各 10g,生甘

草 5g。

制用法 将上药水煎,每天 1 剂。

疗效 用本方治疗前房积血及眼底出血患者 38 例,经服药 5～10 剂,治愈 36 例,有效 2 例。

【处方 3】 生地黄、墨旱莲、丹参各 15g,郁金 12g,生蒲黄 20g,牡丹皮 10g,川芎 6g。

加减 视网膜中央动脉硬化者,加白蒺藜、草决明;中央静脉周围炎(或阻塞)者,加北沙参(或石菖蒲);糖尿病者,加五味子、西洋参、黄芪;外伤者,加参三七。

制用法 每天 1 剂,水煎服。禁酒及辛辣之品。

疗效 采用自拟蒲黄汤治疗眼底出血 98 例(108 只眼),其中治愈 39 例,显效 24 例,有效 30 例,无效 5 例,总有效率为 94.9%。随访 1～5 年,复发 6 例。

【处方 4】 防风、当归、白芍、藁本、前胡、川芎各 10g,生地黄 15g。

加减 早期者,加墨旱莲、白茅根、小蓟炭、侧柏炭、藕节、郁金、生蒲黄;出血静止期者,加桃仁、红花、泽兰、丹参、牛膝、枳壳、厚朴、木香、青皮、郁金等;后期者加三棱、莪术、五灵脂、昆布、海藻等;便秘者,加大黄炭;眼珠胀痛者,加乳香、没药。

制用法 每天 1 剂,水煎服。并用 20%甘露醇注射液 250ml 静脉滴注,每天 1 次;早期双眼包扎,半卧位。

疗效 用上药治疗外伤性前房积血 133 例,痊愈 95 例,显效 17 例,进步 18 例,无效 3 例,总有效率为 97.7%。

【处方 5】 ①生地黄、丹参、泽兰、地龙各 15g,淡竹叶、连翘、金银花各 12g,茯苓 20g,黄连 3g。②上方去生地黄,加三

七、桃仁各 15g,红花、川芎各 10g,白芍 6g。③上方去生地黄、黄连,加麦冬、沙参、炙鳖甲、海螵蛸各 15g,炙甘草 10g。

制用法 早期用方①;中期用方②;吸收期用方③。每天 1 剂,水煎服。

疗效 用上药治疗眼底出血(即视网膜出血)56 例 78 只眼,治愈 66 只眼,显效 8 只眼,好转 4 只眼。

视网膜静脉阻塞

【处方 1】 白芍、丹参、赤芍、蝉蜕各 12g,生地黄、当归、茯苓、柴胡、防风、山药、知母、黄柏各 10g,木贼、三七、甘草各 6g。

制用法 将上药水煎分 2 次或 3 次服,每天 1 剂。1 周为 1 个疗程。

疗效 用本方治疗视网膜静脉阻塞患者 74 例,其中治愈 70 例,有效 4 例,总有效率为 100%。

【处方 2】 桃仁 12g,红花、当归、生地黄、牛膝各 9g,川芎、桔梗各 5g,赤芍、枳壳各 6g,柴胡、甘草各 3g。

加减 肝阳上亢型加钩藤、菊花、龙骨、牡蛎、石决明;血热型加牡丹皮、黄芩、栀子;气虚型加黄芪、党参、陈皮;阴虚火旺型去川芎、红花,加玄参、黄芩、龟甲;出血新鲜、水肿渗出甚者去桃仁、红花,加茯苓、泽泻、车前子、白茅根。

制用法 每天 1 剂,水煎服。1 个月为 1 个疗程。

疗效 用上药治疗视网膜静脉阻塞 86 例 101 只眼,用 1～2 个疗程,治愈 42 眼,显效 23 眼,好转 19 眼,无效 17 眼。

【处方 3】 通脉复明饮(含石决明、当归、丹参、桃仁、红花、菊花、鸡血藤、川芎、柴胡、栀子、青葙子、赤芍、白芍),随症加减。

制用法 两组各 20 例 20 只眼。治疗组用本方,每天 1 剂水煎服。与对照组均用血塞通 500mg,三磷腺苷 40mg,辅酶 A、维生素 C、弥可保,静脉滴注;眼底荧光血管造影显示有无灌区(或有新生血管)用眼底激光治疗。均 14 天为 1 个疗程。

疗效 应用上药治疗视网膜中央静脉阻塞患者,用 2～3 个疗程后,两组分别治愈 5 例、1 例,显效 9 例、5 例,有效 5 例、10 例,无效 1 例、4 例。眼底出血两组分别完全吸收 13 例、3 例,部分吸收 7 例、14 例,未吸收 3 例(为对照组)。

【处方 4】 生三七粉 3～5g。儿童剂量酌减。

制用法 将上药每天 3 次冲服。用沃丽汀片(卵磷脂络合碘)2 片,每天 3 次口服;常规用维生素 C、芦丁、肌苷;降脂、降糖、降压等。15 天为 1 个疗程,疗程间隔 3～4 天。

疗效 应用上药治疗视网膜静脉阻塞 43 例 43 只眼,用 2～3 个疗程,治愈 27 眼,显效 11 眼,好转 3 眼,无效 2 眼,总有效率为 95.3%。

【处方 5】 黄芪、赤芍、茺蔚子各 15g,当归、地龙干、石菖蒲、郁金各 9g,红花、川芎、桃仁各 10g。

加减 眼底出血量多去桃仁、红花,加三七粉、茜草;水肿甚加薏苡仁、车前子、益母草等;气血虚甚合八珍汤。

制用法 治疗组 31 例 31 只眼,将上药水煎服,每日 1 剂。与对照组 29 例 29 只眼,均行激光光凝治疗。均 30 天为 1 个疗程。

疗效 应用上药治疗视网膜静脉阻塞患者,疗效、视力两组分别治愈 9 眼、3 眼,10 眼、3;显效 16 眼、8 眼,15 眼、7

眼。视网膜循环时间治疗后两组均明显缩短（$P<0.01$）。

急慢性泪囊炎

【处方1】 炙全蝎3g,陈皮1.5g。

制用法 将上药共研为细末,装入瓶内备用。用时,每日服1.5g,1次顿服。

疗效 用上药治疗急性泪囊炎患者10例,均获痊愈。

【处方2】 板蓝根、夏枯草、金银花各20g。

制用法 将上药水煎,每天1剂,分2次或3次服。5剂为1个疗程。

疗效 用本方治疗急性泪囊炎患者38例,经用药5～10剂,均获治愈。

【处方3】 全蝎。

制用法 取全蝎适量,在瓦片上焙干,研末备用。成年人每次6～9g,小儿减半,以温白酒或黄酒送服,儿童用温开水送服。每日1次或2次,3天为1个疗程。

疗效 用上药治疗急慢性泪道疾病(包括泪道阻塞、泪小管炎、慢性泪囊炎、急性泪囊炎等)19例,平均3～4天均获显效。

【处方4】 金银花、野菊花、蒲公英各15g,紫花地丁、紫背天葵各12g。

制用法 治疗组54例54只眼,行人工鼻泪管置入术。术后第2天,用上药水煎服,每日1剂。7天为1个疗程,用4个疗程。术后<1周,每天冲洗泪道;1周后,每周冲洗泪道,用4周;以后每月冲洗泪道。对照组51例51只眼,行鼻腔泪囊吻合术,3天后换药;术后常规止血,抗感染;7天后拆线及冲洗泪道,以后每月冲洗泪道。

疗效 应用上药治疗慢性泪囊炎患者,随访5～18个月,结果:两组分别痊愈50眼、49眼,有效2眼、1眼,无效2眼、1眼,总有效率为96.3%,98.0%。

睑 腺 炎

【处方1】 天花粉、天南星、生地黄、蒲公英各等量。

制用法 将上药共焙干后,研成细粉,用食醋和液状石蜡调成膏状,经高压消毒后备用。用时,根据睑腺炎(麦粒肿)的大小,用不同量的膏剂,涂在纱布或胶布上敷贴局部,每天换药1次。

疗效 用上药治疗睑腺炎(麦粒肿)患者143例,均在用药1～5次获得痊愈。

【处方2】 天南星、生地黄各等份。

制用法 将上药共研为细末,用蜂蜜调匀即成。外敷同侧太阳穴。

疗效 用上药治疗睑腺炎(麦粒肿)患者40例,治愈39例。一般外敷1～4次即有效。

【处方3】 金银花、蒲公英各15g,白芷、薄荷各8g,苍术12g。

制用法 将上药加水250ml,盖严煎沸后取汁置小口玻璃杯内熏眼,不断做瞬目动作。每次熏10～15分钟,每天熏3次或4次。药液可重复使用。每天1剂。

疗效 用本方治疗睑腺炎(麦粒肿)患者98例,均在用药3～5天内治愈。

【处方4】 秦皮、野菊花、玄参、生地黄各25g,黄芩、牛膝、黄连各10g,枳实、生大黄、牡丹皮、天花粉各8g,蝉蜕、生甘草各6g。

制用法 将上药除生大黄外,均用冷水浸泡20分钟,用文火煎,待开后,再入生大黄,加凉水少许,二煎后即取出,每天1剂,分早、中、晚3次冷服。

疗效 用本方治疗睑腺炎(麦粒肿)患者75例,用药5～6剂后,其中治愈者73例,有效者2例。

【处方5】 鸭跖草适量。

制用法 取新鲜鸭跖草洗净,在酒精灯上烘烤其一端,用无菌瓶收集其滴出液备用。用时,取汁滴入眼内1滴或2滴,然后闭目5～10分钟。每天2次或3次。早期应用,效果更好。

疗效 用本方治疗睑腺炎(麦粒肿)患者91例,一般2～4天即可获得痊愈。滴上药后即觉舒适清凉,摩擦不适感可显著减轻。

【处方6】 紫花地丁、半边莲、鱼腥草、金银花各15g,败酱草、野菊花各12g,赤芍、白芷、桑叶、蝉蜕各10g,荆芥、生甘草各6g。

加减 若气血两亏者,加生黄芪、当归各12g;若脓成未溃者,加炒穿山甲、皂角刺各10g;若大便秘结者,加生大黄(后下)、玄明粉(冲服)各6g。

制用法 将上药水煎3次后合并药液,分2次或3次口服。每天1剂。5剂为1个疗程。

疗效 用本方治疗睑腺炎(麦粒肿)患者66例,经服药1～3个疗程后,均获治愈。

【处方7】 青蛛散。

制用法 两组各84例。治疗组用青蛛散(含青黛5份,蜈蚣4份,黄柏3份,冰片1份。研细末)适量,凉开水调敷患处,3天换药1次,2次为1个疗程。并用五味消毒饮加减:金银花、野菊花各20g,紫花地丁、蒲公英各15g,白芷、红花各10g,川芎9g,枳壳6g。红肿甚者加连翘、生大黄;痛甚者加延胡索;反复发作加党参、白术。每天1剂,水煎分3次餐后服。

对照组用抗生素,口服;抗生素眼液、眼膏,点眼。均7天为1个疗程。

疗效 用上药治疗睑腺炎(麦粒肿),用1个疗程,两组分别治愈81例、74例,好转2例、4例,无效1例、6例,总有效率为98.8%、92.9%($P < 0.05$)。

流行性出血性结膜炎

【处方1】 生石膏、大青叶、板蓝根、夏枯草各20g,野菊花、赤芍、柴胡、茯苓、紫草、木通、川芎、生大黄、荆芥各10g,薄荷、生甘草各6g。

制用法 将上药水煎后分早、晚2次服,每天1剂。煮沸后宜先用药液的热汽熏眼(以能忍受为度)。每天2次。

疗效 用本方治疗流行性出血性结膜炎患者85例,其中用药3～5天治愈者38例,6～10天治愈者40例,11～15天治愈者7例。

【处方2】 忍冬藤、板蓝根、蒲公英、野菊花、夏枯草各20g,谷精草、赤芍、桑皮、连翘、白蒺藜各15g,薄荷、生甘草各8g。

加减 若头痛、咽痛甚者,加白芷、蔓荆子、牛蒡子各10g;若结膜充血水肿甚者,加茯苓、猪苓、茺蔚子各10g;若结膜下出血者,加地榆、茜草、大蓟各10g;若角膜上皮剥脱者,加龙胆、蝉蜕各10g;若大便秘结者,加生大黄(后下)、玄明粉(冲服)各6g。

制用法 将上药水煎3次后合并药液,分2次或3次口服。每天1剂。小儿剂量酌减。

疗效 用本方治疗流行性出血性结膜炎患者159例,其中痊愈157例,无效2例。痊愈的157例中,用药2天治愈者39例,3天治愈者48例,4天治愈者60

例,5 天治愈者 10 例。

【处方 3】 双花滴眼液(含金银花、菊花、紫花地丁、熊胆、冰片、蜂蜜)。

制用法 治疗组 200 只眼,用双花滴眼液;对照组 100 例 200 只眼,用吗啉胍滴眼液;每次均 1 滴或 2 滴,每天 10 次。连续用 8 天。

疗效 用上药治疗流行性结膜炎,两组分别痊愈 148 只、96 只眼,显效 46 只、32 只眼,有效 6 只、34 只眼,无效 38 只眼(为对照组),总有效率为 100%、81.0%($P<0.01$)。

【处方 4】 活水蛭、生蜂蜜。

制用法 取活水蛭 3 条,置于生蜂蜜 6ml 中,6 小时后将浸液倒入清洁瓶内备用。每天滴眼 1 次,每次 1 滴或 2 滴。

疗效 用上药治疗急性结膜炎 380 例,均全部治愈。治愈时间最短 1 天,最长 5 天。

干 眼 症

【处方 1】 保视丸(含生地黄、熟地黄、白芍、川芎、夏枯草、麦冬、天冬、沙参、菊花、女贞子、决明子、桑葚各 15g,石斛 18g,甘草 10g)。

制用法 用自拟保视丸 10g,每天 3 次口服。用 6~18 天观察治疗效果。

疗效 应用上药治疗干眼症,视疲劳 400 例,治愈 320 例,好转 50 例,有效 30 例。

【处方 2】 菟丝子、女贞子、当归、知母、生地黄、熟地黄、麦冬各 12g,决明子、枸杞子、夏枯草各 15g,五味子、菊花各 10g。

制用法 两组各 46 例。治疗组将上药水煎分 3 次服,每天 1 剂。20 天为 1 个疗程。与对照组均用泪然眼液、氧氟沙星眼液,每天 3 次滴眼。

疗效 采用上药治疗干眼症患者,两组分别治愈 21 例、5 例,显效 16 例、7 例,有效 6 例、22 例,无效 3 例、12 例,总有效率为 93.5%、73.9%。

【处方 3】 润目灵雾化剂(含鬼针草 30g,枸杞子 15g,菊花 6g,加水 400ml,煎煮至 200ml,取滤液)。

制用法 治疗组 25 例 50 只眼,用润目灵雾化剂 20ml;对照组 23 例 46 只眼,用注射用水 20ml;均加入 S-888 E 型超声波雾化器内喷雾,每次 20 分钟,每天 1 次;4 周为 1 个疗程。

疗效 应用上药治疗干眼病患者,用 1 个疗程后,两组分别显效 2 例(为治疗组),有效 16 例、9 例,无效 7 例、14 例。眼部主观症状(干涩、眼红、视疲劳、异物感)积分、基础泪液分泌两组治疗前后自身比较、畏光症状的积分、泪膜破裂时间、泪流量治疗组治疗前后比较、均差有统计学意义($P<0.05$)。

【处方 4】 党参、枸杞子各 12g,香附、牡丹皮、茺蔚子各 15g,熟地黄 24g,当归 30g,川芎 9g,生甘草 3g。

加减 热甚熟地黄易生地黄,加桑叶、菊花;胃热甚加知母、生石膏;气虚加黄芪;肺阴不足加玄参、麦冬。

制用法 每日 1 剂,水煎餐后服。并用玻璃酸钠滴眼液,每天 5 次滴眼;结膜炎用氧氟沙星眼液,每天 5 次滴眼。10 天为 1 个疗程。禁酒,禁大蒜等辛辣食物。

疗效 应用上药治疗干眼症 64 例,用 3 个疗程,结果:治愈 24 例,显效 36 例,无效 4 例,总有效率为 93.7%。

视 神 经 炎

【处方 1】 党参、丹参、赤芍各 20g,

柴胡、白芍、黄芪、全当归各 15g,生地黄、茯苓、升麻、香附、玄参、车前子、白术各 10g,生甘草 5g。

制用法 将上药水煎 3 次后合并药液,分早、晚 2 次服。每天 1 剂。5 剂为 1 个疗程。

疗效 用本方治疗视神经炎患者 26 例,视力均恢复正常。其中,服药 2 个疗程者 8 例,服药 3 个疗程者 16 例,服药 4 个疗程者 2 例。

【处方 2】 全当归、生地黄、熟地黄各 20g,野菊花 25g,酒黄芩、黄柏、知母各 12g,赤芍、玄参、丹参、决明子、川芎各 10g,水牛角粉(冲服)1.2g。

加减 若病程不长者,可加金银花、防风、蒲公英各 10g;若病程久者,加红花、桃仁各 10g。

制用法 将上药水煎 3 次后合并药液,分 2 次或 3 次口服。每天 1 剂。1 周为 1 个疗程。

疗效 用本方治疗视神经炎患者 38 例,经用药 1~3 个疗程后,其中视力恢复正常者 35 例,未达到正常者 3 例。视力恢复正常后,经随访 1 年,未见下降。

【处方 3】 牡丹皮、栀子、柴胡各 10g,当归、白芍、茯苓、白术各 15g,薄荷 5g,甘草 3g,生姜 3 片,大黄、桃仁、红花各 9g,石菖蒲 6g。

制用法 将上药水煎 3 次后合并药液。分早、晚内服,每天 1 剂,10 天为 1 个疗程。

疗效 应用加味丹栀逍遥散治疗急性视神经炎 36 例,其中治愈 12 例,显效 14 例,好转 9 例,无效 1 例,总有效率为 97.2%。

【处方 4】 当归、龙胆、生地黄、石斛各 12g,芦荟、黄芩、赤芍、石菖蒲、白芷各

9g,栀子、白术各 10g,大黄、甘草各 6g,泽泻 15g。

加减 神经盘水肿甚者加车前子、茯苓;充血甚伴出血者加三七粉、丹参。

制用法 每天 1 剂,水煎服。并用抗生素、糖皮质激素、能量合剂、血管扩张药静脉滴注。1 周后,激素渐减量,再用 10 天。10 天为 1 个疗程。

疗效 用上药治疗急性视神经炎 30 例 31 只眼,用 2 个疗程,显效(视盘充血水肿消退,视力、视野基本恢复)24 只眼,有效 6 只眼,无效 1 只眼,总有效率为 96.8%。

【处方 5】 红参(另煎)、白术、当归、木香各 15g,黄芪 20g,龙眼肉、酸枣仁各 30g,茯神 12g,远志、甘草各 10g。

制用法 2 天 1 剂水煎后,分 3 次口服。10 天为 1 个疗程。

疗效 应用归脾汤治疗急性球后视神经炎 56 例,痊愈 32 例,好转 19 例,无效 5 例。

【处方 6】 当归、菊花各 10g,川芎、薄荷、密蒙花、甘草各 6g,天麻、连翘、枸杞子、白芷各 12g。

加减 肝经实热加钩藤、磁石、石决明;肝郁气滞加桃仁、牡丹皮、红花;阴虚内热加黄芩、玄参、生地黄;气血两虚加人参、黄芪、阿胶。

制用法 治疗组 32 例 40 只眼,每天 1 剂水煎服;3 周为 1 个疗程,疗程间隔 7 天,用 2~3 个疗程。与对照组 32 例 38 只眼,均用地塞米松 10mg,静脉滴注,每天 1 次;5 天后改用泼尼松片,逐渐减量,用 2 个月。用头孢唑林钠 3.0g,静脉注射,每天 2 次;地塞米松 2.5mg,利多卡因 0.2ml,每天 1 次眼球后注射;用 5 天。维生素 B_1 0.1g,维生素 B_{12} 0.5mg,每天 1

次肌内注射;用 10 天。

疗效　应用上药治疗视神经炎患者,两组分别治愈 23 眼、20 眼,有效 14 眼、13 眼,无效 3 眼、5 眼,总有效率为 92.5%,86.8%(P<0.05)。

视神经萎缩

【处方 1】　党参、白术、茯苓、麦冬、当归、枸杞子、柴胡、陈皮、丹参、赤芍、槟榔各 10g,升麻、枳壳、五味子各 5g,甘草 3g。

制用法　每日 1 剂,水煎服。并取主穴:承泣、睛明;配穴:太阳、风池、攒竹、上星、百会。针刺,平补平泻法,留针 30～40 分钟,每日 1 次;12 天为 1 个疗程。

疗效　用上药治疗视神经萎缩 35 例,临床显效(视野复常,视力>5.0)19 例,有效 13 例,无效 3 例,总有效率为 91.4%。

【处方 2】　当归、生地黄、赤芍、白芍、丹参各 15g,川芎、桃仁、地龙各 10g,桔梗、升麻各 6g,细辛 3g。

加减　体虚加党参;病久加麝香;便秘加大黄;热象加黄芩、菊花。

制用法　每天 1 剂,水煎服。并用 B 族维生素,能量合剂(或脑蛋白水解物注射液)。

疗效　中西医结合治疗视神经萎缩 22 例 26 只眼,用 2 个月后,显效 10 眼,有效 16 眼。

【处方 3】　王不留行。

制用法　治疗组 5 例 58 只眼,取耳穴:眼、目₁、目₂、肝、脾、肾、皮质下、内分泌。用王不留行穴位贴压。每日按压 4～6 次,每次 5 分钟,至耳郭有发热胀感。3 日换药 1 次,两耳交替使用。10 次

为 1 个疗程。并用牡丹皮、炒栀子、当归、红花、柴胡、炒白术、薄荷(后下)、石斛、枳壳各 10g,枸杞子、茺蔚子、女贞子各 15g,炒白芍 18g,石决明(先煎)24g。每日 1 剂,水煎服,20 日为 1 个疗程。对照组 43 例 49 只眼,用曲克芦丁、肌苷各 0.2g,地巴唑、维生素 B₁ 各 10mg,每日 3 次,口服。20 日为 1 个疗程。

疗效　应用上药治疗视神经萎缩患者,用 60 日后,两组分别显效(视力提高 ≥4 行,视野扩大≥15°角)2 眼、1 眼,有效 44 眼、21 眼,无效 12 眼、27 眼,总有效率为 79.3%,44.9%。治疗组疗效明显优于对照组(P<0.05),视野有效率分别 61.9%,22.6%(P<0.05)。

葡萄膜炎

【处方 1】　丹参 30g,熟地黄、柴胡各 10g,决明子、连翘各 15g,黄芪 6g。

制用法　每天 1 剂,水煎服。并用 1%百力特滴眼液,每小时 1 次;复方托吡卡胺滴眼液,每天 3 次;滴患眼。症甚用混合散瞳剂,球结膜下注射。

疗效　用上药治疗人工晶体置入术后退发性葡萄膜炎 24 例,临床痊愈 14 例,显效 7 例,好转 3 例,总有效率为 100%。

【处方 2】　柴胡、蔓荆子、荆芥、防风、黄连、栀子各 10g,龙胆 8g,黄芩、赤芍各 12g,生地黄 15g,甘草 5g。

制用法　治疗组 54 例 58 只眼,将上药水煎取液。患者坐位(或仰卧位),将药液浸湿的两块纱布置于眼睑,用 DY-多功能眼病治疗仪离子导入 15 分钟,每天 1 次,交替使用极佳。与对照组 53 例 59 只眼,均用典必殊眼液,每天 4 次点患眼;1%阿托品眼膏,每天 2 次涂患眼。均 2

周为 1 个疗程。

疗效　应用上药治疗前葡萄膜炎患者，用 2 个疗程，随访 6 个月。结果：两组分别治愈 42 眼、28 眼($P<0.05$)，显效各 14 眼，有效 2 眼、17 眼。

青　光　眼

【处方 1】　芦荟 60g，丁香、黑牵牛子、野菊花、决明子各 50g，磁石 100g。

制用法　将上药共研为极细末，过 120 目筛后，装入胶囊，每粒 0.3g，每服 3～5 粒，宜早、中、晚饭后用白开水送服。

疗效　用本方治疗青光眼患者 85 例，其中痊愈 60 例，有效 12 例，无效 13 例。

【处方 2】　决明子、夏枯草各 20g，车前子、葶苈子、茺蔚子各 15g，桔梗、野菊花、芦根、黄芩、香附、防风各 10g，生甘草 6g。

制用法　每天 1 剂，水煎分 2 次或 3 次服。

疗效　用本方治疗青光眼患者 30 例，经服药 10～20 剂后，痊愈 18 例，有效 3 例，无效 9 例。

【处方 3】　全当归 15g，生地黄、熟地黄、泽泻、土茯苓、猪苓各 12g，牛膝、赤芍、生石决明、生牡蛎、桂枝各 10g，生甘草 6g。

加减　若头痛者，加蔓荆子、白芷各 10g；若失眠者，加柏子仁、酸枣仁各 10g；若大便秘结者，加生大黄（后下）、芒硝（冲服）各 8g；若腹胀、食欲减退者，加鸡内金、广木香、陈皮、白术各 10g。

制用法　将上药水煎，每天 1 剂，分 2 次或 3 次口服。10 剂为 1 个疗程。

疗效　用本方治疗青光眼患者 65 例，经用药 1～3 个疗程后，其中痊愈 50 例，显效 6 例，无效 9 例。

【处方 4】　葶苈子 10g。

加减　体虚者，酌加健脾药。

制用法　将上药水煎分 3 次口服，每天 1 剂；10 天为 1 个疗程。并用 0.25%～0.5% 噻吗洛尔滴眼液滴眼，每天 1 次或 2 次。眼动脉供血不足者，用复方丹参注射液 16g，加 5% 葡萄糖注射液（或右旋糖酐-40）50ml，静脉滴注，每天 1 次；10～14 天为 1 个疗程。

疗效　采用中西医结合治疗开角型青光眼 32 例，眼压复常 30 例，好转 2 例，总有效率为 100%。

【处方 5】　荆芥、防风、半夏、葶苈子、牛膝、当归各 10g，羌活、丹参、柴胡、黄芪各 15g，附子、半夏各 6g，石决明、牡蛎、珍珠母各 30g，全蝎 8g。

加减　失眠心悸加枣仁；胸闷气短加党参、麦冬；轻微（或陈旧性）脑血栓加川芎、红花。

制用法　急性发作期每天 3 剂，酌情递减；病情稳定后，每天 1 剂，用 3 周，水煎服。

疗效　从肝论治原发性青光眼 50 例，治愈 44 例，显效 4 例，无效 2 例，总有效率为 96.0%。

白　内　障

【处方】　熟地黄、制何首乌、当归、赤芍、枸杞子各 15g，山茱萸、夜明砂（包）、红花、菊花各 10g，刺蒺藜、沙苑子、谷精草各 30g。

制用法　治疗组 36 例 66 只眼，每日 1 剂，水煎服。与对照组 40 例 72 只眼，均用维生素 C 0.2g，每天 3 次；维生素 E 0.1g，每天 2 次；白内停 1～3 滴，每天 2～3 次滴眼。

疗效 应用明目退翳汤治疗肝肾阴虚型白内障患者,用 3 个月,两组分别显效 31 眼、22 眼,有效 33 眼、42 眼,无效 2 眼、8 眼,总有效率为 97.0%、88.9%。

角 膜 翳

【处方 1】 芒硝 150g,食醋(白)1500ml。

制用法 将上药混合后,用瓦缸闷浸,不断搅拌,以文火熬干,放入乳钵中研为极细末,过 200 目细筛后,密封玻璃瓶内备用。用时,撒少许药末于结膜囊下,每天 2 次或 3 次。半个月为 1 个疗程。

疗效 用本方治疗各种病变所致的角膜翳患者 67 例(75 只眼),其中角膜云翳 24 只眼,痊愈 15 只,显效 6 只,好转 2 只,无效 1 只,有效率为 95.8%;角膜白斑 10 只眼,好转 6 只,有效率为 60.0%;角膜斑翳 41 只眼,痊愈 27 只,显效 8 只,好转 5 只,无效 1 只,有效率为 97.6%。

【处方 2】 鲜白桑葚 30 个,紫硇砂 15g,冰片 9g,麻油 250ml。

制用法 先将桑葚研细后,加入麻油内,装进消毒瓶中,浸泡 1 周后,再将紫硇砂、冰片研为极细末加入瓶内,不断地用玻璃棒搅拌 10 分钟,继续浸泡 3 天即成,取出瓶内澄清油,装入另一瓶消毒后备用。用时,每次点 1 滴,每天点眼 4 次。10 天为 1 个疗程。

疗效 用本方治疗角膜翳患者 82 例(91 只眼),其中特效 43 例,显效 15 例,有效 22 例,无效 2 例,总有效率为 97.6%。

【处方 3】 活水蛭、蜂蜜。

制用法 活水蛭去尽腹中垢质,入纯蜂蜜中,蜂蜜 1 份,水蛭 2.5～3 份,6～

8 小时后过滤得棕色透明液,外用点眼,每天 3 次或 4 次,每次 1 滴或 2 滴。或制成注射液,行球结膜下注射,一般 0.3～0.5ml,隔天注射 1 次。

疗效 用上药治疗角膜斑翳、粘连角膜斑翳 71 例,显效 26 例,好转 39 例,无效 6 例;治疗各型白内障 124 例,显效 65 例,好转 51 例,无效 8 例;治疗玻璃体混浊 37 例,显效 26 例,好转 9 例,无效 2 例。

上 睑 下 垂

【处方 1】 明天麻 6g,白僵蚕、全蝎、络石藤、海风藤、鸡血藤、制川乌、制草乌、制天南星、炮穿山甲(代)各 4g,野菊花 7g,地龙 5g,酸枣仁 8g,生甘草 3g。

制用法 将上药水煎 3 次后合并药液,分 2 次或 3 次口服,每天 1 剂。10 天为 1 个疗程。

疗效 用本方治疗上睑下垂患者 25 例,经服药 1～2 个疗程后,均获治愈。

【处方 2】 炙黄芪、党参、全当归各 15g,天麻、茯苓、白术、全虫各 10g,柴胡、升麻、青皮、桂枝各 6g,生甘草 5g。

加减 若食欲减退,大便稀薄者,加制附子、炮姜、鸡内金各 6g;若头痛剧烈者,加白芷、蔓荆子各 6g;若口渴、心烦者,加生地黄、麦冬、天花粉各 6g。

制用法 将上药水煎,每天 1 剂,分 2 次或 3 次服。1 周为 1 个疗程。

疗效 用本方治疗上睑下垂患者 39 例,经用药 2～3 个疗程后,其中治愈 35 例,显效 3 例,无效 1 例。总有效率为 97.4%。

【处方 3】 人参、炙黄芪、当归各 12g,路路通、伸筋草、赤芍、防风、白芷、羌活、川芎各 10g,大枣 6 枚,生姜、生甘草各 5g。

制用法　每天 1 剂,水煎分早、晚 2 次服。

疗效　用本方治疗上睑下垂患者 43 例,经服药 10～15 剂后,其中治愈 37 例,显效 3 例,有效 2 例,无效 1 例。

睑　缘　炎

【处方 1】　黄连 12g,黄柏 10g,苦参 20g,生大黄 9g,花椒 3g。

制用法　将上药水煎后过滤去渣,待温热时,用消毒棉签蘸药汁洗涤睑缘患处,每天早、中、晚各洗 1 次。每剂药可用 2 天。用药期间,宜注意眼部卫生,忌酒、烟、辛辣、腥味及其他发物。禁止用手揉擦患处。

疗效　用本方治疗睑缘炎患者 182 例,其中治愈 175 例,有效 7 例。疗程最短为 3 天,最长为 6 天。

【处方 2】　鸡蛋 6 枚,雄黄、冰片、猪胆汁各少量。

制用法　先将鸡蛋洗净煮熟,取蛋黄放铁锅内于炭火上熬炼取油脂约 10ml,去渣后,加入雄黄、冰片、猪胆汁各少许,搅拌均匀备用。用时,先滴一般抗生素类眼药水于结膜囊内,再以消毒的玻璃棒蘸油少许,涂于患部,切勿溅入结膜囊内,闭目片刻即可。每天 1 次,以睡前为佳。5 次为 1 个疗程。

疗效　用本方治疗睑缘炎患者 44 例,经用药 1～2 个疗程后,均获治愈。

【处方 3】　鱼腥草、金银花、蒲公英各 15g,茯苓、车前草、猪苓、连翘各 12g,黄连、黄芩、荆芥、木通各 10g,枳壳、甘草各 6g。

制用法　每天 1 剂,水煎分 2 次或 3 次服。

疗效　用本方治疗睑缘炎患者 23 例,服药 10～15 剂后,均获治愈。

【处方 4】　苦参 45g,白鲜皮、蛇床子各 30g,荆芥、防风各 15g。

制用法　将上药水煎取滤液,熏洗患眼各 15 分钟;每天 3 次。眦角性并用维生素 B$_2$(核黄素)。

疗效　用上药治疗睑缘炎 342 例(498 只眼),痊愈 459 只眼,好转 36 只眼,无效 3 只眼,总有效率为 99.4%。

【处方 5】　滑石、茯苓、黄芩、连翘、枳壳、荆芥、防风、葛根各 10g,车前子 15g,黄连 5g,蒲公英 20g,陈皮 3g。

加减　痒甚者,加地肤子、白鲜皮;睑缘红赤、出血者,加赤芍、牡丹皮。

制用法　每天 1 剂,水煎服。并用金银花 30g,野菊花 10g。水煎取液,热敷、擦洗患眼;继用红霉素(或迪可罗)眼膏,涂于睫毛根部,每天 1 次。2 周为 1 个疗程。

疗效　中西医结合治疗溃疡性睑缘炎患者 12 例,痊愈 10 例,好转 2 例。

【处方 6】　白鲜皮 15g,苦参、野菊花、蛇床子、蒲公英、黄柏、秦皮各 30g。

制用法　每天 1 剂,水煎取液,用硬纸制成锥形置药锅之上,熏蒸患眼 10～15 分钟,继用棉毛巾蘸药液湿敷眼睑 2～3 次。用消风散加减:荆芥、生地黄、苍术各 12g,防风、知母、当归、胡麻仁各 15g,蝉蜕、川芎各 9g,黄芪、生甘草各 6g。随症加减,每天 1 剂水煎服。禁辛辣刺激之品。避免过度用眼。

疗效　中药熏敷加内服治疗慢性睑缘炎 36 例 50 只眼,痊愈 30 例 41 眼,好转 5 例 7 眼,无效 1 例 2 眼,总有效率为 97.2%。

【处方 7】　凤凰油膏(含煅炉甘石、

硼砂各20g,冰片5g)。

制用法 上药共研为极细末,用熟鸡蛋黄3枚,煎后取油,调药末后备用。先用3‰硼酸溶液清洗患处后,用凤凰油膏,每日2~3次外涂患处。10日为1个疗程。禁食辛辣刺激之品。同时用除湿汤加减:荆芥、防风、枳壳各12g,黄芩、连翘、刺蒺藜各15g,滑石、土茯苓各20g,黄连、甘草各6g。随症加减,每日1剂,水煎分3次内服。

疗效 采用外用并配合内服中药治疗慢性睑缘炎患者42例73只眼,用1~4个疗程后,其中痊愈者29例50只眼,好转11例9只眼,无效2例4只眼,总有效率为95.2%。

夜 盲 症

【处方1】 红松针叶适量。

制用法 将上药按1:1的比例加水煮沸40分钟,其煎液加少量糖精即服。每天2次或3次,每次100~200ml。

疗效 用上药治疗夜盲症患者62例,3天内痊愈者58例。个别患者服药后有上腹不适或恶心,多可耐受,无需处理。

【处方2】 苍术适量。

制用法 将苍术研成细末后,装瓶备用。用时,每天3次。12岁以上患者每次口服1g,12岁以下患者每次口服0.5g。

疗效 用上药治疗夜盲、结膜干燥前期、角膜干燥期患者共85例,其中夜盲期42例,服药2~3天症状消失;结膜干燥前期35例,服药3~4天症状消失;角膜干燥期8例,服药4~5天后自觉症状消失。

【处方3】 黏夹草花叶12g,新鲜猪肝60g。

制用法 将黏夹草研为极细末,装入瓶内备用。用时,每次用药末3g,蒸猪肝15g,每天服1次。蒸猪肝时勿放油盐,待服时放少量酱油调味即可。用鸡肝疗效更好。

疗效 用上药治疗夜盲症患者20余例,一般轻症服3次,重症服7次获得痊愈。

近 视 眼

【处方1】 五味子、枸杞子、青葙子各20g,黄芪25g,桑葚、覆盆子各15g,桃仁、红花、鸡血藤、远志、野菊花、决明子各12g,石菖蒲、升麻各10g,冰片0.15g。

制用法 将上药研为极细末,炼蜜为丸,每丸重9g,每次服1丸,白开水送服。每天早、晚各1次。同时,每天做眼保健操3次。2个月为1个疗程。每半个月测视力1次。

疗效 用本方治疗近视眼患者85例,其中视力提高至5.1者12例,5.0者35例,4.9者20例,4.8者5例,4.7者13例。提高视力后,经5~7个月观察,视力未见下降。

【处方2】 草红花200g。

制用法 将草红花加蒸馏水1600ml,浸泡7天后,用滤纸过滤,滤液储于冰箱中,滤渣再用70%乙醇1600ml浸泡7天,用滤纸过滤,弃去滤渣,合并两次浸出液,在水浴上减压浓缩至1600ml,将此浓缩液置冰箱内冷藏7天后过滤,加蒸馏水至2000ml,通过蒸汽灭菌40分钟,加三氯叔丁醇细粉10g,振摇使其溶化。滤纸过滤,分装于10ml灭菌小瓶内。每10ml眼药水相当于红花原生药1g。用于滴眼,每次1滴或2滴,每天3

次或 4 次。半个月为 1 个疗程。每 2 周检查视力 1 次。连续治疗 4 个疗程观察疗效。

疗效 用本方治疗近视眼患者 851 例,双眼视力均在 4.8 或 4.8 以下,其中视力提高到 4.9～5.2 者 640 例,视力增进 1 行或 1 行以上者 121 例,无效者 90 例。

【处方3】 眼康散[含人参、穿山甲(代)、全蝎、菊花、青葙子、密蒙花、草决明、枸杞子、生地黄、牡丹皮、泽泻、山药、山茱萸、白术、知母各等份]。

制用法 上药共研成极细末。用眼康散 16g,每天 2 次冲服,<12 岁酌减,1个月为 1 个疗程。并每节课间看 10m 远的绿树 3 分钟,每晚看星光(阴雨天看500m 外的灯光)15 分钟,长期坚持。

疗效 应用眼康散治疗青少年近视眼 300 例,其中治愈 270 例,显效 21 例,有效 6 例,无效 3 例,总有效率为99.0%。随访 2～20 个月,未见视力下降。

【处方4】 眼康散Ⅱ号[含人参、穿山甲(代)、全蝎、菊花、青葙子、密蒙花、草决明、枸杞子、川芎、石菖蒲、郁金、泽泻各等份]。

制用法 上药制成散剂。每次口服 16g,每天 2 次冲服。<12 岁剂量酌减;1个月为 1 个疗程。并取穴:睛明、攒竹、丝竹空、太阳、风池、合谷、光明。刮痧,每周 1 次,做眼保健操。

疗效 用上药治疗假性近视 400 例 800 只眼,用 1 个疗程,治愈 456 只眼,显效 172 只眼,有效 124 只眼,无效 48 只眼,总有效率为 94.0%。随访 4～20 个月,复发 7 例。

【处方5】 太子参、白术、山楂、枸杞子、石菖蒲各 10g,茯神、远志、茺蔚子、菟丝子各 8g,黄芪 12g。

制用法 治疗组每天 1 剂,将上药水煎服。对照组用 0.25% 托吡卡胺眼液,每天睡前 1 次滴眼。均每天做眼保健操 3 次。

疗效 应用上药治疗青少年假性近视眼患者,用 3 个月后,结果:治疗后 6～12 个月,两组分别治愈 117 例、62 例,有效 45 例、57 例,无效 1 例、44 例,疗效、裸眼视力、近视屈光度治疗组均优于对照组(P<0.05)。

【处方6】 急性子。

制用法 先取耳主穴:心、肝、肾、眼、新眼;配穴:神门、交感、目₂。穴位贴压急性子,每周 1 次,4 次为 1 个疗程。

疗效 应用耳穴贴压急性子治疗青少年近视眼 295 例共 424 只眼,经治疗 1～4 个疗程后,其中痊愈者 188 只眼,显效者 134 只眼,进步者 96 只眼,无效者 6 只眼,总有效率为 98.6%。抽样 69 只眼与对照组 69 只眼不贴压耳穴比较疗效具有显著性差异(P<0.01)。痊愈者中抽样 59 只眼随访 1 年与正常眼比较无显著性差异(P>0.05)。

后天性眼外肌麻痹

【处方1】 桃仁、红花各 4.5g,当归、赤芍、僵蚕、全蝎、白附子各 9g,生地黄、地龙 15g,川芎 12g,防风 6g。

加减 感染早期加金银花、蒲公英;高血压阴虚阳亢加钩藤、草决明、夏枯草;糖尿病加山药、葛根、黄精、黄芪。

制用法 每天 1 剂,水煎服。并用维生素 B₁ 100mg,维生素 B₁₂ 500μg。每天 1 次肌内注射。肌苷 0.4g,三磷腺苷 40mg,胞磷胆碱 0.5～0.75g(或脑活素

10～20ml）；葛根素 0.3g，加生理盐水 250mg；静脉滴注，每天 1 次。10 天为 1 个疗程。糖尿病西药控制血糖。

疗效　中西药结合治疗后天性眼外肌麻痹 33 例，用 1～3 个疗程，痊愈 27 例，好转 4 例，无效 2 例，总有效率为 93.9%。

【处方 2】　生地黄、黄芪、赤芍、菊花各 15g，当归、川芎、僵蚕、地龙、桃仁、防风各 10g，全蝎、甘草各 6g。

制用法　每天 1 剂，水煎服。

疗效　采用上药治疗外伤性眼外肌麻痹 56 例，用 10 天～2 个月，治愈 49 例，好转 5 例，无效 2 例，总有效率为 96.4%。

二、耳鼻咽喉科

中 耳 炎

【处方 1】　海螵蛸 1g，麝香、冰片各 0.3g，黄连 1.5g。

制用法　将上药共研为细末，置于有盖的干净小瓶内，加注射用水 5ml 浸泡备用。如脓液中央有血液者，可加红花 0.5g。用时，在耳垂后凹处轻轻挤压排出脓液，然后滴入 5 滴药液。患侧耳道向上，静卧 10 分钟再活动。每天滴药 3 次。

疗效　用上药治疗急性化脓性中耳炎患者 13 例，均获治愈。疗程 3～5 天。治疗慢性化脓性中耳炎患者 10 例，其中痊愈 9 例，好转 1 例。疗程 7～10 天。

【处方 2】　冰片 1.2g，枯矾 1.8g，苦参、黄柏各 6g，芝麻油 45ml。

制用法　先用铁勺将芝麻油煎沸，然后放入苦参、黄柏，待炸焦变黑再捞出。待油凉后，再加入已研为细粉的冰片、枯矾，搅拌均匀，储瓶内备用。用时，先用过氧化氢液洗耳内的分泌物，洗净后，滴入药液，每天 1 次或 2 次，每次 2 滴或 3 滴。

疗效　用上药治疗化脓性中耳炎患者 21 例，其中治愈 17 例，显效 3 例，无效

1 例。一般 3～7 天获愈，最长为 12 天。

【处方 3】　黄连滴耳液（含黄连、生大黄各 100g；水煎，取浓缩滤液 400ml，加枯矾 10g，溶化，取滤液，加 95% 乙醇 10ml，冰片 15g，甘油 500g；再加蒸馏水至 1L）。

制用法　先用 3% 过氧化氢液清除脓液后，用黄连滴耳液 3～5 滴，每天 3 次滴耳。并对症处理。连续用药至症状消失。

疗效　应用黄连滴耳液治疗化脓性中耳炎 82 例，其中治愈 52 例，好转 27 例，无效 3 例，总有效率为 96.3%。

【处方 4】　柴胡、石菖蒲、泽泻、赤芍各 15g，川芎、香附、枳壳、丝瓜络、木通各 10g，甘草 6g。

制用法　本方亦可随症加减。每天 1 剂，水煎服。7 天为 1 个疗程。并用 EBH-Ⅳ 型微波治疗仪，将辐射探头插入外耳道，对准中耳，理疗量 5～15W，每次 10～20 分钟，以患者有温热感为度，每天 1 次。3～7 天为 1 个疗程。

疗效　应用上药治疗分泌性中耳炎 160 例，用 1～2 个疗程，治愈 130 例，好转 26 例，无效 4 例，总有效率为 97.5%。

【处方 5】　黄芪 20g，白术、茯苓、赤

芍、防风、白芷、蒲公英、川芎各 10g,人参、皂角刺各 8g,金银花、当归各 12g,甘草 6g。

加减 肝胆火盛加龙胆草、柴胡、黄芩、栀子;脓甚加天花粉、桔梗;痛甚加三七、冰片、延胡索。

制用法 治疗组 32 例,每天 1 剂水煎服。与对照组 32 例,均用阿莫西林胶囊 500mg,每天 3 次口服;3% 过氧化氢溶液清洗耳道后,用 0.3% 氧氟沙星滴耳液,每天 2 次滴耳,均 5 天为 1 个疗程。

疗效 中西医结合治疗单纯型慢性化脓性中耳炎,用 3 个疗程,两组分别痊愈 15 例、10 例,显效 14 例、11 例,有效 3 例、11 例。

【处方 6】 生黄芪、白术各 20g,茯苓 30g,法半夏 9g,陈皮 15g,白芷、生甘草各 6g,石菖蒲、川芎、郁金、赤芍各 10g,牡丹皮 12g。

加减 脾虚湿盛生黄芪、白术增量,加生薏苡仁;湿热甚加黄芩、竹茹、枳实、全瓜蒌;湿甚加猪苓、泽泻。

制用法 治疗组 45 例,将上药水煎服,每日 1 剂。7 天为 1 个疗程,用 3 个疗程。对照组 42 例,用抗生素(头孢或阿奇霉素),口服;鼓膜穿刺抽液后,用冲洗液(含 α-糜蛋白酶、地塞米松、生理盐水)5ml,冲洗耳腔。

疗效 应用上药治疗化脓性中耳炎,两组分别治愈 31 例、23 例,显效 8 例、9 例,有效 4 例、3 例,无效 2 例、7 例,总有效率为 95.6%、83.3%。

【处方 7】 黄连。

制用法 将黄连研为极细末,放入消毒瓶内密闭备用。用时,先用过氧化氢溶液及生理盐水清洁耳道,擦干后将黄连粉吹入耳道,每日 2 次。

疗效 据报道,李连秋采用黄连粉治疗中耳炎患者 80 例(其中化脓性中耳炎患者 37 例,单纯性中耳炎患者 43 例),痊愈者 70 例,显效者 10 例,总有效率为 100%。据临床观察,一般用药 2~7 次即可获效。

小儿中耳炎

【处方 1】 黄连 30g,大黄 50g,白矾、石膏、龙骨各 100g,冰片 10g。

制用法 先将黄连、大黄焙干研极细末,再将白矾、石膏、龙骨火煅后加入冰片共研成粉,上述各药混合,过 100 目筛,高压消毒 30 分钟储瓶备用。用时,以棉签蘸 3% 过氧化氢溶液洗去患耳脓液及痂皮,再以 75% 乙醇棉球拭净患处。每天 3 次或 4 次,吹入上药少许,直至痊愈。

疗效 用上药治疗小儿中耳炎 27 例,其中痊愈 21 例,有效 5 例,无效 1 例。治疗时间最短者 3 天,最长者 10 天,平均治愈时间为 6 天。

【处方 2】 青黛、黄连、黄柏各 20g,枯矾 15g,冰片 3g,芝麻油 150ml。

制用法 先将上药共研为极细末,将煎开的芝麻油 150ml 冷却至温热时,加入药末搅拌均匀,装瓶备用。用时,先清洁患耳脓液后,蘸取药液滴入患部,每次 2 滴或 3 滴,每天 3 次。3 天为 1 个疗程。

疗效 用本方治疗小儿中耳炎患者 38 例,经用药 1~2 个疗程后,均获治愈。

【处方 3】 黄连、五倍子各 10g,冰片 2g。

制用法 将上药共研为极细末,装入瓶内备用。用时,先清洁患耳,再吹入药末至耳内。每天 2 次或 3 次。

疗效 用上药治疗小儿中耳炎患者43例,一般用药3～5天痊愈,无任何不良反应。

【处方4】 石榴花、冰片。

制用法 取石榴花数个,焙干研末过罗,冰片适量,研末过罗,按5:1比例混合,装瓶密封备用。治疗时先将患耳用药棉拭去脓液,然后再滴入过氧化氢溶液,清洁耳道,再用药棉擦干,用小管将药粉吹入耳内,每天2次。

疗效 用上药治疗小儿中耳炎20例,全部获得治愈。一般用药7天可愈。

鼓 膜 炎

【处方】 荜茇、白芷、细辛、花椒、高良姜、冰片各3g,60%乙醇(酒精)30ml。

制用法 将前6味药研末后,置入乙醇中浸泡1～2天,过滤,取滤液备用。用药前常规消毒外耳道,取以上药液滴耳,每天3次,每次1～3滴。

疗效 用上药治疗大疱性鼓膜炎35例,3天内治愈18例,显效3例,有效10例,无效4例。

鼓 膜 穿 孔

【处方1】 大蒜膜适量。

制用法 采用蒜膜刺激鼓膜增生术。先以75%乙醇棉棒擦洗外耳道,除去皮屑及耵聍,注意勿使乙醇进入鼓室。按穿孔大小,用手术刀剥取蒜膜,用枪状镊子将蒜膜附在穿孔位置上,如有缝隙错位,可用棉棒轻轻正位。蒜膜补上时有刺激感,霎时消失。补后用脱脂棉堵塞外耳道,7天至2个月复诊观察鼓膜生长情况,根据情况可用抗生素控制炎性反应。

疗效 用上药治疗中耳炎引起的鼓膜近期外伤性穿孔患者20例,其中治愈17例,无效3例。

【处方2】 鼓膜再生液(含黄芩、黄柏、赤芍、黄芪、白及各10g,血竭6g。均研末,加麻油50ml,浸泡24小时。加热至黑黄色,取滤油)。

制用法 患者平卧,患耳向上,用鼓膜再生液0.5ml滴外耳道,用鼓气耳镜加压1次或2次,静卧5分钟。陈旧性鼓膜穿孔先用卷棉子蘸50%三氯醋酸涂抹穿孔边缘。每天1次,10天为1个疗程。

疗效 应用自制鼓膜再生液治疗鼓膜穿孔68例,用1～3个疗程后,其中治愈48例,好转14例,无效6例,总有效率为91.2%。

【处方3】 耳炎灵。

制用法 先将外耳道清洗,有脓性分泌物需清洗中耳腔后,用耳炎灵(含黄连、黄芩、黄柏、大黄、苦参各20g。加香油500ml,浸24小时,炸至药呈黑黄色,去渣,加石蜡50ml,冰片6g,搅匀),浸棉球、贴敷患处,用3～5天(无炎症用1天);再用碘仿纱条贴敷患处,用15～20天后观察效果。

疗效 用上药治疗鼓膜穿孔356例,治愈338例,好转18例,总有效率为100%。

耳咽管阻塞

【处方】 炙麻黄5g,杏仁、红花、桃仁、路路通、蝉蜕各10g,石菖蒲、防己、葶苈子各8g,川芎6g,生甘草4g。

制用法 将上药水煎3次后合并药液,分2次或3次口服,每天1剂。

疗效 用本方治疗耳咽管阻塞患者67例,其中临床治愈50例,显效8例,有效6例,无效3例。治愈的50例中,服药

5～10 剂者 14 例,11～15 剂者 20 例,16～20 剂者 11 例,21～25 剂者 5 例。治疗期间,未见不良反应。

耳郭软骨间积液

【处方】 石膏粉适量。

制用法 先以耳郭病变膨隆处为中心,用 2％碘酊、75％乙醇严格消毒后,用 5ml 注射器于膨隆中心处稍下方穿刺抽净积液,拔针后在孔处涂少许碘酊。然后在外耳道入口处塞一消毒棉球,以防石膏流入(固定好后则取出,以免影响听力)。将石膏粉内加入少许棉絮用温水调成糊状,除耳垂外,将耳郭用石膏均匀地包裹加固定,待片刻即可干固,1 周后拆除石膏即愈。

疗效 用上药治疗耳郭软骨间积液患者 58 例,均获治愈。仅 10 例耳郭皮肤有不同程度增厚。

耳郭假性囊肿

【处方 1】 芙蓉叶、夏枯草、生大黄、泽兰、黄连、黄芩、黄柏各 100g,冰片 5g,凡士林适量。

制用法 将上药共研为极细末后,加入凡士林内搅拌均匀成膏状,装瓶内备用。用时,取药膏适量敷于患处,用消毒纱布将耳郭包好,1～2 天换药 1 次,至愈为止。

疗效 用本方治疗耳郭假性囊肿患者 22 例,均获治愈。其中,敷 3 次治愈者 9 例,4 次治愈者 6 例,5 次治愈者 7 例。

【处方 2】 栀子、大黄、白矾、雄黄。

制用法 将上药按 8：4：4：1 的比例研成末,用时与凡士林调成 50％软膏,外敷,覆盖消毒纱布。阳证者药膏中去雄黄,每隔 2～3 天换药 1 次。直至痊愈为止。

疗效 用上药治疗耳郭假性囊肿 22 例,除 2 例分别治疗 6 天、11 天中断治疗外,余均获痊愈。治愈时间平均为 11.7 天,换药 4～6 次。

耳郭血肿

【处方 1】 鲜鱼腥草全草(根茎叶)约 30g。

制用法 将上药洗净泥沙,再用二道淘米水洗 1 次,取出捣烂如泥,敷于耳郭血肿局部,再用纱布包好即可。每天换药 1 次。敷药前不需皮肤常规消毒及穿刺抽出内容物。

疗效 笔者用上药治疗耳郭血肿患者 5 例(5 只耳)均于敷药 2～3 天后获治愈。

【处方 2】 生大黄 100g,田三七 50g。

制用法 将上药共研为极细末,装瓶备用。用时,以黄酒调药末成糊状,外敷于耳郭血肿局部,再用敷料和胶布固定。每天换药 1 次。

疗效 用本方治疗耳郭血肿患者 16 例,经用药 3～5 天即获痊愈。

耳软骨膜炎

【处方 1】 南通蛇药、云南白药各适量。

制用法 用药量根据病变范围大小决定,一般用蛇药片 4～12 片,用 75％乙醇适量浸泡研碎,加入云南白药 0.1～0.3g,调成稀糊状敷于耳郭前后。涂药范围应超过炎症区 1cm,待药半干后,用纱布包好,胶布固定,药干燥后,可用乙醇将纱布浸湿 1 次,巩固其药效。每天换药 1 次,待炎症消退后,仍须继续敷药 2

次或 3 次。对于感染较重者,应合并使用抗生素,对有脓者先切开排脓,同时外敷,切口处不敷药。对于浆液性耳软骨膜炎,抽液后用本药外敷,不但能消炎止痛,消肿,而且药干后成为硬块状,有如石膏固定加压作用,能促使积液腔缩小,达到粘连愈合目的。此法对早期病例效果特好,对严重病例采用抗生素及切开排脓的同时,合并使用本药外敷,可缩短疗程。对于浆液性者,治疗比用石膏固定及液腔内注入高渗糖盐水效果更为理想,无痛苦。

疗效 用上药治疗耳软骨膜炎患者 19 例,均获治愈。其中用药次数最少者 4 次,最多者 19 次。

【处方 2】 茯苓 15g,陈皮、炙甘草各 6g,制半夏、白芥子各 12g。

制用法 将上药水煎,每天 1 剂,分 2 次服,至痊愈为止。

疗效 用上药治疗耳软骨膜炎患者,一般服药 6～24 剂即获治愈。愈后随访未见复发。

耳 聋

(一)外伤性耳聋

【处方】 柴胡、制香附各 50g,川芎 25g,天麻 15g,防风 10g,三七 20g。

制用法 将上药共研为细末,装瓶内备用。用时,每次服 8g,开水送服。1 周为 1 个疗程。

疗效 用本方治疗外伤性耳聋患者 39 例,经用药 3～5 个疗程后,其中治愈 36 例,有效 2 例,无效 1 例,总有效率为 97.4%。

(二)中毒性耳聋

【处方】 金银花 30g,牛蒡子、天麻、

钩藤、野菊花、生地黄、连翘、白蒺藜、桔梗各 15g,生甘草 10g。

制用法 将上药水煎 3 次后合并药液,分早、晚 2 次服,每天 1 剂。10 天为 1 个疗程。

疗效 用本方治疗耳聋患者 41 例,经用药 1～3 个疗程后,其中治愈 30 例,显效 6 例,有效 5 例。

(三)突发性耳聋

【处方 1】 葛根 30g,川芎、全当归、赤芍、石菖蒲各 15g,三棱、莪术、香附、红花、郁金各 10g,路路通、威灵仙、地龙各 12g。

制用法 将上药水煎,每天 1 剂,分 2 次口服。1 周为 1 个疗程。

疗效 用本方治疗突发性耳聋患者 37 例,经用药 2～4 个疗程后,其中治愈 25 例,显效 6 例,有效 4 例,无效 2 例,总有效率为 94.6%。

【处方 2】 葛根、蔓荆子、白芍各 10g,升麻、黄柏各 6g,党参、黄芪各 15g,炙甘草 3g。

加减 外感风热者,加金银花、连翘、鱼腥草、薄荷;肝气上逆者,加柴胡、半夏、黄芩、枳壳、龙骨、牡蛎;肝肾不足甚者,加熟地黄、山茱萸、山药、茯苓、石菖蒲、磁石。

制用法 每天 1 剂,水煎服。并用脉络宁 20ml,脑活素 10ml,静脉滴注,每天 1 次,10 天为 1 个疗程。

疗效 用上药治疗突发性耳聋 12 例,用 2 个疗程后,均痊愈。电测听力恢复正常 10 例。

【处方 3】 柴胡、石菖蒲、川芎、丹参、骨碎补。本方亦可随症加减。

制用法 每天 1 剂,水煎服。治疗组

30 例 44 只耳与对照组 30 例 39 只耳,均用氟瑞林 5mg,每天 2 次,都可喜 1 片,每天 1 次,口服。

疗效 应用上药治疗突发性耳聋患者,两组分别痊愈 16 耳、4 耳,显效 18 耳、15 耳,有效 4 耳、7 耳,无效 6 耳、13 耳,总有效率为 86.4%、66.7%。

【处方 4】 方①:金银花、连翘、香附、芦根、葛根各 15g,桔梗、防风、柴胡、川芎、赤芍、石菖蒲各 10g,甘草 6g。方②:龙胆、栀子、菊花各 12g,黄芩、当归、生地黄各 15g,柴胡、泽泻、车前子(包)、郁金、石菖蒲、薄荷(后下)各 10g,甘草 6g。方③:赤芍、川芎、丹参、石菖蒲、柴胡、连翘、当归、葛根、枳壳、佛手各 10g,红花、甘草各 6g,香附、郁金、路路通各 9g。

制用法 两组各 100 例。治疗组风邪外犯证者用方①;肝火上炎证者用方②;气滞血瘀证者用方③。均每日 1 剂,水煎服。取穴:双侧翳风、耳门、听宫、听会、外关、合谷、足三里、三阴交、太溪、太冲、足窍阴。针刺,发病早期用泻法,后期用平补平泻法,留针 30 分钟,隔天 1 次。并用血塞通注射剂(主要成分为三七总皂苷)400mg,加生理盐水 250ml,静滴,每天 1 次。对照组用前列地尔注射液 10μg,加生理盐水 100ml,静滴,每天 1 次;甲钴胺片 500μg,每天 3 次口服。均 14 天为 1 个疗程。

疗效 采用中药联合针刺治疗突发性耳聋患者,结果:听力、耳鸣、眩晕总有效率两组分别为 91.0%、69.7%(P<0.05);94.8%、90.1%;95.9%、97.2%。

(四)感音神经性耳聋

【处方 1】 黄精、何首乌、磁石、葛根、丹参各 30g,石菖蒲、川芎、当归、地龙各 15g,红花、赤芍各 10g,青葱管 5 根。

制用法 每天 1 剂,水煎服。并用地巴唑 20mg,维生素 E、维生素 B_1 各 10mg,每天 3 次口服。20 天为 1 个疗程。

疗效 用上药治疗感音神经性耳聋 29 例,其中治愈 3 例,显效 16 例,有效 8 例,无效 2 例,总有效率为 93.1%。

【处方 2】 石菖蒲 25g,熟地黄 20g,山药、茯苓、枸杞子、五味子、牛膝、杜仲、黄芪、川麻、葛根、川芎、当归、蔓荆子、牡丹皮各 15g。

制用法 每天 1 剂,水煎服。并用微波、激光、药物导入、氧载体治疗,每天 1 次。改善微循环。15 天为 1 个疗程。

疗效 中西医结合治疗耳聋耳鸣 203 例,治愈 29 例,显效 49 例,有效 125 例,总有效率为 100%。

【处方 3】 柴胡、香附各 12g,川芎 6g。

制用法 每天 1 剂水煎分 3 次服,连服 3 天。

疗效 用上药治疗耳聋 27 例,痊愈 26 例,好转 1 例,总有效率为 100%。

耵聍栓塞

【处方】 皂荚。

制用法 用皂荚 30g,掰成 1 寸长的小段,加水 4000ml,文火煎取 2000ml,过滤,加防腐剂。用于滴耳。

疗效 用上药治疗耵聍栓塞 500 余例,快者可使耵聍在 2～3 小时内软化,当天即能冲洗;最慢者 3～4 天亦可软化溶解。

梅尼埃病

【处方 1】 桂枝、泽泻、茯苓、防风、

天麻各 20g,制天南星、法半夏各 10g,猪苓、白术、钩藤各 12g。

制用法 将上药水煎 3 次后合并药液,分早、中、晚口服,每天 1 剂。为防止复发,宜在症状消失后再服 2～3 剂。不论病情轻重,于治疗期间均宜卧床休息。

疗效 用本方治疗梅尼埃病患者 38 例,均获治愈。一般服药 1～2 剂后症状显著减轻,3 剂症状消失,服药最少 3 剂,最多 8 剂。

【处方 2】 代赭石(先煎)50g,仙鹤草 30g,夏枯草、茯苓、泽泻、半夏各 20g,大枣 15 枚。

制用法 将上药水煎 3 次后,分早、晚 2 次服,每天 1 剂。3 剂为 1 个疗程。

疗效 用本方治疗梅尼埃病患者 75 例,其中,治愈 72 例,显效 3 例。一般服药 2～3 剂即可收效。

【处方 3】 党参、炙黄芪、茯神各 15g,炒白术、当归、炙甘草、法半夏、枣仁各 10g,陈皮、炒远志各 6g,升麻、柴胡各 3g,生姜 3 片,大枣 3 枚。

制用法 每天 1 剂,水煎空腹服;15 天为 1 个疗程。疗程间隔 3～5 天。

疗效 用上药治疗梅尼埃病 68 例,用 1～4 个疗程,均获痊愈。

【处方 4】 生芡实、白术、柏子仁、熟地黄、枸杞子各 30g,法半夏、茯苓、天麻各 15g,陈皮 10g,白芍、龟甲各 12g,炙甘草 6g。

制用法 每天 1 剂水煎服。1 周为 1 个疗程。

疗效 应用上药治疗内耳眩晕病患者 231 例,用 2～3 个疗程后,治愈 112 例,好转 115 例,无效 4 例,总有效率为 98.3％。

【处方 5】 党参、炒葶苈子各 15g,炒白术、法半夏、生白芍、牛膝各 12g,茯苓、生薏苡仁、泽泻各 30g,陈皮、竹茹、枳实各 10g,甘草 6g,生姜 3 片,大枣 4 枚,山茱萸 20g。

加减 症轻去葶苈子,加生牡蛎;便溏去葶苈子,加芡实、炒山药。

制用法 两组各 34 例。治疗组将上药水煎服,每天 1 剂。5 天为 1 个疗程。对照组用甲磺酸倍他司汀片 12mg,每天 3 次口服。10 天为 1 个疗程。均呕吐甚补液。停用他药。

疗效 应用上药治疗梅尼埃病患者,用 1 个疗程后,两组分别治愈 26 例、22 例,显效各 5 例,有效 2 例、3 例,无效 1 例、4 例,总有效率为 97.1％,88.2％($P<0.05$)。

【处方 6】 冰片。

制用法 先取耳穴:神门、脑、皮质下、心、交感等耳穴为主,每次取双耳的 2～3 穴,取米粒大小冰片用胶布贴于新选穴位上,3 日更换 1 次,4 次为 1 个疗程。孕妇忌使用。

疗效 采用冰片贴耳穴治疗眩晕(梅尼埃综合征)患者 77 例,其中治愈(1 年以上未见复发、症状消失者)53 例,好转者 22 例,无效者 2 例,总有效率为 97.4％。据观察,多数于贴药 30 分钟后眩晕症状即可消失。

鼻 出 血

【处方 1】 生石决明(先煎)24g,赭石(先煎)、牛膝各 20g,生地黄、生白芍各 12g,牡丹皮 6g,茜草 10g,玄参 15g,炒地榆、川楝子各 9g。

加减 若肺热偏盛者,酌加桑白皮 9g,地骨皮、生黄芩各 6g;若心胃热盛者,加生大黄 3～5g 同煎;若脾胃不和者,加陈皮 6g,茯苓 12g。

制用法 将上药水煎,每天 1 剂。儿童及老年人剂量酌减。病重者一昼夜服 1 剂半。

疗效 用上药治疗鼻出血患者 8 例,均获治愈。一般服药 3～6 剂即可奏效,经再用本药治疗,仍有疗效。

【处方 2】 生龙骨 100g,大、小蓟各 50g。

制用法 将上药共研为细末,装入瓶内备用。用时,令患者仰头,将药粉吹入鼻孔内。

疗效 用本方治疗鼻出血患者 20 例,一般用药 3～5 分钟即可止血。

【处方 3】 五倍子、白及、白鲜皮、海螵蛸各等量。

制用法 将上药共研为极细末,装入瓶内备用。用时,用上药末吹入患鼻,每次 2～3g。一般吹 1 次或 2 次即可。

疗效 用本方治疗鼻出血患者 35 例,治愈者 34 例,显效者 1 例。

【处方 4】 白及 30g。

制用法 将上药研为极细末,装入瓶内备用。取药末适量,用糯米粥汤调拌,捏成条状。用药前清除鼻腔残余血块,然后将药条塞进患侧鼻腔,保留药条 2 天左右。

疗效 用上药治疗顽固性鼻出血 13 例,塞用 1 次痊愈者 7 例,塞用 2 次痊愈者 5 例,另 1 例不详。

【处方 5】 黄芩、生地黄各 10～20g,生石膏、赭石(均打碎先煎)各 30～90g,白茅根 30～60g,牡丹皮、牛膝、仙鹤草各 10～30g,生大黄(后下)3～5g,生甘草 5g。

加减 肺热甚者,加桑白皮、栀子;肝胃火盛者,加龙胆、知母;出血过多者,

加茜草、大蓟、小蓟、墨旱莲。

制用法 每天 1 剂,水煎分 3 次服。3 天为 1 个疗程。出血量大势急,用药棉蘸取云南白药(或副肾素)塞鼻;卡巴克洛 5～10mg,每天 2～3 次口服。禁烟酒,禁辛辣、刺激之品,防暴晒。

疗效 应用上药治疗鼻出血 145 例,用 1～3 个疗程后,全部获得治愈。

鼻　炎

【处方 1】 桂枝、苍耳子、白芷、防风、川芎各 10g,鱼腥草、连翘各 20g,辛夷、桔梗、细辛各 6g,生甘草 5g。

制用法 用上药水煎 3 次后合并药液,分早、中、晚 3 次口服,每天 1 剂。10 剂为 1 个疗程。

疗效 用本方治疗慢性鼻炎患者 68 例,经用药 1～2 个疗程后,治愈 65 例,显效 2 例,无效 1 例。

【处方 2】 复方辛夷滴鼻液(用辛夷 200g,鱼腥草、鹅不食草各 300g,白芷、防风各 150g,水浸 1.5 小时,提取挥发油约 200ml,取蒸馏液;黄芪 100g,水煎 2 次取液,与蒸馏液混合,浓缩至 450～500ml,静置 48 小时后,取滤液,加至乙醇含量为 65％,醇提后,加蒸馏水至 500ml,48 小时后取滤液。滤液与挥发油混匀,加聚山梨酯-80、甘油、氯化钠、5％羟苯乙酯溶液,混匀,静置 24 小时后取滤液,加蒸馏水至 2.5L)。

制用法 用复方辛夷滴鼻液 2 滴或 3 滴滴鼻,每天 3 次或 4 次;7 天为 1 个疗程。

疗效 用复方辛夷滴鼻液治疗鼻炎 1637 例,其中治愈 1173 例,显效 430 例,无效 34 例,总有效率为 97.9％。

【处方 3】 辛夷、柴胡、防风、秦艽、

茯苓、泽泻、党参、陈皮各 10g,黄芪 20g。

制用法 每天 1 剂,水煎分 2 次或 3 次内服。7 天为 1 个疗程。

疗效 从湿论治慢性鼻炎 50 例,用 2 个疗程,痊愈 19 例,有效 29 例,无效 2 例,总有效率为 96.0%。

【处方 4】 王不留行。

制用法 先取耳穴:内鼻、肺、神门、鼻眼净、额。用法:贴王不留行,每隔 2～3h 患者自行按压 1 次。3 日换贴 1 次。并用中药粉(辛夷、苍耳子、白芷、细辛、薄荷、黄芩等)每次 0.05g,每日 1 次,均匀地喷敷鼻腔黏膜表面,10 次为 1 个疗程。

疗效 应用上药治疗鼻炎患者 382 例(其中慢性单纯性鼻炎 284 例,慢性肥厚性鼻炎 98 例),治疗 1～3 个疗程后,其中痊愈者 335 例,显效者 31 例,有效者 12 例,无效者 4 例,总有效率为 99.0%。

鼻 窦 炎

【处方 1】 金银花、野菊花各 30g,苍耳子、生薏苡仁各 20g,黄芩、辛夷花各 10g,白芷 12g。

加减 若恶风寒、鼻塞者,加荆芥、薄荷、细辛、防风;若偏寒头痛者,加羌活、独活、川芎;若偏热头痛者,加菊花、蔓荆、柴胡、升麻、葛根;若咳嗽痰多者,加杏仁、桔梗、柴胡;若兼眩晕者,加桑叶、野菊花、钩藤、石决明、枸杞子;若疼痛日久,疲倦无力,缠绵无休止者,加党参、白术、黄芪;若鼻出血者,加山栀子、白茅根、生地黄、牡丹皮。

制用法 将上药水煎,每天 1 剂,分 2 次服。

疗效 用上药治疗鼻窦炎患者 127 例,其中治愈 96 例,明显好转 31 例,有效

率为 100%。

【处方 2】 防风、羌活、半夏各 6g,黄芩 4.5g,甘草 3g。

制用法 将上药水煎,每天 1 剂,分 2 次服。

疗效 用上药治疗鼻窦炎患者 3 例,一般服药 3 剂均能控制症状。本方对鼻窦炎患者具有特效。

【处方 3】 当归、金银花、延胡索各 10g,川芎、赤芍、生地黄、菊花、桔梗、苍耳子各 8g,蒲公英 5g,荆芥、防风、辛夷、甘草各 6g。

加减 肺经风热盛者,加鱼腥草;胆腑郁热盛者,加黑栀子;头痛甚者,加白芷、细辛。

制用法 治疗组 200 例,将上药水煎服,每天 1 剂。对照组 182 例,用青霉素800 万 U,加生理盐水 500ml,静脉滴注,每天 1 次;2% 麻黄碱滴鼻液,每天 3 次滴鼻。均 10 天为 1 个疗程。

疗效 用上药治疗慢性鼻窦炎患者,两组分别痊愈 82 例、23 例,有效 111 例、76 例,无效 7 例、83 例,总有效率分别为 96.5%、54.4%。

【处方 4】 黄芪、败酱草、鱼腥草、蒲公英各 30g,冬瓜仁 15g,当归、辛夷花、黄芩、栀子、甘草各 10g,川芎、白芷各 6g。

制用法 每天 1 剂,水煎服,6 天为 1 个疗程。症状减轻后,第 2～5 味药减量。

疗效 应用上药治疗慢性鼻窦炎患者 60 例,痊愈者 24 例,症状消失者36 例。

【处方 5】 苍夷鼻渊丸(含炒苍耳子200g,辛夷、柴胡、鹅不食草、菊花、僵蚕、全蝎各 60g,黄芩、生石膏、金银花、防风、蔓荆子、白芷、甘草各 150g,制成水丸)。

制用法 治疗组 900 例,用苍夷鼻渊

丸 6g,每天 2 次餐后服。对照组 220 例,用藿胆丸,口服。均 15 天为 1 个疗程。妊娠期禁用。避风寒禁辛辣之品。

疗效　应用上药治疗慢性鼻窦炎患者,用 3 个疗程后,两组分别治愈 725 例、125 例,好转 150 例、53 例,无效 25 例、42 例,总有效率为 97.2％、80.9％（$P <$ 0.05）。

【处方 6】　鼻渊通窍颗粒（含辛夷、炒苍耳子、麻黄、白芷、薄荷、藁本、黄芩、连翘、野菊花、天花粉、地黄、丹参、茯苓、甘草）。

制用法　治疗组 34 例,用鼻渊通窍颗粒 1 袋,每天 3 次口服;用 8 周。与对照组 30 例,均用罗红霉素 150mg,每天顿服;内舒拿,每天 1～2 次喷鼻;用 12 周。沐舒坦 50mg,每天 3 次口服;用 2 周。有变态反应用第 2 代（或新型）抗组胺药。急性发作用抗生素,用≤2 周。鼻塞甚用减充血药,用<7 天。

疗效　应用上药治疗慢性鼻-鼻窦炎患者,两组分别治愈 24 例、14 例,好转 8 例、10 例,无效 2 例、6 例,总有效率为 94.1％、80.0％（$P <$0.05）。

过敏性鼻炎

【处方 1】　甘草 20g,炮干姜 10g。

制用法　将上药水煎,每天 1 剂,分 2 次服。

疗效　用上药治疗过敏性鼻炎患者,一般服药 1～4 剂即可获得痊愈。

【处方 2】　生黄芪、苍耳子、白术、防风各 10g,辛夷、细辛各 5g,大枣 10 枚,甘草 6g。

制用法　将上药水煎,每天 1 剂,分 2 次或 3 次口服。2 周为 1 个疗程。

疗效　用本方治疗过敏性鼻炎患者

135 例,其中,治愈者 132 例,有效者 3 例。

【处方 3】　党参、黄芪、薏苡仁、山药各 15g,白术、防风、荆芥、桔梗各 10g,细辛、蝉蜕各 6g,生甘草 8g。

加减　若鼻塞重者,加辛夷、石菖蒲、栀子各 10g;若鼻黏膜水肿严重者,加猪苓、泽泻、茯苓各 10g;若鼻涕中夹血者,加茜草、白茅根各 10g;若食欲减退者,加苍术、鸡内金各 10g。

制用法　将上药水煎,每天 1 剂。

疗效　用本方治疗过敏性鼻炎,一般用药 10～15 剂即可获得治愈。

【处方 4】　生黄芪、苍耳子、诃子肉、乌梅、生地黄、辛夷、豨莶草各 10g,防风、柴胡、生甘草各 6g,蜂蜜（兑服）30g。

制用法　每天 1 剂,水煎分 2 或 3 次服。

疗效　用本方治疗过敏性鼻炎患者 20 例,用药 8～17 剂,均获痊愈。

【处方 5】　益智 20g,山药 15g,乌药、白术、防己各 10g,茯苓、蝉蜕、苍耳子各 12g,桂枝、甘草各 6g,黄芪 25g,细辛 3g。

加减　鼻黏膜紫暗者,加丹参、川芎;鼻息肉者,加贝母、白芥子。

制用法　每天 1 剂,水煎服;10 天为 1 个疗程。用鼻嗅剂（含辛夷花、鹅不食草、细辛,共研细末）频嗅。并取耳穴:脾、肺、肾、内鼻、肾上腺、内分泌、过敏区（均双）。每次选 3 个或 4 个,用王不留行子穴位贴敷;每次按压 20 余下,每日 3 次;用 5 天,间隔 2 天换药 1 次。

疗效　采用中医综合治疗过敏性鼻炎 50 例,其中显效（用 1～2 个疗程,症状、体征消失或缓解;半年未复发）42 例,有效 7 例,无效 1 例,总有效率为

98.0%。

【处方6】 制附子10g,白术、桂枝各15g,龙骨 20g,辛夷、白芍各 12g,甘草6g。

加减 鼻塞流涕甚者,加细辛、白芷、苍耳子。

制用法 每天1剂,水煎服;5天为1个疗程。

疗效 应用天雄散加味治疗过敏性鼻炎50例,用3～15天,痊愈13例,显效36例,好转1例。

【处方7】 鹅不食草 10g,凡士林90g。

制用法 将鹅不食草研为极细末,加入凡士林调成膏状,装入玻璃瓶中备用。用时,取鹅不食草软膏涂在棉片上,填入双侧鼻腔,每次 30 分钟,每日1次,15次为1个疗程。

疗效 采用鹅不食草软膏治疗慢性及过敏性鼻炎105例,其中治愈者45例,有效者 38 例,好转者 22 例,总有效率为100%。

萎缩性鼻炎

【处方1】 鱼腥草(干品)适量。

制用法 将鱼腥草切碎,置蒸馏器内加水过药面,加热蒸馏,以每 3ml 相当于原药1g计算,收集第 1 次蒸馏液,再行蒸馏,以每1ml相当于原干药3g计算,收集重蒸馏液,每100ml加入 0.8g 氯化钠使之溶解,再加入适量吐温使溶液澄明,用一 G₃ 玻璃漏斗过滤,滤液灌装,以流通蒸汽灭菌半小时,备用。用时,每次滴入药液于鼻腔内5～8滴,每天 3 次。

疗效 用上药治疗萎缩性鼻炎患者33 例,其中,显效 18 例(自觉症状显著减轻,鼻腔黏膜红色湿润,脓痂消失,鼻腔

较前缩小),进步 13 例(自觉症状减轻,鼻腔病变有改善),无效 2 例。

【处方2】 桃树嫩尖叶适量。

制用法 将上药用手揉成棉球状,塞入患鼻(直达病处)10～20 分钟,待鼻内分泌大量清鼻涕,不能忍受时再弃药,每天 4 次。用药 1 周为 1 个疗程。

疗效 用本方治疗萎缩性鼻炎患者26 例,经用药 1～2 个疗程后,均获治愈。

【处方3】 百合、北沙参各 15g,当归、生地黄、金银花、贝母、麦冬、牡丹皮各12g,炙甘草6g。

加减 头昏痛者,加白芷、川芎、野菊花;衄血者,加仙鹤草、墨旱莲;臭味甚者,加黄芩、知母、冬瓜仁;嗅觉障碍者,加石菖蒲、藿香、薄荷、丝瓜络。

制用法 每天 1 剂,水煎服;1 个月为 1 个疗程。用温生理盐水冲洗鼻腔,1%新斯的明涂抹鼻黏膜,每天 1 次;1%链霉素滴鼻,每天 3～5 次;维生素C、维生素E及三磷腺苷口服。

疗效 用上药治疗萎缩性鼻炎22例,其中治愈6例,好转14例,无效2例。

鼻 息 肉

【处方1】 麝香 100mg,铜绿400mg,枯矾 800mg,胆矾 600mg。

制用法 将上药共碾为极细末,裹入棉球中塞鼻,每天 1 次,连用 2 周。

疗效 用本方治疗鼻息肉患者,效果很好。其息肉可自喷嚏中脱出,无不良反应。

【处方2】 狗头骨灰 100g,乌梅肉炭50g,人指甲炭20g,硼砂 12g,冰片 1g,枯矾 30g。

制用法 取 2 块新土瓦,将狗头骨(去净肉)放在一块瓦上,用另一块瓦盖

住,置炭火中焙焦,待骨头呈白色后,连瓦取出放在地面上以去火毒后,取出焦骨研末;乌梅肉放在瓦上,置炭火中焙焦,呈黑炭样,取出,待凉后研为细末,再将人指甲放在瓦上置炭火中焙成焦黄色后,取出待凉后研末;硼砂、枯矾研末。上药共研极细末,过120目筛,装瓶密闭备用。用时,取上药末少许,均匀地吹在患侧鼻腔内的息肉上。每1～2小时吹1次。1周为1个疗程,至愈为止。若症状严重者,亦可加用本药末口服,每次服3～5g,每天2次或3次。若加用辛夷、薄荷、防风各10g;水煎冲服,效果更好。

疗效 用本方治疗鼻息肉患者149例,经用药2～5个疗程后,治愈125例,显效11例,有效9例,无效4例,总有效率为97.3%。

咽 喉 炎

【处方1】 茶叶、蜂蜜各适量。

制用法 先取茶叶适量,用小纱布袋装好,置于杯中,用沸水泡出茶汁(比饮用茶汁稍浓些,稍凉后,再加入适量蜂蜜,搅匀,每隔半小时用此溶液漱喉并咽下)。

疗效 用上药治疗咽炎患者,一般当天见效,2天可获治愈。为巩固疗效,愈后可继续含漱3天。

【处方2】 丹参、茯苓、败酱草、板蓝根各30g,野菊花、沙参、麦冬各10g,青果3枚,生甘草5g。

制用法 将上药水煎得药液1000ml,分多次先含后服。5天为1个疗程。服药期停用其他药物。

疗效 用本方治疗咽喉炎患者121例,经用药1～3天后,治愈109例,显效5例,有效4例,无效3例。

【处方3】 川芎、白芷、威灵仙各60g。

制用法 将上药水煎3次,取液500ml,加入陈醋适量即成混合液。再用ZGL-1型直流感应机,将主电极6cm×10cm的衬垫蒸热,洒混合液,置颈前,接阴极,沙袋固定。辅电极8cm×12cm衬垫置颈后,接阳极。电流密度0.05～0.1mA/cm^2,患者颈部有轻微刺痒感,咽部有金属味及药味。每次20分钟,每天1次;10天为1个疗程,疗程间隔7天。

疗效 用上药治疗慢性咽炎200例,痊愈106例,显效90例,好转4例,总有效率为100%。

【处方4】 半夏、厚朴、茯苓、黄芩各10g,紫苏叶9g,生姜5g,威灵仙20g。随症加减。

制用法 治疗组50例,将上药水煎服,每天1剂。对照组39例,用鼻咽清毒颗粒10g,每天4次冲服。均30天为1个疗程。

疗效 应用上药治疗慢性咽炎患者,用2个疗程后,两组分别治愈42例、10例,好转7例、18例,无效1例、11例,总有效率为98.0%、71.8%。

【处方5】 方①:柴胡、枳壳、白术、当归、黄芩、干姜、大枣、佛手各10g,白芍、姜半夏、党参各15g,黄连、炙甘草5g;方②:贝母、全瓜蒌、赤芍、天花粉各15g,茯苓30g,橘红、桔梗、枳壳、桃仁、僵蚕、射干、甘草各10g;方③:姜半夏、党参、麦冬、石斛、玉竹、沙参、白芍各15g,茯苓50g,白术、炙甘草各10g,陈皮5g。

制用法 两组各60例。治疗组肝胃不和型用方①;痰瘀互结型用方②;气阴两虚型用方③。每日1剂,水煎服。与对照组均用奥美拉唑肠溶胶囊40mg,每天

2 次餐前口服。

疗效　用上药治疗反流性咽喉炎患者,用 2 个月。结果:两组分别痊愈 50 例、32 例,显效 9 例、13 例,有效 1 例、14 例,无效 1 例(为对照组),显效率为 98.3%,75.0%($P < 0.01$)。

声 带 息 肉

【处方 1】　党参、全当归、山茱萸、生地黄、熟地黄、茯苓、天名精、龙葵、枸杞子、白芍、升麻、石龙芮、生甘草各 10g。

制用法　将上药水煎分 2 次或 3 次口服,每天 1 剂。1 周为 1 个疗程。

疗效　用本方治疗声带息肉患者 39 例,用药 10~15 剂后,治愈 32 例,显效 7 例。

【处方 2】　败酱草、牛蒡子、全瓜蒌、夏枯草各 15g,百合、沙参、茯苓、前胡、法半夏各 12g,全当归、白术、赤芍、桔梗各 10g。

加减　若咽喉干痛甚者,加玄参、莱菔子、玉竹各 10g;若失声者,加凤凰衣、木蝴蝶各 5g;若大便秘结者,加生大黄(后下)、玄明粉(冲服)各 10g。

制用法　将上药水煎,每天 1 剂。

疗效　用本方治疗声带息肉患者 15 例,经用药 16~20 剂后,均获治愈。

【处方 3】　蒲公英、夏枯草、鱼腥草各 30g;胖大海、茯苓、赤芍、蝉蜕、丹参、甘草各 10g。

制用法　每天 1 剂,分 2 或 3 次口服。

疗效　治疗声带息肉 22 例,均获痊愈。

【处方 4】　玄参、丹参、金银花各 15g,生地黄 30g,乌梅、桃仁、红花、僵蚕、地龙、贝母、射干、杏仁、桔梗、山豆根各

10g,甘草 6g。

制用法　治疗组 63 例,将上药水煎服,每天 1 剂。对照组 58 例,用黄氏响声丸 6 粒,每天 3 次餐后服。均 15 天为 1 个疗程。禁声(或小声)。禁烟酒,禁辛辣刺激之品。

疗效　应用上药治疗声带息肉患者,用 2 个疗程后,两组分别痊愈 20 例、11 例,好转 35 例、33 例,无效 8 例、14 例,总有效率为 87.3%,75.9%($P < 0.05$)。

声 带 结 节

【处方 1】　沙参、全瓜蒌、法半夏、山豆根、败酱草各 15g,黄柏、知母、玄参、麦冬、白僵蚕、贝母、三棱各 10g,炮山甲(代)、薄荷、木蝴蝶、五味子、生甘草各 6g。

制用法　将上药水煎分 2 次或 3 次口服,每天 1 剂。10 剂为 1 个疗程。

疗效　用本方治疗声带结节患者 41 例,经用药 1~3 个疗程后,治愈 35 例,显效 4 例,无效 2 例。

【处方 2】　蒲公英、金银花、败酱草各 20g,鳖甲、海藻、红花、桃仁、穿山甲(代)、郁金、黄柏、知母各 10g,生甘草 6g。

加减　若气滞者,加青陈皮、枳壳各 10g;若有血瘀者,加泽兰、王不留行、路路通各 10g;若嘶哑严重者,加射干、木蝴蝶各 10g。

制用法　将上药水煎,每天 1 剂,分 2 次或 3 次口服。10 剂为 1 个疗程。

疗效　用本方治疗声带小结者 67 例,经用药 1~3 个疗程,治愈者 62 例,显效者 5 例。

【处方 3】　丹参 20g,赤芍、当归、泽泻、茯苓各 12g,陈皮、桔梗各 10g,海

藻 15g。

加减 气虚者,加党参、黄芪;咽疾甚者,加玄参、麦冬、诃子、知母等;疗程长者后期加胖大海、石菖蒲、薄荷、蝉蜕等。

制用法 将上药水煎服,每天 1 剂;10 天为 1 个疗程,连续用药至症状消失止。

疗效 用活血化瘀法治疗声带小结 30 例,用 1~5 个疗程后,其中小结消失 28 例,有效 2 例,总有效率为 100%。

【处方4】 干姜、茯苓、焦麦芽、焦神曲、焦山楂各 15g,桂枝、当归各 12g,白术、炙甘草各 10g,炙僵蚕 9g,制乳香、制没药各 5g。

加减 瘀甚加赤芍、红花;气滞加枳壳、橘核;耗伤肺气、动则气喘加黄芪。

制用法 治疗组 50 例,将上药水煎服,每天 1 剂,餐前内服。对照组 33 例,用金嗓散结丸 60 粒,每天 2 次口服。均 2 周为 1 个疗程;停用其他药。

疗效 用上药治疗声带小结患者,用 2 个疗程,两组分别治愈 20 例、8 例,好转 26 例、16 例,无效 4 例、9 例,总有效率分别为 92.0%,72.7%($P<0.05$)。

咽喉部传染性软疣

【处方1】 桃仁、桔梗、赤芍各 10g,红花 6g,生地黄、当归、玄参、连翘各 12g,板蓝根、蒲公英各 15g,土茯苓 30g,甘草 5g。

加减 声嘶者,加石菖蒲。

制用法 每天 1 剂,水煎服。1 个月为 1 个疗程,用 1 个疗程。病灶位于扁桃体,局麻下切除肿块,再微波烧烙;病灶位于声带,表面麻醉下,纤维鼻咽喉镜下摘除,超声雾化;均送病理检查。用抗生素 1 周。

疗效 中西医结合治疗咽喉部传染性软疣 4 例,随访 0.5~2 年,治愈 3 例,好转 1 例,总有效率为 100%。

【处方2】 金银花 30g,野菊花 20g,蒲公英、紫花地丁、射干、马勃、大青叶、川芎各 10g,桔梗、板蓝根、木蝴蝶各 15g。

制用法 每天 1 剂,水煎空腹服;用 15 天。并用病毒唑 0.3g,静脉滴注,每天 2 次;抗生素;用 5~7 天。均手术切除疣体。术后出血;用 3 天。

疗效 中西医结合治疗咽部传染性软疣患者 30 例,均获治愈。28 例随访 1 年,未见复发。

扁 桃 体 炎

【处方1】 黄芩、金银花各 17.75kg,蒲公英、大青叶各 31.25kg,射干 9.5kg。

制用法 将上药水煎,第 1 次沸后 30 分钟滤出,第 2 次沸后 1 小时滤出,药液混合一起,静置 24 小时,取上清液,低温蒸发浓缩至流膏状,60~70℃烘干后粉碎,过 80 目筛,加入淀粉糊精各等量,混合均匀,以 85% 乙醇制成颗粒,过 10 目筛,60℃烘干,再过 10 目筛即成。分装 1000 包,备用。用时,每次服半包,热开水冲服。每天服 2 次。

疗效 用上药治疗急性扁桃体炎患者 222 例,均获治愈。其中 1~3 天内治愈者 153 例,4~7 天治愈者 69 例。平均治疗的时间为 3.21 天。

【处方2】 金银花、石膏、玄参各 30g,黄芩、金果榄各 15g,山豆根、板蓝根各 12g,赤芍、贝母、桔梗各 9g。

加减 高热者,加柴胡。

制用法 将上药水煎,分早、中、晚口服,每天 1 剂;5 天为 1 个疗程。并取穴:少商、商阳、金津、玉液,点刺出血数滴。

疗效 用上药治疗急性扁桃体炎200例,其中痊愈144例,好转56例,总有效率为100%。

【**处方3**】 蒲公英、土大黄各30g,生石膏25g,大青叶、金银花、麦冬、当归、射干、石菖蒲、连翘、锦灯笼各12g,桔梗、山豆根、黄芩各10g,薄荷5g,玄参9g。

加减 头痛甚者加白芷;扁桃体表面有淡黄色脓点者去生石膏、大青叶、山豆根,加草河车、金果榄、甘草;痰多加贝母;便秘加瓜蒌。

制用法 每天1剂,水煎服。7天为1个疗程,连续用药至症状消失止。

疗效 用上药治疗急性扁桃体炎30例,用1~2个疗程后,全部治愈。

【**处方4**】 连翘15g,栀子、防风、荆芥、金银花各12g,黄芩、薄荷、牛蒡子各9g,黄连、甘草、玄参、大黄、桔梗各6g。

加减 风热外袭型防风、荆芥、薄荷、牛蒡子增量,大黄等泻下药减量;肺胃热盛型黄芩、黄连、牛蒡子增量,荆芥、防风减量,加赤芍、牡丹皮。急性扁桃体炎痊愈后预防复发,用养阴清肺汤:生地黄12g,麦冬、玄参各9g,生甘草3g,贝母、薄荷、炒白芍各6g。随症加减。

制用法 每天1剂水煎服。5天为1个疗程。

疗效 应用上药治疗扁桃体炎162例,用2个疗程后,痊愈134例,好转28例。

【**处方5**】 珍黄丸(含人工牛黄、珍珠、三七、黄芩、猪胆汁、冰片、薄荷油)。

制用法 治疗组与对照组分别46例、45例。均用1%利多卡因口腔喷雾剂双侧扁桃体周围浸润麻醉,用射频低温等离子消融仪,功率4挡,深度约2cm,每次在组织停留20~25秒,术中见扁桃体组织明显缩小。治疗组术后用珍黄丸2粒,每天3次口服。

疗效 应用上药治疗慢性扁桃体炎患者,用2周,结果:两组分别痊愈27例、21例,显效13例、11例,好转5例、8例,无效1例、5例,总有效率为97.8%、88.9%(P<0.05)。

【**处方6**】 全蝎1条(研碎),六神丸10粒。

制用法 将上药用米醋调和,置伤湿止痛膏正中,敷于下颌角(正对腭扁桃体外面)的皮肤上,单、双侧均可。有并发症者加抗生素。

疗效 应用全蝎合六神丸外敷治疗腭扁桃体炎32例,敷药24~48小时后,其中显效30例,无效2例。

音　哑

【**处方**】 食醋250ml,鸡蛋1个。

制用法 用搪瓷器皿盛食醋于炉火上,加入鸡蛋1个,煮10~15分钟(鸡蛋煮熟,如果醋已熬少可再加些,一直保持煮开翻滚状态),去蛋皮,再煮10~15分钟即成。用时,连同鸡蛋、食醋一起服下。

疗效 用上药治疗音哑(剧烈咳嗽引起的声音嘶哑及各种原因引起的急性声带发炎)患者,一般服1个鸡蛋即可痊愈,最多2个。

食管异物及骨鲠

【**处方1**】 威灵仙30g。

制用法 将上药加水2碗,煎成1碗,慢咽,半小时至1小时1剂,每天服1~2剂。骨鲠食管者,及时用青霉素抗感染,骨鲠未消时禁食,以 50％葡萄糖注射液 100ml,每天注射 2 次。

疗效 用上药治疗食管骨鲠患者 12 例,喉部 8 例,用药 1 剂骨鲠消失。食管骨鲠用药最少者 1 剂,最多者 4 剂。消失时间短者 12 小时,长者 39 小时。

【处方2】 淫羊藿 15～20g。

制用法 将上药置入锅内,以文火焙焦后,撒入饱和糖水 150～200ml(白糖、红糖均可)。拌匀焙干。再加水 400ml,煎至 350ml 左右,稍凉即服。一般服药 1 次即可,未愈者加服 1 次。临床症状较重者,可先呷米醋 20ml,10 分钟后再服药。若连续应用本法 2 次而无效者,则应及时配合使用他法或行手术治疗。

疗效 笔者用上药治疗食管异物(骨块梗塞食管)患者 22 例,其中,服药 1 剂痊愈者 18 例,服药 2 剂痊愈者 4 例。

【处方3】 威灵仙 20g,人指甲 4g,冰片 2g。

制用法 先将人指甲炙炭,加入冰片,共研为极细末。威灵仙煎汤约 100ml,分数次慢慢咽下。然后将上药末适量吹入咽喉部,隔时酌情重复吹之。

疗效 用本方治疗骨鲠患者 65 例,均用药 1～3 次获治愈。

功能性失声

【处方1】 血余炭 3g。

制用法 将上药于每晨用开水或淡盐水冲服。7～10 天为 1 个疗程。

疗效 用上药治疗功能性失声患者 9 例,其中 1 个疗程后恢复正常语声 6 例,经 2 个疗程后痊愈者 2 例,1 例无效(系左侧声带息肉患者)。

【处方2】 贝母 150g,莱菔子 100g,款冬花 50g,核桃仁 120g,蜂蜜 250g。

制用法 先将浙贝母、莱菔子、款冬花研为极细末,然后加入核桃仁捣烂如泥状,再加入蜂蜜搅拌均匀,装入瓶内蒸 60 分钟,即可成膏状。每天早、中、晚饭前 130 分钟各服 1 食匙(约 10g),以温开水送服。

疗效 用本方治疗功能性失声患者 136 例,经用药 3～6 天后,其中治愈 130 例,显效 4 例,有效 2 例。

【处方3】 白芍、制半夏、荆芥各 15g,诃子(捣碎)、桔梗、蝉蜕、薄荷、羌活、白术、茯苓各 10g,北细辛、炙甘草各 3g。

制用法 将上药水煎沸 5～10 分钟(勿久煎),每天 1 剂,分 3 次口服。

疗效 笔者用此方治疗功能性失声患者 29 例,服药 5～10 剂后,均获治愈。

【处方4】 桃仁、茯苓各 12g,红花、穿山甲(代)、天花粉、甘草各 6g,当归 20g,大黄(酒浸)25g,柴胡、栀子各 15g,合欢花、白术、薄荷(后下)、川楝子、牡丹皮、佛手柑各 10g,乌梅 5g。

制用法 每天 1 剂,水煎服。

疗效 用上药治疗失声 32 例,其中治愈 30 例,无效 2 例,总有效率为 100％。

三、口 腔 科

口 腔 溃 疡

【处方1】 乳香、没药、儿茶各 9g,大

黄、黄柏、五倍子各 15g,煅石膏 30g,冰片 3g,细辛 6g,维生素 B_2 0.15g,泼尼松 0.15g。

制用法　将上药共研为细末,过罗筛后,装入瓶内备用。用时,以棉签蘸药粉少许,涂于口腔溃疡处,每天3次或4次,饭后用药为宜。

疗效　用上药治疗复发性口腔溃疡患者100例,一般用药后1～3天溃疡愈合,最长者不超过4天。

【处方2】　鲜板蓝根30～60g(干品10～30g)。

制用法　将板蓝根水煎取汁后,再将其1/3药液涂搽于患处,每天7次或8次。另外2/3药液口服。

疗效　用上药治疗口腔黏膜溃疡患者51例,均经用药2～3天获得痊愈。

【处方3】　金银花、黄柏、连翘、知母各20g,牡丹皮、生地黄各15g,射干12g,全当归、升麻、生甘草各6g。

制用法　将上药水煎3次后,浓缩至350ml。服前先用少量药汁漱口,漱口要将药汁温含口中片刻,待口腔溃烂处疼痛减轻后吐出含漱过的药液,这样依此含漱3～5遍后,咽下余液。

疗效　用本方治疗顽固性口腔溃疡患者130例,均获治愈。一般用药1剂后即感口腔溃疡处疼痛大减,最多用药6剂痊愈。

【处方4】　熟地黄18g,怀山药、白茯苓各15g,山茱萸、牡丹皮、泽泻各10g。

加减　心火上炎者,加黄连、升麻、竹叶;胃火炽盛者,加生石膏、知母、竹叶、黄连、牛膝;中气不足者,加黄芪、黄精、当归;脾虚湿困者,加苍术、白术、佩兰、紫苏梗、砂仁;肝肾阴虚者,加龟甲、知母、黄柏、枸杞子。

制用法　每天1剂,水煎服;30天为1个疗程。

疗效　应用上药治疗口腔溃疡23

例,用药1个疗程后,全部获得治愈。随访1年,复发6例。

【处方5】　半夏、黄连、黄芩、大黄、大枣、党参各10g,干姜、炙甘草各6g。

加减　体壮去党参;阴虚加麦冬、生地黄;肝胆湿热加龙胆草。

制用法　每天1剂,水煎服。

疗效　应用半夏泻心汤治疗口腔溃疡43例,经用药3～5天,均获治愈。

【处方6】　太子参、黄芪、蒲公英、紫花地丁各15g,白术、黄连各10g,山药、淡竹叶、胡麻仁、黄芩、紫草各12g,厚朴9g。

制用法　两组各20例。治疗组将上药水煎服,每日1剂;每周6剂,为1个疗程。与对照组均用碘甘油,每天1次外擦患处,1周为1个疗程,用4个疗程后观察治疗效果。

疗效　中西医结合治疗重型口腔溃疡患者,两组分别显效(平均溃疡期缩短,疼痛指数减小)16例、8例,有效3例、6例,无效1例、6例,总有效率为95.0%,70.0%(P<0.05)。

接触性口炎

【处方】　黄连、当归、白蔹各12g,生石膏30g,升麻6g,天花粉、仙鹤草、贯众、延胡索各15g,三七粉3g。

制用法　每天1剂,水煎服。5天为1个疗程。停用原可摘义齿,改金属义架(或基托)。

疗效　用上药治疗可摘义齿接触性口炎40例,用3～9天,治愈38例,好转、无效各1例,总有效率为97.5%。

口唇疱疹

【处方1】　连翘、栀子、白术各10g,防风、黄芩、桔梗、白芍各6g,麻黄、薄荷、甘草各 3g。本方亦可随症加减。

制用法 治疗组 52 例,将上药水煎服,每天 1 剂。与对照组 50 例,均用盐酸吗啉胍 0.5g,每天 3 次,口服。3 天为 1 个疗程。用至症状消失止。

疗效 用上药治疗口唇疱疹患者,两组分别痊愈 30 例、8 例,有效 20 例、13 例,无效 2 例、29 例,总有效率分别为 96.2%、42.0%($P<0.01$)。

【处方 2】 马应龙麝香痔疮膏。

制用法 治疗组用马应龙麝香痔疮膏;对照组用阿昔洛韦(无环鸟苷)软膏;均每天 2～5 次外涂患处。

疗效 用上药治疗口唇疱疹 368 例(治疗组与对照组各 184 例),用 5 天后,两组分别痊愈 147 例、115 例,显效 21 例、33 例,有效 12 例、22 例,无效 4 例、14 例,总有效率为 97.8%、92.4%。

口 腔 白 斑

【处方】 去斑汤(含白术、党参、茯苓、柴胡、车前子、连翘、木香、陈皮、防风、丹参、红花、牛膝)。随症加减。

制用法 每天 1 剂,水煎服。对照组用维生素 A 25 万 U,维生素 E 0.1g,每天 3 次口服。均 4 周为 1 个疗程。去除局部不良因素,禁烟酒、辛辣之品。

疗效 用上药治疗口腔白斑 100 例(治疗组与对照组各 50 例),用 2～4 个疗程,两组分别痊愈 31 例、3 例($P<0.01$),显效 11 例、18 例,好转 5 例、12 例,无效 3 例、17 例,总有效率分别为 94.0%、66.0%($P<0.01$)。

疱 疹 性 口 炎

【处方 1】 板蓝根 30g。
制用法 将上药煎成 60ml,1 岁每次服 10ml,2 岁每次服 15ml,3 岁每次服 20ml。每天 3 次。每次服药前先用过氧化氢溶液(双氧水)涂抹局部。

疗效 用上药治疗单纯性疱疹性口炎者 11 例,均获治愈。治愈天数为 4～5 天。

【处方 2】 炉甘石、山慈菇、黄连、龙骨、孩儿茶各 20g,月石、青黛、生石膏各 10g,煅珍珠 1g,猪胆汁 5g,朱砂、冰片各 6g。

制用法 将上药共研为极细末,装瓶备用。用时,取药末少许含于口中,每天 2～3 次。

疗效 治疗疱疹性口炎患者 39 例,均获治愈。

【处方 3】 枯矾 20g,青黛、黄连各 10g,地塞米松 200mg,冰片 2g。

制用法 将上药研末后装入瓶中,用时,取药末少许含于口中,每天 2～4 次。

疗效 治疗疱疹性口炎 58 例,均获治愈。

【处方 4】 生石膏 5～20g,板蓝根 5～15g,知母、生地黄、淡竹叶、芦根、玄参、麦冬、青蒿、连翘各 3～10g,甘草、木通各 1～3g。

制用法 将上药制成免煎饮片,每天 1 剂,分 2 次冲服。与对照组均用利巴韦林(病毒唑)0.1～0.3g,每天 3 次,B 族维生素、维生素 C 口服。用金霉素甘油普鲁卡因混合剂涂擦患处。

疗效 用上药治疗原发性疱疹性口炎 92 例(治疗组与对照组各 46 例),两组分别痊愈 29 例、18 例,显效 13 例、15 例,好转 4 例、13 例。

【处方 5】 生地黄、栀子、淡竹叶各 5g,木通、蝉蜕各 4g,甘草梢 3g,黄连 2g。

加减 口渴者,加芦根、天花粉;小便短黄加车前子、茯苓、滑石。

制用法 每天1剂,水煎分2～3次服。3天为1个疗程。用至症状消失止。

疗效 应用泻心导赤散治疗疱疹性口炎36例。用1～2个疗程后,临床治愈29例,症状好转(或消失)6例,症状明显减轻1例。

口周湿疮

【处方1】 藿香、防风、佩兰、栀子、荆芥、黄芩各10g,生石膏15g,甘草6g。

制用法 每天1剂,水煎服。停用其他药。禁辛辣之品。

疗效 应用加味泻黄散治疗口周湿疮30例,用7天后,痊愈24例,显效、有效各3例,总有效率为100%。

【处方2】 桑白皮、地骨皮、生地黄、黄芩、麦冬、牛蒡子各10g,蝉蜕6g,土茯苓、白花蛇舌草各15g。

加减 面色潮红者,加参叶、大青叶;便秘者,加大黄;口唇干燥者,加石膏、芦根;痒甚者,加白鲜皮;念珠菌感染者,加苦参。

制用法 每天1剂,水煎服。12天为1个疗程。停用其他药。禁燥热刺激之品。

疗效 用上药治疗口周皮炎78例,用1～2个疗程,均获全部治愈。

口舌溃烂

【处方1】 干地龙10条,吴茱萸1.8g。

制用法 将上药共研为细末后,装入瓶内备用。用时,以药末加入面粉少许,用醋调和为糊状,敷两侧足心,再外加纱布包扎,每天1次或2次。

疗效 用上药治疗口舌溃烂患者,一般用药3天即可获得治愈。

【处方2】 川黄连、硼砂、儿茶、青黛、生大黄各15g,人工牛黄6g,冰片4g。

制用法 将上药共研为极细末,贮瓶备用。用时,撮取药粉均匀吹布于口腔疮面,每天3次。

疗效 用本方治疗口舌溃烂患者39例,经用药2～3天后,其中治愈36例,显效3例。

剥脱性唇炎

【处方1】 南沙参、玉竹、桑叶、麦冬、白扁豆、天花粉各10g,生甘草3g。

加减 皲裂、口干甚者,加北沙参、天冬、石斛、芦根;脱屑、痒痛甚者,加防风、白及。

制用法 治疗组54例,<14岁剂量减半,每天1剂,水煎服。对照组40例,用0.1%糠酸莫米松乳膏外搽患处,每天1次。均2周为1个疗程。停用其他本病相关药。禁辛辣刺激品。

疗效 用上药治疗剥脱性唇炎患者,两组分别痊愈20例、11例,显效26例、13例,有效5例、9例,无效3例、7例。

【处方2】 党参25g,黄芪、车前子(包)各30g,炒白术、桔梗、青皮、陈皮、炒白芍各10g,茯苓15g,薏苡仁、炒山药各20g,白豆蔻、防风各6g,砂仁5g。便溏炒山药、车前子增量。

制用法 每天1剂,水煎服。10天为1个疗程。

疗效 治疗剥脱性唇炎38例,用1～3个疗程,治愈26例,有效11例,无效1例。

【处方3】 中药唇膏(含红花、蜂蜡、液状石蜡各 10g,紫草 20g。2 种蜡加热放入中药粉,煎至深红,过滤、冷却后制成唇膏即成)。

制用法　治疗组 100 例用中药唇膏;对照组 70 例,用红霉素软膏;均每天 2～3 次涂于口唇黏膜处。停用他药。

疗效　应用上药治疗剥脱性唇炎患者,用 5～10 天后,两组分别治愈 69 例、11 例,显效 27 例、16 例,好转 2 例、20 例,无效 2 例、23 例,总有效率为98.0%,67.1%。

慢 性 唇 炎

【处方1】　白鲜皮 15g,蛇床子、槿树皮各 10g,地肤子、苦参各 30g。

制用法　将上药置砂锅内煮沸约 10 分钟,离火之后,去除药渣待温。每天 1 剂。用时,将患唇浸泡于药液内,每次浸泡 15 分钟;或将消毒纱布浸透药液,敷于唇部,戴上口罩,可以自由活动。上述两种用药方法轮流使用,但以唇部直接浸泡在药液中为主。总之,每天用药的时间宜长,如果仅用 1 次则无效。本方对健康皮肤及口腔黏膜基本无刺激。浸泡时患者感觉舒服,且能止痒。

疗效　用上药治疗慢性唇炎患者 20 例,其中,痊愈 17 例,显效 3 例;治疗剥脱性唇炎患者 3 例,显效 2 例,进步 1 例;1 例黏膜良性淋巴组织增生症患者获显效。平均疗程为 17 天。

【处方2】　五倍子、黄连、青黛、败酱草、生大黄各 30g,枯矾 6g,地塞米松 300mg,冰片 5g,蜂蜜适量。

制用法　将前 8 味药共研为极细末,过 120 目筛后,装瓶密封备用。用时,取药末少许,用蜂蜜调和成糊状,外涂患处,每天早、晚各 1 次。3 天为 1 个疗程。

疗效　笔者用本方治疗慢性唇炎患者 43 例,其中,治愈 41 例,显效 2 例。一般用药 1～2 个疗程,即获痊愈或显效。用药中未见不良反应发生。

【处方3】　牡丹皮、赤芍、生地黄、紫草、黄芩各 2g,白术、当归、土茯苓、泽泻、防风、连翘、白花蛇舌草各 15g,苦参 9g,黄芪 20g,甘草 3g。

加减　痛甚兼痒,肿胀甚加牛蒡子、栀子;渗出甚加苦参、石菖蒲、黄柏;出血裂口加丹参、地榆、红花。

制用法　每天 1 剂,水煎空腹服;每晚用上述药液,外涂患处。10 天为 1 个疗程。

疗效　应用上药治疗慢性顽固性唇炎 47 例,用 2～5 个疗程,痊愈 45 例,好转、无效各 1 例,总有效率为 97.9%。

萎缩性舌炎

【处方1】　太子参、制何首乌、鲜石斛、玉竹各 15g,干地黄 12g,淮山药、山茱萸、土茯苓、白芍、北沙参、炙龟甲(先煎)各 10g,炙甘草 3g。本方亦可随症加减。

制用法　治疗组 20 例,每天 1 剂,水煎服。与对照组 20 例,均用酮康唑 20mg,每天 1 次;烟酰胺 300mg,每天 3 次,口服;碳酸氢钠漱口。均 10 天为 1 个疗程。

疗效　用上药治疗萎缩性舌炎患者,两组分别显效(症状消失或明显好转,停药 3 个月后,无复发)7 例、2 例(P<0.01),有效 11 例、8 例,无效 2 例、10 例,总有效率分别为 90.0%、50.0%(P<0.01)。

【处方2】　黄连、黄芩各 6～10g,白芍、阿胶(另煎)各 12～15g。

制用法　将上药水煎后,加鸡蛋 1

枚,每天 2 次口服。3 天为 1 个疗程。禁辛辣刺激之品。

疗效　应用上药治疗萎缩性舌炎患者 12 例,用 2～5 个疗程后,均获治愈。

口腔颌面部感染

【处方 1】　水杨梅根 15～30g,救必应皮、三叉虎根各 15g,甘草 6g。

加减　若痛甚者,加重楼(七叶莲) 15g;若大便秘结者,加玄明粉(冲服)、大黄各 9g。

制用法　本方为成人剂量,小儿酌减。每天 1 剂或 2 剂,水煎服。

疗效　笔者应用上药治疗口腔颌面部感染患者 100 余例,除局部做适当处理外,一般服药 2～3 天均可临床治愈,最长为 7 天。

【处方 2】　生大黄(后下)、金银花、败酱草、鱼腥草、黄柏、知母各 15g,生甘草 10g。

制用法　每天 1 剂,水煎分 2 次或 3 次服。

疗效　治疗口腔颌面部感染 123 例,均获治愈。

智齿冠周炎

【处方 1】　花椒 8g,艾叶、细辛各 20g,地龙 10g,鸡冠花 15g。

制用法　将上药加 50％ 乙醇 420ml,回流提取 1.5 小时,取滤液 280ml。加膜剂成膜材料 20g,醋酸钠 5g,加热熔化;加替硝唑 1g,诺氟沙星 0.2g,甘油 2ml;药温 50℃ 时,加樟脑、薄荷脑各 2g;在涂液状石蜡的玻板上制成 0.5cm×1cm×0.2cm 药膜。每片含替硝唑 1mg。约 50℃ 干燥即成药膜剂片。用时,两组均用 3％ 过氧化氢和生理盐水交替冲洗。治疗组用药膜剂片;对照组用蘸有甲硝唑粉、诺氟沙星粉、丁香油的消毒棉捻;均置袋中,4 小时换药 1 次;7 天为 1 个疗程。

疗效　用上药治疗下颌智齿冠周炎 120 例(两组各 60 例),用 1 个疗程,分别显效 24 例、20 例,有效 35 例、25 例,无效 1 例、15 例,总有效率分别为 98.3％, 75.0％($P < 0.01$)。

【处方 2】　金银花 15g,野菊花、黄芩各 9g,大黄、生甘草各 4g,白芷 10g。

制用法　治疗组 45 例,将上药水煎服,每天 1 剂,用 5 天。与对照组 40 例,均用 3％ 过氧化氢溶液、生理盐水冲洗龈袋,直至溢出液清亮;用探针蘸取 2％ 碘甘油置龈袋内,每天 2 次;用头孢氨苄片 0.5g,甲硝唑片 0.2g,每天 3 次口服。

疗效　中西医结合治疗智齿冠周炎患者,两组均治愈。治愈时间分别为 (4.18 ± 0.45) 天,(5.05 ± 0.55) 天($P < 0.01$)。

急性牙周炎

【处方 1】　黄连、竹叶各 6g,生地黄、连翘各 12g,牡丹皮、升麻、当归、大黄各 10g,生石膏(先下)30g,天花粉 15g。

制用法　将上药水煎,每天 1 剂,分 2 次服。

疗效　用上药治疗急性牙周炎患者 56 例,痊愈 32 例,显效 19 例,有效 4 例,无效 1 例。总有效率为 98.2％。治愈的 32 例患者,一般服药 3～5 剂即愈。

【处方 2】　金银花、黄柏、知母、蒲公英各 15g,牡丹皮、升麻、茯苓、连翘各 10g,生甘草 8g。

制用法　将上药水煎分 3 次服,每天 1 剂。

疗效 治疗急性牙周炎患者 38 例,均获治愈。

【处方 3】 生地黄、天花粉各 20g,牡丹皮、连翘、当归各 15g,升麻、黄连、竹叶、大黄、虎杖各 10g,生石膏 30g。

制用法 将上药水煎服,每天 1 剂,分 2 次或 3 次内服,连续用药至症状消失止。

疗效 采用清胃散加味治疗急性牙周炎 50 例,痊愈 28 例,显效 17 例,有效 4 例,无效 1 例。总有效率为 98.0%。

【处方 4】 升麻 6g,葛根 15g,赤芍 12g,牛膝、生地黄、麦冬、枸杞子各 9g,墨旱莲 20g。

加减 胃火炽盛者,加石膏、知母、黄芩、栀子、黄连;肾阴亏虚者加何首乌、黄精、龟甲、山茱萸;气血亏虚者,加当归、黄芪、龙眼肉、熟地黄。

制用法 每天 1 剂,水煎服。7 天为 1 个疗程。

疗效 用上药治疗牙宣(病种包括牙周炎、牙龈炎等牙周病)152 例,治愈 137 例,好转 11 例,未愈 4 例,总有效率为 97.4%。

【处方 5】 生地黄、金银花各 15g,枸杞子、连翘、赤芍、丹参各 10g。

制用法 两组各 60 例。治疗组将上药水煎服,每日 1 剂。与对照组 60 例,均用甲硝唑片 0.2g,每天 3 次口服。均根据病情选择使用龈上洁治术、龈下刮治术等。

疗效 采用上药治疗慢性牙周炎患者,用 14 天,结果:两组分别显效 24 例、18 例,有效 33 例、29 例,无效 3 例、13 例,总有效率为 95.0%、78.3%(P<0.05)。

齿 龈 炎

【处方 1】 金银花、蒲公英、紫花地丁、连翘各 25g,玄参、生地黄、桔梗各 15g,生大黄、天花粉、竹叶各 10g,薄荷、生甘草各 6g。

制用法 将上药水煎 3 次后合并药液,分 2～3 次口服,每天 1 剂。5 剂为 1 个疗程。

疗效 用本方治疗齿龈炎患者 45 例,经用药 1～2 个疗程后,治愈 44 例,显效 1 例。

【处方 2】 黄柏、知母各 12g,夏枯草、败酱草、忍冬藤各 20g,茯苓、牡丹皮、天花粉各 15g,生地黄、甘草各 8g。

制用法 将上药水煎,每天 1 剂,分早、中、晚 3 次口服。

疗效 用本方治疗齿龈炎患者 81 例,经用药,3～5 剂治愈者 24 例,6～8 剂治愈者 26 例,9～12 剂治愈者 31 例。

【处方 3】 当归、黄连各 6g,生地黄 12g,牡丹皮、黄芩、升麻各 9g,生石膏(先煎)30g。

加减 便秘加大黄;肿甚加天花粉、连翘、竹叶;出血甚加骨碎补、生槐花、白茅根、墨旱莲。

制用法 每天 1 剂,水煎服。并用 3%过氧化氢溶液(或硼砂片冲水)含漱;用棉签蘸 2%碘甘油涂患处。牙龈脓肿切开引流。

疗效 用上药治疗急性齿龈炎 103 例,痊愈 94 例,显效 9 例,总有效率为 100%。

牙 龈 出 血

【处方 1】 生蒲黄、丹参、鸡血藤各 18g,五灵脂 10g,黄芪、白茅根各 20g,山楂、当归各 12g。

加减 若血虚者,加熟地黄 12g,白芍 15g,若气阴两虚者,加麦冬、枸杞子各

12g,太子参、生地黄各 15g,若阳虚者,加炮姜 10g,肉桂(后下)6g。

制用法 将上药水煎,每天 1 剂,分 2 次服。

疗效 用上药治疗牙龈出血患者 20 例,其中治愈 16 例,好转 4 例。经追踪观察半年至 8 年,除 1 例因酗酒复发,其余均未见复发。

【处方 2】 白芍、生地黄、白茅根各 30g,墨旱莲、黄柏、知母、女贞子、藕节各 10g,生大黄(后下)8g,莲子心、生甘草各 4g。

制用法 将上药水煎 3 次后合并药液,分 2 次或 3 次口服,每天 1 剂。5 剂为 1 个疗程。

疗效 用本方治疗牙龈出血患者 35 例,经用药 1～2 个疗程,均获治愈。

【处方 3】 生石膏 45g,白茅根(鲜品)100g,天花粉、连翘、黄柏、知母、生甘草各 10g。

制用法 将上药水煎,每天 1 剂,分早、中、晚 3 次口服。

疗效 用本方治疗牙龈出血患者 120 例,其中治愈 113 例,显效 4 例,有效 2 例,无效 1 例。一般服药 5～10 剂即可痊愈或显效。治愈的 113 例,经随访 1～2 年,均未见复发。

【处方 4】 生石膏、生牡蛎各 30g,生地黄、牛膝各 15g,知母、麦冬、茜草炭、血余炭各 9g。本方可随症加减。

制用法 每天 1 剂,水煎服。对照组用抗生素、止血药。均用牙周塞治剂(含氧化锌、松香、鞣酸),加丁香油调成条索状,置于出血处颊舌侧,压成夹板样封闭出血处,数分钟后凝固。1 周后拆除。

疗效 用上药治疗急性牙龈出血 104 例(其中治愈组 62 例,对照组 42

例),两组分别治愈 28 例、9 例,好转 34 例、26 例,未愈 7 例(为对照组),总有效率分别为 100%、83.3%(P<0.01)。

拔牙创口止血

【处方 1】 紫草、白及、碘磺粉。

制用法 将上药按 3∶2∶1 的比例称量好,放在容器内混匀,然后用普通水(可加入少量甘油)调成较硬的面团样,再切成 1cm 大小的雏形块,外面再蘸一层紫草粉,以免消毒时黏成一团,放在铝盆内煮沸消毒(水浴)。放凉后加入少许香精矫味即可。拔牙后用朵贝尔液漱口,去除口腔内的血液,取一块紫草栓放在拔牙创口上,用棉球轻按,使血流完全渗入栓剂中,稍停 2～3 分钟,再轻轻漱口,擦去多余的药物和血迹即可。

疗效 笔者用上药处理拔牙创口止血患者 440 例,其中,在 1 分钟内止血者 175 例,2～3 分钟止血者 212 例,3 分钟以上止血者 53 例;10 分钟以上仍有渗血者,尚未见到。440 例中,仅见到 4 例形成拔牙创口感染。由此可见,本方在临床上除有良好的止血作用外,还有一定的抗感染作用。

【处方 2】 白及 200g,紫草 190g,麻黄、杉树中层皮各 50g,冰片 10g。

制用法 先将杉树中层皮烧炭存性,再将白及、紫草、麻黄等药烘干,共研为细末,过细筛,再将冰片加入混匀,置于耐压瓶中高压或煮沸消毒,然后放于有盖消毒瓶内备用。一般可保持 1 年不变质,如疑有污染,应再消毒后使用。用时,按常规将拔牙创面处理后,以干棉球轻轻擦除创面周围血液,用消毒好的自制小药勺或用水门汀调拌用刀挖取药粉少许(根据创面大小),将药粉置于拔牙创面上,上面不必填放纱布卷和棉片,即可止血。如有少量出血者,可再用本药粉填敷 1 次。

疗效　1500 例(2000 处)拔牙创面患者用上药止血,一般不需要使用其他抗生素,经 3～4 天后,药物被排出,创面便可自愈。

【处方 3】　金毛狗脊绒毛、黄连各30g,枯矾 40g,甲硝唑 6g,氯化钠 18g。

制用法　将上药共研细末,装瓶高压消毒备用。用时,若是下颌者,可用牙刮匙取药末少许直接倾倒在牙槽窝内;若是上颌者,可先将药粉置于小棉球上,轻压于拔牙创面上。

疗效　用本方治疗拔牙创口止血,一般用药 20～80 秒,均能达到止血目的。

【处方 4】　海螵蛸、重楼、参三七。

制用法　将上药按 2∶2∶1 分量混合制成,放置烘箱烤至 100℃后,再降温到60℃维持半小时,装瓶备用。将口腔出血区血块清除后,撒上药粉,用消毒纱布或棉球压迫 1～2 分钟。

疗效　据报道,朱贤杰用上方治疗因拔牙、牙龈炎、外伤、血液病等所引起的口腔出血 154 例,绝大多数患者在 1～1.5 分钟内达到止血目的。一些高血压和血小板减少的患者拔牙后出血也能在2～3 分钟控制出血。

牙　痛

【处方 1】　补骨脂、白芷各 10g,黄连4g,地骨皮 12g,细辛 2g,生甘草 6g,荜茇 5g。

加减　若热重者,倍加黄连,或加石膏;若合并感染或化脓者,加紫花地丁、天花粉。

制用法　将上药煎汤,含入口中 2 分

钟后再咽下,直至将药汤服完。

疗效　用上药治疗牙痛患者,一般服第 1 剂即获显效,服第 2 剂痛止。笔者体会,药汤一饮而尽者效差,含咽慢服者效速。

【处方 2】　生地黄、熟地黄各 15g,全虫、骨碎补各 10g,枸杞子、蒺藜各 30g。

加减　若偏头痛者,加蜈蚣 2 条,僵蚕 10g,赭石 30g;若胃火牙痛者,加生石膏 30g,若牙宣者,加马鞭草 30g,人中白、黄柏各 10g;若虫牙者,加花椒 5g,乌梅10g;若牙痛者加黄芪 30g,白芷、王不留行各 10g。

制用法　将上药水煎,每天 1 剂,分2 次服。

疗效　用上方治疗牙痛患者 70 例,治愈 61 例,显效 9 例。均有效。

【处方 3】　生石膏 30g,白芷、川芎、生地黄各 12g,牡丹皮、黄连、生甘草各 10g。

制用法　将上药水煎,每天 1 剂,分2 次或 3 次口服。3 剂为 1 个疗程。

疗效　用本方治疗牙痛患者 85 例,经用药 1～2 个疗程,其中,治愈者 80 例,显效者 5 例。

【处方 4】　生地黄、玄参、石膏、地骨皮各 15～30g,升麻、骨碎补各 10g。

制用法　本方亦可随症加减。每天1 剂水煎,分 8～12 次含漱片刻后咽下。停用他药。

疗效　应用上药治疗牙痛患者 197例,用<14 天后,治愈 182 例,显效 9 例,有效 6 例。

【处方 5】　花椒 20g,白芍 15g,甘草 10g。

制用法　将上药加酒精度>50％的白酒,浸泡 48 小时。牙痛时喝一口(约

5ml),含口中漱口,5～10分钟后吐出;痛剧间歇2～4小时1次漱口。禁辛辣刺激性食物。

疗效 应用上药治疗牙痛患者38例,其中痊愈者37例,有效者1例,总有效率为100%。

【处方6】 独头蒜1头,轻粉少许。

制用法 将上药共捣如泥状后,装入玻璃瓶内密闭备用。用时,对于疼痛泛化、无法确定痛牙者,先针双侧牙痛穴,使疼痛集中于患牙。取高粱米粒般大小药泥,置于患牙对侧手腕部的阳溪穴上,外用纱布覆盖,再用胶布固定。24小时后取下,外敷患侧如出现小水疱,可自行吸收。对于大水疱宜消毒局部,抽出渗出液。

疗效 据报道,应用轻粉蒜泥治疗阳明郁热的风火牙痛患者,一般1次治愈,不再复发,治愈率为100%。但本方对龋齿、牙髓炎等炎症引起的疼痛无效。

牙 槽 症

【处方1】 白及98g,冰片2g。

制用法 将白及、冰片分别研为细末后,用蒸馏水调拌,呈面团状。先用刮匙把拔牙窝内异物刮净,再用3%过氧化氢溶液棉球反复搓洗,继用生理盐水冲洗,最后用棉球把拔牙窝的水分吸净。立即把糊剂送进拔牙窝内,再用镊子夹湿棉球将糊剂推向牙窝内的深部,使糊剂充满根窝,最后用糊剂将拔牙窝内上部填满,轻轻按压,使之帖服即可。

疗效 用上药治疗牙槽症患者100例,其中1次痊愈者89例,2次痊愈者7例,3次痊愈者4例。一般均于3天在拔牙窝表面充满新生的牙龈黏膜。

【处方2】 青黛粉1份,氧化锌粉1份,丁香油适量。

制用法 先将丁香油放于玻璃板上,再将药粉与液体混合调成糊状剂,令其稍有流动性,以作为下颌拔牙窝使用,上颌可用稠些。用时,在拔牙窝处以3%过氧化氢溶液或生理盐水清洗拭干,在防湿的条件下,用水门汀充填器将糊剂轻轻放入拔牙窝内,下颌应使糊剂自行流入拔牙窝内,避免加压,以防疼痛,在操作上颌时,应让患者头部尽量向后倾斜,待糊剂稍凝后,再闭口,次日复诊。

疗效 用上药治疗牙槽症患者45例,均获痊愈。平均愈合时间为5.6天。

【处方3】 紫草、全当归、白及、青黛各60g,白芷、血竭各15g,轻粉12g,生甘草40g,黄蜡、白蜡各50g,芝麻油600ml。

制用法 将芝麻油加热至沸,放入全当归、白芷、白及、生甘草同煎至药枯后去渣,再放入紫草同煎枯去渣,过滤,然后加入黄蜡、白蜡溶化后再加入血竭(研末)、轻粉、青黛搅拌均匀备用。用时,先用消毒液冲洗牙槽窝,吸干窝内液体,取上药适量轻轻放入牙槽窝内,用小棉球轻压,1～2天复诊,视情况更换药物。

疗效 用本方治疗牙槽症患者120例,其中,用药1次治愈者32例,2次治愈者45例,3次治愈者40例,4次治愈者3例。

【处方4】 连翘20g,金银花、蒲公英各50g,赤芍15g,黄连、生甘草各10g。

加减 便秘加大黄,高热烦渴加生石膏、大青叶。

制用法 治疗组48例,每天1剂,水煎服,用2天。对照组48例,用甲硝唑0.4g,每天3次,抗生素口服。两组均开髓引流,打通根管孔,用过氧化氢液及生理盐水冲洗,髓室内置碘酊棉球,口内开放数日;急性炎症消退后常规治疗。

疗效 中西医结合治疗早期急性牙槽脓肿患者,两组分别显效(症状消失;患者患牙叩痛消失或轻微)39 例、25 例,有效 6 例、15 例,无效 3 例、8 例,总有效率为 93.7%,83.3%。

口 臭

【处方 1】 葛根 30g,木香、陈皮、藿香、白芷各 12g,丁香 5g。

制用法 将上药水煎,每天 1 剂,分多次先含 5 分钟,吐出,再喝药 1 口。本方不宜久煎。有口腔溃疡者禁用。

疗效 用上药治疗口臭患者 30 例,均获治愈。

【处方 2】 大黄炭 100g,冰片 10g。

制用法 将上药共研为细末,装瓶内密闭备用。用时,取此药粉适量刷牙漱口,每日早、晚各 1 次。

疗效 用本方治疗口臭患者 121 例,经用药 3~7 天后,口臭症状均消失。

牙槽骨骨髓炎

【处方 1】 黄连、黄芩、黄柏、生大黄、生天南星、生半夏、细辛各 50g,薄荷、樟脑各 40g,80%乙醇 1000ml。

制用法 将前 9 味药共研粗末,置于80%乙醇中,浸泡 1 周后备用。用时,先清洁创口,再用长纱条浸上药水填塞牙窝内,每天或隔日换药 1 次。3 次为 1 个疗程。

疗效 用本方治疗牙槽骨骨髓炎患者 61 例,均获治愈。其中,换药 2 次者13 例,3 次者 21 例,4 次者 17 例,5 次者10 例。

【处方 2】 熟地黄、知母、麦冬、玄参、牛膝各 10g,石膏 30g。

加减 阴虚火旺者,加地骨皮、栀子;津亏阴虚者,加石斛等。

制用法 两组各 40 例。治疗组将上药水煎服,每天 1 剂。与对照组用 2%利多卡因 2ml,庆大霉素 4 万~8 万 U,地塞米松 2~4mg,混合后,对颊腭(唇舌)根尖黏膜环形封闭;若疼痛时间较长用神经传导阻滞麻醉。

疗效 中西医结合治疗急性浆液性牙髓炎患者,两组分别显效(12~24 小时疼痛全部消失,临床无症状,牙周无肿痛,咀嚼功能完全恢复)25 例、13 例,有效 13 例、20 例,无效 2 例、7 例。

口腔扁平苔藓

【处方 1】 生地黄 15g,麦冬、玄参、牡丹皮、白芍、贝母、茵陈、枳壳各 10g,薄荷 5g。

加减 邪热盛加败酱草、黄芩;湿热甚加栀子、滑石;阴虚甚加石斛、熟地黄。

制用法 每天 1 剂,水煎服,咽服前先含漱片刻。并用克霉菌素含片,每天 3次含服。糜烂型用地塞米松注射液,1%盐酸利多卡因各 1ml,行病灶基底封闭,每周 2 次;4 周为 1 个疗程。禁烟酒。清淡饮食。

疗效 用上药治疗口腔扁平苔藓 33例,用药 1~2 个月,痊愈 13 例,显效 15例,好转 3 例,无效 2 例,总有效率为 93.9%。

【处方 2】 六味苔藓饮(含金银花、土茯苓、生地黄、当归、丹参、夏枯草)。

制用法 治疗组 48 例,将上药150ml,含漱后咽,每天 3 次。对照组 36例,用地塞米松 1.5mg,葡萄糖酸锌片70mg,维生素 B_1 片 20mg,每天 3 次口服。均行全口洁治术。30天为1个疗程。戒烟。

疗效 用上药治疗口腔扁平苔藓,用2个疗程,两组分别痊愈15例、4例,有效32例、25例,无效1例、7例,总有效率为97.9%,80.6%(P<0.05)。

【处方3】 ①气滞血瘀型:丹参、青蒿、茯苓各15g,赤芍、川芎、生地黄、红花、桃仁、陈皮、香附、甘草各10g,黄芪12g;②阴虚型:枸杞子、知母、黄柏、当归、牡丹皮、山药、泽泻各10g,龙胆12g,生地黄、青蒿、茯苓、何首乌藤各15g。

制用法 治疗组21例,每天1剂,水煎服。应用大于2个月。对照组16例,用磷酸氯喹0.25g,每天2次;2~3周后,改每天1次;口服,用1~2个月;白细胞<400/μl时停用。

疗效 应用上药治疗口腔扁平苔藓,两组分别痊愈4例、1例,显效6例、3例,好转9例、6例,无效2例、6例。

第四章 妇产科

乳头皲裂

【处方1】 制乳香、煨乌梅、制马勃各15g,汉三七6g,浙贝母12g,蜈蚣3条。

加减 若痒甚者,加霜茄2g(将霜茄烧灰存性研粉);若脓液多者,加炉甘石粉5g。

制用法 先将马勃用文火焙干,乌梅烧灰存性,乳香研至极细,再将上药共研细面,混合均匀,储于瓶内备用。用时,先将患处用生理盐水洗净,再用消毒棉球将药粉扑于患处,每天1次或2次,每次约用药面1g。哺乳妇女可增至每天3次,并于每次哺乳前将乳头用生理盐水洗净,避免婴儿吸入。

疗效 用上方治疗乳头皲裂症患者35例,其中,痊愈(临床症状消失,自觉无任何不适)33例;显效(临床症状大部分消失,在哺乳时微有痛感)2例。

【处方2】 白及(干品)、猪油各适量。

制用法 将白及捣烂研末,过90～100目筛,装瓶备用。用时,取白及粉和猪油(用微火化开)各适量调成膏状,涂于患处,每天3次或4次。流血、渗液多者可干撒白及粉,待渗出液减少后再涂膏。

疗效 用上药治疗妇女乳头皲裂患者,一般3～5天痊愈。

注意事项 治疗期间,可适当减少哺乳的次数。

【处方3】 蒲公英、金银花各20g,白芷、苦参各15g,黄连、硼砂、生甘草各10g。

制用法 将上药水煎取液,趁温热用无菌纱布蘸洗患部,每次10～15分钟,每天早、晚各1次。每天1剂。

疗效 用本方治疗乳头皲裂患者30例,经用药3～5天后,均获治愈。

【处方4】 败酱草、夏枯草、栀子、黄柏、知母各15g,牡丹皮、茯苓、白及、甘草各10g。

制用法 将上药水煎3次后合并药液,以温热能忍受为度,用无菌敷料蘸洗患部,每次10分钟,每天2次,每天1剂。3天为1个疗程。

疗效 用本方治疗乳头皲裂患者48例,均获痊愈。其中用药2天者15例,3天者13例,4天者11例,5天者9例。

乳腺增生

【处方1】 黄柏、知母、天花粉、蒲公英、夏枯草各20g,贝母、三棱、莪术、皂角刺、香附、穿山甲(代)、法半夏、白及、乳香各15g,路路通、王不留行、生甘草各10g。

制用法 将上药水煎3次后合并药液,早、晚各服1次。15剂为1个疗程。月经期宜停服,经后可继续服用。

疗效 用本方治疗乳腺增生患者

128例,其中治愈120例,显效4例,有效3例,无效1例。总有效率为99.2%。

【处方2】 天冬63g。

制用法 将上药剥去外皮,放瓷碗中加入黄酒适量,隔水蒸0.5～1小时,分早、中、晚3次服完。

疗效 用上药治疗乳腺增生35例,治愈16例、显效8例,有效11例,总有效率为100%。

【处方3】 醋柴胡、酒白芍、制香附、全当归、炒白术各12g,生牡蛎(先煎)30g,玄参、贝母、夏枯草各15g,露蜂房、炙甘草各6g。

制用法 本方亦可随症加减。每日1剂水煎分3次服。并用细辛20g,红花、大黄、肉桂、丹参、白芷、乳香、没药、当归、三七(均研细末)各10g,冰片1g,麝香0.1g。置于自制文胸罩杯夹层,白天外敷患处。14天为1个疗程。

疗效 用上药治疗乳腺增生180例,用1～4个疗程后,治愈164例,好转13例,无效3例,总有效率为98.3%。

【处方4】 赤芍、白芍各10g,橘核15g,金银花藤20g,天冬、夏枯草各30g。

制用法 每天1剂水煎服;于月经来潮前、后各5天用;10天为1个疗程。月经期停用。并用三苯氧10mg,每天2次口服。10天为1个疗程。

疗效 中西医结合治疗乳腺增生90例,用2个疗程后,痊愈31例,显效37例,有效21例,无效1例,总有效率为98.9%。

【处方5】 香附、川芎各30g,全瓜蒌、穿山甲珠(代)、南星各2g,青皮、郁金、连翘各15g,麝香5g。

制用法 将上药共研为极细末,装入干净瓶内密闭备用。用时,先取穴:神

阙穴。用药前先将脐部用75%乙醇清洗局部待干后,将药末填满脐部(神阙穴),随后用干棉球轻轻按压片刻,用胶布贴紧脐部即可。每3天换药1次,10次为1个疗程。疗程间隔3～5日。穴位贴敷期间,宜配合针刺治疗。取穴:屋翳、膻中、乳根、期门、增生局部;配穴:性情易激怒者,加太冲、太溪;气血两虚者,加气海、脾俞、足三里;肝肾阴虚者,加肾俞、太溪;月经不调者,加三阴交。以上穴位每日1次,10次为1个疗程。根据辨证,实者用泻法,虚者用补法。

疗效 采用中药敷脐配合针刺治疗乳腺增生患者69例,经3个疗程治疗后,其中痊愈者42例,显效者21例,有效者6例,总有效率为100%。本文附验案1例,患乳腺增生病2年余,经用本药外敷神阙穴配合针刺,治疗1个疗程后,疼痛完全消失,包块缩小2/3,继续用药2个疗程,包块完全消失,乳房明显的舒适感,症状体征消失而告痊愈。

急性乳腺炎

【处方1】 全瓜蒌、赤芍、生甘草各30g,丝瓜络15g。

制用法 将上药水煎后加红糖适量,趁热饮服,取微汗,每天1剂。

疗效 用上药治疗乳腺炎(乳痈初期未化脓者)46例,疗效颇佳。其中,2～3天痊愈者40例;4～5天痊愈者6例;无一例化脓。

【处方2】 地肤子(别名扫帚菜种子)50g,红糖适量。

制用法 将地肤子水煎后加入红糖,趁热服下,取微汗,每天1剂。

疗效 用上药治疗急性乳腺炎患者33例,服药后体温迅速恢复正常,局部炎

症均消失,无一例化脓。一般服药2剂症状减轻,4例痊愈,个别有服6剂者。

【处方3】 金银花24g,紫花地丁12g,蒲公英15g,连翘9g,青皮、陈皮、甘草各6g(大便秘结者加牛蒡子、瓜蒌仁)。

制用法 上药为1剂量,每天1剂,水煎服,重者可每天服2剂。

疗效 用上药治疗急性化脓性乳腺炎患者43例,均获治愈,1~2天内治愈者38例,3~4天内治愈者5例。其中2例在治疗过程中有反复,再服本方后仍有效。

【处方4】 全瓜蒌20g,柴胡、青皮各9g,牛蒡子、橘叶、丝瓜络、赤芍各12g,蒲公英15g,穿山甲(代)10g。本方亦可随症加减。

制用法 每天1剂,水煎服。

疗效 应用上药治疗急性乳腺炎早期患者72例,用1周后,痊愈68例,好转3例,未愈1例。

【处方5】 金银花、连翘各20g,昆布、海藻、全瓜蒌、夏枯草、重楼各15g,牛蒡子、黄芩、皂角刺、浙贝母各12g,木通、露蜂房各10g,甘草5g。

加减 红肿甚加甲珠、王不留行、丹参;高热甚加石膏、知母、柴胡、酒大黄;乳汁壅滞甚加山楂、谷麦芽、通草;体弱加明党参、当归、川芎。

制用法 每天1~2剂水煎分3次餐前服。并用金黄膏(或虎杖膏),外敷局部。

疗效 应用上药治疗急性乳腺炎患者186例,其中痊愈166例,显效15例,好转3例,无效2例,总有效率为98.9%。

【处方6】 当归、半夏、乳香、没药各25g。

制用法 将上药共研为极细末,过120目筛,装入干净玻璃瓶内备用。用时,取药末适量,用温开水调成糊状,敷于患处。敷药干后,可以换药或喷温水。

疗效 应用上药治疗急性乳腺炎患者45例,经治疗1~3日后,均获得治愈。

慢性囊性乳腺病

【处方1】 当归、丹参、赤芍、柴胡、郁金、青皮、陈皮、荔枝核、橘核各9g,川芎、香附、薄荷各6g,昆布、海藻各15g,制乳香、制没药各4.5g。

制用法 将上药水煎,分2次服。每天1剂。20剂为1个疗程。

疗效 用上药治疗慢性囊性乳腺病患者55例,其中痊愈39例,有效15例,无效1例。痊愈的39例中,经1个疗程治愈者13例,2个疗程治愈者14例,3个疗程治愈者8例,4个疗程治愈者4例。

【处方2】 麦芽30~60g,山楂、夏枯草各20g,鸡血藤、生牡蛎、鳖甲各30g,赤芍、丹参各15g,陈皮、通草各10g。

加减 若素体虚弱者,酌加黄芪、党参、当归;若乳房胀痛较甚者,酌加川楝子、延胡索;若乳房胀痛而灼热或低热者,酌加牡丹皮、栀子;若肿块较大、硬实,而且身体又壮实者,酌加三棱、莪术,若伴有胃脘痛者,宜去山楂加白芍、甘草。

制用法 上药每天1剂,上午头煎服,下午复煎再服;3周为1个疗程。如1个疗程未愈,可间隔3~4天,继续第2个疗程,亦可连续服药。

疗效 用上药治疗慢性囊性乳房病患者54例,其中痊愈36例,显效11例,有效5例,无效2例。

【处方3】 全当归、红花、瓜蒌仁各

250g,乳香、没药、制穿山甲珠(代)、路路通、木香、制香附各150g,王不留行、木通各120g,薏苡仁300g,生甘草100g。

制用法 将上药共研为极细末,装入瓶内备用。用时,每服10g,开水送服,早、晚2次服。1个月为1个疗程。

疗效 用本方治疗慢性囊性乳腺病患者137例,经用药1~2个疗程后,治愈130例,显效6例,有效1例。

【处方4】 夏枯草、穿山甲(代)、鳖甲各30g,白芍、丹参、赤芍、橘核、枳壳各15g,郁金、青皮、法半夏、陈皮、柴胡各10g。

加减 若肿块大而硬者,加莪术、路路通、三棱各10g;若乳头溢液者,加半枝莲、生麦芽各15g。

制用法 将上药水煎分2次或3次服,每天1剂,1个月为1个疗程。

疗效 用本方治疗慢性囊性乳腺病患者85例,其中治愈81例,显效3例,有效1例。

乳房纤维腺瘤

【处方】 全蝎、瓜蒌。

制用法 取全蝎160g,纳入25个瓜蒌中,焙存性研为细末。每次3g,每天3次。连续服用1个月。

疗效 采用上药治疗乳房纤维腺瘤11例,治愈10例,有效1例。治疗乳腺小叶增生243例,均获治愈。

痛 经

【处方1】 全当归、白芍、赤芍各15g,小茴香、丹参、五灵脂、蒲黄、香附、肉桂各10g,牛膝、川芎、生甘草各6g。

制用法 将上药水煎,于月经来潮前4天或经期服药3~5剂。连服3个月经周期。

疗效 用本方治疗痛经患者95例,经服药2~3个月经周期后,其中治愈93例,有效2例。总有效率为100%。

【处方2】 生蒲黄、延胡索各15g,五灵脂12g,香附、牛膝各10g,炮姜6g,细辛3g。

制用法 每天1剂,水煎服。对照组用吲哚美辛25mg,每天3次口服。两组分别用于月经前7天、3天开始,用至经期第1天;均3个月为1个疗程。

疗效 用上药治疗原发性痛经62例(治疗组与对照组各31例),两组分别显效26例、15例,有效5例、11例,无效5例(为对照组),总有效率为100%、83.9%。治疗组明显优于对照组。

【处方3】 经痛消胶囊。

制用法 治疗组100例,用经痛消胶囊(含当归、蒲黄各300g,醋炒五灵脂、盐制小茴香、炒没药、川芎、肉桂各100g,炮姜20g,每粒0.5g)4~6粒,每天3次,于痛经发作前1天开始,痛剧增4粒,对照组100例,用少腹逐瘀丸1丸,每天3次;均口服。用3天。1个月经周期为1个疗程。

疗效 用上药治疗痛经患者,两组分别治愈70例、6例,显效26例、20例,好转4例、60例,无效14例(为对照组)。总有效率分别为100%,86.0%($P < 0.01$)。

【处方4】 柴胡9g,当归、延胡索、粗盐五灵脂各15g,川芎、陈皮各10g,醋白芍、蒲黄(包)各12g,甘草3g。

加减 腹痛喜热喜按加干姜、吴茱萸、乌药;腰痛甚加牛膝、乳香;恶心、呕吐加姜半夏、藿香;腰痛加炒杜仲、桑寄生、续断;胃纳差加焦麦芽、焦山楂、焦神曲;倦怠乏力加太子参、焦白术、黄芪。

制用法 治疗组 100 例,将上药水煎服,每天 1 剂。对照组 50 例,用延胡索止痛片 3 片,每天 3 次口服。均于月经来潮前 5 天开始,用 7 天为 1 个疗程。用 3 个月经周期观察治疗效果。

疗效 应用上药治疗痛经患者,两组分别治愈 57 例、14 例,好转 40 例、22 例,无效 3 例、14 例,总有效率为 97.0%,72.0%。

【处方 5】 延胡索、丹参、乳香、没药、冰片(原方未注明药物剂量)。

制用法 将上药共研为极细末,装入干净瓶内密闭备用。用时,取药末适量,用益母草膏调成糊状。于月经前 1~2 日,取药糊 5g,置于神阙穴(若病重者,可配关元穴),外用胶布固定,以防外溢,每次敷药 2~3 日。1 个月经周期为 1 个疗程。

疗效 据《辽宁中医杂志》刘丽报道,应用上药敷脐治疗痛经患者 21 例,其中显效(取 1 穴 1 个疗程腹痛明显减轻或消失)16 例,好转(用 2 穴 1 个疗程腹部明显减轻或消失)5 例,总有效率为 100%。据临床随访,未见 1 例复发。

闭 经

【处方 1】 金樱根 25g,当归 8g,猪瘦肉 100g。

制用法 将上药共加水煎煮 20 分钟,去药渣,临睡前 1 次顿服。若未来月经再服 1 次。

疗效 用本方治疗闭经患者 66 例,经服药 1 次来月经者 37 例,服药 2 次来月经者 29 例。

【处方 2】 全当归、白芍、牡丹皮、牛膝、生地黄、香附、石斛各 15g,泽兰、柏子仁、黄连、柴胡、路路通各 10g,山楂 20g,益母草 12g,滑石(包煎)30g,生甘草 8g。

制用法 将上药水煎,每天 1 剂,分 2 次或 3 次口服。半个月为 1 个疗程。

疗效 用本方治疗闭经患者 45 例,经用药 1~2 个疗程后,其中治愈者 44 例,无效者 1 例。

【处方 3】 当归、熟地黄、益母草各 12g,白芍、香附、红花、茯苓、白术、川芎、柴胡、泽兰、郁金各 10g,甘草 6g。

加减 肾虚腰痛者,加续断、桑寄生、杜仲;少腹冷痛者,加吴茱萸、肉桂、艾叶;便秘者,加火麻仁、郁李仁、生大黄;胸胁胀痛者,加川楝子、炒枳壳、延胡索。

制用法 将上药水煎 3 次后合并药液,分早、中、晚内服,每天 1 剂。

疗效 用上药治疗气滞血瘀型闭经 69 例,全部获得治愈。

【处方 4】 生大黄 120g。

制用法 将上药用白酒浸泡一夜,晒干后研为细末,用长流水、米醋各 25ml 煮沸后加入大黄末,搅拌冷稠起大泡,泡破冒青烟,色如老酱油为佳,凉后团如蛋黄大,重 15g,每次 1 丸,每天 2 或 3 次内服。

疗效 用上药治疗瘀阻型闭经 25 例,用 1~10 天获得治愈。

【处方 5】 苍术、陈皮、半夏、胆南星、枳实各 10g,香附、茯苓、鸡内金、蚕沙、牛膝各 15g,生山楂 30g,沉香 6g。

制用法 每天 1 剂,水煎服;1 个月为 1 个疗程。停用他药。禁辛辣、油腻之品。

疗效 应用分消走泄法治疗肥胖型闭经 32 例,用 1~3 个疗程,痊愈 20 例,好转 9 例,无效 3 例。

【处方6】 柴胡、川芎各15g,当归、红花各20g,丹参25g,益母草30g,谷维素、维生素 B_6 及维生素 B_1 各2片。

制用法 将上述药(除益母草外)共研极细末,装入干净玻璃瓶内密闭备用。用时,先将益母草煎成浓汁,再用75%乙醇消毒神阙穴位,益母草浓汁将药调成糊状,其糊状药饼约5g,置于神阙穴内,外用胶布固定,以防外溢。3日换药1次,用至临床症状消失止。

疗效 采用上药外敷神阙穴治疗闭经患者17例,均获得治愈。其中30日内治愈者15例,60日内治愈者2例。据作者观察60日,患者治愈后均正常行经,未见复发。

倒　　经

【处方1】 鲜生地黄、珍珠母(先煎)各30g,牡丹皮炭12g,焦栀子、荆芥炭、黄芩各6g,牛膝炭15g,生甘草3g。

制用法 将上药水煎,早、晚各服1次。于周期性吐衄前服完5剂。每天服1剂。如无效,可于下个月周期性吐衄前服5剂。

疗效 用上药治疗倒经患者13例,未婚9例,已婚4例,年龄均在35岁以内。13例中,服药5剂治愈者4例,10剂治愈者3例,15~20剂治愈者4例,无效2例。

【处方2】 芒硝50g,生甘草10g。

制用法 将上药水煎1小时后,过滤去渣,1次顿服。若未愈,可再服1剂。

疗效 用本方治疗倒经患者31例,经用药1~2剂后,均获治愈。

【处方3】 全当归、赭石、珍珠母各20g,生地黄、玄参、黄芪、牛膝、茜草、赤芍、香附、白茅根、益母草各15g,黄芩、黄连、红花、生甘草各6g。

制用法 在月经来潮前7天开始服药,每天1剂,水煎服。一般服药2个周期即可见效。

疗效 用本方治疗倒经患者60例,治愈58例,无效2例。服药1个周期痊愈25例,服药2个周期痊愈30例,服药3个周期痊愈3例。

【处方4】 吴茱萸。

制用法 将吴茱萸洗净烘干后,研为极细末,装入干净玻璃瓶内备用。用时,于经前7日开始把吴茱萸粉用醋调成糊状,分别贴于太冲、涌泉穴,外用纱布固定。每日更换1次,双侧穴位交替使用,连续用药至月经过后即可停止。

疗效 据卢燕许报道,运用吴茱萸散穴位贴敷治疗倒经患者27例,经用药1~3个疗程后治愈26例,无效(治疗3个疗程未见好转而改服中药)1例,治愈率为96.3%。其中1个疗程治愈者5例,2个疗程治愈者12例,3个疗程治愈者9例。随访1年,均未见复发。作者认为,吴茱萸辛温,外敷后可刺激太冲、涌泉穴,从而达到调补肝肾,引火归元之功,使血随气降,冲任安详,倒经必愈也。

缺　　乳

【处方1】 金银花、蒲公英、王不留行各15g。

制用法 将上药水煎3次后合并药液,分3次服,并以黄酒少量为引。每天1剂。

疗效 用本方治疗缺乳患者68例,一般服药2~4剂,即可获得痊愈。

【处方2】 党参20g,当归9g,木通5g,漏芦、王不留行、甘草、天花粉各6g。

加减 气血虚甚者,加黄芪、桔梗;肝郁气滞者,加白芍、川芎、青皮、柴胡、通草;有热者,加黄芩、金银花(或连翘);食欲缺乏者,加神曲、麦芽。

制用法 每天 1 剂,水煎服;10 天为 1 个疗程。

疗效 用自拟催乳饮治疗缺乳 58 例,其中显效 30 例,有效 26 例,无效 2 例。总有效率为 96.6%。

【处方 3】 紫河车粉。

制用法 内服上药每次 0.5～1g,每天 3 次。给药时间一般从产后第 3 天开始。

疗效 治疗母乳缺乏症 57 例,1～7 天治愈。

【处方 4】 党参、黄芪各 30g,当归、王不留行、穿山甲(代)各 12g,麦冬、木通各 15g,桔梗 10g,甘草 6g,猪蹄 1～2 只。随症加减。

制用法 治疗组 120 例,将上药水煎服,每天 1 剂。与对照组 130 例,均用产妇膳食套餐。

疗效 应用上药治疗产妇缺乳,用 3 天后,两组分别治愈 50 例、12 例,显效 46 例、51 例,有效 21 例、53 例,无效 3 例、14 例。

【处方 5】 柴胡、王不留行、黄芪、党参各 20g,丝瓜络、橘络各 30g,香附 15g,穿山甲粉(代,分冲)适量。

制用法 每天 1 剂,水煎分 3 次服;7 天为 1 个疗程。调情志,慎起居,选择正确哺乳姿势及习惯。

疗效 应用上药治疗产后缺乳患者 78 例,治愈 20 例,显效 36 例,有效 17 例,无效 5 例。

回 乳

【处方 1】 生麦芽 120g。

制用法 将上药微火炒黄,置锅内,加水 800ml,煎至 400ml,滤汁;再加水 600ml,煎至 400ml,将 2 次药汁混合为 1 天量,分 3 次温服。

疗效 用上药回乳 11 例,服本方后多在 2 剂获得痊愈。

【处方 2】 莱菔子 30～40g。

制用法 将上药打碎,加水浸泡 30 分钟后,水煎分 3 次温服。每天 1 剂。

疗效 用本方回乳 35 例,均在服药 2～4 剂获得治愈。

【处方 3】 陈皮、莱菔子、柴胡各 15g。

制用法 将上药水煎分 2 次服,每日 1 剂。

疗效 用本方回乳 39 例,一般用药 2～6 剂即可获得治愈。

【处方 4】 芒硝 50g,大黄(研末)20g。

制用法 将上药混合,再掺进 1 个鸡子,搅成糊状,敷在乳区,以纱布绕胸束围固定。

疗效 用上药回乳,一般 5～7 小时乳汁即回。

【处方 5】 炒麦芽、芒硝。

制用法 治疗组 103 例,于产后 24 小时开始,用芒硝 400～500g,分别放入 2 个纱布布袋(20cm×20cm)中,覆盖整个乳房,腹带固定,芒硝潮湿结块时更换。与对照组 94 例,均于产后当天,用炒麦芽煎剂 40～50g,每天 3 次口服。

疗效 采用上药回乳,用 3 天后,两组分别显效(无泌乳,触诊双乳软且无硬块及触痛,自觉无乳胀,体温正常)81 例、31 例($P<0.05$),有效 17 例、37 例,无效 5 例、26 例。

女阴瘙痒症

【处方 1】 蛇床子、白鲜皮、黄柏各

50g,荆芥、防风、苦参、龙胆草各 15g,薄荷(后入)1g。

加减 若带下多而黄者,黄柏加倍,有滴虫者苦参加倍,真菌感染者龙胆草加倍。对各种由原发病因素引起的并发症加用其他药物治疗。

制用法 将上药水煎,外用熏洗,每天 2 次。如阴道内瘙痒可熏洗阴道。10～15 天为 1 个疗程,一般 1 个疗程后即明显好转或治愈。

疗效 用上方治疗女阴瘙痒症患者400 例中,392 例外阴、阴道瘙痒症消失,8 例好转;绝大多数患者带下过多,外阴湿疹、阴道炎性充血等症状随之消失或减轻。瘙痒症状治愈达 98.0%。

【处方 2】 芒硝、苦参、蛇床子、黄柏、川楝各 15g。

制用法 将上药加水 1500ml,煎至约 1000ml,去渣,倒入盆内,至温热适度,坐浴,浸洗 15～20 分钟,每天 1 次或2 次。

疗效 用上药治疗阴道瘙痒症患者43 例,疗效满意,一般外用 3～6 次即可获得痊愈。

【处方 3】 蛇床子、败酱草、白鲜皮、苦参各 30g,百部、花椒、防风、透骨草各20g,冰片 4g。

加减 若外阴溃烂者,加白矾 40g;若外阴部疼痛者,加白芷 15g。

制用法 将前 8 味中药水煎,约得药液 2000ml,加入冰片搅拌,趁热熏外阴 15分钟,待药液稍凉后洗涤患处,每天 1 剂,早、晚各 1 次。

疗效 用本方治疗女阴瘙痒症患者135 例。经用药 5～10 剂后,其中治愈128 例,显效 4 例,有效 2 例,无效 1 例。

【处方 4】 龙胆草 50g,雄黄、生薏苡仁、苦参各 25g,蛇床子、白鲜皮、薄荷各30g,黄柏、全当归、益母草、蝉蜕、茯苓各 20g。

制用法 将上药用纱布包煎,加水至 3000ml,煮沸后先热熏,待温度适当时坐浴,每天 1 剂,早、晚各洗 1 次。1 周为1 个疗程。

疗效 用本方治疗女阴瘙痒症患者95 例,经用药 1～2 个疗程后,其中治愈90 例,显效 3 例,有效 2 例。总有效率为 100%。

【处方 5】 杏仁 90g,麻油 45g。

制用法 取杏仁炒枯研成细粉,加麻油调成糊状即可。同时,取桑叶煎水冲洗外阴、阴道,然后用杏仁油糊涂搽,每天 1 次,或用带线棉球蘸杏仁油糊塞入阴道,24 小时后取出。

疗效 用上药治疗女性外阴瘙痒症患者 130 例,平均用药 4～7 次即可痒止。

外 阴 湿 疹

【处方 1】 柳叶粉 500g,纯乙醇500ml,樟脑 10g,依沙吖啶(利凡诺)1g,冰片适量。

制用法 将杨柳叶及嫩柳枝尖晒干,碾后过筛,取柳叶粉加入纯乙醇,浸泡 7 天过滤,放入樟脑、依沙吖啶、冰片,加入凉开水至 1000ml,即成复方柳叶浸剂备用。用时 1:5000 高锰酸钾液冲洗外阴,再用复方柳叶浸剂涂搽阴道和外阴,每天 1 次,连用 4 天。

疗效 用上药治疗外阴湿疹患者146 例,其中治愈 142 例,好转 4 例。总有效率为 100%。

【处方 2】 蒲公英、金银花、土茯苓、草薢、浮萍各 15～20g;连翘、苦参、蝉蜕、全蝎、紫苏叶、黄连各 10～12g,生甘草

8～10g。

制用法　将上药头、二煎合并药液，分2次或3次口服。第3煎药液趁热熏洗患处，每晚睡前1次。3天为1个疗程。

疗效　用本方治疗外阴湿疹患者95例，经用药1～2个疗程后，其中治愈91例，好转4例。

【处方3】　地锦草、地稔各100g，黄柏、生大黄(焙黄)、五倍子各50g，雄黄、密陀僧、青黛各20g，冰片8g，炉甘石、轻粉各10g。

制用法　将上药共研为极细末，过120目筛后装瓶备用。用时，取药末适量加入蜂蜜调成稀糊状，涂擦局部，每天2次或3次。5天为1个疗程。必要时包扎，直至痊愈为止。

疗效　用本方治疗外阴湿疹患者213例，经用药1～3个疗程，治愈208例，显效5例。

滴虫阴道炎

【处方1】　五倍子、石榴皮、蛇床子、白鲜皮、黄柏各24g，枯矾6g。

制用法　将上药水煎去渣，趁热坐于盆上熏蒸，待温度适宜时再坐入盆中洗外阴和阴道15分钟。每天2次，连用6天为1个疗程。

疗效　用上法治疗滴虫阴道炎患者48例，其中痊愈45例，好转3例。均洗1～2个疗程治愈。有效率为100%。

【处方2】　远志、龙胆各等量。

制用法　将远志、龙胆各研为极细末，过120目筛后混合均匀，以明胶、甘油为赋形剂，制成远龙栓，每栓含生药1.0g。所有患者先用妇科外用方(黄连、黄芩、黄柏、生大黄、枳壳、苦参、蛇床子

各15g，白芷10g)每晚煎水熏洗外阴，然后将远龙栓塞入阴道后穹隆深处，每次1枚。一般用至自觉症状消失，化验血，待滴虫转阴为止。治疗期间，遇月经期停药。患者配偶除同时用上方煎水熏洗外阴外，并按常规量服用甲硝唑1周。

疗效　用本方治疗滴虫阴道炎患者312例，经用药5～10天后，其中治愈者308例，无效者4例。1年后随访，复发率仅为1.1%。

【处方3】　补骨脂、远志、大黄。

制用法　以上3种饮片按1∶0.5∶1的比例配合，打成细粉，制成栓剂，阴道内用药。每天1次，每次1枚。15天为1个疗程。

疗效　用上药治疗滴虫阴道炎患者35例，全部获得治愈。

【处方4】　蛇床子、百部各30g，白矾、苦参、黄柏、鹤虱各10g，黄连15g，甘草6g。

制用法　将上药布包，加冷水1.5L，浸泡20分钟，煎15分钟，趁热熏洗外阴、阴道，待温后坐浴，每次20分钟，每晚1次。并用甲硝唑片400mg，每天2次口服;7天为1个疗程。月经期停用。禁房事，配偶进行预防性治疗。每天将内裤在阳光下晾晒(或开水煮烫)。

疗效　用上药治疗滴虫阴道炎200例，用>3个月经周期，治愈183例，显效13例，有效4例，总有效率为100%。

【处方5】　苦参、白鲜皮、黄柏、土茯苓各30g，百部、蛇床子、椿根皮、地肤子各20g，黄连15g，甘草10g。

制用法　将上药水煎取液，先熏后洗，每次15～30分钟;每天1～2次。用甲硝唑400mg，每天2次口服(性伴侣同用)。用0.1%～0.5%醋酸液冲洗阴道

后,甲硝唑栓 1 枚(200mg),纳阴道,早、晚各 1 次。内裤、床单高温消毒。

疗效 中西医结合治疗滴虫阴道炎 30 例,用 7 天后,痊愈 25 例,有效 4 例,无效 1 例,总有效率为 96.7%。

真菌阴道炎

【处方 1】 虎杖 50g,龙胆 40g。

制用法 将上药加水 1300ml,煎取 1000ml,待药液温度适宜时,坐浴 20 分钟,每天早、晚各 1 次。每天 1 剂。1 周为 1 个疗程。

疗效 用本方治疗真菌阴道炎患者 60 例,经用药 1~2 周后,均获治愈。

【处方 2】 苦参、夏枯草、土茯苓、蛇床子、白头翁、百部各 30g,龙胆、败酱草、白鲜皮、地肤子、土槿皮各 20g,白矾、花椒、生甘草各 10g。

制用法 将上药加水 2500ml,煮沸半小时后,滤取浓汁,用纱布或棉球蘸药液涂外阴及阴道,早晚各 1 次,每天 1 剂。也可用线缚住一个大小适宜之消毒棉球,浸足药球,留置于阴道深处,次晨拖出。每晚 1 次,10 天为 1 个疗程。

疗效 用本方治疗真菌阴道炎患者 156 例,其中治愈者 149 例,好转 5 例,无效 2 例。一般用药 1~2 个疗程即获痊愈或好转。

【处方 3】 龙胆、栀子、生地黄、萆薢、薏苡仁、黄柏、牡丹皮、百部、地肤子、白鲜皮、苦参各 15g。

制用法 每日 1 剂,水煎分 3 次餐前服,药渣加白矾、芒硝各 50g,花椒 15g,生大黄 30g。3 天 1 剂(再加入第 2、3 天药渣)水煎取液,先熏蒸后坐浴。并用双唑泰栓 1 粒,纳入阴道,每天 1 次。1 周为 1 个疗程。

疗效 中西医结合治疗真菌阴道炎患者 65 例,显效(症状、体征消失;镜检无或少量白色念珠菌)64 例,好转 1 例,总有效率 100%。

【处方 4】 苦参、白鲜皮、花椒、龙胆、大黄各 15g,甘草 6g。

制用法 治疗组 87 例,每天 1 剂水煎服。对照组 64 例,用 3% 碳酸氢钠溶液擦洗外阴,冰硼散外敷患处。每天 1 次。均 10 天为 1 个疗程。

疗效 应用上药治疗真菌阴道炎,两组分别痊愈 84 例、53 例(P<0.01),有效 3 例、11 例。

念珠菌阴道炎

【处方 1】 鸦胆子 20g。

制用法 将上药加水 2000ml,文火煎至 500ml,过滤后装瓶高压消毒备用。临证时将药液加温后做阴道冲洗,每天冲洗 1 次,每天 1 剂。

疗效 用本方治疗念珠菌阴道炎患者 171 例,其中治愈 168 例,显效 3 例。有效率为 100%。

【处方 2】 黄连、生大黄、败酱草、青黛、孩儿茶、炉甘石、蒲公英、花椒各 30g,乳香、没药、冰片各 2g,红粉 0.5g。

制用法 将上药共研为极细末,过 120 目筛后装瓶备用。用时,先用阴道窥器暴露阴道,再用 0.02% 呋喃西林液擦洗阴道后,以消毒棉签将药粉撒于整个阴道内,每天 1 次,每次 2~3g。1 周为 1 个疗程。

疗效 用本方治疗念珠菌阴道炎患者 856 例,其中治愈 841 例,显效 10 例,好转 3 例,无效 2 例。总有效率为 99.8%。治愈的患者中,1 个疗程治愈者 450 例,2 个疗程治愈者 290 例,3 个疗程治愈者 101 例。治愈后随访 1～2 年,均未见复发。治程中,宜尽量避免性生活。

【处方 3】 蛇床子、金银花各 24g,地肤子、百部、花椒、白矾、黄柏、苦参、白鲜皮各 12g。

制用法 治疗组 88 例,将上药水煎取液,熏洗外阴。对照组 80 例,用日舒安洗液 15ml,稀释,坐浴 5 分钟。均每天 1 次或 2 次。7 天为 1 个疗程。

疗效 用上药治疗念珠菌阴道炎患者,两组分别治愈 42 例、30 例,显效 23 例、16 例,有效各 18 例,无效 5 例、16 例,总有效率分别为 94.3%,80.0%($P <$ 0.05)。

【处方 4】 黄芪、茵陈蒿、薏苡仁各 30g,苦参、牡丹皮、苍术、黄柏、泽泻各 10g,茯苓 15g,甘草 6g。

制用法 治疗组 82 例,每天 1 剂,水煎服。并用复方沙棘子油栓 1 粒,每晚睡前 1 次纳入阴道。用 7 天。对照组 90 例,用酮康唑 1 粒,每天 2 次口服,用 5 天。并用达克宁栓 1 粒,每晚睡前 1 次纳入阴道;用 7 天。均 3 个月经周期为 1 个疗程。

疗效 应用上药治疗复发性念珠菌阴道炎患者,用 1～2 个疗程,两组分别治愈 48 例、45 例,显效 22 例、13 例,有效 12 例、31 例,无效 1 例(为对照组)。

老年阴道炎

【处方 1】 熟地黄、山茱萸各 15g,山药、茯苓、泽泻各 12g,知母 9g。

加减 虚火旺者,加黄柏、牡丹皮;湿热者,加薏苡仁、车前子、茵陈;尿痛、尿频者,加生地黄、淡竹叶、椿根皮、白茅根;阴道灼热伴点滴出血者,加墨旱莲、地榆;阴道干涩者,加枸杞子、淫羊藿、当归。

制用法 水煎服,每天 1 剂。并用淫羊藿、蛇床子、鹿衔草、何首乌、当归、百部、蝉蜕各 15g,赤芍 12g,金银花 30g。每天 1 剂水煎取液,坐浴,每次 15 分钟,每天 2 次,7 天为 1 个疗程。

疗效 采用中药内服外洗治疗老年阴道炎 30 例,经用药 1～3 个疗程后,全部获得治愈。

【处方 2】 苦参 30g,蛇床子、土茯苓、地肤子各 15g,百部 10g,白花蛇舌草 20g,冰片(后下)2g。

加减 老年患者,加黄柏、紫草;滴虫阴道炎者,加花椒;真菌阴道炎者,加白鲜皮、地骨皮。

制用法 治疗组 200 例,将上药水煎取液,先熏后洗。配偶同治。与对照组 175 例,均阴道炎为滴虫性及无名诱因用甲硝唑 0.2g,真菌性用制霉菌素 50 万 U,老年患者用己烯雌酚 0.125～0.25mg,每晚纳入阴道中。均 7 天为 1 个疗程。

疗效 用上药治疗阴道炎,两组分别痊愈 165 例、135 例,显效 33 例、27 例,有效 2 例、8 例,无效 5 例(为对照组)。总有效率为 100%,97.1%。随访 3 个月,复发 9 例(为对照组)。

萎缩性阴道炎

【处方 1】 玄参、蛇床子、川楝子各 30g,花椒 10g,白鲜皮、地肤子各 20g,荆芥、防风各 12g。

加减 局部痛甚加蒲公英;糜烂(或溃疡)面去花椒,加金银花、苍术,白带量多加枯矾。

制用法 每天 1 剂水煎,先熏后洗,坐浴 10 分钟,每天 2 次。用复方沙棘子油栓(陕西泰永沙棘制药有限公司生产)1枚,纳入阴道内,每晚1次。用龙胆泻肝丸9g,每天2次;尿频、尿急用知柏地黄丸,口服。10天为1个疗程;疗程间隔10天。禁房事。

疗效 用上药治疗萎缩性阴道炎97例,用3个疗程,治愈96例,好转1例,总有效率为100%。

【处方2】 土茯苓、苦参、蛇床子、艾叶、白鲜皮、地肤子、金银花、百部各30g,黄柏、荆芥、龙胆草各20g,生地黄、牡丹皮各15g,甘草10g。

制用法 将上药水煎,取液1.5L,置于盆器内,先熏待药液变凉后冲洗阴道及外阴;继用氯喹那多/普罗雌烯阴道片1片,置入阴道。对照组单用西药。用法同本组。均每晚1次;10天为1个疗程。疗程结束1周后观察治疗效果。

疗效 应用上药治疗萎缩性阴道炎82例(两组各41例),两组分别治愈39例、37例,有效2例、4例。随访3个月,分别复发4例、13例。

子宫颈糜烂

【处方1】 儿茶3g,黄柏、黄连各30g,青黛9g,冰片1.5g,红粉23g,乳香、没药、炉甘石各15g。

制用法 将上药共研为细末,装瓶备用。用时,先以0.02%呋喃西林溶液冲洗外阴及阴道,再用阴道窥器撑开阴道,暴露宫颈,拭净宫颈及阴道内分泌物,用棉签蘸药粉涂于宫颈糜烂面。每天用药1次,10天为1个疗程。经期忌用。用药期间禁止性生活。

疗效 用上法治疗慢性宫颈炎患者86例,痊愈74例,显效11例,好转1例。均获效。

【处方2】 儿茶15g,枯矾10g,黄柏5g,冰片3g。

制用法 将上药共研为极细末,加适量香油或豆油或甘油调成软膏状,装瓶备用。用时,先将阴道宫颈常规消毒后,再将软膏涂患处,每次1g。如合并湿热下注的阴道症(阴道炎、滴虫性阴道炎),采用六药汤熏洗后再按上法处理(六药汤:百部、苦参各30g,蛇床子50g,艾叶20g,白矾、防风各15g。水煎,趁热先熏洗,后坐浴)。

疗效 用上药治疗子宫颈糜烂患者200例,其中Ⅰ度31例,Ⅱ度97例,Ⅲ度72例。经治疗后痊愈185例,有效13例,无效2例。

【处方3】 儿茶、苦参、黄柏各25g,枯矾20g,冰片5g。

制用法 先将儿茶、苦参、黄柏洗净干燥后粉碎,过120目药筛。另将枯矾、冰片研成细面,全药混匀,密封保存。用时,用麻油调成糊状。上药时,用干棉球先清拭阴道,将带线棉球蘸已调好的药糊放在糜烂面上。24小时内将棉球自行取出。每隔2天上药1次,8次为1个疗程。

疗效 用上法治疗子宫颈糜烂患者264例,其中治愈227例,显效20例,好转17例。

【处方4】 月宫栓(含月石、煅龙骨各20g,枯矾、儿茶、乳香、没药、青黛各10g,冰片3g,苦参、蛇床子各15g,血竭5g。均研末,过100目筛,加水溶聚氧乙烯单硬脂酸酯。制成栓剂,每枚4g)。

制用法 治疗组用月宫栓1枚;对照组用妇炎灵胶囊2粒(每粒0.04g)。均月经干净3~5天后,清洗外阴,置入阴道后穹隆,每晚睡前1次,10天为1个疗程。用 2 个疗程。禁房事。

疗效 用上药治疗宫颈糜烂 500 例（其中治疗组 360 例，对照组 140 例），两组分别治愈 338 例、113 例，显效 12 例、7 例，有效 10 例、4 例，无效 16 例（为对照组），总有效率分别为 100%、88.6%（$P<0.01$）。

【处方 5】 白术、山药各 30g，人参、车前子、苍术各 10g，白芍 15g，陈皮、黑芥穗、柴胡、甘草各 6g。白带偏黄加黄柏。

制用法 每天 1 剂水煎服。停用他法。

疗效 应用上药治疗慢性宫颈炎患者 45 例，用 3 周后，痊愈 36 例，好转 9 例，总有效率为 100%。

【处方 6】 五倍子、黄柏各 8g，炒蒲黄 3g，冰片 1.5g。

制用法 将上药共研为极细末，装入干净瓶内密闭备用。用时，先用 1%绵茵陈煎剂冲洗阴道并拭干，将药末喷洒于宫颈口糜烂处。如果阴道较松者，再放入塞子，保留 24 小时，隔日冲洗 1 次，10 次为 1 个疗程。上药时间暂停性生活。

疗效 应用上药治疗宫颈糜烂患者 57 例，其中治愈者 41 例，显效 14 例，进步者 2 例，总有效率为 100%。

崩漏（子宫出血）

【处方 1】 阿胶、当归各 30g，红花、冬瓜子、仙鹤草各 12g。

制用法 将上药水煎分 2 次服，每日 1 剂，服至痊愈为止。

疗效 用上药治疗功能性子宫出血、月经过多症患者 28 例，一般服用 3 剂则血止。

【处方 2】 生地黄、党参、生黄芪、续断、杜仲、海螵蛸各 20g，白术、茜草各 15g，煅龙骨、煅牡蛎各 25g，生甘草 10g。

制用法 将上药水煎 3 次后合并药液，约得药液 600ml，分早、中、晚 3 次口服，每天 1 剂，血止后 2～3 天停药。3 剂为 1 个疗程。

疗效 用本方治疗子宫出血患者 82 例，经用药 1～2 个疗程，均获治愈。

【处方 3】 乌梅炭、地榆炭、大蓟、茜草各 60g，田三七、侧柏叶各 30g。

制用法 将上药共研为极细末，过 100 目筛后装瓶备用。用时，每次服药末 15g，白开水送服，每 2 小时 1 次，连服数次至出血大减为止。

疗效 用本方治疗子宫出血患者 122 例，其中治愈 110 例，显效 6 例，好转 4 例，无效 2 例。总有效率为 98.4%。

【处方 4】 墨旱莲、血见愁各 35g，女贞子、生黄芪各 20g，全当归、仙鹤草、白芍、熟地黄、白术、菟丝子、益母草各 15g，甘草 10g。

制用法 将上药水煎，每天 1 剂，分 2 次或 3 次口服。5 剂为 1 个疗程。

疗效 用本方治疗子宫出血患者 62 例，其中治愈 55 例，显效 4 例，有效 2 例，无效 1 例。一般服药 1～2 个疗程获愈或显效。

【处方 5】 白术、茯神各 15g，黄芪 30g，龙眼肉、炒枣仁各 20g，人参、木香、当归、远志、炙甘草各 10g。

加减 偏寒者，加艾叶炭、炮姜炭；偏热者，加生地黄炭、阿胶珠、棕榈炭；偏瘀者，加香附、炒川楝子。

制用法 将上药水煎服，每天 1 剂或 2 剂。血止后停用。

疗效 应用归脾汤加减治疗子宫功能性出血 52 例，均治愈。

【处方 6】 生地黄 20g,地骨皮、阿胶各 10g,白芍、麦冬各 15g,玄参 30g。

加减 月经量多加女贞子、墨旱莲;淋漓不尽加地榆、茜草;血块多加三七、蒲黄;五心烦热加麦冬、地骨皮。

制用法 每天 1 剂水煎服。7 天为 1 个疗程。

疗效 应用上药治疗功能性子宫出血患者 36 例,用 2 个疗程,治愈 22 例,好转 12 例,无效 2 例。

【处方 7】 党参、白术、黑炮姜、海螵蛸各 15g。

制用法 将上药共研为极细末,装入干净瓶内密闭备用。用时取药末适量,用醋调和如泥状,敷于脐部(神阙穴),纱布覆盖,胶布固定,每日 1 次,5 次为 1 个疗程。

疗效 应用上药治疗功能性子宫出血患者,效果卓著。本文附验案 1 例,用上药敷脐,每日 1 次,治疗 3 日后血净。遂以补肾固冲汤善后,固本收功。

子宫脱垂

【处方 1】 黄芪(蜜炙)、当归身各 3g,人参、白术(土炒)各 0.9g,橘皮 1.5g,升麻、柴胡各 0.6g。

制用法 将上药加生姜 3 片,大枣 2 枚,用水煎,去渣。每天 1 剂。空腹服。

疗效 用上药治疗子宫脱垂症 6 例,均获得痊愈。愈后,禁重体力劳动半个月,以巩固疗效。

【处方 2】 升麻 100g。

制用法 将上药共研为极细末,装入瓶内备用。用时,先将鸡蛋 1 个于顶端钻一小孔,纳入升麻末 4g,并搅拌均匀,以白纸蘸水将孔盖严,孔口朝上,入蒸笼内蒸熟,去壳口服,每天早、晚各服 1 次。

1 周为 1 个疗程。疗程间停服 1~2 天。

疗效 用本方治疗子宫脱垂患者 156 例,经用药 2~3 个疗程后,其中治愈 140 例,显效 8 例,有效 5 例,无效 3 例。总有效率为 98.1%。

【处方 3】 生龙骨、生牡蛎各 15g,升麻 8g。

制用法 将上药水煎,每天 1 剂,分 2 次或 3 次口服。疗程:Ⅰ度子宫脱垂者服药 20 天;Ⅱ度者服 40 天;Ⅲ度者服 60 天。

疗效 用本方治疗子宫脱垂患者 651 例,经用药 1~3 个疗程后,其中,治愈 636 例,显效 10 例,有效 3 例,无效 2 例。服药期间,不能从事重体力劳动。

【处方 4】 五倍子、枯矾各 60g,升麻、蛇床子、野菊花各 30g。

制用法 将上药共研为极细末,炼蜜为丸。每丸 9g,每次 1 丸,每天 3 次,开水送服。

疗效 用本方治疗子宫脱垂患者 56 例,经用药 1~2 料,均获治愈。

【处方 5】 黄芪 30g,党参、金樱子各 20g,白术、当归各 12g,陈皮、柴胡各 9g,升麻 10g,续断、杜仲、熟地黄各 15g,炙甘草 6g。

制用法 治疗组 30 例,将上药水煎服每天 1 剂。取穴:三阴交、气海、关元。用艾灸(含艾叶、桂枝、高良姜、广藿香、降香、香附、白芷、陈皮、丹参、生川乌。制成圆柱状艾条,长 20~21cm,直径 1.7~1.8cm)悬灸,每穴 10 分钟,以皮肤潮红为度。与对照组 30 例,均行收缩肛门运动;行膝胸卧位练习;排空小便,跪在硬板床上,头放在床上,脸转向一侧,两臂微屈前伸,臀部抬高。均每次 10 分钟,每天 2 次。治疗使腹压增加的疾病。

支持疗法;进行体操运动以锻炼骨盆底肌肉及腹壁肌肉。

疗效 应用上药治疗子宫脱垂患者,用 30 天后,两组分别痊愈 20 例、8例,有效 8 例、10 例,无效 2 例、12 例,总有效率为 93.3%、60.0%(P<0.01)。

【处方6】 何首乌 30g。

制用法 将上药研为细末,雄鸡 1 只(500g 以下)。将雄鸡宰杀洗净内脏,用白布包裹何首乌末放入鸡腹内,置锅内蒸至鸡肉离骨,取出何首乌来,加盐、油、姜、料酒调味,汤及鸡肉一次食完。留存整个鸡骨,同何首乌捣至鸡骨不刺皮肤为度,敷于脐部(神阙穴)即可。

疗效 有人采用上药治疗子宫脱垂患者 15 例,经用药 1～2 剂后,病告痊愈。

子宫肌瘤

【处方1】 桂枝 45g,茯苓 65g,益母草 20g,水蛭(分冲)1g,五灵脂、土鳖虫、甘草各 10g,红参 9g,炙穿山甲(代)6g,牡蛎 30g。

制用法 本方亦可随症加减。每天 1 剂,水煎,餐前服,月经期不停药。3 个月为 1 个疗程。

疗效 应用自拟消瘤汤治疗子宫肌瘤患者 60 例,治愈 4 例,显效 12 例,有效42 例,无效 2 例,总有效率为 96.7%。

【处方2】 消癥丸[含人参、桂枝、赤芍、昆布各 15g,桃仁、莪术各 10g,当归24g,茯苓 12g,穿山甲珠(代)6g,牡丹皮18g。每丸 9g]。

制用法 治疗组 400 例,用消癥丸 1丸;对照组 200 例,用桂枝茯苓丸 6g;均每天 2 次口服;3 个月为 1 个疗程。

疗效 应用上药治疗子宫肌瘤,用 1个疗程后,两组分别临床治愈 256 例、46

例,显效 84 例、14 例,有效 48 例、104 例,无效 12 例、36 例,总有效率为 97.0%、82.0%(P<0.05)。

【处方3】 橘荔散结片(含橘核、荔枝核、续断、小茴香、乌药、川楝子、海藻、莪术、制何首乌、岗稔根、党参、生牡蛎、风粟壳、益母草。罗元恺方)。

制用法 三组各 15 例。治疗组用橘荔散结片 4 片,每天 3 次口服。月经期停用。并用米非司酮片 5mg,每周 2 次口服,月经第 1 天开始,固定周一、四、二、五或四、六使用。对照 1 组、2 组分别用上述中、西药。均 3 个月为 1 个疗程。

疗效 应用上药治疗子宫肌瘤患者,三组分别显效 13 例、8 例、7 例,有效2 例、4 例、4 例,无效 3 例、4 例(为对照 1组、2 组),总有效率为 100%,80.0%,73.3%。疗效本组均优于两对照组(P<0.05)。

【处方4】 徵消宫春丹[含炒穿山甲(代)、炒桃仁、夏枯草、海藻、莪术、三棱、王不留行、香附、木通、马齿苋各 30g,半枝莲 25g]。

制用法 共研为极细末装入瓶内备用。用徵消宫春丹 10g,以温水调成糊状备用。用时取药糊贴于脐部(即神阙穴),外盖纱布,以胶布固定。3 日换药 1次。经期不必用药。连续用药至症状消失止。

疗效 应用徵消宫春丹治疗子宫肌瘤患者 108 例,其中治愈者 39 例,显效者44 例,有效者 14 例,无效者 11 例。

输卵管积水

【处方1】 ①内服药:当归、赤芍、牛膝、防己各 9g,川芎、延胡索、红花、生桃仁各 6g,肉桂 1.5g,木通 3g,香附 12g,生甘草 15g。气虚加黄芪、台参;纳呆加砂仁、鸡内金;②外敷药:甘遂 120g,麝香 0.1g。

制用法 ①内服药:水煎 3 次,混合一起,每晚空腹分 2 次温服。②外敷药:研细末,蜂蜜调糊,分 4 份,每天用 1 份,涂敷患处,外隔油纸纱布,用胶布固定,每天更换 1 次。如因甘遂刺激皮肤起疱疹时,可暂停 1 天,涂 1‰甲紫。

疗效 用上法治疗输卵管积水患者 11 例,均获痊愈。治疗天数最短 4 天,最长 52 天。

【处方 2】 生黄芪、茯苓、猪苓、泽泻、路路通各 15g,延胡索、怀牛膝、牡丹皮、木通、藏红花、砂仁各 10g,生甘草 8g。

制用法 将上药水煎分 3 次口服,每天 1 剂,10 天为 1 个疗程,间隔 2～3 天,再行第 2 个疗程。

疗效 用本方治疗输卵管积水患者 85 例,其中治愈 80 例,显效 3 例,无效 2 例。治愈的 80 例中,1 个疗程痊愈者 25 例,2 个疗程痊愈者 30 例,3 个疗程痊愈者 20 例,4 个疗程痊愈者 5 例。

【处方 3】 黄芪、党参、三棱、莪术、枳壳、丹参各 15g,茯苓、赤芍各 12g,鸡内金 10g,薏苡仁 20g,柴胡、桂枝各 6g,白花蛇舌草、败酱草各 30g。

加减 寒湿瘀结者,加小茴香、炮姜等;阳虚者,加鹿角片、附子、巴戟肉等;瘀热互结者,加土茯苓、碧玉散;阴虚者,加玄参、麦冬、贝母等。

制用法 每天 1 剂,水煎服;15 天为 1 个疗程。

疗效 益气化瘀法治疗输卵管积水 172 例,用≤3 个疗程,治愈 64 例,显效 73 例,有效 23 例,无效 12 例,总有效率为 93.0%。

上环后子宫出血

【处方 1】 山药、牡蛎、海螵蛸各 30g,仙鹤草、茜草、炒白芍、生地黄炭、地榆炭各 15g,远志、香附、阿胶(烊化)、田三七各 10g,升麻、生甘草各 5g。

制用法 将上药水煎 3 次后合并药液,分 2 次或 3 次口服,每天 1 剂,3 剂为 1 个疗程,直至痊愈为止。

疗效 用本方治疗上环后子宫出血患者 85 例,其中治愈 82 例,显效 3 例。用药 1 个疗程治愈者 25 例,2 个疗程治愈者 37 例,3 个疗程治愈者 16 例,4 个疗程治愈者 4 例。

【处方 2】 桃仁、生地黄、赤芍各 15g,红花、当归各 10g,川芎 12g。

加减 月经量多加炒蒲黄、五灵脂、墨旱莲、益母草;带下多加马齿苋、薏苡仁、木贼;病久加党参、白术、黄芪。

制用法 每天 1 剂,水煎服。用 15 天,3 个月经周期为 1 个疗程。

疗效 用上药治疗上环后子宫出血 300 例,显效(症状消失,每次经量＜80ml,经期＜7 天)180 例,有效 103 例,无效 17 例,总有效率为 94.3%。

排 卵 障 碍

【处方 1】 龟甲、女贞子、山药各 15g,紫河车(吞)3g,熟地黄、墨旱莲、茯苓各 12g,山茱萸、泽泻、牡丹皮、五味子、鹿角胶各 9g。

加减 若阳虚甚者,加淫羊藿 12g,巴戟天 9g。

制用法 将上药水煎,每天 1 剂,分 2 次服。

疗效 用上药治疗排卵障碍所致不孕 11 例,其中治愈者 8 例。

【处方 2】 党参、菟丝子、红藤各 20g,牡丹皮、全当归、穿山甲(代)各 15g,白芍、熟地黄、红花、桃仁、土鳖虫、皂角刺、路路通各 10g,生甘草 6g。

加减　若腰膝酸软,头目眩晕者,减牡丹皮、红花、桃仁,加天麻、杜仲、续断各 10g,若耳鸣、失眠、多梦者,减菟丝子,加枸杞子、女贞子、五味子各 10g,若小便短赤、大便秘结者,加生大黄(后下)6g,黄连、连翘各 10g。

制用法　将上药水煎 3 次后合并药液,分早、晚 2 次口服,每天 1 剂。10 剂为 1 个疗程。

疗效　用本方治疗排卵障碍患者 39 例,经用药 1~3 个疗程后,其中治愈 30 例,无效 9 例。

【处方 3】 当归、菟丝子、薏苡仁各 20g,白芍、蒲公英、穿山甲珠(代)、土鳖虫、红藤各 15g,红花 12g。本方亦可随症加减。

制用法　于月经周期第 7 天开始,每天 1 剂水煎服,用 10 天。3 个月经周期为 1 个疗程。用皂角刺、透骨草、赤芍、乳香各 15g,蒲公英 30g,没药、威灵仙、桃仁、红花各 20g,粉碎,装布袋,蒸至约 40℃,敷输卵管体表投影处 40 分钟,每天 1 次,每剂用 3 天。经期停用。

疗效　用上药治疗输卵管阻塞性不孕症 53 例,妊娠 46 例,未孕 7 例。

【处方 4】 当归、肉苁蓉、白芍、香附各 12g,淫羊藿、紫石英、覆盆子、菟丝子、枸杞子、丹参、鸡血藤各 15g,川芎、炙甘草各 6g。

制用法　治疗组 32 例,将上药水煎服,每天 1 剂,于月经周期第 5 天开始,用 15 天;1 个月经周期为 1 个疗程。妊娠期停用。对照组 50 例,用氯米芬 50mg,每

天顿服,于月经周期第 5 天开始,用 5 天。

疗效　应用上药治疗排卵障碍性不孕,用 3 个月经周期,两组分别排卵 21 例、23 例,妊娠 13 例、7 例,子宫内膜 A/B 型 24 例、13 例。

妇科手术后便秘

【处方 1】 生白术 60g,生地黄 30g,升麻 3g。

制用法　每天 1 剂,水煎分 2 次服。

疗效　用上法治疗妇科手术后便秘患者 50 例,其中 36 例于服药 1~2 剂后开始肠鸣矢气,随后排便。7 例无效。据临床观察,服药后开始排便的第 1 天,每天排便 1 次者 34 例,每天 2 次者 6 例;每天 3 次者 3 例。随后多数患者保持每天或隔天排便 1 次。

【处方 2】 生黄芪、白术各 30g,生大黄(后下)6g,生甘草 8g。

制用法　将上药水煎分 2 次服,每天 1 剂。

疗效　用本方治疗妇科手术后便秘患者 65 例,经服药 3~5 剂后,均获治愈。

妊娠恶阻

【处方 1】 党参、茯苓各 12g,半夏 15g,陈皮、竹茹、甘草各 6g,白术、砂仁、旋覆花、当归、焦芍各 9g,甜梨 1 个,生姜 3 片,大枣 5 枚为引。

制用法　将上药水煎,早、晚各服 1 次。每天 1 剂。

疗效　用上药治疗妊娠恶阻患者 82 例,其中,服 1 剂后能少许进食者 72 例;服药 2 剂后恶心停止,呕吐减轻者 78 例,服药 3 剂后完全止吐、能进中等量饮食者 78 例,一般连服 3 剂后能止吐、进食,精神好。

【处方2】 生黄芪、当归身、党参、白术各10g,白芍、茯苓、神曲各15g,黄连、紫苏叶、砂仁各5g,姜半夏8g。

制用法 将上药水煎,每天服1剂,分2次或3次口服。3剂为1个疗程。

疗效 用本方治疗妊娠恶阻患者25例,经用药1~2个疗程后,均获治愈。

【处方3】 煅石决明(先煎)24g,瓜蒌仁、桑叶各12g,炒白芍、当归身、黄芩各10g,紫苏叶、紫苏梗各6g,绿梅花、清炙甘草各5g,法半夏9g。

加减 咽干口燥甚者,加石斛、麦冬;少气懒言者,加太子参;苔厚腻者,加厚朴;舌红少苔者,加西洋参;腰酸腹痛、阴道流血者,加苎麻根、桑寄生、藕节。

制用法 每天1剂,水煎服。食入即吐者先蘸酱油数滴于舌上,少量频服。2~3周不效者加用镇静止吐西药,纠正酸中毒、补液,支持疗法;少食多餐为宜。

疗效 用上药治疗重症妊娠恶阻肝功能异常28例,其中痊愈23例,有效5例,总有效率为100%。尿酮体、谷丙转氨酶(SGPT)恢复正常各23例。

【处方4】 柴胡12g,竹茹、陈皮、黄芩、甘草、半夏、木香、砂仁、白术、茯苓各9g,党参10g,生姜3g,大枣3枚。

制用法 每天1剂,水煎分4次或5次内服。对照组用林格液1L;维生素B$_6$0.2g,加糖盐水;静脉滴注,每天1次。爱茂尔4ml,每天2次肌内注射。

疗效 用上药治疗妊娠呕吐92例(两组各46例),分别治愈42例、26例($P<0.01$),好转3例、9例,无效1例、11例,总有效率分别为97.8%、76.1%($P<0.01$)。

【处方5】 半夏、丁香各20g,紫苏叶15g。

制用法 将上药研为极细末,装入干净玻璃瓶内备用。用时取药末适量,用生姜汁调为糊状,敷于脐部(神阙穴),外用胶布固定,每日换药1次。5次为1个疗程,连续用药至症状消失为止。

疗效 采用上药外敷神阙穴治疗妊娠呕吐患者,效果卓著。附验案1例,采用上药敷脐1次后,呕吐即止。调治15日,病告治愈。

先兆流产

【处方1】 党参、黄芪、制何首乌、山药、桑寄生、狗脊各15g,续断、炒杜仲、菟丝子、熟地黄各10g。

加减 若小腹下坠或腹痛、阴道出血者,加升麻炭、阿胶各10g;若血热、小便黄者,加黄芩12g,麦冬15g,若失眠者,加远志、酸枣仁、柏子仁各10g。

制用法 每天1剂,水煎分3次口服。

疗效 用本方治疗先兆流产患者56例,其中治愈者54例,无效者2例。一般服药3~5剂即可收效。

【处方2】 生黄芪、生地黄、党参、当归各15g,阿胶(烊化)、桑寄生、续断、杜仲、白芍、菟丝子、炒艾叶各10g,椿根皮、黄连各5g。

制用法 将上药水煎分3次口服,每天1剂。5剂为1个疗程。

疗效 用本方治疗先兆流产患者71例,用药1~3个疗程后,其中治愈68例,无效3例。总有效率为95.8%。

【处方3】 乌梅炭20~40g,菟丝子30g,白芍20g,生地黄、熟地黄、黄柏各10g,炙甘草6g。本方亦可随症加减。

制用法 每天1剂,水煎服。酌情用维生素E胶丸50mg,每天2次口服。

疗效 采用乌梅菟丝固脂汤治疗先兆流产104例,用10天,其中痊愈92例,有效10例,无效2例。总有效率为98.1%。

【处方4】 续断、杜仲、白芍各15g,菟丝子、桑寄生、党参各30g,焦白术18g,阿胶(烊化)10g,黑荆芥9g,炙甘草6g。随症加减。

制用法 两组各48例。治疗组将上药水煎服,每天1剂。1周为1个疗程。血止后,改隔天1剂,用2周。对照组48例,用黄体酮20mg,每天1次肌内注射;1周为1个疗程。禁房事。

疗效 应用上药治疗先兆流产患者,两组分别治愈40例、38例,好转6例、5例,未愈2例、5例,总有效率为95.8%,89.6%(P<0.01)。

【处方5】 菟丝子20g,桑寄生、白芍、山药、熟地黄各25g,续断、阿胶、当归、黄芩各15g,甘草10g。

制用法 每天1剂,水煎服;症状未消除(或有流产史,或习惯性流产)用>3个月。黄体功能不全用黄体酮20mg,每天1次肌内注射;绒毛膜促性腺激素(hCG)不足用hCG 3000U,隔天1次肌内注射。

疗效 应用上药治疗先兆流产患者76例,痊愈47例,显效16例,有效8例,无效5例,总有效率为93.4%。本组病例均属肝肾阴虚证。

习 惯 性 流 产

【处方1】 党参、炙黄芪、当归身、菟丝子、炒白术各15g,杜仲、续断、杭白芍各10g,贝母、川芎、厚朴、枳壳、炒艾叶各5g,炙甘草6g。

制用法 将上药水煎,分2次或3次口服。隔天1剂。从怀孕之日起服,每月7剂,服至度过上次堕胎月份即可。同时,须忌房事,勿食生冷刺激之品。

疗效 用本方治疗习惯性流产患者69例,其中正常预产期分娩66例,自然流产3例。

【处方2】 杜仲、桑寄生、菟丝子、覆盆子、续断、党参、炙黄芪各15g,杭白芍、阿胶(烊化)、陈皮各12g,生甘草6g。

加减 若失眠者,加龙骨、炒酸枣仁、远志各10g;若食欲减退者,加砂仁(后下)6g,鸡内金3g;若呕吐较重者,加姜半夏、竹茹、紫苏叶各6g;若大便秘结者,加白术、制何首乌、肉苁蓉各10g。

制用法 将上药水煎,每天1剂,分2次或3次口服。于上次流产期前1周开始服用,服至度过流产危险期止。

疗效 用本方治疗习惯性流产患者80例,其中正常分娩者78例,自然流产者2例。

【处方3】 当归身15g,阿胶12g,红皮鸡蛋2枚,红糖30g。

制用法 先将当归身加水200ml煎沸20分钟,过滤去渣,加入阿胶全部溶化后,打入鸡蛋,待蛋熟后加入红糖。对滑胎患者,从以往滑胎出现之月份前开始服用,每晚1剂顿服,连服20天。以后每月服7天,至分娩时止。

疗效 用本方治疗习惯性流产患者72例,经用药后,均获正常分娩。

【处方4】 炒杜仲、续断、菟丝子、白术、黄芪各12g,狗脊10g,桑寄生15g。

加减 血虚甚加熟地黄、阿胶、枸杞子;气虚甚加党参、茯苓、山药;阴虚内热加生地黄、麦冬;流血多加阿胶、棕榈炭、艾叶炭;恶心、呕吐加陈皮、砂仁、竹茹。

制用法 每天1剂,水煎服。

疗效 用上药治疗习惯性流产 50 例,治愈 33 例,好转 14 例,无效 3 例,总有效率为 94%。

【处方 5】 桑寄生、菟丝子各 20g,续断、阿胶(烊化)、黄芪、党参各 15g,黄芩、白术、杜仲各 10g,砂仁 6g。随症加减。

制用法 每天 1 剂,水煎服。症状消失后,继续用药至超过以往流产月份 1 个月。卧床,禁房事。

疗效 应用补肾安胎饮治疗习惯性流产患者 45 例,痊愈者 42 例,无效者 3 例。

【处方 6】 当归(酒洗)、炒黄芩、益母草、粉甘草各 50g,炙黄芪、炒白术、杭白芍、肉苁蓉各 15g,生地黄 24g。

制用法 将上药置于麻油 1L 中浸泡 7 日,然后将药物熬好去渣,再熬沸,离火片刻。加入米醋 50ml,用桑枝搅匀,使白烟退净,再熬至滴水成珠时,加入飞黄丹 400g,熬成软膏,等温热时,加龙骨粉 50g,搅拌均匀,用缎布剪成盏口大,制成膏状备用。对于习惯性流产者,仅以此膏贴于关元穴。14 日换药 1 次,用至症状消失为度。

疗效 应用上药治疗习惯性流产者 20 例,其中治愈 19 例(顺利生产),无效 1 例(妊娠 5 个月后因不慎摔倒而流产),总有效率为 95.0%。本方系合肥地区已故名老中医陈维栋先生之经验方。

胎 位 不 正

【处方 1】 当归、川芎、黄芪、党参、白术、白芍、续断、枳壳、熟地黄、甘草各 10g。

制用法 将上药水煎,每天 1 剂,分 2 次服。

疗效 用上药矫正胎位不正患者

140 例,除 10 例未复诊外,顺利转正 125 例,无效 5 例,有效率为 96.2%。转正为 125 例中,有 15 例经外回转术无效而服此药获效;第 2 次服药获效者 5 例。大多 2 剂或 3 剂胎位即转正;极少用 5 剂或 6 剂。一般当孕妇服第 2 剂时,腹部均有隐隐的胎移动感。

【处方 2】 当归身 10g,紫苏叶 8g,黄芩 6g。

制用法 将上药水煎 3 次后合并药液,分早、晚 2 次口服,每天 1 剂,至胎位恢复正常。

疗效 用本方治疗胎位不正患者 27 例,治愈者 26 例,无效者 1 例。一般服药 5~10 剂即可治愈。未见不良反应。

【处方 3】 全当归、紫苏叶、枳实、陈皮各 8g,川芎、生甘草各 6g。

制用法 将上药水煎,每天 1 剂,连服 5 天后,停药 3 天观察疗效,作为 1 个疗程。

疗效 用本方治疗胎位不正患者 86 例,经服药 1~2 个疗程后,成功者 83 例,失败者 3 例。患者服药后应将裤带放松,平卧 2 小时为宜。

【处方 4】 王不留行。

制用法 先取耳穴:子宫、交感、皮质下、肝、脾、肾、腹。用王不留行贴压,两耳交替使用。孕妇排空小便,用反屈姿势体位 30 分钟,同时揉压耳穴,每次 15 分钟,每日 3 次。均于饭后 30 分钟贴压。3~4 日为 1 个疗程。

疗效 应用王不留行耳穴贴压配合反屈姿势治疗胎位不正 124 例,其中成功 118 例,失败 6 例。

引 产

【处方 1】 天花粉、牙皂各 3g,牛膝

6g,麝香 0.45～0.6g(每丸含药量)。

制用法 将牛膝用适量开水泡软,捣成泥状,与天花粉、牙皂之细末为丸,麝香为衣。每次用 1 丸,以消毒纱布包裹,用卵圆钳送入阴道底部,接近宫颈口即可。一般 24 小时即可取出,少数有恶寒、发热、全身瘙痒等反应,经 1～2 天多自行消失,反应严重者可服少量镇静药。

疗效 用上药引产184 例,全部自然排出,无胎盘滞留现象。

【处方 2】 黄芪、当归尾各 30g,丹参、益母草、红花各 15g,川芎、厚朴、桃仁、牛膝各 12g。

制用法 将上药水煎分 2 次或 3 次口服,每天 1 剂,3 剂为 1 个疗程。

疗效 用本方引产 85 例,其中引产成功者 79 例,因头盆不称而手术分娩者6 例。

【处方 3】 甘遂。

制用法 上药以乙醇提取制成注射液,每毫升含生药 0.5g。可经腹式羊膜腔内及阴式羊膜腔内注射,剂量按 5～6mg/kg,一般用 0.5～0.6ml,相当于甘遂生药250～300mg。

疗效 用本方引产125 例,其中成功者123 例,未成功者 2 例。一般用药 5～6 小时胎儿死亡,10～15 小时动产,22～28 小时流产。平均引产时间为 25 小时19 分钟。

【处方 4】 利生导产汤(含当归、益母草各 30g,川芎、牛膝各 20g,赭石、姜黄各 15g,人参 25g)。

制用法 治疗组 60 例,用利生导产汤 100ml,催产 2 小时 1 次,引产每天 3次,均口服。对照组 30 例,用缩宫素(催产素)注射液 2.5～5U,加 5%～10%葡萄糖注射液 500ml,静脉滴注,每分钟 8

滴,每天 1 次,用 1～3 天。

疗效 用于足月妊娠引产催生,两组分别成功49 例、16 例,有效 9 例、5 例,失败 2 例、9 例,总有效率分别为96.7%,70.0%($P<0.05$)。

葡 萄 胎

【处方】 五灵脂、白芍、熟地黄各12g,水蛭 2 条,蜈蚣 1 条,党参24g,白术、茯苓、生蒲黄各9g,甘草、川芎各 6g,当归 15g。

制用法 将上药水煎,分 2 次服,每天 1 剂。气血虚盛者,先以归脾汤健心脾,待气血充足时再攻;瘀积过甚者,先以桃红四物汤合失笑散化瘀。

疗效 用上药治疗葡萄胎5 例,均获痊愈。一般服本方 3～5 剂后,即可排出囊状葡萄物,而后继服归脾汤加熟地黄15g,枸杞子9g,调理善后。随访 4 例,均无不良反应。

女性不孕症

【处方 1】 当归、生地黄、川楝子、延胡索、川芎、佛手、黄芪各15g,青皮、台乌药、淫羊藿、仙茅、鸡血藤、陈皮各10g,益母草、丹参、菟丝子各20g。

制用法 将上药水煎,每天 1 剂,分2 次或 3 次口服。

疗效 用本方治疗妇女不孕症患者61 例,均获治愈。而且在服药 4～8 个月内均怀孕。

【处方 2】 鹿角霜、当归身、炮穿山甲(代)、延胡索、制香附、路路通、鸡血藤、王不留行各20g,白芍、赤芍各15g,牛膝、青皮、肉苁蓉、女贞子、柴胡、郁金各10g。

加减 若经前胸胁、乳房胀痛者,加蒲公英、枳壳、桔梗各15g；若经潮少腹胀痛者，加丹参、泽兰、广木香各10g。

制用法 在月经干净后第4天开始服药，每天1剂，水煎分3次服。连服8剂。如下次月经来潮时肝郁症状消失或基本消失者可停药观察，如未完全消失可如前再服。连服3个月经周期。

疗效 用本方治疗妇女不孕症患者41例，经用药2~3个周期后，其中治愈者39例，无效者2例。总有效率为95.1%。

【处方3】 益母草、全当归各30g，紫河车15g，白芍、鸡血藤各20g，广木香、香附、柴胡、丹参、白术、枳壳各10g。

加减 若输卵管不通者，加路路通、丝瓜络、木通各10g；若气虚者，加党参、淮山药、黄芪各10g；若患者月经无明显病痛者，可在经后8~10天服本方5~7剂，可摄精助孕，收到事半功倍之效。

制用法 每天1剂，分2次或3次口服。

疗效 用本方治疗妇女不孕症患者68例，其中治愈者67例（均已怀孕），无效者1例。

【处方4】 熟地黄15g，枸杞子、淫羊藿、杜仲、鹿角、金樱子、菟丝子、益智仁、艾叶、制香附各10g，山茱萸8g，五味子、肉桂（后下）各5g，煅龙骨、煅牡蛎各30g，石楠叶20g。

制用法 每天1剂，水煎分3次餐后服；于月经干净后第5天开始，用5天；3个月经周期为1个疗程。禁房事。

疗效 应用补肾排卵摄精汤治疗不孕症患者50例，其中妊娠46例，无效者4例。

【处方5】 红藤30g，夏枯草20g，黄芪18g，柴胡15g，桂枝、茯苓、赤芍、牡丹皮、皂角刺、土鳖虫、路路通、乌药各10g，甘草6g。

制用法 两组各30例。治疗组每日1剂，第1煎口服，第2煎200ml，睡前保留灌肠；10天为1个疗程。对照组用庆大霉素16万U，地塞米松10mg，α-糜蛋白酶4kU，加生理盐水20ml，双腔管缓慢注入双侧输卵管，隔天1次；3次为1个疗程。均于月经干净后3天开始。

疗效 应用上药治疗输卵管阻塞性不孕症，用3~6个疗程后，结果：两组分别痊愈27例、9例，好转2例、8例，无效1例、13例，总有效率为96.7%、56.7%（$P<0.05$）。

【处方6】 化塞通络膏（含生水蛭、菖蒲、当归、贝母各60g，路路通30g，地龙、生半夏、生附子、细辛、桂枝各20g，生马钱子10g）。

制用法 上药加香油3L，浸1周；炸透去渣，熬至滴水成珠，下黄丹适量，收膏；置水中拔火毒3日，摊于布上。每帖约20g。先取穴：子宫（双，脐下4寸，旁开3寸）。用化塞通络膏贴敷于穴位，每穴1帖，每周1次，4周为1个疗程。月经期停用。

疗效 应用化塞通络膏外用贴敷穴位治疗输卵管阻塞性不孕症患者182例，其中治愈者161例，显效者13例，无效者8例，总有效率为95.6%。

女性生殖器支原体感染

【处方】 黄芩、板蓝根、地肤子、穿心莲各20g，黄连、柴胡各30g，白芷10g，龙胆15g。

制用法 每天1剂水煎取液，冲洗阴道，坐浴半小时。对照组用交沙霉素0.4g，每天3次口服。均10天为1个疗程。对症处理。

疗效 用上药治疗女性生殖器支原体感染 89 例(治疗组 45 例,对照组 44 例),两组分别痊愈 37 例、29 例,有效 6 例、9 例,无效 2 例、6 例,总有效率分别为 95.6%,86.4%($P<0.05$)。

良性卵巢肿瘤

【处方 1】 川芎、地龙、红花各 6g,大血藤(红藤)、徐长卿各 15g,三棱、莪术、当归、枳实、柴胡、赤芍、白芍各 10g。

加减 气虚腹坠胀者,加升麻、党参、黄芪;阳气虚者,加砂仁、三七、山楂;巧克力囊肿者,加血竭、水蛭、夏枯草、土鳖虫;囊性者,加海藻、天南星、昆布;盆腔炎甚者,加半枝莲、土茯苓、败酱草;便秘者,加大黄、桃仁、虎杖;舌红有瘀者,加青礞石、知母、牡蛎。

制用法 将上药水煎服,每天 1 剂,20 天为 1 个疗程,连续用药至症状消失。

疗效 用上药治疗良性卵巢肿瘤 132 例,用 5 个疗程后,其中治愈 105 例,好转 12 例,无效 15 例,总有效率为 88.6%。

【处方 2】 温经消癥丸(含桂枝、小茴香、桃仁、红花、三棱、莪术、赤芍、延胡索、川芎、五灵脂各 10g,水蛭 12g,茯苓、丹参各 15g)。

制用法 治疗组 120 例,用温经消癥丸 2 丸,每天 2 次口服。与对照组 80 例,均用桂枝茯苓胶囊 3 粒,每天 3 次口服。均囊肿急性蒂扭转随时手术治疗。均 2 个月为 1 个疗程。适当运动,清淡饮食。

疗效 应用上药治疗卵巢非赘生性肿瘤患者,用 1 个疗程后,两组分别显效(症状消失;B 超示囊肿消失)66 例、6 例,有效 48 例、35 例,无效 6 例、39 例,总有

效率为 95.0%,51.2%($P<0.05$),症状消失时间治疗组明显优于对照组($P<0.05$)。

羊水过多

【处方 1】 陈皮、豆蔻壳、砂仁壳各 10g,茯苓皮、大腹皮、生姜皮各 20g,冬瓜皮 30g,杜仲 15g,厚朴、阿胶(烊化)各 12g。

制用法 将上药水煎分 2 次或 3 次内服,每天 1 剂,10 天为 1 个疗程。连续用药至症状消失。

疗效 采用自拟十皮饮治疗子满(即羊水过多)28 例,其中痊愈 22 例,好转 4 例,无效 2 例。

【处方 2】 猪苓、茯苓、泽泻、白术各 20g,桑白皮、杜仲各 15g,桂枝、薏苡仁各 10g,黄芪、党参各 9g。

制用法 治疗组 124 例,每天 1 剂,水煎服。3 天为 1 个疗程,用 1～4 个疗程。并于妊娠 32 周前,用吲哚美辛 25mg,每天 3 次口服(或 100mg,纳肛,12 小时 1 次),用 3 天。对照组 43 例,于妊娠 32 周前,用吲哚美辛 25mg,每天 3 次口服;用 3～6 天。两组均治疗原发病。酌用镇静药。3 例症甚穿刺放羊水。控制饮水量,低盐饮食。

疗效 中西医结合治疗羊水过多患者,两组分别显效 102 例、4 例,有效各 16 例,无效 6 例、23 例。

卵巢囊肿

【处方 1】 僵蚕、败酱草、凤尾草、山慈菇、三棱、莪术、当归、赤芍各 15g,夏枯草、山楂、海藻各 30g,川芎 10g。本方可随症加减。

制用法 每天 1 剂,水煎服;3 个月

经周期为1个疗程。经期停用。

疗效　用上药治疗卵巢囊肿72例，用1个疗程后，其中治愈52例，显效10例，有效8例，无效2例。总有效率为97.2%。

【处方2】　桂枝、牡丹皮、桃仁、赤芍、三棱、莪术、炙鳖甲、皂角刺各10g，茯苓、海藻、昆布各15g。

加减　气血虚弱加黄芪、党参、当归、阿胶；少腹胀痛加川楝子；腰痛加杜仲、续断；黄带量多加大血藤（红藤）、败酱草、蒲公英；月经量多（或淋漓不尽）加藕节、茜草、仙鹤草。

制用法　每天1剂，水煎分3次内服。1个月为1个疗程，用至症状消失。

疗效　用上药治疗卵巢囊肿50例，用1~2个疗程后，囊肿消炎42例，缩小7例，无效1例，总有效率为98.0%。治愈者随访1年，复发3例，仍用本方治愈。

【处方3】　蒲公英30g，紫花地丁20g，丹参、赤芍、制乳香、制没药、当归、三棱、莪术、桃仁各10g，甘草6g。

加减　小腹胀痛者，加川楝子、延胡索；带下色黄腥臭者，加炒椿皮、白花蛇舌草；经行量少加柴胡、益母草、泽兰叶；正气虚弱者，去三棱、莪术，加党参、黄芪。

制用法　每天1剂水煎服。15天为1个疗程。

疗效　应用上药治疗卵巢囊肿100例，用1~3个疗程后，痊愈75例，有效21例，无效4例，总有效率为96.0%。随访半年，无复发。

【处方4】　丹参、桃仁、赤芍、穿山甲（代）、鸡血藤各10g，水蛭6g。

制用法　将上药研为极细末，装入玻璃瓶内备用。用时取药末适量，加入

食醋调匀成膏状，做成药饼，敷贴于少腹部，覆盖纱布，用绷带或胶布固定，并热熨15分钟，每24小时加醋适量调和1次。3日换药1次。经期停用。3个月为1个疗程。

疗效　应用中药贴敷法治疗卵巢巧克力囊肿患者21例，经治疗1~3个疗程后，其中治愈者19例，无效者2例。治程中未见不良反应。

多囊卵巢综合征

【处方1】　熟地黄、何首乌各20g，菟丝子、续断、丹参各15g，当归、淫羊藿、天南星、皂角刺、半夏、柴胡各10g。

加减　月经前期加泽兰、川芎、香附，月经净后加女贞子、枸杞子；排卵后加巴戟天、肉苁蓉；子宫发育不良、月经量少加紫河车、鹿角胶；卵巢增大甚加夏枯草、海藻；肥胖体倦加茯苓、白术、陈皮；多毛、痤疮加牡丹皮、黄芩。

制用法　治疗组35例，于月经净后开始，每天1剂水煎服；月经期停用。对照组35例，于月经周期第5天开始，用氯米芬（克罗米芬）每日50mg顿服，用5天；次月酌情倍量，均3个月为1个疗程。

疗效　用上药治疗多囊卵巢综合征，用1个疗程，两组分别痊愈27例、23例，有效6例、5例，无效2例、7例，总有效率分别为94.3%、80.0%（$P<0.05$）。

【处方2】　淫羊藿、肉苁蓉、山茱萸、续断、制黄精、女贞子、丹参、莪术、皂角刺、川楝子、片姜黄、炮穿山甲（代）、海藻、昆布、贝母、法半夏、石菖蒲各10g。

制用法　将上药水煎服，每日1剂。3个月为1个疗程。

疗效　应用补肾化瘀逐痰法治疗多囊卵巢综合征80例，用1~2个疗程后，

总有效率为100%。

高催乳素血症

【处方1】 茯苓、猪苓、泽泻、车前子、大腹皮各12g,瞿麦15g,番泻叶、远志各6g,青皮4.5g,生麦芽60g,枳实、生大黄各9g。

制用法 每天服1剂,水煎内服。以稀软便每天2次或3次为度。1个月为1个疗程。停用其他药。

疗效 用化痰泄浊法治疗高催乳素血症62例,治愈25例,显效20例,有效12例,无效5例,总有效率为91.9%。

【处方2】 柴胡12g,枳实、白芍各10g,甘草6g,紫河车、吴茱萸各15g。随症加减。

制用法 治疗组100例,每天1剂,水煎服。对照组60例,用溴隐亭、维生素B₆各2片,每天3次口服。均2个月为1个疗程。停用他药。

疗效 应用四逆散加减治疗高催乳素血症患者,用1个疗程后,两组分别治愈80例、30例,有效15例、6例,无效5例、24例,总有效率为95.0%、60.0%。

慢性盆腔炎

【处方1】 赤芍、白芍、大血藤(红藤)、败酱草、丹参各30g,牡丹皮、黄柏、三棱、莪术、延胡索各20g,香附15g。

加减 黄带秽臭加蒲公英、紫花地丁;盆腔炎性包块、卵巢囊肿加夏枯草、皂角刺、炙水蛭。

制用法 水煎,取浓缩滤液,药温39~41℃,直肠滴入,每分钟70~80滴,每晚睡前1次,月经期停用。对照组52例,用上方水煎,每晚睡前口服,均10天为1个疗程。

疗效 用上药治疗慢性盆腔炎112例(其中治疗组60例,对照组52例),用2~3个疗程,两组分别痊愈48例、28例,显效8例、7例,好转3例、8例,无效1例、9例,总有效率分别为98.3%、82.7%(P<0.05)。

【处方2】 蒲公英、野菊花各30g,皂角刺、丹参各15g,熟大黄8g。

制用法 两组各80例。治疗组将上药水煎后,取浓缩液150ml,药温38~40℃。保留灌肠>2小时,每天1次;14天为1个疗程。月经期停用。对照组用左氧氟沙星0.2g,12小时1次口服;替硝唑0.8g,静滴,每天1次;7天为1个疗程。

疗效 应用上药治疗慢性盆腔炎患者,用3个疗程,随访1年,结果:两组分别痊愈50例、20例,显效15例、18例,有效11例、28例,无效4例、14例,总有效率为95.0%、82.5%(P<0.05)。

【处方3】 大黄、苍术、香附各6g,黄柏10g,姜黄、白芷、陈皮、厚朴、红花、防风各8g,炒艾叶、泽兰各12g,透骨草、天花粉各15g,乌头1.5g,丹参9g,乳香、没药各5g。

制用法 将上药共研为极细末,装入干净瓶内密闭备用。用时取药末适量,用温热水或白酒调成糊状,装入布袋中,敷于腹部病变处(阿是穴)。布袋上加热水袋,保持一定的热度,不需烫伤皮肤,可增加效果。每日或隔日1次。每次0.5~6小时。以晚睡前敷为最佳时间。

疗效 采用上药治疗盆腔炎患者300余例,随机追访其中的94例,结果:痊愈者13例,显效者29例,好转者49例,无效者3例,总有效率为96.8%。

胎死宫内

【处方】 当归、牛膝、车前子、黄参各10g，川芎、芒硝各12g，肉桂、红花各6g，黄芪15g。

制用法 每天1剂，水煎服。1周后，行刮宫术。

疗效 中西医结合治疗胎死宫内（均做B超，示宫内有残留组织）4例，均治愈。

盆腔包块

【处方1】 黄芪30g，党参、炮穿山甲（代）各15g，柴胡、枳壳、三棱、莪术各12g，丹参、炙鳖甲各20g，水蛭、桃仁各10g。

制用法 本方亦可随症加减。每天1剂，水煎服。用黄芪18g，三棱、莪术、红花、牛膝各10g，乳香、没药、威灵仙各20g等。研末，装布袋，蒸热后，敷少腹，每次30分钟，每天2次。取穴：曲骨、气冲、三阴交。用青霉素钠160万U，地塞米松2mg，2%利多卡因2ml，生理盐水10ml，穴位注射。每天取两侧交替使用，于月经周期第1天开始，用6天，1个月经周期为1个疗程。

疗效 用上药治疗盆腔包块188例，治愈94例，显效73例，好转17例，无效4例。

【处方2】 化积汤（含生水蛭、海藻、川芎、茯苓、牡丹皮、桃仁、乌药、赤芍、大贝母、桔梗、生甘草、香附、桂枝、牛膝、酒大黄）。

制用法 本方亦可随症加减。每天1剂，水煎服。1个月为1个疗程。不用其他药。

疗效 采用上药治疗盆腔肿物201

例，用1～3个疗程，痊愈170例，好转21例，无效10例。

宫外孕

【处方】 丹参、赤芍、桃仁、没药、郁金各15g，三棱9g，莪术6g，天花粉、青皮、泽兰、鳖甲各10g，生黄芪30g。

加减 痛甚加延胡索、白芍；出血多加蒲黄、地榆炭。

制用法 每天1剂水煎服。并用红外线理疗，每次30分钟。10天为1个疗程。

疗效 中药加理疗治疗陈旧性宫外孕患者30例，治愈者29例，无效者1例。

外阴鳞状上皮增生

【处方】 白鲜皮、苦参、白芍各16g，土茯苓、蛇床子、连翘、金银花、生地黄、地骨皮各12g，蒲公英、当归各24g，丹参15g，黄柏、生甘草各9g，延胡索6g。

制用法 每天1剂，水煎服。7天为1个疗程，疗程间隔7天。

疗效 应用自拟白鲜皮汤治疗外阴鳞状上皮增生32例，显效（症状消失，患处皮肤复常）26例，好转4例，无效2例，总有效率93.7%。

绝经后阴道干涩症

【处方】 女贞子、补骨脂、肉苁蓉、熟地黄、白芍各15g，菟丝子20g。

加减 阴虚内热去熟地黄，加生地黄、知母、玉竹、黄柏；气虚加黄芪、太子参；便秘加火麻仁、郁李仁；失眠加首乌藤、酸枣仁。

制用法 每天1剂水煎服。20天为1个疗程。

疗效 用补肾填精法治疗绝经后阴

道干涩症 40 例,痊愈 24 例,好转 14 例,无效 2 例。

围绝经期综合征

【处方 1】 逍遥丸。

制用法 治疗组 30 例,用逍遥丸 9g,每天 2 次口服。与对照组 31 例,均用尼尔雌醇片 4mg,2 周 1 次口服。

疗效 应用上药治疗围绝经期综合征患者,用 8 周,两组分别痊愈 24 例、18 例,有效 4 例、7 例,无效 2 例、6 例。

【处方 2】 桑叶、菊花、淫羊藿、山茱萸、牡丹皮、茯苓、百合、柴胡各 10g、牡蛎(先煎)、浮小麦各 30g,枸杞子、菟丝子、麻黄根各 15g(随症加减)。

制用法 治疗组 52 例,将上药水煎服,每日 1 剂。对照组 48 例,用尼尔雌醇片 1mg,每天 2 次口服,均 1 个月为 1 个疗程。

疗效 应用上药治疗围绝经期综合征,用 2 个疗程,两组分别痊愈 36 例、12 例,显效 10 例、8 例,有效 4 例、15 例,无效 2 例、13 例,总有效率为 96.2％,72.9％($P<0.05$)。

【处方 3】 吴茱萸。

制用法 将上药研为极细末,装入干净瓶内备用。于月经干净后 3~5 日开始用药。嘱患者取平卧位,先用乙醇消毒神阙穴,然后用吴茱萸粉适量,将神阙穴填满,再以伤湿止痛膏敷贴固定。对橡皮膏过敏者,亦可用纱布包扎固定。3 日换药 1 次,5~7 次为 1 个疗程。一般应用 3 个疗程取效,最多可用 5 个疗程。如无效,可改用其他疗法。

疗效 应用吴茱萸散敷脐治疗绝经期综合征 58 例,其中治愈者 42 例,好转者 13 例,无效者 3 例,总有效率为 94.8％。治程中未见不良反应。

第五章 儿　科

一、感　染

小儿化脓性扁桃体炎

【处方1】　青黛(包)3g,鱼腥草15g,藿香、玄参、寒水石、连翘各9g,合并急性颌下淋巴结炎加乳香6g。

制用法　将上药水煎,每天1剂,分2次服。

疗效　用上药治疗小儿化脓性扁桃体炎102例,服药3天后,其中治愈92例,好转4例,无效6例。

【处方2】　生石膏(先煎)25g,玄参、板蓝根各10g,射干、生甘草各6g。

制用法　将上药水煎3次后合并药液,分3次或4次口服,每天1剂。

疗效　用本方治疗小儿化脓性扁桃体炎180例,经用药3～6天后,其中,治愈176例,显效3例,无效1例。总有效率为99.4%。

【处方3】　生大黄5g(重者可用8g)。

制用法　用沸水泡大黄,每隔2小时泡饮1次。连续用药至症状消失止。

疗效　用上药治疗小儿急性化脓性扁桃体炎58例,全部治愈。

小儿脓皮病

【处方1】　蒲公英、紫花地丁各30g,黄芩、黄柏各15g。

制用法　将上药加水1000ml,煎取500ml,涂洗患处。如周身皆有,即将此方的药量加倍,煎水洗澡,每天洗1次或2次,洗后不用其他水清洗。如局部破溃较重者,可加用丝瓜叶捣汁调适量的如意金黄散(《医宗金鉴》方)外敷患处,每天1次。

疗效　用上药治疗脓皮病患儿,一般洗3～5天可痊愈。笔者观察43例,其中治愈35例,好转8例。治愈的35例中,仅4例因合并感染化脓严重,且有发热而使用了抗生素。

【处方2】　黄连、黄芩、生大黄、黄柏、青黛各30g,煅石膏、煅海蛤粉各40g,冰片5g。

制用法　将上药共研为极细末,过120目筛后装瓶密闭备用。用时,以麻油调药末少许呈稀糊状涂患处,以能覆盖患部表面为宜。每天涂药1次或2次,直至痊愈为止。

疗效　用上药治疗小儿脓皮病69例,效果显著。一般轻者用药2～3天痊愈,重者6～7天痊愈。

【处方3】　苍术、黄柏、苦参各15g,土茯苓、蛇床子各10g。

制用法　每天1剂水煎取液,每天

2～3次外洗患处,洗时稍用力,最好将黄色结痂擦掉。并用头孢类(过敏用大环内酯类)抗生素。口服,用3～5天。2例用第三代头孢类抗生素,静脉滴注。5天后改用口服抗生素。发热用物理降温,必要时用小儿退热药。

疗效 应用二妙散加味治疗小儿脓疱疮100例,显效(体温复常、症状消失)80例,有效18例,无效2例,总有效率为98.0%。

小儿黄水疮

【处方1】 鲜大桉叶300g。

制用法 将上药洗净阴干,加水1500ml,煎至药液750ml,过滤澄清即可。外敷时,将患部洗净后,以药棉蘸药液,湿敷患处。每天3次或4次。内服:每天服药液2次或3次,每次1茶匙。

疗效 用上药治疗黄水疮患者25例,其中痊愈21例,好转4例。一般用药治疗3～7天即获痊愈。

【处方2】 苦参、黄连、黄芩、黄柏各6g,泽泻、栀子、牡丹皮、甘草各5g。

制用法 将上药水煎的头次分早、晚2次口服,2煎药汁每天外洗患部2次或3次。

疗效 用本方治疗小儿黄水疮45例,经用药2～5天后,均治愈。

【处方3】 蒲公英、苦参各30g,生大黄、金银花各25g,黄柏、百部各20g,防风15g,花椒12g。

制用法 将上药水煎3次后合并药液,分3～5次外洗患处。每天1剂。患处若有黏稠渗出液或结痂时,宜先用温热淡盐水清洗之后再用本方。

疗效 用本方治疗小儿黄水疮99例,经用药2～3天痊愈者35例,4～5天治愈者30例,6～7天治愈者34例。

【处方4】 陈艾叶50g,带壳杏仁30g。

制用法 将艾叶加水1500ml,浸洗患部,再将带壳杏仁放入文火中烧至壳黑,取出杏仁,捣成霜状,涂抹患处,每天3次或4次。

疗效 用上药治疗小儿黄水疮15例,均获治愈。一般用药1天黄水止,2～3天结痂。

二、传 染 病

小儿细菌性痢疾

【处方1】 白头翁、败酱草、秦皮、黄连各6g,赤芍5g,生甘草4g。

制用法 将上药共研为极细末,装瓶密闭备用。用时,每次口服2g,以红糖水送服。

疗效 用本方治疗小儿细菌性痢疾109例,经用药2～5天后,其中治愈107例,显效2例。总有效率为100%。

【处方2】 白蔹、地锦草、黄连、黄芩、广木香、葛根各10g。

制用法 将上药共研为极细末,装入胶囊内,每粒装药末0.3g,每服3粒或4粒,每天2次或3次。

疗效 用本方治疗小儿细菌性痢疾122例,经用药3～6天后,均获治愈。

【处方3】 白头翁8～12g,黄连3～6g,秦皮5～8g,木香2～5g,槟榔4～6g,地榆、当归各5～10g,白芍6～12g,大黄

4～6g。

加减 高热、烦躁加生地黄、贯众；痢下赤多白少加牡丹皮、赤芍、仙鹤草；腹泻次数多、夜间甚去大黄、槟榔，加诃子肉、白术。

制用法 每天1剂，水煎，取液100～150ml，<2岁、>2岁分别用50ml、75ml，保留灌肠，每天2次，每次间隔6小时。中毒型、中度脱水及以上需对症处理。

疗效 用上药治疗小儿急性细菌性痢疾300例，均治愈。

【处方4】 炒黄芩、黄柏、地榆、小蓟、葛根各10g，秦皮、白头翁、炒槟榔各12g，煨木香3g，焦山楂18g。剂量按年龄酌情加减。

制用法 两组各60例。治疗组将上药每天1剂水煎，每次用150～200ml，保留灌肠，每天2～3次。与对照组均用氧氟沙星5mg/kg（或阿莫西林胶囊，或头孢氨苄胶囊50mg/kg），甲氧苄啶2.5mg/kg，每天2次口服。酌情补液，补钾；退热等。禁荤、辛、生、冷食物。均7天为1个疗程。

疗效 应用上药治疗儿童细菌性痢疾患者，用1个疗程后，两组分别治愈39例、14例，显效19例、22例，有效2例、15例，无效9例（为对照组），总有效率为100%、85.0%（$P<0.05$）。

小 儿 肝 炎

【处方1】 茵陈、板蓝根各20g，茯苓、山药、柴胡、白术各10g，神曲6g，生甘草5g，大枣3枚。

制用法 将上药水煎3次后合并药液，分2次或3次口服，每天1剂。10天为1个疗程。

疗效 用本方治疗小儿黄疸型肝炎130例，其中治愈123例，显效4例，有效2例，无效1例。总有效率为99.2%。

【处方2】 绵茵陈30g，板蓝根、蒲公英、生栀子、虎杖、垂盆草各10g。

制用法 将上药水煎3次后合并药液，分4次或5次口服，每天1剂。20天为1个疗程。

疗效 用本方治疗急性传染性肝炎患者273例，其中痊愈270例，好转3例。退黄最快者4天，最慢者10天，平均退黄6.1天，肝大恢复正常10～18天；肝功能恢复正常25～30天。

【处方3】 茵陈20g，柴胡、栀子、虎杖、山楂、白术各10g，金钱草、生地黄、黄连、赤芍各6g，大黄3g。

加减 便溏、纳差者，去大黄，加茯苓；发热者，加连翘、薄荷。

制用法 每天1剂，水煎分3次服。并用维生素B、维生素C及葡醛内酯（肝泰乐）口服。呕甚、食少者，用维生素C、维生素B$_6$及肌苷、氯化钾等，加10%葡萄糖注射液静脉滴注。

疗效 用上药治疗小儿急性黄疸型肝炎50例，其中治愈45例，好转4例，无效1例。总有效率为98.0%。

【处方4】 退黄散（含茵陈蒿、大黄、郁金、栀子、太子参、白术、茯苓、砂仁。制成散剂）。

制用法 每天1剂，水煎，取液40ml，少量频服；6天为1个疗程。治疗原发病。

疗效 用上药治疗新生儿病理性黄疸70例，用1个疗程，治愈67例，好转2例，无效1例，总有效率为98.6%。

【处方5】 斑蝥20g（米炒，去头、足、翅，研末），雄黄（研末）20g，猪胆汁60g，麝香 2g。

制用法　穴位：①足三里、腹哀（右）；②阳陵泉（双）、日月（右）；③阴陵泉（右）、脾俞（双）。先将猪胆汁 60g，蜂蜜 100g，文火煎沸，去渣，再入斑蝥、雄黄、麝香搅匀后收膏，贮瓶内备用。用时，将上药 1g，摊在伤湿止痛膏黏性面正中（约 2cm×2cm），再贴于穴位上，每次选 1 组穴，3 组穴交替使用。每 7～10 日 1 次，3 次为 1 个疗程。穴位贴敷后，局部可有轻微烧灼感，揭下膏药，所出的水疱即可自行吸收。

疗效　采用穴位贴敷治疗小儿病毒性肝炎 56 例，除 1 例因故中断治疗外，均在 60 日内治愈。

小儿麻痹后遗症

【处方1】　猴骨、前胡各 6g，桂枝、甘草各 3g，木通、过山虎各 12g，木瓜、松节各 10g。

制用法　将上药水煎，每天 1 剂，分 2 次服。

疗效　用上药治疗小儿麻痹症瘫痪期 29 例，其中男性 18 例，女性 11 例，年龄最大者 7 岁，最小者 7 个月，均在发病后 3 个月内服药，一般疗程为 10～30 天，大多数在 10 天左右即可见效。经复查全部治愈。

【处方2】　生黄芪 30g，党参 20g，全当归、路路通、淫羊藿、巴戟肉、杜仲、续断各 15g，炙甘草 6g。

加减　若四肢冷者，加土鳖虫、血竭、全蝎各 5g；若畸形者，加红花、桃仁、骨碎补各 10g；若肌痿重者，加鸡血藤、漏芦各 20g。

制用法　将上药水煎 3 次后合并药液，分 2 次或 3 次温服，每天 1 剂。20 天为 1 个疗程。

疗效　用本方治疗小儿麻痹症后期肢体瘫痪 75 例，其中基本治愈 60 例，显效 9 例，有效 3 例，无效 3 例。治愈的 60 例中，1 个疗程治愈者 15 例，2 个疗程治愈者 20 例，3 个疗程治愈者 18 例，4 个疗程治愈者 7 例。

【处方3】　淫羊藿、桑寄生各 1 份。

制用法　将上药制成每毫升含生药各 1g 的注射液，每安瓿 2ml。急性期每天 2 次，每次 2ml，肌内注射，连用 20 天；后遗症期，隔天 1 次，穴位注射，隔天 1 次肌内注射 4ml。

疗效　用上药治疗小儿麻痹症急性期 33 例，痊愈 8 例，基本痊愈 16 例，显效 7 例，有效 2 例；后遗症期 114 例，基本痊愈 7 例，显效 42 例，有效 65 例。

小儿流行性腮腺炎

【处方1】　金银花 9～15g，连翘、牛蒡子、桔梗各 6～9g，栀子 4～9g，板蓝根 9～12g，薄荷、赤芍各 3～9g，僵蚕 3～6g。

加减　高热加钩藤、黄连；痛甚加延胡索；睾丸肿痛加橘核、龙胆。

制用法　每天 1 剂，水煎分 3 次或 4 次空腹服。并用清开灵注射液，3－8 岁、9－15 岁分别用 20～30ml、30～40ml，均加 5% 葡萄糖注射液 500ml，静脉滴注，每天 1 次。

疗效　用上药治疗小儿流行性腮腺炎 56 例（年龄 3－15 岁），用 3～6 天后，痊愈 48 例，好转 8 例，总有效率为 100%。

【处方2】　大黄、牡蛎、生栀子、夏枯草各 1 份，雄黄、白矾各 1/3 份。

制用法　将上药共研细末，加醋调敷，外敷患处，每天换药 1 次。

疗效　本组年龄 15 个月至 10 岁。治疗小儿腮腺炎患者 166 例,均获得治愈。

【处方 3】　消肿止痛酊(含木香、防风、荆芥、细辛、五加皮、桂枝、牛膝、川芎、徐长卿、白芷、莪术、红杜仲、大罗伞、小罗伞、两面针、黄藤、栀子、三棱、沉香、樟脑、薄荷脑)。

制用法　治疗组 23 例,用消肿止痛酊,涂腮腺肿胀处。并用双嘧达莫 3～

5mg/kg,每天分 3 次口服。对照组 23 例,用青黛散,醋调,外涂患处;并用病毒唑 5mg/kg,每天 3 次口服。均高热,进食少者补液。

疗效　应用上药治疗流行性腮腺炎,年龄 5－14 岁,两组分别治愈 18 例、15 例,显效各 3 例,有效 1 例、2 例,无效 1 例、3 例。见并发症(脑膜炎)1 例(为对照组)。

三、呼吸系统疾病

小儿上呼吸道感染

【处方 1】　沙参 26g,黄芪 28g,炒白术 18g,防风 11g,茯苓、白茅根各 20g,鸡内金 13g,五味子 10g,陈皮、莱菔子各 8g,郁金 6g。

制用法　将上药研粉,每千克体重 0.3g,隔天 2 次口服。对照组用卡慢舒溶液,<3 岁、>3 岁者分别用 10ml、15ml,每天 3 次口服。均 3 个月为 1 个疗程,用 2 个疗程。

疗效　用上药治疗小儿反复呼吸道感染 360 例(两组各 180 例),分别显效 165 例、90 例,有效 15 例、39 例,无效 51 例(为对照组),总有效率分别为 100%,71.7%($P<0.01$)。

【处方 2】　玄参 8g,茯苓、白术、半夏、百部、前胡各 5g,甘草、山药、五味子各 4g,陈皮、鱼腥草、贝母、紫菀、荆芥、桔梗各 6g,细辛(后下)3g。随症加减。

制用法　治疗组 100 例,每天 1 剂水煎,分 3 次服。对照组 98 例,用西药抗炎、止咳。均 3 天为 1 个疗程。

疗效　用上药治疗小儿呼吸道感

染,两组分别痊愈 92 例、47 例,显效 6 例、24 例,有效 2 例、11 例,无效 16 例(为对照组)。总有效率为 100%,83.7%。

【处方 3】　黄芪 10g,白术 8g,防风 5g,桂枝、炙甘草各 3g,白芍 6g,煅龙骨、煅牡蛎各 12g(为 0.5－1 岁用量,1－3 岁用量稍增多)。

加减　汗多加碧桃干、五味子;痰多加法半夏、陈皮;纳少厌食加炒谷芽、生山楂;便溏加苍术、茯苓。

制用法　两组各 50 例。治疗组将上药水煎服,每日 1 剂。与对照组病例,均常规抗感染,对症处理。均 3 个月为 1 个疗程。

疗效　中西医结合治疗小儿反复呼吸道感染患者,用 2 个疗程,结果:两组分别治愈 43 例、35 例,好转各 5 例,无效 2 例、10 例,总有效率为 96.0%,80.0%($P<0.05$)。

【处方 4】　王不留行。

制用法　先取穴:咽喉、气管、肺、大肠、脾、肾、内分泌、皮质下、神门、脑干、耳尖(放血)。皮肤消毒后,用王不留行双侧贴压。每日轻压 2～3 次,每次 3 分钟,6 日更换 1 次。6 次为 1 个疗程。

疗效 据报道,刘心莲应用耳穴贴压治疗小儿反复呼吸道感染 79 例,其中治愈 48 例,显效 19 例,有效 9 例,无效 3 例,总有效率为 96.2%。

小儿急性支气管炎

【处方 1】 白芥子 30g,面粉 90g。

制用法 先将白芥子研为极细末,与面粉混合均匀备用。用时,将上药用水调成饼,饼的大小视背部面积大小而定。每晚睡觉前敷背部。晨起去掉。一般连用 2 次或 3 次即可见效。

疗效 用本方治疗急性支气管炎患者 125 例,用药 2 次或 3 次痊愈者 110 例,4 或 5 次痊愈者 15 例。

【处方 2】 鱼腥草、生石膏、白茅根各 15g,麻黄、杏仁、黄连、天南星各 3g,瓜蒌、法半夏、贝母、前胡各 6g。

加减 若大便秘结者,加生大黄(后下)2g;若高热者,加羚羊角粉 1g,分 2 次冲服。

制用法 将上药水煎,每天 1 剂,分 3 次服。

疗效 用本方治疗小儿急性支气管炎 181 例,经用药 2~5 剂后,均获治愈。

【处方 3】 全蝎(黄酒浸洗后、焙干,研粉;分冲)1.5~2g,鱼腥草 9g,全瓜蒌 8g,贝母、紫菀各 5g,虎杖 10g。

加减 初期发热者,加生石膏、青蒿、柴胡;咽喉红肿(或扁桃体肿大)者加黄芩、金银花;病久损伤肺阴者,加南沙参、北沙参、麦冬、百合。

制用法 每天 1 剂,水煎取液 100~150ml,分 2~6 次服。对照组用急支糖浆 20ml,每天 3 次口服,1 周为 1 个疗程;初期发热酌情用氨苄西林(或先锋霉素)

静脉滴注。用 1 周。

疗效 用上药治疗小儿急性支气管炎 126 例(其中治疗组 72 例,对照组 54 例),两组分别治愈 64 例、37 例,有效 6 例、8 例,无效 2 例、9 例,总有效率分别为 97.2%、83.3%。治疗组优于对照组。

【处方 4】 炙麻黄、杏仁、炙远志各 2~4g,炙甘草、半夏各 1~3g,地龙 2~6g,黄芩 3~5g,鱼腥草 5~10g,连翘 3~9g。

加减 发热加生石膏;腹泻加车前子、茯苓、罂粟壳。

制用法 每天 1 剂水煎,取液 50~150ml,每天分 2 次口服(或口腔滴管,或肛管缓慢滴入)。并用利巴韦林(病毒唑)10mg/kg,用 3~5 天;氨茶碱 4mg/kg;地塞米松 0.2mg/kg,用 1 周;静脉滴注,每天 1 次。干扰素每天 100 万 U,1 次肌内注射,用 3 天。α-糜蛋白酶 5mg,氨茶碱 20~40mg,地塞米松 1~2mg,庆大霉素 2000~3000U/kg,生理盐水 20ml,雾化吸入,每天 1 次,用 3~5 天。配合支持疗法及对症处理。

疗效 用上药治疗小儿毛细支气管炎 206 例,均治愈。

小儿高热惊厥

【处方 1】 羌活、防风、龙胆、栀子、川芎各 6g,大黄 1.5g,青黛 3g,薄荷 4.1g,荆芥穗 4.5g。

制用法 将上药水煎 1 次,共煮取药液 100~150ml。分 2 次或 3 次服完。较小患儿可多次频服。每天 1 剂。

疗效 用上药治疗小儿发热 107 例,计感冒 100 例,肺炎、风湿热各 1 例,伤寒 5 例。其中服药 1 天退热 87 例,2 天 13 例,3 天 7 例。有效率为 100%。为巩固疗效退热后均再服1～2剂。

【处方2】 石膏300g,连翘30g,荆芥、薄荷各15g,芦根、赤芍各10g。

制用法 将石膏先煎30分钟,加连翘、赤芍、芦根再煎10分钟,加荆芥、薄荷煎煮15分钟。共煎2次,煎成300ml,过滤后加适量尼泊金备用。用量为每千克体重3ml保留灌肠。

疗效 用上药治疗小儿外感高热体温均在39℃以上患者20余例,疗效满意。一般于用药30～60分钟出汗,90～180分钟汗多退热明显,体温可降0.5～2℃,即可降至38.5℃以下,如汗多体温降之不明显,可给予单味石膏煎剂灌肠。则体温可速降。对白细胞高者可在6小时后再给1剂。

【处方3】 生石膏、金银花、蒲公英各30g,玄参25g,神曲10g,荆芥6g,生大黄5g。

制用法 每天1剂,分3次或4次口服。

疗效 用本方治疗小儿高热患者130例,其中1～3天治愈者128例,有效者2例。

【处方4】 生石膏(先煎)20g,知母、黄芩、大青叶、大豆卷各10g,柴胡、青蒿各12g,藿香、生大黄(均后下)各5g。

加减 体弱、便溏去大黄、大青叶,加党参10g。为7岁量。剂量随年龄增减。

制用法 每天2剂,水煎,每剂第1、2煎分别取液150ml、50ml,均分2次,分别口服,保留灌肠。停用其他药。

疗效 用上药治疗小儿外感高热148例,有效(<72小时体温复常;48小时无复发)145例,无效3例,总有效率为98.0%。

【处方5】 全蝉蜕、栀子各9g,地骨皮5g,钩藤3g。

制用法 将上药共研为极细末,装入干净瓶内备用。用时,取药末加少量鸡蛋黄搅匀成泥状,做成4个如5分硬币大小的药饼,贴敷于患儿双侧涌泉穴和内关穴上。每晚敷药,次晨取下,直至热退。

疗效 采用上药治疗小儿高热症90例,经用药1～3次治疗后,所有患儿体温均恢复正常。

小儿喘咳

【处方1】 败酱草、山楂、连翘、神曲各15g,炙款冬花、法半夏、陈皮、莱菔子各10g,茯苓、枇杷叶、生甘草各6g。

制用法 将上药水煎,分2次或3次口服,每天1剂,直至痊愈为止。

疗效 用本方治疗小儿喘咳118例,经用药2～5剂后,其中,治愈者113例,显效者4例,无效者1例。总有效率为99.2%。

【处方2】 党参、黄柏、知母、杏仁、乌梅各6g,紫苏叶、法半夏、柴胡各4g,罂粟壳、麻黄各2g,生姜3片,生甘草3g。

制用法 将上药水煎3次后合并药液,加入蜂蜜25g,浓缩至250ml,分4次或5次服。5天为1个疗程。

疗效 用本方治疗小儿喘咳35例,治愈者33例,显效者2例。一般用药1～2个疗程即可痊愈或显效。治程中未见不良反应。

【处方3】 前胡、紫菀、橘红、苏叶、枇杷叶、桑叶、炙甘草、苦杏仁。视年龄每味药3～5g。

制用法 每天1剂水煎服。5天为1个疗程。

疗效　采用上药治疗小儿咳嗽 56 例,用 2～3 个疗程,治愈 46 例,好转 8 例,无效 2 例。

【处方 4】　炙麻黄、五味子、地龙、甘草各 6g,黄芪、桔梗、陈皮、党参、山药、枸杞子、丹参各 10g。

加减　热盛加黄芩、石膏;痰多加海浮石、天竺黄;寒盛加干姜、细辛;咳嗽甚加贝母、炙款冬花。

制用法　两组各 43 例。治疗组将上药水煎服,每日 1 剂。与对照组均用辅舒酮(丙酸氟替卡松气雾剂)50～60μg,每天 2 次吸入。

疗效　中西医结合治疗小儿哮喘患者,用 3 个月,结果:两组分别痊愈 27 例、19 例,显效 9 例、8 例,有效各 6 例,无效 1 例、10 例,总有效率为 97.7%,76.7% ($P<0.05$)。

【处方 5】　蛴螬 8 只(用香油炸焦),桃仁 100g,杏仁 6g,知母 18g,胡椒 3g。

制用法　将上药共研为极细末,装入干净瓶内备用。用时取鸡蛋清适量调膏,分为 4 份,分别敷于双侧涌泉穴及足背与之相对应处,用无菌塑料薄膜外包。12 小时后取下药膏,隔 12 小时后重复 1 次。酌配抗生素及平喘药。

疗效　应用中药外敷治疗小儿哮喘 72 例,治疗 3 次后症状全部缓解。随访 3 年,均未见复发。

小 儿 肺 炎

【处方 1】　鱼腥草 8g,桃仁、杏仁、丹参、桑白皮、贝母各 6g,桔梗、生甘草各 3g,黄芩、地龙、车前子各 5g。

加减　发热者,加生石膏;痰多者,加天竺黄、姜半夏;便秘者,加制大黄;便溏者,加炒白术、茯苓。

制用法　每天 1 剂,水煎分 3 次内服;<2 岁者药量减半。少数患儿酌情使用抗生素。

疗效　用上药治疗小儿肺炎 158 例,其中治愈 142 例,好转 12 例,无效 4 例。总有效率为 97.5%。

【处方 2】　葛根 30g,桑皮、大青叶各 15g,薄荷、黄芩、紫草、金银花各 10g,甘草 3g。

制用法　每天 1 剂,水煎服。

疗效　用上药治疗麻疹肺炎 372 例,其中合并心力衰竭 139 例,结果治愈 364 例,无效 8 例,治愈率为 98.4%。退热平均 2.7 天,住院平均 6.9 天。

【处方 3】　射干、炙麻黄、杏仁、贝母各 6g,炙紫菀、炙款冬花各 9g,五味子、甘草各 3g,细辛 1g,姜半夏 4.5g,生姜 3 片,大枣 3 枚。

制用法　每天 1 剂,水煎分 5 次服。

疗效　应用上药治疗小儿急性支气管肺炎 156 例,治愈 128 例,显效 26 例,无效 2 例。

【处方 4】　麻黄、杏仁各 2～5g,大青叶、金银花、连翘、桔梗、毛冬青各 3～8g,薏苡仁 5～10g,甘草 2～3g。随症加减。

制用法　治疗组 104 例,将上药水煎分 3～4 次服,每天 1 剂。与对照组 43 例,均用抗生素(或抗病毒药);氧疗;治疗并发症及支持疗法,维持水、电解质平衡等。均 7 天为 1 个疗程。

疗效　应用上药治疗小儿肺炎,用 1 个疗程后,两组分别治愈 83 例、26 例,有效 19 例、13 例,无效 2 例、4 例,总有效率为 98.1%,90.7%($P<0.05$)。

小 儿 支 原 体 肺 炎

【处方 1】　桑白皮、黄芩、杏仁、桔

梗、贝母、鱼腥草、桃仁、紫草、当归各10g,甘草3g。

加减 高热加生石膏、牡丹皮;咳嗽痰多加瓜蒌、半夏;喘促痰鸣加葶苈子、紫苏子、紫苏梗;腹胀纳呆加陈皮、厚朴。

制用法 剂量随年龄及体重增减,每天1剂水煎服;用7天。与对照组均用其仙(即乳酸阿奇霉素注射液,东北制药集团沈阳第一制药厂生产)每天10mg/kg,加5%葡萄糖注射液100～300ml,静脉滴注,用5天。均对症处理。

疗效 用上药治疗支原体肺炎112例(两组各56例),两组分别痊愈46例、38例,显效10例、14例,无效4例(对照组),总有效率分别为100%,92.9%($P<0.05$)。

【处方2】 金银花6～20g,连翘、大青叶各6～15g,薄荷(后下)6～10g,石膏15～30g,玄参9～24g,桔梗、炒杏仁、蝉蜕各3～9g,紫菀、款冬花各6～12g,炙枇杷叶、炙百部各9～15g,甘草3～6g。

加减 高热石膏增量;热入营血加赤芍、牡丹皮;头痛甚加荆芥、防风;咽痛红肿甚加牛蒡子、板蓝根;痰多加鱼腥草、浙贝母;憋喘加炙麻黄;热退阴伤减清热解毒药,加沙参、麦冬;久咳加川贝母、五味子。

制用法 每天1剂水煎服。

疗效 用上药治疗小儿支原体肺炎50例,均获治愈。

【处方3】 荆芥、桔梗、陈皮、紫菀、百部。虎杖各5g,白前、炙甘草、制半夏各3g。

加减 发热有汗加柴胡、葛根,无汗加炙麻黄;胸胁疼痛加白芍;痰稠色黄加黄芩;痰多清稀加干姜;干咳无痰去制半夏,加贝母、南沙参。

制用法 两组各80例。治疗组每日1剂(>7岁每日2剂),水煎分3～5次服;10天为1个疗程。与对照组均用阿奇霉素10mg/kg,每天1次,用3天,停4天,再用3天,为1个疗程;退热、解痉、止咳祛痰平喘等。

疗效 应用上药治疗小儿支原体肺炎,两组分别治愈69例、48例,好转10例、16例,无效1例、16例,总有效率为98.7%,80.0%($P<0.01$)。

小儿肺门淋巴结核

【处方1】 夏枯草、丹参、白及、沙参各10g,百部、麦冬、玄参、桔梗各8g,甘草5g。

加减 若见疲倦乏力、食欲减退者,加党参、黄芪、白术、鸡内金各6g;若见阴虚发热、烦躁易怒者,加黄精、枸杞子、柏子仁、生龙骨各5g。

制用法 将上药水煎,每天1剂,分2次或3次口服。20剂为1个疗程。

疗效 用本方治疗小儿肺门淋巴结核82例,经用药2～4个疗程,痊愈75例,好转7例。

【处方2】 党参、茯苓、山药、莲肉、扁豆、薏苡仁、大枣、炙款冬花、紫菀、南沙参、百部各10～12g,白术5～10g,甘草2～3g,黄精12～15g,砂仁、桔梗、陈皮各4～6g。

加减 盗汗、自汗甚者,加浮小麦、麻黄根;阴虚甚者,加知母、地骨皮;无明显咳嗽者,去紫菀、炙款冬花。

制用法 每天1剂,水煎服;30天为1个疗程。酌情抗结核治疗。用药3～6个疗程观察疗效。

疗效 以参苓白术散为主治疗小儿肺门淋巴结核45例,其中临床治愈30

例,显效 10 例,好转 5 例。

【处方 3】 百部、人参、茯苓、白术、黄芪、玄参各 15g,陈皮、丹参、黄芩、地骨皮、桔梗、生地黄、麦冬、炙甘草、杏仁、鳖甲各 10g,木香、砂仁各 5g,蛤蚧 1 对。

制用法 用韩药抽吸机制成溶液,每袋 140ml。1-4 岁、4-8 岁分别用 30~60ml、60~140ml,每天分 2 次或 3 次服;7 天为 1 个疗程。酌情抗感染,用解热西药。禁生冷油腻之品。

疗效 用上药治疗小儿肺门淋巴结炎 160 例,痊愈 120 例,好转 40 例,总有效率为 100%。

小 儿 盗 汗

【处方 1】 木耳、大枣各 15g,冰糖适量。

制用法 将上药加水 1 碗半,煎至大半碗,每天 1 剂,分 2 次或 3 次服。

疗效 用上方治疗小儿盗汗 106 例,一般用药 1 剂汗减,6 剂汗止。

【处方 2】 炙黄芪、党参各 10g,白芍、生牡蛎、麦冬、五味子、浮小麦、白术各 8g,大枣 3 枚,炙甘草 5g。

加减 若食欲减退者,加炒麦芽、炒谷芽、山楂、鸡内金各 5g;若失眠、烦躁不安者,加远志、酸枣仁、首乌藤、柏子仁各 6g;若烦热者,加黄柏、知母、黄芩、地骨皮各 6g;若大便稀溏者,加怀山药、茯苓各 10g。

制用法 将上药水煎,每天 1 剂,分 2 次服。

疗效 用本方治疗小儿盗汗 21 例,一般服药 3~8 剂,均获治愈。

【处方 3】 止汗散(含郁金粉 12g,牡蛎 4g)。

制用法 治疗组 120 例,取穴:乳中(双)。用止汗散,米汤调敷,外敷穴位,胶布(或清凉膏)固定,1 天或 2 天换药 1 次;4 天为 1 个疗程。对照组 60 例,用当归、熟地黄各 12g,山茱萸、茯苓、泽泻各 9g,牡丹皮 6g。随症加减。≤5 岁、>5 岁分别每天 0.5 剂、1 剂,水煎服。

疗效 用上药治疗小儿盗汗患者,两组分别治愈 75 例、23 例,有效 43 例、29 例,无效 2 例、8 例,总有效率分别为 98.3%、86.7%($P<0.05$)。

【处方 4】 生黄柏、五倍子各等份。

制用法 将上药研为极细末,装入干净玻璃瓶中密闭备用。用时,先将患儿脐部洗净擦干,然后将药用温水调匀成药饼,贴于神阙穴处,外用胶布固定。14 小时更换 1 次。

疗效 据报道,有人应用上药敷脐治疗小儿盗汗 36 例,全部病例均在敷脐 24 小时内取效。

夏 季 热

【处方 1】 党参 10g,山楂、麦冬、杏仁、神曲各 8g,生石膏 15g,蝉蜕、钩藤、桔梗、藿香各 6g,五味子、生甘草各 4g。

加减 若烦躁不安者,加芍药、地龙各 6g;若咳嗽较重者,加瓜蒌、前胡、莱菔子各 8g;若大便秘结者,加白术、枳实各 10g。

制用法 将上药水煎,每天 1 剂,分 2 次或 3 次口服。5 剂为 1 个疗程。

疗效 用本方治疗夏季热患者 75 例,均获痊愈。其中,症状在 3~4 天消失者 20 例,5~6 天消失者 37 例,7~10 天消失者 18 例。

【处方 2】 乌梅、麦冬、蝉蜕、甘草各 9g,鸡蛋 2 个,白糖适量。

制用法 先将鸡蛋去蛋黄,搅拌成

糊状,再将乌梅、麦冬、蝉蜕、生甘草加水400ml,文火煎至200ml,凉后将药液倒入鸡蛋清内,加入白糖少许,分早、晚2次服。每天1剂。

疗效 用本方治疗小儿夏季热38例,均在服药3~5天内获得治愈。

【处方3】 生石膏20g,沙参、麦冬、山药、玄参、覆盆子各10g,茯苓、乌梅、生甘草各5g。

制用法 将上药水煎,每天1剂,分2次或3次口服。5剂为1个疗程。

疗效 用本方治疗小儿夏季热46例,均获痊愈。其中,2~3天痊愈者19例,4~5天痊愈者20例,6天以上痊愈者7例。

四、消化系统疾病

小儿腹泻

【处方1】 地榆、白及各30g。

制用法 将上药加水500ml,浓煎至200ml。每天早、晚各服1次,每次50ml,服用时可加少许食糖,一般可连服2~4次。

疗效 用上药治疗婴幼儿腹泻15例,均在服药2~4次后获得治愈。

【处方2】 炒白术10~15g,党参6~15g,山药、葛根、炒扁豆、茯苓、山楂、乌梅各6~12g,炮姜、甘草各3g,黄连3~9g,藿香3~6g,车前子15~30g。随症加减。

制用法 每天1剂,水煎,取浓缩液100ml(大便脓血者,加泻痢停或吡哌酸,均常规量,研末),用50ml,药温36~40℃,保留灌肠,每天2次。对照组常规西医治疗。两组均大于或等于中度脱水,对症处理。

疗效 用上药治疗婴幼儿腹泻368例(其中治疗组186例,对照组182例),两组有效率分别为100%,84.6%($P <$0.05)。

【处方3】 中药末(含吴茱萸、丁香、白胡椒、艾绒、小茴香。研末)。

制用法 取中药末少许,加陈醋适量,调糊,置于脐中,伤湿止痛膏封固,6~24小时换药1次。继之,医者用多指指腹或小鱼际掌面,轻抚腹部,以脐为中心,匀速环形推动50周,每天1~2次。患儿俯卧位,医者多指指腹在督脉及膀胱经上轻推轻揉3~5遍;双手拇指与示、中、环指相对,从长强穴捏至大椎穴,捏3提1,每次5~7遍,每天1次。腹泻甚,重度脱水输液,纠正酸碱失衡等。

疗效 应用上法治疗小儿腹泻80例,用1~7次后,痊愈68例,好转12例,总有效率为100%。

【处方4】 芜荑消积膏(含芜荑、广木香、槟榔、苍术、牵牛子、芦荟、党参各10g,胡黄连5g。制成超微细末,与凡士林按2:1混合,搅成膏状)。

制用法 三组各40例。1组用芜荑消积膏3g,捏成薄饼状,敷脐,透气胶布固定;每天换药1次。并用消乳大安丸(含香附、白术、茯苓、焦山楂、神曲、莱菔子、连翘各10g,砂仁、甘草各3g,陈皮6g,麦芽15g。均中药免煎颗粒。广东一方制药有限公司提供)。<1岁、1~3岁分别1/2剂、2/3剂,每天分3次(或多次)冲服。2组、3组分别用上述敷脐疗

法应用中药颗粒剂。

疗效 应用上药治疗小儿食积性腹泻,用3天,结果:三组分别痊愈39例、34例、27例,显效1例、4例、3例,有效2例、10例(为2组、3组)。

【处方5】 吴茱萸30g,胡椒30粒,丁香4g,补骨脂、肉豆蔻、五味子各20g。

制用法 将上药研为细末,装入干净瓶内备用。同时,<1岁、≥1岁分别用11.5g,2~3g,加温水调成糊状,纱布包裹,敷脐。每日1次,3日为1个疗程。不用抗生素及止泻药,脱水甚用静脉输液。

疗效 应用上药治疗小儿秋季腹泻200例,治愈170例,显效18例,好转12例,总有效率为100%。

小儿厌食症

【处方1】 山药、扁豆、茯苓、炒谷芽、炒麦芽各12g,枳壳、鸡内金、炙甘草各6g。

制用法 将上药水煎,分2次或3次口服,每天1剂。5天为1个疗程。

疗效 用本方治疗小儿厌食症95例,其中,治愈90例,好转5例。

【处方2】 皂荚100g。

制用法 取干燥皮厚、质硬光滑、深褐色的无虫蛀之皂荚,刷尽泥灰,切断,放入铁锅内,先武火,后文火煅存性,剥开荚口,以内无生心为度,研细为末瓶装备用。用时,每次1g,以红糖适量拌匀吞服。每天2次。

疗效 用本方治疗小儿厌食症120例,其中治愈118例,好转2例。

【处方3】 怀山药、薏苡仁各250g,鸡内金、芡实、扁豆各150g,中稻米600g。

制用法 将上药分次下锅,用文火炒成淡黄色,混合后研为极细末,装入瓶内备用。用时,取药末1汤匙,用滚开水冲服,每天早、晚各1次。10天为1个疗程。

疗效 用本方治疗小儿厌食症193例,其中治愈者185例,显效者8例。治愈的185例中,1个疗程治愈者67例,2个疗程治愈者53例,3个疗程治愈者50例,4个疗程治愈者15例。

【处方4】 白术、茯苓、山药、薏苡仁、焦山楂、焦神曲各10g,陈皮5g,甘草2g。

加减 口苦加黄连;舌苔腻加鸡内金;舌苔花剥(或光红无苔)加石斛、麦冬;面色无华加太子参、炙黄芪;腹胀加厚朴、枳壳;便秘加瓜蒌仁;便溏去白术,加苍术;虫积加槟榔、使君子。

制用法 每天1剂,水煎分数次服;5天为1个疗程。少食肥甘及生冷之品。

疗效 用上药治疗小儿厌食症62例,痊愈45例,显效11例,有效5例,无效1例,总有效率为98.4%。

【处方5】 开胃散(含藿香、佛手、砂仁、连翘心、吴茱萸)。

制用法 上药共研为细末,过100目筛,装入干净玻璃瓶中备用。取开胃散1.0~1.5g,用温开水调成糊状,涂满脐眼(神阙穴),然后用敷料和胶布或风湿膏固定好,隔日换药1次。

疗效 应用开胃散敷脐治疗小儿厌食症患儿63例,其中痊愈者(饮食正常,体重增加,接近或超过正常标准)54例,显效者(食量有所增加,体重仍低于正常标准)9例,总有效率为100%。据作者临床的观察,一般用药3~5日即可见效,10日内疗效可以达到高峰。部分患儿如发现脐眼发红或稍肿,可停敷药。3~5日后待脐眼正常后再继续外用本药膏即可。

小儿消化不良

【处方 1】 白术、车前子、诃子各适量。

制用法 1 岁以内白术、车前子各 6g,诃子 3g;1 岁以上白术、车前子各 10g,诃子 6g。将上药水煎 2 次,早、晚分服,也可以放在碗里加水,做饭时放在锅里蒸。可加适量的砂糖,少量多次当水喝。

疗效 用上药治疗小儿消化不良 20 余例,均在服药 1~2 剂后获得痊愈。

【处方 2】 十大功劳适量。

制用法 将上药研成极细末,装入胶囊,每粒 0.3g。成年人每次服 3 粒。儿童酌减。每天 4 次。有脱水者给予补液,适当禁食。烦躁、呕吐者给予镇静药,如苯巴比妥或氯丙嗪。

疗效 用上方治疗小儿消化不良 53 例,急性肠胃炎患者 38 例,均于 2~4 天痊愈。

【处方 3】 焦苍术、砂仁各 150g,炒车前子、白术、诃子各 100g。

制用法 将上药共研为极细末,装入瓶内备用。用时,6 个月以内每次服 1.0~1.5g;6 个月至 1 岁每次服 1.5~2g;1~3 岁每次服 2~3g,均每天服 3 次,用淡糖盐水送服。若脱水重伴有酸中毒者,则应配合补液。

疗效 用本方治疗小儿消化不良 135 例,经用药 2~6 天,均获治愈。

【处方 4】 党参、白术、茯苓、薏苡仁、车前子、山药各 9g,芡实、赤石脂、苍术各 6g,生甘草 3g。

制用法 将上药水煎,每天 1 剂,分 3 次服。

疗效 用本方治疗小儿消化不良 58 例,经服药 3~5 剂,均获痊愈。

【处方 5】 鲜石榴皮。

制用法 将鲜石榴皮敷脐。

疗效 用上药治疗小儿消化不良 24 例,均治愈。

乳儿幽门狭窄

【处方 1】 沙参、丹参、茯苓各 9g,贝母 4.5g,郁金 1.5g,荷蒂 2 个,砂仁壳 1.2g。

加减 若舌苔红者,加竹茹;若腹胀者,加枯芩、川黄连、槟榔。每方均加入枳壳。

制用法 将上药水煎,每天 1 剂。分 2 次服。

疗效 用上药治疗乳儿幽门狭窄 4 例,均获治愈。其中,服药 3 剂治愈者 1 例,4 剂治愈者 1 例,7 剂治愈者 2 例。

【处方 2】 白及、虎杖、丹参各 30g,生甘草 10g,蜂蜜 200ml。

制用法 将前 4 味中药共研为极细末,加入蜂蜜中搅拌均匀,装入瓶内备用。用时,每次服 1 汤匙,每天 2 次。3 天为 1 个疗程。

疗效 用本方治疗乳儿幽门狭窄 15 例,效果显著。其中,服药 1 个疗程治愈者 6 例,2 个疗程治愈者 4 例,3 个疗程治愈者 5 例。

【处方 3】 威灵仙 6g,党参 10g,生黄芪 9g,木通 5g,法半夏 2g,浙贝母 4g,炙甘草、陈皮各 3g。

制用法 将上药水煎浓缩至 80ml,分多次频服,每天 1 剂,直至痊愈为止。

疗效 用本方治疗乳儿幽门狭窄 18 例,其中,服药 3~5 剂治愈者 7 例,6~10

剂治愈者 6 例,11～15 剂治愈者 5 例。治程中未见不良反应发生。

重症小儿营养不良

【处方 1】 爵床 15～30g,炒白术、茯苓、炒鸡蛋各 9g。

制用法 将上药混合研成细粉,再加绒毛粉 10.5g,分成 21～30 包。用时,每次 1 包,每天 3 次或 4 次,开水冲服。用药前必须首先治疗并发症。用药期间,要根据患儿饮食习惯选加米粉、豆粉、鱼、鸡蛋等食物。

疗效 用上药治疗重症小儿营养不良 45 例,其中 44 例均有体重迅速增加、食欲改善、精神好转等显著疗效。

【处方 2】 党参、生黄芪、黄精、山药、山楂、白扁豆、神曲各 20～30g,鸡内金、炒白术、茯苓、槟榔、陈皮、使君子、枳壳、香附、广木香、生甘草各 6～8g。

制用法 将上药共研为极细末,装入干净瓶内密闭备用。用时,1—2 岁每次服 2g;3—4 岁每次服 3g;5—6 岁每次服 4g;7—10 岁每次服 5g;11—14 岁每次服 6g。分早、晚 2 次口服。10 天为 1 个疗程。可连续服药 2～3 个疗程,直至痊愈止。

疗效 用本方治疗重症小儿营养不良 36 例,其中用药 1 个疗程治愈者 11 例,2 个疗程治愈者 13 例,3 个疗程治愈者 12 例。一般服药 5～10 天即可收效。治程中未见不良反应。

【处方 3】 桃仁、杏仁、栀子仁、白胡椒各 9g。

制用法 将上药共研为极细末,装入干净玻璃瓶中备用。用时取药末适量,用鸡蛋清或白酒调成糊状,涂在布上后敷于脐部(神阙穴),2 日换药 1 次,1 周

为 1 个疗程。Ⅱ期疳积加葛根 9g。每晚按摩督脉的命门穴 5～10 分钟。

疗效 应用上药外敷脐部治疗小儿疳积(小儿营养不良)98 例,其中痊愈(贴敷 1 个疗程,患儿体温,饮食及大便均正常,1 个月后体重增加 0.5～0.75kg)93 例,好转(贴敷 1 个疗程后,患儿体温、饮食及大便均正常,症状改善或停药后有反复,继续贴药 1 个疗程后症状消失)5 例,总有效率为 100%。

小儿蛔虫性肠梗阻

【处方 1】 生大黄粉 15g,炒米粉 9g,蜂蜜 60ml。

制用法 将上药调入蜂蜜中加适量温开水调匀,每小时服 1 次,全剂分 12 次服完,如不见排虫,可再服。

疗效 用上药治疗小儿蛔虫肠梗阻 6 例,均排出蛔虫,症状解除而获治愈。

【处方 2】 莱菔子 20g,厚朴、枳实、生大黄(后下)、芒硝(冲服)各 8g,全当归、广木香、乌药、生甘草各 5g,川楝子、乌梅各 10g,花椒(研粉)2g。

制用法 将上药水煎 3 次后合并药液,分 3 次或 4 次口服或每 2 小时服 1 次,直至症状消失时为止。

疗效 用本方治疗小儿蛔虫性肠梗阻 41 例,其中治愈者 36 例,中转手术者 5 例。

【处方 3】 厚朴、当归、枳实、赤芍、炒莱菔子各 12g,槟榔、川楝子、大腹皮各 10g,生大黄(后下)、玄明粉(冲服)各 9g,乌梅 8g,制香附、广木香各 6g。

制用法 将上药水煎 3 次后合并药液,分 4～6 次口服,每天 1 剂。

疗效 用本方治疗小儿蛔虫性肠梗阻 124 例,经用药 1～5 剂后,其中治愈者

113例,中转手术治疗者11例。

【处方4】 大黄、芒硝、枳实、厚朴、木香、莱菔子、桃仁、赤芍、延胡索各6g,当归、丹参各10g。

加减 气虚加黄芪、党参、白术;血虚加何首乌、生地黄、熟地黄。

制用法 每天1剂,水煎服;7天为1个疗程。抗感染,补液;腹胀甚(或呕吐),胃肠减压,纠正酸碱失衡及电解质紊乱。

疗效 用上药治疗儿童粘连性肠梗阻42例,用1~3个疗程,均获治愈。

婴幼儿绿便

【处方1】 败酱草、知母、黄柏各10g。山药、法半夏、陈皮、茯苓、鸡内金、白术各8g,连翘、厚朴、焦槟榔各6g。

制用法 将上药共研为极细末,过120目筛后备用。用时,婴儿每次服0.5~1g,幼儿每次服1~2g。每天3次。温开水送服。

疗效 用本方治疗婴幼儿绿便18例,经用药5~10天后,均获治愈。

【处方2】 山药、白扁豆、槟榔、山楂、鸡内金各15g,党参、生黄芪、黄精各20g,乌梅、白术、建曲、厚朴、灯心草各10g。

制用法 将上药研为细面后,过100目筛,装入干净瓶内密封备用。用时,每次服2~3g,每天3次或4次。愈后宜再服6~8天,以巩固疗效。

疗效 用本方治疗婴幼儿绿便42例,经用药8~10天后,其中治愈40例,显效2例。一般服药2~3天即可收效。

儿 童 便 秘

【处方1】 蒲公英30~60g。

制用法 将上药水煎3次后合并药液,浓缩至50~80ml,每天1剂顿服。年龄小、服药困难者,可分2次或3次服。药煎好后,可加适量白糖或蜂蜜调味。疗程视病情而定。

疗效 用本方治疗儿童便秘88例,均获治愈。其中服药2剂治愈者35例,3剂治愈者21例,5剂治愈者22例,6剂治愈者10例。治程中未见不良反应发生。

【处方2】 金银花、野菊花、鱼腥草各15g,生甘草8g。

制用法 将上药水煎,每天1剂,分3次或4次口服,直至痊愈止。

疗效 用本方治疗儿童便秘56例,均在服药后12~24小时顺利排出软便。

【处方3】 忍冬藤、生大黄各8g,甘草6g。

制用法 将上药加冷水150ml,煎至100ml。1次喂服50ml。若未见排便,再服另50ml。

疗效 用本方治疗儿童便秘37例,其中,服药1次排出软便者19例,服药2次排出软便者18例。治程中未见不良反应发生。

【处方4】 生大黄粉。

制用法 先取穴:神阙穴。用生大黄粉,加沸水调糊,外敷脐孔及周围,纱布覆盖,低胶固定。继续用手掌心顺时针方向按摩3~5分钟;置热水瓶热敷,温度以不烫伤皮肤为度。24小时换药1次,3次为1个疗程。预防局部发生感染。

疗效 据报道,应用生大黄粉敷脐治疗新生儿便秘28例,其中显效(用1次后,大便复常;1个疗程后,未见复发)17例,有效10例,无效1例,总有效率为96.4%。治程中未见不良反应发生。

中毒性肠麻痹

【处方1】 苍术、花椒、牙皂、白芷、细辛各100g,肉桂、丁香、生甘草各20g。

制用法 将上药共研为极细末,装入瓶内密闭备用。用时,先取葱白10g,切细捣成泥状,再取药末20g倒入葱泥内拌匀,另用10cm×10cm白布一块,摊药于上,外敷脐部,胶布固定。12小时后取下。

疗效 用上药治疗中毒性肠麻痹患者21例,一般敷药2~3小时后可出现排矢气,6小时后可腹软。

【处方2】 厚朴、广木香、枳壳、青皮、大腹皮、苍术、槟榔、莱菔子各30g。

制用法 将上药加水3000ml,煎浓缩为600ml,晾温置于清洁输液瓶中经肛管滴入,每分钟100~120滴。年龄:1—6月龄每次滴入100~150ml;7个月至1岁每次滴入200~250ml;2~3岁每次滴入300~350ml;3岁以上每次滴入400ml。

疗效 用本方治疗中毒性肠麻痹患者95例,均获治愈。一般滴入2~5小时即效。

五、泌尿系统疾病

小儿尿频症

【处方1】 生木瓜(大者1枚)。

制用法 将上药切片,泡酒1周。用时,每次用约含生药9g,水煎,每天1剂,煎服2次。

疗效 用本方治疗小儿尿频症患者,一般情况,5剂即愈,重者7剂则愈。笔者经治9例,治愈7例,显效2例。

【处方2】 鲜白茅根30g,生地黄10g,木通6g,生甘草、竹叶各3g。

制用法 将上药加入适当清水浸渍半小时,煮沸后再煎20分钟,每天1剂,2次分服或代茶频饮。

疗效 用上药治疗小儿白天尿频55例,其中,痊愈53例,无效2例。一般服5~10剂即可。

【处方3】 党参、黄芪各12g,台乌药、山药、益智、金樱子各10g,白术、生地黄、陈皮各8g,柴胡、升麻、生甘草各5g。

制用法 将上药水煎3次后合并药液,浓缩成150ml,分2~4次温服,每天1剂。5剂为1个疗程。

疗效 用本方治疗小儿尿频症163例,其中治愈者161例,显效者2例。治愈的161例中,服药2~4剂治愈者53例,5~8剂治愈者47例,9~12剂治愈者31例,13~15剂治愈者30例。

【处方4】 威灵仙30~60g。

制用法 将上药加水500~1000ml,煎熬浓缩250~500ml,外用熏洗前阴,药温适度,每次熏洗半小时左右,每天2次或3次。

疗效 用上药治疗小儿尿频56例,痊愈47例,好转5例,无效4例。

小儿遗尿症

【处方1】 补骨脂(盐炒)、益智(盐炒)各60g。

制用法 将上药研细末过筛,分为6包,备用。用时,每天早晨用米汤泡服1包,1次顿服(成人倍量)。6天为1个疗程。

疗效 用上药治疗小儿遗尿症60

例,年龄最小者 2 岁,均服本方痊愈。随访 5 年无一例复发。

【处方 2】 猪膀胱(去尿、洗净)1 具,五味子 4g,补骨脂、熟肉豆蔻、吴茱萸、益智各 5g(小儿量,成年人酌加)。

制用法 将以上中药装入猪膀胱内,并将其口扎好,用粗针头将猪膀胱刺数孔,放入盆内,加水 1.5ml,煮沸后约 1 小时,去渣及汤液,取猪膀胱切片食之。成年人 1 次食完,小孩可分 2 次或 3 次食完。如 10 岁以下小孩服食困难者,可取汤服之亦佳。

疗效 用上药治疗小儿遗尿 20 例,经治疗均获痊愈。服药最多者 4 剂,少者 1 剂。一般以 2～3 剂获效者较多。治愈者均随访年余,疗效巩固,从未复发。

【处方 3】 益智 30g,覆盆子、金樱子、山药、桑螵蛸各 15g,五味子 6g,莲须、杜仲、党参、鱼鳔各 9g。

制用法 以上药为学龄儿童的用量,可视其年龄酌情增减。每天 1 剂,水煎,分 3 次服。一般患者服 3 剂即可见效,再服 2 剂以巩固疗效。除感冒发热等病外,一般无禁忌证。如无桑螵蛸用山茱萸代替,无杜仲用巴戟天代替。

疗效 用上方治疗小儿遗尿症 10 例,均获治愈。

【处方 4】 桑螵蛸 30g,益智、补骨脂、麻黄各 15g,石菖蒲 7g,肉桂 8g。

制用法 将上药共研细末,炼蜜为丸。每天 3 次,5－10 岁,每次 3g;10－15 岁,每次 5g,饭后服。以 1 料药(即上方为 1 料药)为 1 个疗程。在服药期间,晚餐宜食干饭,少喝水,夜间定时叫醒小便,培养儿童夜间醒来小便的习惯。痊愈后继续服药 1 料,以巩固疗效。

疗效 用上药治疗小儿遗尿症,一般服 1～2 个疗程即可痊愈。随访未见复发。

【处方 5】 肉桂、丁香各 100g,黄酒适量。

制用法 将上药共研为极细末,装入瓶内备用。用时,取药末 15g,加入黄酒适量调成糊状,敷于脐部,外盖敷料,以胶布固定,每天 1 次,临睡前敷用。5 天为 1 个疗程。

疗效 用本方治疗小儿遗尿症 88 例,经用药 1～2 个疗程,均获治愈。

【处方 6】 甘草 30g,小茴香、益智仁、补骨脂各 15g,桑螵蛸 20g,山药、肉桂各 10g。

制用法 每天 1 剂,水煎服。

疗效 用上药治疗小儿遗尿症 30 例,全部治愈。

【处方 7】 遗尿膏(含补骨脂、黄芪、桑螵蛸各 2 份,麻黄 1 份)。

制用法 上药共研为极细末,装入干净玻璃瓶中备用。山东省安康医院研制,治疗对象均为 3－14 岁儿童。治疗组 106 例,用遗尿膏 3g,加生姜汁,调成饼状,敷于脐中(神阙穴),纱布固定,3 日换药 1 次。对照组 78 例,用甲氯芬酯每次 0.1g,每日 3 次,口服。

疗效 应用遗尿膏敷脐治疗小儿遗尿症 106 例,用 15 日后,两组分别痊愈 78 例、26 例,好转 24 例、29 例,无效 4 例、23 例,总有效率为 98.1%、70.5%。治疗组疗效明显优于对照组($P < 0.01$)。

新生儿无尿

【处方】 生大葱去叶留白及根约 60g,生姜 15g。

制用法 以上药共捣烂成饼状,放锅内加热,洒洒水少许以助蒸汽,翻炒至甚热取出,放手巾上包好,外敷关元穴处,使其辛热透散。

疗效　用上药治疗新生儿无尿,一般 50 分钟后,尿液通畅而愈。但热度要适宜,须防烫伤皮肤。

小 儿 尿 闭

【处方】　大葱(叶、根、须俱全)3 根,麝香 0.15g。

制用法　先将大葱洗净捣如泥状,加入麝香稍捣均匀,放铁勺内文火炒热取出,用消毒纱布包裹 2～3 层,稍用手压成饼状,贴于患儿脐下 1 寸许(即气海穴处),随即用布带束于外,围绕腰背后束紧,勿使药物移动位置。

疗效　用上药治疗小儿尿闭者,贴药 10～20 分钟后,即可排尿,待排至 2 或 3 次后可除去上药。所治患儿,一般外敷 1 剂即获痊愈。

小儿睾丸鞘膜积液

【处方 1】　川楝子、青皮、陈皮、小茴香、地肤子、王不留行、滑石、白芷各 15g。

制用法　将上药水煎,每天 1 剂,分 2 次服。

疗效　用上药治疗小儿睾丸鞘膜积液 7 例,均获满意效果。一般服 5～10 剂即可获得治愈。

【处方 2】　母丁香 100g。

制用法　将上药共研为极细末,装入瓶内密闭备用。用时,取药末 2g(先将肚脐周围洗干净、擦干)放入患者肚脐中,宜高于皮肤 0.3cm,然后盖上无菌敷料,用胶布呈十字固定。每隔 2 天换药 1 次。10 次为 1 个疗程。

疗效　用本方治疗小儿睾丸鞘膜积液 138 例,其中,治愈 130 例,有效 5 例,无效 3 例。治愈的 130 例中,1 个疗程治愈者 43 例,2 个疗程治愈者 57 例,3 个疗程治愈者 30 例。

【处方 3】　牡蛎(先煎)30g,党参、泽泻、生黄芪、法半夏、白术各 10g,鸡内金、谷芽、麦芽各 8g,陈皮、生甘草各 5g。

制用法　将上药水煎 3 次后合并药液,分 2 次或 3 次口服,每天 1 剂。10 剂为 1 个疗程。间隔 2～3 天,再行下 1 个疗程。

疗效　用本方治疗小儿睾丸鞘膜积液 77 例,均获治愈。其中,1 个疗程治愈者 31 例,2 个疗程治愈者 29 例,3 个疗程治愈者 17 例。治愈后经随访 1 年,均未见复发。

【处方 4】　五倍子。

制用法　清洁、擦干外阴后,用五倍子涂膜剂(用五倍子 250g,粉碎;其中半量,加 95％乙醇 500ml,浸 1 天,过滤,蒸馏回收乙醇,取浓缩液 25ml;另半量,水煎,取浓缩液 15ml;合并两液,加 95％乙醇 50ml,促成膜剂甘油 35ml,蒸馏水 9ml;加 95％乙醇溶液,水浴加温溶解的聚乙烯醇 124 溶液 25ml,氮酮 1ml,搅匀),外涂肿物处。每天换药 1 次;7 天为 1 个疗程。

疗效　用五倍子涂膜剂治疗小儿鞘膜积液 25 例,治愈 24 例,无效 1 例,总有效率为 96.0％。

【处方 5】　乌药、小茴香、香附、柴胡、泽泻、炒川楝子各 10g,萹蓄 15g,薏苡仁 30g,吴茱萸、青皮各 6g,桂枝 5g。

加减　合并睾丸炎、附睾炎者,加荔枝核、橘核、牡蛎。

制用法　每天 1 剂,水煎分 3 次服。

疗效　应用自拟方治疗儿童慢性睾丸鞘膜积液患儿 12 例,均获得治愈。

【处方6】 五倍子、煅龙骨、枯矾各15g,肉桂6g。

制用法 将上药捣碎,加水700ml,煎煮30分钟,取滤过液,冷却至与皮肤温度接近时,将阴囊浸泡于药液内约30分钟,每2日1剂,连用8剂。

疗效 据报道,有人应用上药治疗原发性鞘膜积液患者10例、继发性者1例,均获得治愈。随访1年,均未见复发。治程中未见不良反应。

小儿过敏性阴茎包皮水肿

【处方1】 栀子30g,普通白酒30～60ml。

制用法 取栀子浸泡在白酒中,以浸过药面为度,30分钟后即可。用煮沸消毒过的鸭毛,蘸山栀酒反复涂搽患处。

疗效 用上药治疗小儿过敏性阴茎包皮水肿,一般快者1天即愈,慢者3天消肿。治疗多例未见用药后有不良反应。

【处方2】 艾叶15g。

制用法 用清水洗净上药的尘土,加水约200ml,煎沸2～3分钟后,去渣取汁,置于广口瓶中,加盖,待其自然冷却。用以浸洗阴茎,每次10～15分钟,间隔20～30分钟再可浸洗1次。每天洗2次,每天1剂。

疗效 用本方治疗小儿过敏性阴茎包皮水肿68例,一般用药1剂即可治愈。随访1年,均未见复发。

小儿急性肾炎

【处方1】 白花蛇舌草、败酱草、苦参、生黄芪、车前子各15g,白术、防己、生薏苡仁、生甘草各10g。

加减 若血压偏高者,加钩藤、丹参各10g;若血尿明显者,加益母草、仙鹤草、墨旱莲各10g。

制用法 将上药水煎3次后合并药液,约得浓缩药液150ml,分2次或3次口服,每天1剂,10天为1个疗程。

疗效 用本方治疗小儿急性肾炎28例,经用药1～2个疗程后,其中治愈25例,显效2例,有效1例。痊愈者平均住院天数为16.8天;水肿消退平均为4.1天;血压恢复正常平均为7.2天。

【处方2】 柴胡、黄芩、半夏、泽泻各9～12g,党参、白术、猪苓各12～13g,茯苓、丹参、益母草各15～30g,桂枝、甘草各3～6g。可随症加减。

制用法 每天1剂,水煎服。并用青霉素7～10天,必要时西药抢救治疗;卧床休息,限钠盐及水。

疗效 用上药治疗小儿急性肾炎100例,其中临床治愈81例,显效12例,好转5例,无效2例,总有效率为98.0%。

【处方3】 生地黄、牡丹皮、丹参、墨旱莲、赤芍、茜草各12g,三七3g,小蓟20g(中药免煎剂。随症加减)。

制用法 治疗组115例,将上药分3次水冲服,每日1剂。用雷公藤多苷片1.5mg/kg(每天最大剂量≤90mg),每天分2～3次口服。用香丹注射液0.5ml/kg,加5%葡萄糖液,静脉滴注每天1次;用2周。对照组57例,用醋酸泼尼松片1mg/kg(每天最大剂量≤30mg);4周后,逐渐减量至停用。用肝素钠注射液100U/kg,加5%葡萄糖液,静脉滴注,每天1次,用2周。用潘生丁片1mg/kg,每天3次口服。均4周为1个疗程。

疗效 应用上药治疗小儿紫癜性肾炎患者,用8周后,尿蛋白、尿红细胞、整体疗效总有效率两组分别为96.3%，90.0%；90.7%，76.0%；96.3%，90.0%（P均<0.01或0.05）。用12周，上述3项指标总有效率两组分别98.0%，96.0%；96.3%，88.0%；99.1%，96.0%。

六、其 他 疾 病

新生儿硬肿症

【处方1】 党参5g，生黄芪4g，制附子2g，桂枝、炙甘草各3g。

加减 若精神萎靡者，加郁金、僵蚕、石菖蒲各3g；若血瘀明显者，加桃仁、红花、丹参各4g；若小便不利者，加木通、泽泻、车前草各4g；若大便秘结者，加大黄1g，槟榔3g。

制用法 将上药水煎，每天1剂，分3次或4次口服。3剂为1个疗程。

疗效 用本方治疗新生儿硬肿症病人53例均获治愈。其中，用药1个疗程治愈者15例，2个疗程治愈者18例，3个疗程治愈者16例，4个疗程治愈者4例。治程中未见不良反应发生。

【处方2】 人参8g，麦冬6g，五味子、丹参各5g，川芎、制附子各4g，甘草、红花各3g。

制用法 将上药水煎3次后合并药液，分多次口服，每天1剂。5剂为1个疗程。

疗效 用本方治疗新生儿硬肿症43例，经用药1～2个疗程，均获治愈。

【处方3】 生黄芪、党参、猪苓、茯苓各10g，白术、泽泻、麦冬、当归、丹参各6g，五味子2g，生甘草3g。

制用法 将上药水煎后，分数次频服，每天1剂，5天为1个疗程。

疗效 用本方治疗新生儿硬肿症71例，用药1～3个疗程后，均获痊愈。

【处方4】 人参、熟附子各6g，枳实2g。

制用法 将上药捣碎加水250ml，先煎附子，再煎另外2药20分钟至50ml。重症患儿24小时内用滴管服尽。

疗效 用上药治疗新生儿硬肿症56例，均获治愈。愈后无一例复发和出现并发症。

【处方5】 硬肿膏（含肉桂、白芷各6g，丁香9g，川乌、草乌、乳香、没药各7.5g，红花、当归、川芎、赤芍、透明草各15g，金银花20g）。

制用法 将上药研为极细末，过筛后，加羊毛脂100g，凡士林900g，加热，调膏后装入干净玻璃瓶中备用。治疗组226例，洗净、擦干患处后，用硬肿膏外涂3～5mm，并按摩阿是穴15分钟（手法要轻，阴囊水肿禁用手法），纱布包扎，每天2次。与对照组123例，均用抗感染、纠正酸中毒、对症及支持疗法。注意保暖，供给足够水、热能。

疗效 应用上药治疗新生儿硬肿症患者，两组分别治愈208例、108例，死亡18例、15例（P<0.05）。平均消肿时间为6.5日、9.5日（P<0.05）。

小儿口角流涎症

【处方1】 竹叶7g，陈皮5g，大枣5枚。

制用法 将上药煎水，分2次服。每天1剂。

疗效 用上药治疗小儿流涎症,一般服至 3～5 剂即告痊愈。

【处方 2】 桑白皮 10～20g。

制用法 将上药加水 100ml,煎至 60ml,分 2 次或 3 次口服,每天 1 剂。5 剂为 1 个疗程。

疗效 用本方治疗小儿口角流涎症 130 例,经用药 1～2 个疗程,均获治愈。

【处方 3】 鸡内金、生黄芪各 10g,益智、白术各 8g。

制用法 将上药水煎,每天 1 剂,分 3 次口服。4 剂为 1 个疗程。

疗效 用本方治疗小儿口角流涎症 95 例,均获痊愈。其中,1 个疗程治愈者 39 例,2 个疗程治愈者 46 例,3 个疗程治愈者 10 例。随访未见复发。

【处方 4】 肉桂 50g。

制用法 取肉桂 10g(1 次量)研成细末,醋调至糊饼状,每晚临睡前将药料匀摊于 2 块纱布上,分别贴敷于双侧涌泉穴,并用胶布固定。次日晨取下。

疗效 用上药治疗小儿口角流涎症 6 例,一般连续敷药 3～5 次即可治愈。

【处方 5】 吴茱萸 3g,胆南星 1g。

制用法 将以上二药共研为极细末,装入干净玻璃瓶中备用。睡觉前,先洗净足并揩干,取药末 1.5g,用陈米醋调成黏稠糊状的药饼,敷贴涌泉穴,男左女右,外用纱布扎紧,每次敷扎 12 小时。

疗效 应用吴茱萸胆南星散治疗小儿口角流涎症 100 多例,均获得治愈。本文附验案 1 例,口角流涎 3 年,中西药治疗未见效果,用本方仅仅外敷涌泉穴 3 次,病即告获得治愈。随访未见复发。

手足口病

【处方 1】 金银花、大青叶、生地黄、菊花、生石膏各 15g,连翘、紫草、地肤子各 10g,黄芩、赤芍、牡丹皮、荆芥穗、厚朴、焦山楂、神曲、蝉蜕各 6g,生大黄(后下)5g。

制用法 将上药水煎 3 次后合并药液,分早、晚 2 次口服,每天 1 剂。

疗效 用本方治疗手足口病患者 41 例,经用药 5～10 剂,均获治愈。

【处方 2】 白茅根 30g,大青叶、板蓝根、生地黄、连翘、生石膏各 15g,竹叶、知母、金银花、厚朴各 10g,滑石、蝉蜕各 6g。

加减 若发热流涕者,加薄荷(后下)4.5g,荆芥穗 5g;若大便秘结者,加生大黄(后下)5g,全瓜蒌 10g。

制用法 将上药水煎,每天 1 剂,分 3 次口服。3 剂为 1 个疗程。

疗效 用本方治疗手足口病患者 60 例,经用药 2～3 个疗程,均获痊愈。

【处方 3】 金银花、薏苡仁、茯苓皮各 10g,板蓝根、大青叶、山豆根、紫草、黄芩、生地黄、甘草各 6g,红花 3g。

加减 疱疹痛甚色红者,加木通、竹叶;疹小、周围红晕不显,痛轻者,加白术、山药。

制用法 每天 1 剂,水煎取液 200ml,每天 5ml/kg 口服,幼儿分 2 次或 3 次,婴儿频服;6 天为 1 个疗程。

疗效 用上药治疗手足口病 87 例(年龄 11 个月至 8 岁),全部获得治愈。

【处方 4】 黄连、栀子各 3g,黄芩、牡丹皮、生地黄、茯苓、灯心草各 6g,石膏、大青叶、板蓝根各 15g。剂量随年龄增减。

制用法 本组年龄 4 个月至 14 岁。每天 1 剂,水煎服(或保留灌肠);5 天为 1 个疗程。感染用抗生素,对症处理。不用抗病毒药。

疗效 用上药治疗手足口病 36 例，显效（用 5 天，症状消失，血象复常）21 例，有效 15 例。

【处方 5】 生大黄（后下）3～5g，黄连、黄芩各 3～10g，芦根 5～15g，野菊花、薏苡仁各 8～15g。

加减 早期加金银花、藿香、葛根；中期加水牛角、生地黄、柴胡、生石膏。

制用法 治疗组 105 例，每天 1 剂水煎，取液 50～200ml，保留灌肠，每天 1 次。与对照组 80 例，均用利巴韦林 10mg/kg，加 5％葡萄糖液 200ml，静脉滴注；对症处理。

疗效 应用上药治疗手足口病，两组分别显效（＜3 天，发热退，疱疹消）85 例、40 例，有效 18 例、28 例，无效 2 例、12 例，总有效率为 98.1％，85.0％（$P < 0.05$）。

【处方 6】 舌疮散（含生石膏 10g，冰片、生蒲黄各 1g，青黛 3g）。

制用法 上药共研为极细末，装入干净玻璃瓶中备用。先用金银花 20g，甘草 10g，加开水 100ml 浸泡，冷却后清洗或含漱口腔；用舌疮散涂于患处，每日 3～4 次。并用清开灵颗粒，每次≤2 岁 1/3 袋，＞2 岁 1/2 袋。每日 3 次，口服。

疗效 据报道，宋阿东应用舌疮散配清开灵治疗手足口病 72 例，其中治愈者 53 例，好转者 19 例，总有效率为 100％。治程中未见不良反应。

小 儿 痱 子

【处方 1】 十滴水或藿香正气水。

制用法 先用温水洗干净患部，擦干水后，将十滴水或藿香正气水轻轻反复涂搽患处。每天 1 次或 2 次。

疗效 用上药治疗小儿痱子患儿，一般 1～2 天内即可痊愈。

【处方 2】 败酱草、生大黄、苦参各 20g，黄连、薄荷、雄黄各 10g。

制用法 将上药浸于 75％乙醇 350ml 中，浸泡 1 周后弃渣留液，密闭备用。用时，取消毒棉签蘸药汁涂搽患处，每天 3 次或 4 次。

疗效 用本方治疗小儿痱子 90 例，一般用药 2～4 天均可治愈。用本药涂搽颜面时，须防止药液流入眼内。用药后将瓶盖盖紧为宜。

【处方 3】 鲜地龙 50g，鲜茶叶 20g，冰片 5g，75％乙醇 300ml。

制用法 先将鲜地龙用清水洗干净后置于乙醇中，再加入其他 2 味药。浸泡 1 周后，过滤装瓶备用。用时，将少许药液倒入洗净的手心搽患处，或用消毒棉签蘸药汁搽患处均可。每天 2 次或 3 次。

疗效 用本方治疗小儿痱子 150 例，均在用药 2～4 天治愈。

小 儿 湿 疹

【处方 1】 地肤子、蛇床子各 15g，枯矾 9g。

制用法 将上药水煎浓液，每天 1 剂，分 2 次搽洗患处。

疗效 用上药治疗小儿湿疹 11 例，均于用药 1～3 剂后痊愈。

【处方 2】 白鲜皮、儿茶、五倍子、乌梅、苦楝皮各 30g，苦参、黄柏、紫草茸各 9g，枯矾 6g。

制用法 将上药加水 3 碗，文火煎或浓汁外洗，每天 1 剂，每剂洗 2 次或 3 次。

疗效 用上药治疗小儿湿疹 50 例，多数为阴囊湿疹，病情轻者，2～3 天痊愈，病情较重者加服龙胆泻肝汤，5～9 天痊愈。

【处方3】 黄连、硫黄、大风子仁、青黛各10g,生杏仁5g,樟脑、轻粉各3g。

制用法 将上药共研为极细末,加入蜂蜜适量搅拌均匀,装瓶备用。用时涂抹患处,每天3次或4次,以皮损痊愈为止。

疗效 用本方治疗小儿湿疹49例,其中,痊愈45例,显效4例。总有效率为100%。用药期间,宜注意局部卫生,不能用碱肥皂水洗。哺乳母亲禁食鱼虾及刺激性食物。

【处方4】 丹参、茵陈、败酱草各30g,苦参25g,黄柏、通草各15g。

制用法 将上药水煎3次后合并药液(约200ml),取其中100ml分3次口服,余液外洗患部,每天2次或3次,每天1剂。

疗效 治疗小儿湿疹60例,均获治愈。

【处方5】 苍耳子、蛇床子、地肤子、苍术、白鲜皮、生大黄、黄柏、知母、蒲公英、苦参、野菊花、百部、生甘草各100g。

制用法 水煎外洗患处,每天3次。

疗效 治疗小儿湿疹123例,痊愈120例,显效3例。

【处方6】 连翘心、栀子心、莲子心、竹叶、蝉蜕、黄芩各6g,生地黄、车前子、车前草各10g,灯心草1扎,木通1.5g,赤小豆15g。

制用法 每天1剂,水煎频服。母乳喂养患儿母亲服药,每天2次或3次。禁辛辣之品。

疗效 用上药治疗婴儿湿疹26例,用7天后,痊愈18例,显效6例,有效2例,总有效率为100%。

【处方7】 柏倍湿疹散(含黄柏2份,苦参、五倍子、蛇床子各1份。共研

末,加麻油调匀)。

制用法 两组各50例。治疗组用柏倍湿疹散均匀涂抹患处,弹力帽(或纱布)包扎,3～4小时后清洗;对照组用炉甘石洗剂,肤轻松软膏,外搽患处,均每天3次。均皮损面积大、瘙痒甚用扑尔敏、维生素C;感染用抗生素。均10天为1个疗程。

疗效 应用上药治疗婴儿湿疹,用1个疗程后,两组分别痊愈36例、32例,好转11例、14例,未愈3例、4例,总有效率为94.0%,92.0%。

婴幼儿尿布疹

【处方1】 葛根、黄连、黄芩、黄柏、茯苓、连翘各6g,生甘草5g。

制用法 将上药水煎3次后约得药液200ml,其中100ml分4次口服,另100ml分2次或3次外涂患处。每天1剂,直至痊愈为止。

疗效 用本方治疗婴幼儿尿布皮疹16例,经用药3～5剂,均获治愈。

【处方2】 青黛20g,滑石100g,金银花50g,黄连30g,生甘草15g。

制用法 将上药共研为极细末,装入瓶内备用。用时,先将患处常规消毒后,再用上药末撒于患处。每天2次或3次。3天为1个疗程。

疗效 用本方治疗婴幼儿尿布疹123例,经用药1～3个疗程后,均获痊愈。

【处方3】 红臀灵(含马齿苋、车前草、苦参各20g,鱼腥草、白鲜皮、蒲公英各15g,黄柏10g,药液浓度200%)。

制用法 治疗组用红臀灵30ml,加热水1L,先熏后洗,每天2次。对照组酌情用克霉唑、制霉菌素软膏外涂患处;重

症加用红外线照射,每次 5～10 分钟,每天 1 次或 2 次;红肿、糜烂(或感染)用 0.1%依沙吖啶湿敷。

疗效　用上药治疗儿童重症尿布皮炎 103 例(其中治疗组 73 例,对照组 30 例),两组分别痊愈 66 例、10 例,好转 7 例、19 例,无效 1 例(为对照组)。治疗组疗效优于对照组(P<0.05)。

小儿漆过敏

【处方】　①内服:生绿豆 60g,生薏苡仁 30g。②外敷:生绿豆 60g。

制用法　先将①内服方中的生绿豆、生薏苡仁洗净,加水适量,煨烂,再加入白糖适量,连汤 1 次顿服。每天 1 剂,直至病愈。再将②外敷方中的生绿豆,洗净浸泡在开水内 12 小时,取出后捣烂成糊状,外敷患处,每天数次。

疗效　笔者采用生绿豆等治疗小儿漆过敏 12 例,均在 4 天内皮疹消退,临床治愈。

儿童手足冻疮

【处方1】　当归、芍药各 20g,桂枝 15g,细辛、炙甘草各 5g,木通、生姜各 10g,大枣 5 枚。

制用法　将上药装入适宜容器内,加水 500ml,加热煮沸(文火)后 5 分钟离火。用蒸气熏冻疮部位,待药液降至适当温度,将冻疮部位浸入带有药渣的药液内 15～20 分钟。每天 2 次,1 剂药可连续用 4 次。

疗效　笔者以此法治疗一至二度手足冻疮的学龄儿童患者 100 余例,经 2～4 次熏洗,症状明显减轻;6～8 次后,患处肿消、痛止、色褪而愈,均有效,但应注意连续用药,否则影响疗效。

【处方2】　当归、红花、桃仁、王不留行、鸡血藤各 50g,桂枝、干姜、干红辣椒各 30g,细辛、花椒各 20g,樟脑、冰片各 10g。

制用法　将上药浸泡于 95%乙醇 1000ml 中,7 天后用纱布过滤,贮于瓶内备用。用时,先将局部洗净拭干,再用消毒棉签蘸药液涂搽患处,每天 2～4 次,直至痊愈为止。

疗效　用本方治疗儿童手足冻疮 181 例,经用药 3～5 天治愈 49 例,6～8 天治愈 51 例,9～12 天治愈 38 例,13～15 天治愈 40 例,显效者 3 例。总有效率为 100%。

小儿痿症

【处方1】　黑犬胫骨(香油炙酥)、黄芪、龟甲(盐水炙)各 30g,马钱子(温水浸 10 天,刮去皮毛,香油中炸黑,去净油气)、黄柏、牛膝各 15g,大蜈蚣 15 条,党参、玉竹各 50g,白术、地龙、当归、杜仲、茯苓各 20g,红花、桂枝各 8g,全蝎 10g。

制用法　将以上 17 味药研末后炼蜜为丸。每天 3 次,每次 5g,不能服丸者可改作散剂,每次 2.5g。

疗效　笔者共治愈小儿痿症(多由小儿麻痹症所致)24 例,其中半岁至 1 周岁者 6 例,2～3 周岁者 14 例,4 周岁者 4 例。症见两下肢瘫痪者 8 例,偏瘫兼口眼㖞斜者 2 例。

【处方2】　马前子、血竭、五倍子、红花、桃仁、土鳖虫、威灵仙、乳香、没药、雄黄、蜈蚣、牛膝、当归各 100g。

制用法　将上药共研为极细末,用蜂蜜调成膏状,装瓶备用。用时,将药膏敷在患肢的阴面各关节处。其面积等于该关节阳面之大小。为防止渗蜜,药的外面可加一层油纸,再用纱布绷带缠好,但不要扎得过紧,以免阻碍血液循环。

疗效 用本方治疗小儿瘘症152例,其中,痊愈(症状完全消失,功能恢复正常)134例,显效(症状大为减轻,功能基本恢复正常)10例,有效(症状有所好转,功能有所障碍)8例。

重 舌 症

【处方】 冰硼散、生理盐水各适量。

制用法 取上药适量,消毒纱布条(长3~4cm,宽1.5~2cm)2~3条,镊子2把。先用浸湿盐水的纱布条,轻轻擦拭病变局部,再用拧干盐水的纱布条粘去病灶上多余的盐水和口涎。病儿取仰卧位,另一助手固定头部;术者先用一条纱布浸蘸生理盐水(以不滴水为度),再放到冰硼散内,充分黏附药末,以无菌镊挟住两端,绕放于"舌下肉阜"的部位。嘱其家长仰抱患儿,防止小儿用手抓掉药条,药液可任其自行吞、吐均可。0.5~1小时后,流涎可明显减少,肿起之"重舌"可缩小1/3~1/2,舌体即可活动,并可稍进乳食。1小时后,仿前法再上1次药条。

疗效 用上药治疗重舌症患者5例,一般3~5次即获痊愈。并根据辨证施治的原则,配合内服汤药,以巩固疗效。

注意事项 重舌症现代医学称之为"舌下腺炎",好发于小儿,其病因病理至今尚不甚清楚。临床表现为:突然哭闹、流涎、拒乳食、低热、头痛项强、精神萎靡。局部可见舌下肉阜肿大,形如"小舌",或如蚌肉,按之痛而稍硬,舌苔薄白或薄黄,指纹红。如不及时治疗,日久可致溃腐难愈。西医用抗生素、抗病毒等西药治疗,效果不佳。

小儿脂溢性皮炎

【处方1】 猪胆1个。

制用法 将猪胆汁倒在盛有半面盆温水的盆中,搅拌后洗头(或洗患处),把油纸状鳞屑清除干净,再用清水清洗1次,每天1次。

疗效 用上药治疗小儿脂溢性皮炎31例。年龄为2个月至13岁,病程1周至5年。其中治愈25例,好转6例。

【处方2】 生大黄、黄连各100g,白鲜皮80g,冰片30g,食醋500ml。

制用法 将生大黄、黄连、白鲜皮共研为极细末,再加入冰片、食醋内,密封浸泡10天,待变成深棕色后即可应用。用时,每次用上药液涂搽患处,每天3次或4次,直至痊愈为止。

疗效 用本方治疗小儿脂溢性皮炎66例,经用药3~5天后,其中治愈者60例,显效者4例,有效者2例。

【处方3】 龙胆、半枝莲、白花蛇舌草各50g,苦参、土茯苓、白鲜皮、生大黄、硫黄各30g,地肤子20g。

制用法 将上药水煎800ml,外洗患处,1剂药可用2天。每天外洗2次或3次。

疗效 用本方治疗小儿脂溢性皮炎123例,经用药2~3剂后,其中治愈120例,显效3例。痊愈者随访2~5年,均未见复发。本方药源广泛,价格低廉,无不良反应,在临床中值得推广。

小 儿 惊 吓

【处方】 当归、远志、蝉蜕、钩藤各6g,茯神、珍珠母、紫贝齿各7.5g。

加减 若见呼叫甚者,加白鲜皮;若夜惊甚者,加丹参;若哭闹甚者,加灯心草;若手足搐动者加木瓜;若烦躁尿赤者加淡竹叶;若腹痛者,加木香;若大便青者,加白芍。

制用法　将上药水煎,每天1剂,分2次服。

疗效　用上药治疗小儿惊吓21例,其中治愈17例,症状减轻4例。在治愈的17例中,其平均治愈日数为9天。

小 儿 夜 啼

【处方1】　钩藤、薄荷、炒酸枣仁各4g,蝉蜕2g。

制用法　将上药水煎3次后合并药液,分早、晚2次口服,每天1剂。若3剂不愈者,视为无效。

疗效　用本方治疗小儿夜啼63例,其中治愈61例,好转2例。均在服药1～3剂获效或治愈。

【处方2】　沙参、麦冬、山药、蝉蜕各5g,寒水石、龙齿(先煎)、酸枣仁各6g,珍珠母(先煎)10g,薄荷、生甘草各3g。

制用法　将上药水煎,每天1剂,分早、中、晚3次口服。3剂为1个疗程,直至痊愈。

疗效　用本方治疗小儿夜啼47例,均在服药1～2个疗程后获得治愈。且愈后随访1～2年,均未见复发。

【处方3】　党参、白术、茯苓、蝉蜕、钩藤、炒麦芽、炒山楂、炒神曲各3g,生甘草1g。

制用法　治疗组90例,将上药水煎后分4～5次服,每天1剂。对照组30例,用葡萄糖酸钙口服液2支,贝特令1粒,每天口服。均1周为1个疗程。

疗效　采用上药治疗小儿夜啼,用2个疗程,两组分别痊愈78例、8例,好转9例、13例,无效3例、9例,总有效率为

96.7%,70.0%($P<0.01$)。

【处方4】　牵牛子。

制用法　将上药研为极细末,装入干净玻璃瓶内密闭备用。用时取牵牛子药末10～15g,加入温水适量,调如糊膏状,临睡前敷于神阙穴,胶布固定,每日贴敷1次。用至症状消失为止。

疗效　据报道,有人用牵牛子末外敷神阙穴治疗小儿夜啼症20例,大多在当夜就能止哭。本文附验案1例,患儿白天安静,一到深夜12点无故哭闹,直至天明。经医院检查,未发现病变,服药月余,未见效果。经用本方外敷神阙穴,次日喜告夜安睡未啼。随访1个月,未见复发。

小 儿 癫 痫

【处方1】　钩藤8g,天竺黄、白芍各5g,大青叶、甘草各6g,连翘心、僵蚕各4g,全蝎2g,石膏3g。此剂量适宜于1—3岁小孩,按年龄大小加减。

加减　若发作频繁者,加天麻、蜈蚣;若呕逆痰多者,加法半夏、竹沥;若弄舌者用朱砂点舌;若大便秘结者,加大黄;若腹泻者,加神曲;若小便黄短者,加地龙、滑石;若口渴者,加麦冬、知母;若高热不退者,用生石膏磨汁调入药液内。如在发作时配合针灸取穴:人中、印堂、间使、合谷、太冲,若针后昏迷仍不醒者隔姜灸人中、印堂。

制用法　将上药水煎,每天1剂,分2次服。

疗效　用上方治疗小儿癫痫24例,其中,痊愈21例,好转3例。均获效。

【处方2】　蝉蜕30g,白附子、僵蚕、天麻、钩藤各20g,全蝎15g,朱砂10g。

制用法　将上药共研为极细末,装

入瓶内密封备用。用时,1岁以内服0.5g,1—2岁服1g,2—4岁服1.5g。年龄大者可酌情加量。每天2次,白开水送服。1料为1个疗程。

疗效　用本方治疗小儿癫痫78例,其中,服药1料痊愈者48例,服药2料痊愈者30例。

【处方3】　浮小麦20g,丹参、白芍、钩藤、天麻各15g,防风8g,大枣9枚,蝉蜕、生甘草各4g。

制用法　将上药水煎分2次或3次口服,每天1剂。10剂为1个疗程。

疗效　用本方治疗小儿癫痫16例,经用药2~4个疗程后,均获治愈。随访1~2年,均未见复发。

【处方4】　人参5g,羚羊角(均包)1g,柴胡、郁金、钩藤、天竺黄、半夏、茯苓、白术、白芍各15g,当归、天麻、天南星、石菖蒲、丹参各10g。

加减　惊痫者,加琥珀、全蝎、朱砂;食痫者,加枳壳、焦山楂、川楝子;痰痫者,加天南星、半夏;风痫者,钩藤增量,加天麻、僵蚕。

制用法　每天1剂,水煎取液口服,每次30ml,每天3次;1~2个月为1个疗程,连续用至症状消失止。

疗效　用上药治疗小儿癫痫62例,治愈48例,显效10例,有效3例,无效1例。

【处方5】　重楼500g,瓜蒌300g。

制用法　将上药共研为极细末,装入干净玻璃瓶内备用。用时取药末5g,用白砂糖水调匀成糊状,做成小饼,敷于脐中(神阙穴),盖上纱布,胶布固定,每日换药1次。3个月为1个疗程。同时,取上药末5g,加白砂糖水适量冲服,每日2次,连续用药至症状消失止。

疗效　应用重楼瓜蒌内服外敷治疗小儿癫痫患者,效果卓著。本文附验案1例,邹某,男,8岁。1991年7月10日初诊,患儿于1990年10月20日上午忽然昏倒在地,手足抽搐,两眼上翻。诊断为小儿癫痫,经服中西药及针灸治疗无效。后改用本方治疗3个月,癫痫停止发作。1年后追访,小儿已上学读书,智力正常。

儿童多动症

【处方1】　白芍、天麻、珍珠母(先煎)各10g,枸杞子、女贞子、首乌藤、柏子仁、生牡蛎(先煎)各15g,大枣5枚。

加减　若疲倦乏力、纳少便溏者,加白术、茯苓、党参各10g;若阴血不足、面色萎黄者,加鸡血藤、全当归、熟地黄各10g;若夜寐不安者,加远志、炒枣仁各10g。

制用法　将上药水煎3次后合并药液,分早、中、晚3次口服,每天1剂。10剂为1个疗程,直至痊愈为止。

疗效　用本方治疗儿童多动症80例,均获得痊愈。其中,用药1个疗程治愈者25例,2个疗程治愈者32例,3个疗程治愈者23例。治程中未见不良反应发生。

【处方2】　生地黄、茯苓、钩藤、石菖蒲各15g,生龙骨、生牡蛎各30g,炙远志5g,琥珀2g(研末分3次吞服)。

加减　若心烦难眠者,加龟甲、百合、熟地黄各10g;若形寒肢冷者,加鹿角1g,生黄芪10g;若胸闷、食少者,加法半夏、焦山楂各10g;若大便秘结者,加龙胆6g,火麻仁10g。

制用法　将上药水煎,分3次口服,每天1剂,半个月为1个疗程。

疗效　用本方治疗儿童多动症61

例,经用药 1～3 个疗程,其中治愈 58 例,好转 2 例,无效 1 例。

【处方 3】 补肾健脑胶囊(含醋龟甲、熟地黄、制何首乌、山茱萸、鹿茸、人参、山药、石菖蒲、远志等。兰州中医脑病康复医院研制)。

制用法 用补肾健脑胶囊,7—8 岁、9—10 岁、>10 岁,分别用 4 粒、5 粒、6 粒,每天 3 次餐前服。

疗效 应用补肾健脑胶囊治疗儿童多动症 200 例,基本痊愈 122 例,显效 52 例,有效 18 例,无效 8 例,总有效率为 96.0%。

【处方 4】 益智。

制用法 先取耳穴主穴:肾、脑点、神门、脑干;配穴:肝、脾、皮质下、交感。每次辨证取 1～3 个穴位。常规消毒耳穴,取外表光滑,颗粒较小,干燥的益智,粘贴在 0.5cm×1cm 的氧化锌胶布中心,然后将其固定在相应穴位上,嘱每日晨起、中午、晚睡前各按压 1 次。10 日为 1 个疗程,2 个疗程之间可间隔 1 周,治疗 3 个疗程后观察疗效。

疗效 据报道,王尧益应用益智耳压治疗儿童多动症患者 68 例,其中治愈者 19 例,显效者 34 例,有效者 11 例,无效者 4 例,总有效率为 94.1%。

小儿缺锌症

【处方 1】 生黄芪、党参、白芍、黄精、焦白术、麦芽、谷芽各 12g,苍术、山楂炭各 10g,连翘、陈皮各 8g,生甘草 5g。

加减 若厌食或偏食甚者,加鸡内金、山药、炒扁豆各 6g,砂仁 2g;若异食癖者,加槟榔、使君子、乌梅各 8g,香附 4g;若腹胀、腹泻者,加神曲、广木香、藿香各 5g。

制用法 将上药水煎 3 次后合并药液,约得药液 150ml,分早、中、晚 3 次口服,每天 1 剂,服至自觉症状消失,锌上升至正常。

疗效 用本方治疗小儿缺锌 321 例,经用药 10～15 天后,锌测定均转至正常范围。

【处方 2】 党参、白术、茯苓、扁豆、山药、薏苡仁、桔梗各 5g,砂仁(后下)、陈皮各 3g,神曲、麦芽各 6g。

加减 易感冒出汗者,加黄芪;腹胀者,加枳实;皮肤干燥者,加石斛、乌梅。

制用法 每天 1 剂,水煎服。

疗效 采用健脾和胃治疗小儿缺锌 250 例,其中治愈 212 例,好转 36 例,无效 2 例。总有效率为 99.2%。

【处方 3】 太子参、白术、茯苓、山药、白扁豆、焦山楂各 10g,陈皮 5g。

加减 积滞加神曲、麦芽、鸡内金;湿困脾阳加藿香、佩兰、苍术、砂仁;胃阴不足加沙参、麦冬、玉竹;胃气虚加枸杞子、山茱萸、女贞子、益智。

制用法 将上药水煎后分 2～3 次内服。每天 1 剂,每周 5 剂,休息 2 天。用 1～6 个月。

疗效 从脾论治儿童锌缺乏症患者 60 例,治愈 42 例,好转 13 例,无效 5 例,总有效率为 91.7%。

小儿佝偻病

【处方 1】 党参、生黄芪、黄精各 10g,土茯苓、陈皮各 6g,丁香 1g。

制用法 将上药水煎 3 次后合并药液,浓缩成 100ml,加入红糖 10g,搅拌均匀。分 3 次或 4 次口服。每天 1 剂。10 剂为 1 个疗程。

疗效 用本方治疗小儿佝偻病 90

例,经用药 2 个疗程治愈者 15 例,3 个疗程治愈者 20 例,4 个疗程治愈者 30 例,5 个疗程治愈者 25 例。治程中未见不良反应发生。

【处方 2】 菟丝子、黄芪、党参各 15g,牡蛎、龙骨、麦芽、苍术、生甘草各 6g。

制用法 本方为 1 剂量。可将本方 5 剂制成糖浆 150ml 备用。用时,3 个月以内者每次服 6ml;4～18 个月者每次服 10ml;19 个月以上者每次服 15ml。每天 3 次。3 周为 1 个疗程。

疗效 用本方治疗小儿佝偻病 45 例,经用药 1～3 个疗程后,其中,治愈者 40 例;显效者 5 例。总有效率为 100%。

【处方 3】 苍术、茯苓、生黄芪、党参、五味子各 15g,龙骨、牡蛎各 50g。

制用法 将上药共研为极细末,装入瓶内密闭备用。用时,每次服 1～1.5g,加红糖适量,温开水冲服,每天 3 次。

疗效 用本方治疗小儿佝偻病 61 例,其中治愈 58 例,显效 3 例。治疗时间最短者 20 天,最长者 70 天,平均 30.5 天。

小儿过敏性紫癜

【处方 1】 鲜白茅根 30g,生地黄、紫草、牡丹皮、威灵仙、鸡血藤、焦山楂、丹参各 10g,广木香、乳香、青黛各 3g,生甘草 5g。

加减 若伴肾炎者,加茜草、仙鹤草、生薏苡仁各 10g;若伴腹痛者,加赤芍、延胡索、枳实、香附各 10g;若兼关节肿痛者,加伸筋草、路路通、桂枝各 10g。

制用法 将上药水煎 3 次后合并药液约 200ml,分 3 次或 4 次温服。每天 1

剂,5 天为 1 个疗程。

疗效 用本方治疗小儿过敏性紫癜 185 例,其中治愈 178 例,显效 4 例,有效 2 例,无效 1 例。服药最少者 1 个疗程,最长者 8 个疗程,平均 4 个疗程。

【处方 2】 败酱草、双花藤、连翘各 15g,蝉蜕 5g,全当归、牡丹皮各 10g,川芎 3g。

加减 若小便有血者,加白茅根、大蓟、小蓟各 15g;若蛋白尿者,加生黄芪、木通、石韦各 10g;若大便有血者,加地榆炭、仙鹤草各 10g;若腹痛、呕吐者,加紫苏叶、法半夏、姜竹茹各 6g。

制用法 将上药水煎,每天 1 剂,分 2 次或 3 次口服。10 剂为 1 个疗程。本方剂量可随年龄增减。

疗效 用本方治疗小儿过敏性紫癜 70 例,经用药 1～5 个疗程后,其中治愈者 65 例,显效者 3 例,有效者 2 例。治程中未见不良反应发生。

【处方 3】 虎杖、防风、黄芩各 9g,仙鹤草 30g,黄芪 15g,仙茅、女贞子、紫草、生地黄、牡丹皮、白术、连翘各 10g,僵蚕 6g,三七粉 4g。

加减 皮疹、皮肤痒甚加白鲜皮、地肤子;腹痛去生地黄、牡丹皮,加白芍、木香;关节痛加牛膝、鸡血藤;蛋白尿加玉米须、车前子;血尿加白茅根、大蓟、小蓟。

制用法 每天 1 剂,水煎服。

疗效 用上药治疗小儿过敏性紫癜 68 例,用 2 周,治愈 63 例,好转 5 例,总有效率为 100%。

【处方 4】 水牛角 15g,赤芍、牡丹皮、仙鹤草、茜草、紫草、大蓟、小蓟、丹参各 10g,生地黄、白茅根各 12g。

加减 阴虚加墨旱莲、玄参;气虚加黄芪、党参；腹痛加白芍、枳壳、甘草；血尿甚加三七粉。此为8－12岁剂量，<8岁酌情减为6～8g。

制用法 每天1剂，水煎服；10天为1个疗程。

疗效 应用犀角地黄汤加减治疗小儿过敏性紫癜40例，用3个疗程后，治愈30例，好转8例，无效2例，总有效率为95.0%。

小儿肌性斜颈

【处方1】 玄明粉、血竭、生大黄、红花、桃仁、延胡索、郁金各50g，凡士林适量。

制用法 将前7味药共研为极细末，装瓶密闭备用。用时根据患儿肿块之大小，剪一比肿块稍大之纱布块，薄薄涂上一层凡士林，然后撒上药粉，敷贴于肿块上，外用胶布固定，隔天换药1次。

疗效 用本方治疗小儿肌性斜颈150例，均获治愈。外敷次数最少者3次，最多者20次，平均敷10次，肿块即可消失。敷药后患儿均无不良反应。

【处方2】 芒硝、生大黄、广木香、栀子、红花、桃仁、川芎、白芷各等量，陈醋适量。

制用法 将上药共研为极细末，装入瓶内密闭备用。用时，取药末50～60g，以陈醋适量调成稠糊状，外敷于患处，用纱布包扎即可。一般2～3天换药1次。若敷后药粉干燥松散，可再加适量陈醋调拌继续使用。也可待小儿睡眠时敷用。醒后取下。

疗效 用本方治疗小儿肌性斜颈86例，经用药3～5次治愈者21例，6～8次治愈者30例，9～12次治愈者25例，13～20次治愈者10例。随访1～2年，

均未见复发。

脑 积 水

【处方1】 鹿角胶、熟地黄、山药、黄精、肉苁蓉、全当归、生黄芪、牡丹皮、茯苓、猪苓、车前子、牛膝、生甘草各15g。

制用法 将上药共研为极细末，炼蜜制成蜜丸，每丸2g，早、晚各服1丸。4个月以下患者，每次服半丸。

疗效 用本方治疗脑积水患者67例，其中痊愈（症状消失，超声波检查正常）56例，好转（症状明显减轻，脑室波缩小者）7例，无效（治疗前后无明显变化）4例。总有效率为94.0%。

【处方2】 生黄芪15g，熟地黄12g，牛膝6g，山药、枸杞子、山茱萸肉、牡丹皮各10g。

加减 若口干舌燥、烦躁不安者，加黄柏、知母、阿胶（烊冲）、龟甲胶（烊冲）各10g；若肢冷畏寒者，加鹿角胶（烊冲）4g。

制用法 将上药水煎，每天1剂，分2次或3次口服。10剂为1个疗程。

疗效 用本方治疗脑积水患者25例，其中治愈22例，好转2例，无效1例。治愈的22例中，1个疗程治愈者10例，2个疗程治愈者8例，3个疗程治愈者4例。

儿童多瞬症

【处方1】 西洋参、莲子、白术、徐长卿、独脚金、决明子、夏枯草、桑叶、菊花各3g，白花蛇舌草6g，甘草2g。剂量随年龄增减。

制用法 每天1剂，水煎服，分2次或3次内服，连续服至症状消失。

疗效 用上药治疗儿童多瞬症98例，其中痊愈90例，无效8例。

【处方2】 天麻、栀子、黄芩、木瓜、桑叶、菊花、当归、防风、柴胡、钩藤、白芍、石决明、僵蚕、甘草各6g，全蝎(研末、分冲)3g。

加减 两目干涩、喜按揉加熟地黄、川芎。

制用法 每天1剂，水煎服。

疗效 应用天麻钩藤饮加减治疗小儿目眨196例，用5~10天后，其中完全缓解93例，明显缓解53例，部分缓解34例，无效16例，总有效率为91.8%。

抽动-秽语综合征

【处方1】 加味六味地黄丸(含生地黄、山药各30g，山茱萸、泽泻、牡丹皮、全蝎、僵蚕各10g，茯苓20g，天南星12g。制成蜜丸，每丸1g)。

制用法 用加味六味地黄丸6丸，每天3次口服；1个月为1个疗程。

疗效 用上药治疗抽动-秽语综合征20例，控制8例，显效6例，好转5例，无效1例。

【处方2】 白术、钩藤各15g，白芍30g，防风、陈皮、天麻、炙甘草、蕲蛇各10g，全蝎3g，远志12g，木瓜、伸筋草各20g。

制用法 本方亦可随症加减。每天1剂，水煎分3~4次服。1个月为1个疗程。

疗效 用上药治疗儿童抽动-秽语综合征23例，治愈15例，显著好转6例，好转2例。

【处方3】 当归、白芍、生龙骨、生牡蛎各9~12g，龟甲8~15g，赭石10~15g，天麻、钩藤、黄连、牛膝、防风、僵蚕各3~6g，茵陈蒿2~6g，全蝎、蜈蚣各1条，甘草3g。

制用法 两组各60例。治疗组将上药水煎服，每天1剂，小儿小量多次饮。对照组用氟哌啶醇0.05~0.1mg/kg，每天2次口服。

疗效 治疗儿童抽动-秽语综合征，两组分别治愈35例、14例，显效8例、25例，有效12例、11例，无效5例、10例，总有效率为91.7%、83.3%。

小儿水痘

【处方1】 藿香、板蓝根各15g，半夏、茯苓、白术、薏苡仁各20g，白豆蔻、甘草、陈皮、金银花、黄芩、佩兰各10g，赤小豆25g。

制用法 剂量随年龄增减。每天1剂，水煎服。禁生冷、油腻及辛辣之品。

疗效 用上药治疗小儿水痘54例，用1周，痊愈50例。痊愈者随访1个月，无复发。

【处方2】 桑叶、菊花、连翘各5g，牛蒡子、蝉蜕、紫花地丁各3g，薄荷、黄连、甘草各2g，滑石1g。

加减 口渴加天花粉、鲜芦根；便秘加大黄、枳实；疹色紫红加紫草、栀子；热甚加石膏。

制用法 两组各30例。治疗组将上药水煎服每天1剂。与对照组均用病毒唑10~15mg/kg，加5%~10%葡萄糖液150ml，静脉滴注，每天1次。感染用抗生素。并用炉甘石洗剂外用。

疗效 治疗儿童水痘，两组分别显效12例、8例(<3天皮疹结痂)，有效17例、16例，无效1例、6例。

儿童生长痛

【处方】 白芍30g，鸡血藤、龙骨、牡蛎各15g，延胡索、牛膝、续断各10g，三

七、炙甘草各5g,醋数滴。

加减　烦热、夜寐不安者,加地骨皮、白薇(或鳖甲);盗汗者,加五味子、浮小麦;纳差者,加鸡内金、麦芽;阴虚甚者,加生地黄、制何首乌、枸杞子。

制用法　每天1剂,水煎服。补充钙及维生素D。多饮猪骨汤及牛奶。

疗效　用上药治疗儿童生长痛23例,经用药2~5天后,全部获得治愈。

儿童早期股骨头坏死

【处方】　复活康胶囊(含独活、当归、鸡血藤、丹参、红花、自然铜、骨碎补、黄芪、桑寄生、薏苡仁、淫羊藿、香附、蜈蚣、冰片,每粒0.4g)。

制用法　用复活康胶囊1~2粒,每天3次吞服;3个月为1个疗程。患肢用皮肤牵引法,重量根据体重、患肢缩短及骨盆倾斜程度增减,减少负重,持续牵引、制动1~3个月;髋部可局部热敷、理疗及按摩。

疗效　用上法治疗儿童早期股骨头坏死46例(48髋),其中治愈46髋,好转2髋。

小儿肾病综合征

【处方1】　桃仁、丹参、制大黄各4~10g,红花、赤芍、牛膝各3~8g,川芎2~8g。

加减　风热者,加金银花、连翘、牛蒡子;风寒者,加麻黄、桂枝、荆芥;水湿者,加防己、椒目、葶苈子;湿热邪毒者,加金银花、蒲公英、黄芩、茵陈、木通;肺脾气虚者,加黄芪、白术、茯苓、防风;脾肾阳虚者,加附子、仙茅、淫羊藿、杜仲;肝肾阴虚者,加地黄、山茱萸、龟甲、鳖甲。

制用法　将上药水煎后分2次内服;

半年为1个疗程,连续用药至症状消失。

疗效　采用活血化瘀治疗肾病综合征68例(年龄2~8岁),其中痊愈44例,好转20例,无效4例。总有效率为94.1%。

【处方2】　黄芪15~30g,水蛭、生大黄各5~10g,枸杞子、菟丝子、五味子、金樱子、覆盆子各10~15g。

制用法　治疗组80例,每天1剂,水煎分2~4次服或少量频服;半年为1个疗程。与对照组73例,均用泼尼松1~1.5mg/kg,晨顿服,用6~8周;每月减2.5~5mg,至每天10mg/kg,改20mg/kg,隔天顿服;再酌情渐减量,至隔日5mg,用≥半年。用肝素100~200U/kg,尿激酶500~1000U/kg,均加5%~10%葡萄糖注射液100ml,静脉滴注,每天1次;5~7天为1个疗程。疗程间隔1周,用≤4个疗程。抗感染、利尿、纠正电解质紊乱等。不用免疫抑制剂。

疗效　用上药治疗儿童突发性肾病综合征患者,用2个疗程,两组分别完全缓解52例、26例,基本缓解16例、11例,部分缓解8例、18例,无效4例、18例,总有效率分别为95.0%、75.3%($P<0.05$)。见不良反应分别为43例、143例次。

缺铁性贫血

【处方1】　益血灵(含黄芪150g,当归120g,党参180g,枸杞子、白术、山楂各100g,大枣50g,龙眼肉80g,炙甘草30g。制成1L)。

制用法　均为儿童。治疗组61例,用益血灵0.5—4岁、5—10岁分别用5ml、10ml,每天3次口服。对照组59例,用硫酸亚铁口服液1mg/kg,每天2次口服。

疗效　用上药治疗缺铁性贫血患

者,用 4 周,两组分别显效(血红蛋白复常或升高>10g/L)51 例、39 例,有效 8 例、7 例,无效 2 例、13 例,总有效率分别为96.7%、78.0%(P<0.01)。

【处方2】 健脾益气养血颗粒(含党参、白术、熟地黄、当归、白芍、阿胶、焦麦芽、焦山楂、焦神曲各 10g,茯苓、黄精、陈皮各 6g,黄芪 20g,紫河车 5g,砂仁、胡黄连、甘草各 3g。均为免煎颗粒剂)。

制用法 治疗组 56 例,用健脾益气养血颗粒,<2 岁、2—5 岁、5—10 岁、>10岁分别用 5g、10g、15g、20g,每天 3 次冲服。对照组 44 例,用复方枸橼酸铁铵糖浆1~2ml/kg,每天 3 次口服;用维生素 C。

疗效 应用上药治疗小儿营养性缺铁性贫血患者,两组分别治愈 46 例、29例,好转 8 例、9 例,无效 2 例、6 例,总有效率为 96.4%、86.4%(P<0.05)。

小儿铅中毒

【处方】 生黄芪 10g,西党参、漂白术、炒扁豆各 6g,山药、土茯苓、薏苡仁各9g,青皮 3g,生甘草 5g。

加减 烦躁多动,注意力不集中加莲子须、灵芝;不思饮食、大便干稀不定、体瘦加神曲、麦芽、鸡内金;面色萎黄、形寒肢冷黄芪倍量,漂白术易焦白术,加防风。

制用法 每天 1 剂水煎服;20 天为 1个疗程。停用其他药。

疗效 用上药治疗小儿铅中毒 168例,显效(症状消失,血铅<10μg/dl)53例,有效 102 例,无效 13 例。

儿童原发性面神经麻痹

【处方】 生川乌、白附子、皂荚、细

辛各等份。

制用法 将上药烘干后,共研细末,平铺于 6cm×6cm 纱布上,制成直径0.6cm 药卷,每隔 0.8~1.2cm 用细线系紧,分割成小段,紫外线消毒,清洗鼻腔后,用适当大小药卷,置入患侧鼻前庭(嘴角向左、右歪斜,分别置入右、左侧鼻孔)。每天换药 1 次,12 天为 1 个疗程,疗程间隔 1 天。避风寒。用 1~4 个疗程。

疗效 用上药治疗儿童原发性面神经麻痹 80 例,治愈 78 例,有效 2 例。

小儿传染性单核细胞增多症

【处方1】 青黛 3g,紫草、寒水石、丹参、连翘各 9g,乳香、没药各 6g。

加减 咽喉肿痛者,加板蓝根、桔梗;肝脾、淋巴结肿大者,加夏枯草、昆布、贝母、生牡蛎等;皮疹者,加牡丹皮、赤芍。

制用法 每天 1 剂,水煎服。

疗效 应用清热解毒法治疗小儿传染性单核细胞增多症 105 例,痊愈 79 例,好转 23 例,无效 3 例,总有效率为 97.1%。

【处方2】 黄芩、黄连、牛蒡子、玄参、白僵蚕、山慈姑、赤芍、牡丹皮各 10g,连翘 15g,板蓝根 25g,夏枯草 20g。

加减 黄疸加茵陈、栀子、大黄、茯苓;肺炎加桑白皮、鱼腥草;淋巴结肿大、久不退加海藻、昆布、浙贝母;脾大加三棱、莪术。

制用法 每天 1 剂,水煎服。7 天为1 个疗程。

疗效 用上药治疗小儿传染性单核细胞增多症 19 例,均治愈。

第六章 皮 肤 科

湿 疹

【处方 1】 苍术、黄芩、黄柏各 15g。

制用法 将上药加水 1500ml,煎至 600~700ml 后过滤。用纱布浸上药液洗涤患处,每天 1 次,每次约 20 分钟,洗涤后另用纱布块蘸药液贴敷患处,并用纱布包扎,一般每天换药 1 次,重者每天换 2 次,直至痊愈为止。每次洗涤后的药液可留下次适当加温再用。

疗效 用上药治疗糜烂性湿疹患者 7 例,均获痊愈,一般用药后即可见效,1~2 周治愈。

【处方 2】 生蒲黄。

制用法 将生蒲黄过筛,去其杂质留药粉备用。将药粉直接撒在皮损上,渗液湿透药粉时再继续撒药粉,外面可覆盖纱布。

疗效 用上药治疗渗液性湿疹 30 例,25 例在当天止痒,5 例在第 2 天止痒,6 例在当天无渗液。全部病例在 6~15 天内皮损干燥治愈。

【处方 3】 还原散(含黄连 45g,黄柏、大黄、苦参各 35g,全蝎 25g。研细末混匀)。

制用法 取还原散 10g,尿素软膏 3 支,两药混匀。每天≥2 次外涂患处,禁过厚。并用当归、苦参、苍术、知母各 12g,防风、牛蒡子各 9g,蝉蜕、荆芥各 6g,

生地黄 15g,石膏 30g,厚朴、甘草各 3g。每天 1 剂,水煎服。

疗效 中西医结合治疗急性湿疹 66 例,用 2~7 天,获得治愈。随访 1 年,未复发。

【处方 4】 龙胆、栀子、黄芩、车前子(包)、泽泻、滑石各 10g,生薏苡仁 15g,甘草 6g。

制用法 治疗组 58 例,每天 1 剂水煎服。亦可随症加减。药渣复煎取液,湿敷患处,每次 20 分钟,每天 2 次。对照组 30 例,用氯雷他定 10mg,每天顿服,用生理盐水,湿敷患处。均 7 天为 1 个疗程。

疗效 应用上药治疗急性湿疹患者,用 3 个疗程后,两组分别痊愈 16 例、6 例,显效 35 例、13 例,好转 6 例、8 例,无效 1 例、3 例,总有效率为 98.3%、90.0%。

【处方 5】 蛇床子散(含蛇床子、地肤子各 30g,苦参、百部、苍术、荆芥、防风、花椒各 15g)。

制用法 将蛇床子散水煎,取滤液擦洗患处,每次半小时,每日 2 次。本方为 1 剂量,可用 2~3 日。

疗效 采用蛇床子散治疗湿疹 358 例,其中治愈者 344 例,好转者 11 例,无效者 3 例,总有效率 99.2%。治程中未见不良反应发生。

阴囊湿疹

【处方1】 苦参30g,地肤子16g,蛇床子12g,花椒10g。

制用法 将上药加水1500ml,用砂锅煎成汤,早、晚各洗患处1次,每次15～20分钟,1剂药可连续使用2天。洗完后用软毛巾擦干患处,再将复方滑石粉(由滑石粉15g,枯矾6g,青黛9g组成)涂搽患处。

疗效 用上药治疗阴囊湿疹患者,一般3～7天即可治愈。

【处方2】 蛇床子、地肤子、苦参、黄柏、白矾、花椒各20～30g。

制用法 将上药加清水约2500ml,熬煎煮沸30分钟,去渣取汁,先熏蒸患处,再以纱布(或棉花)蘸药水洗患处,每次熏洗30分钟,每天2次或3次。

疗效 用上药治疗阴囊湿疹患者70例,全部在2～5天治愈。

【处方3】 生大黄、黄柏、石膏(火煅)各50g,滑石(水飞)、黄连、青黛、雄黄、五倍子、密陀僧各30g,氧化锌、炉甘石、轻粉各10g,冰片5g。

制用法 将上药分别研为极细末,过120目筛后,高压消毒,装瓶备用。用时,先将患处按常规消毒,然后取药末少许加适量蜂蜜调成稠糊状,涂抹局部,每天3～5次。1周为1个疗程。

疗效 用上药治疗阴囊湿疹患者100例,治愈94例,显效5例,好转1例。

【处方4】 芒硝30g,食盐3g。

制用法 将上药用开水溶化,候温浸洗患处,每天3～5次。

疗效 用上药治疗阴囊湿疹257例,一般用药3～7天即可治愈。

【处方5】 蛤粉90g,生石膏粉60g,青黛30g,芦荟、黄连末、黄柏末各6g,冰片5g。

制用法 将上药研为极细末,装入干净玻璃瓶中备用。用时,先将患处洗净,取药末30g,用纱布包成小团,外抹搽患处,每日2次。

疗效 据报道,有人采用上药治疗阴囊湿疹患者5例,均在用药2次后告痊愈。治疗期间,禁食辛辣及酒类食品。

带状疱疹

【处方1】 虎杖15g,板蓝根20g,牡丹皮、赤芍各13g,蝉蜕10g,甘草5g。

加减 若发热者,加葛根、黄芩;若继发细菌感染者,加金银花、连翘。

制用法 将上药水煎服,每天1剂,分2次服。

疗效 用上药治疗带状疱疹患者13例,其中疗程3天者8例,5天者4例,因继发细菌感染疗程9天者1例,均获治愈。

【处方2】 大青叶、黄芩、金银花、党参各12g,板蓝根15g,紫草、延胡索、防己、甘草各6g,白鲜皮、白芷各9g。

制用法 将上药水煎2次,早、晚分服,每天1剂。

疗效 用上药治疗带状疱疹患者70例,患者经1～19天治疗均获治愈。其中1～3天治愈11例,4～6天治愈45例,7～9天治愈9例,10天以上治愈5例。全部病例在服药期间均未发现明显不良反应。

【处方3】 大黄、黄柏各2份,五倍子、芒硝各1份。

制用法 将上药研细后加凡士林配成30%的软膏,平摊于纱布上,厚约0.2cm,贴敷患处,隔天换药1次。

疗效 用上药治疗带状疱疹150例，平均用药2～4次即可治愈。

【处方4】 紫草油。

制用法 用紫草油（含紫草适量，加鱼肝油浸透，冬天浸7天，夏天浸3天）外敷患处，每天换药1次。

疗效 用紫草油治疗带状疱疹24例，均获治愈。

【处方5】 板蓝根30g，赤芍、龙胆各20g，黄芩、大青叶、生栀子、黄柏、苦参、白芍、甘草、柴胡、当归、川芎、生地黄、川楝子各10g，茯苓15g。

制用法 治疗组68例，将上药水煎服，每日1剂。用芦黄散（含雄黄20g，黄连15g，蜈蚣10g，冰片5g。破溃加枯矾10g，研末），加芦荟适量，取汁，调糊，外敷患处，消毒纱布固定；每天2次换药。对照组62例，用阿昔洛韦0.4g，维生素B_1 10mg，甲钴胺片500μg，每天3次口服；用2周。

疗效 应用上药治疗带状疱疹患者，两组分别治愈61、38例，有效7、23例，无效1例（为对照组），总有效率为100%、98.3%。止疱、止痛、结痂时间治疗组均短于对照组（$P<0.01$）。

【处方6】 雄黄、枯矾、青黛各10g，冰片2g。

制用法 将上药研为极细末，装入干净玻璃瓶内备用。用时取普鲁卡因注射液10支（每支2ml），加75%乙醇100ml混匀。将上药调拌成糊状，外涂疱疹处，每日2次。治疗期间不用其他的药物。

疗效 采用上药外敷治疗带状疱疹患者41例，治疗3～7日后，均获得全部治愈。其中有2例高龄患者，有短暂后遗神经痛表现。

荨 麻 疹

【处方1】 炒白术、炒枳壳、蝉蜕、赤芍、防风各6g，茯苓皮、赤小豆、冬瓜皮各12g，荆芥3g。

加减 若痒剧者，加地肤子3～6g，苍耳子1.5～3g；若合并感染者，加金银花、绿豆壳各9～12g。一般外搽15%百部酊（百部15g，薄荷脑1g，75%乙醇加至100ml，浸泡5～7天后滤液备用）；合并感染者外涂地虎散（炒地榆、虎杖各等份研细末，植物油按25%的浓度调成）。

制用法 将上药水煎，每天1剂，分2次服。

疗效 用上药治疗丘疹性荨麻疹患者56例，其中，痊愈者53例，有效者3例。本组病例中44例服药3～9剂，12例服药10～15剂。

【处方2】 止痒消疹搽剂（含白鲜皮、蛇床子、地肤子、浮萍、藿香各50g，冰片20g。研细粉，加炉甘石粉50g，蒸馏水1L。每100ml加呋喃西林粉1g）。

制用法 用毛刷蘸止痒消疹搽剂擦患处，每天5次。治疗期间，禁食鱼、虾。

疗效 用上药治疗丘疹性荨麻疹129例，其中痊愈104例，显效25例。总有效率为100%。

【处方3】 鲜大蓟100g（干品减半）。

制用法 每天1剂，水煎服。

疗效 用上药治疗荨麻疹50例，服药1～3剂治愈者35例，服药4～6剂治愈者15例。

【处方4】 防风、荆芥穗、苍耳子各20g，黄芪30g，大风子、藿香各15g。

制用法 将上药水浸泡1小时，煮20分钟，取液，趁热搽搓患处，每天2次；1周为1个疗程，停用他药。用至症状消失止。

疗效 采用上药治疗寒冷性荨麻疹患者63例,用1个疗程后,痊愈者38例,显效者16例,好转者7例,无效者2例,总有效率为96.8%。

【处方5】 蝉蜕、细辛、防风各等量。

制用法 将上药共研为极细末,加入冰片适量,装入干净玻璃瓶中密闭备用。用时取本品0.2～0.4g,置于麝香虎骨膏中,外贴曲池、大椎、悬钟、梁丘;风寒型加列缺;风热型加外关;腹痛、腹泻加神阙。除大椎、神阙穴外均为双侧。每日1次,贴1～3次。

疗效 采用上药治疗荨麻疹患者52例,均全部获得治愈。

玫瑰糠疹

【处方1】 生地黄20g,牡丹皮、牛蒡子、赤芍各12g,丹参15g,蝉蜕10g,大青叶、板蓝根、紫草、白鲜皮、生薏苡仁各30g,甘草3g。

加减 若热重者,加金银花、白茅根;若痒甚者,加苦参、白蒺藜;若湿重者,加茯苓、猪苓、泽泻;若个别患者服药后有纳差、便稀,宜酌情减量或方内去生地黄,加白术、山药;恢复期可选加当归、麦冬、何首乌以养营润肤。

制用法 将上药水煎,每天1剂,分2次服。

禁忌 服药期间忌食鱼、葱、蒜、韭菜及酒。

疗效 用上药治疗玫瑰糠疹患者50例,经治疗后均获痊愈(皮疹消退、瘙痒消失)。服药最多者18剂,最少者6剂。其中服药6～9剂者38例,10～15剂者8例,16～18剂者4例。

【处方2】 金银花、生地黄各15～20g,白鲜皮、苦参、防风、赤芍各10～12g,牡丹皮、黄芩、浮萍、苍耳子各12～15g,荆芥穗、蝉蜕、生甘草各8～10g。

加减 若口渴者,加知母、天花粉各10g,若小便黄者,加竹叶、木通各10g;若大便秘结者,加生大黄(后下)10g。

制用法 将上药水煎,每天1剂,分2次或3次口服。服药期间勿洗澡,忌辛辣之品。

疗效 用本方治疗玫瑰糠疹患者25例,经服药5～10剂,均获治愈。

【处方3】 50%板蓝根注射液。

制用法 板蓝根注射液,每天肌内注射4ml,7天为1个疗程。

疗效 用上药治疗玫瑰糠疹30例,均获治愈(皮疹消失,无痒感)。疗程为5～45天。

【处方4】 生地黄、赤芍、白茅根各15g,玄参、牡丹皮、防风、荆芥、牛蒡子、当归各10g,生石膏30g,蝉蜕5g,生甘草3g。

加减 风热甚者加金银花、连翘;瘙痒甚者加白鲜皮、白蒺藜;血分热甚加紫草。

制用法 治疗组48例,将上药水煎服,每日1剂。与对照组35例,均用左西替利嗪片5mg,每天顿服;曲安奈德益康唑软膏,每天2次外涂。禁烟酒,禁辛辣食物。

疗效 应用上药治疗泛发型玫瑰糠疹患者,用2周,结果:两组分别痊愈15例、7例,显效22例、15例,好转11例、12例,无效1例(为对照组),总有效率为100%、97.1%。

神经性皮炎

【处方1】 斑蝥、通草各150g,硼

砂 300g。

制用法　将斑蝥用 95％ 乙醇 1000ml 浸泡 3 天左右，将通草和硼砂加水约 3000ml 煎至 2000ml。两种液体按 1∶1 和 2∶1 配制即成，用时，根据患部皮肤角化的程度，选择不同比例的药水外洗，每天 3 次。

疗效　用上药治疗神经性皮炎患者 23 例，痊愈 21 例，有效 2 例。本方对各类癣病（除头癣）、阴囊湿疹均有显效。

【处方 2】　相思子 18g，蛇床子 30g，地肤子 15g，川槿皮、百部、白鲜皮、海桐皮各 12g，黄连、白头翁、苦参各 10g。

制用法　将上药水煎 2 次后，分早、晚 2 次口服，第 3 次煎液外洗患处（睡前洗 1 次）。每天 1 剂。

疗效　用本方治疗神经性皮炎患者 35 例，一般用药 5～10 剂，均获得痊愈。

【处方 3】　肉桂 200g，土槿皮 100g，食醋 600ml。

制用法　将前 2 药研为极细末，以陈食醋浸泡半个月后备用。用时，根据病损部位大小，取上药糊适量涂敷病损处，2～3 小时药糊干后即除掉。若未痊愈，隔 7 天后如上法再涂敷 1 次，直至痊愈为止。

疗效　用本方治疗神经性皮炎患者 80 例，一般轻者涂药 1 次，重者涂药 2 次，均获痊愈。

【处方 4】　苦参、独头蒜各 150g，陈醋 500ml。

制用法　将苦参研为极细末，独头蒜捣烂，二药加入陈醋内浸泡 10 天后备用。用时，以此液外搽患处，每天早、晚各搽 1 次。

疗效　用本方治疗神经性皮炎患者 80 例，其中治愈 75 例，好转 5 例。一般

用药 6～10 次即可好转或痊愈。

【处方 5】　细辛、马钱子、草乌各 5g。

制用法　将上药浸泡于 80％～90％ 来苏儿液 1000ml 中，10～15 天后涂擦患处。禁用于健康皮肤。

疗效　用上药治疗神经性皮炎 240 例，局部涂擦 1～3 次治愈 229 例，4～6 次治愈 11 例。

【处方 6】　斑蝥粉 2 份，砒霜 1 份。

制用法　将上药加入白醋调成糊状，外涂于病变局部，约 30 分钟后，刺破所起水疱，吸干液体，涂上消炎药膏。

疗效　据报道，应用上药治疗神经性皮炎患者 37 例，其中治愈者 36 例，中断治疗者 1 例。

过敏性皮炎

【处方 1】　麻黄 4.5g，蝉蜕、浮萍各 9g，槐花 6g，黄连、甘草各 3g。

制用法　将上药加水 1200ml，煎成 400ml，经纱布过滤后为一煎。将剩的药渣再加入 600ml，煎至 200ml，经纱布过滤后为二煎，将一、二煎混合均匀后，平均分成 2 份，早、晚分服。

疗效　用上药治疗过敏性皮炎患者（荨麻疹、湿疹、药疹、漆疮等）39 例，其中痊愈 37 例，好转 1 例，无效 1 例。

【处方 2】　柴胡、五味子、防风、乌梅、桂枝、荆芥各 10g，麻黄、升麻各 6g。

制用法　将上药水煎 2 次后合并药液，分早、中、晚 3 次口服，每天 1 剂，直至痊愈为止。

疗效　用本方治疗过敏性皮炎患者 65 例，经服药 5～10 剂后，其中治愈者 60 例，显效者 3 例，有效者 2 例。总有效率为 100％。

【处方 3】　地骨皮 30g，乌梅 15g，公

丁香 3g,白芍 12g。

加减 痒甚加徐长卿、首乌藤各 30g。

制用法 每天 1 剂,水煎服。

疗效 用上药治疗过敏性皮炎 50 例,经用药 3～5 剂后,全部治愈。

【处方 4】 党参、黄芪各 20g,白术、炙甘草、防风、蝉蜕各 10g,白蒺藜、茯苓各 15g(均为免煎颗粒剂,用 10g,为成年人量,小儿 3－11 岁用 6g)。

制用法 治疗组 50 例,将上药早晚餐后冲服。对照组 51 例,用氯雷他定片 10mg,每晚睡前顿服。两组均用复方当归薄荷膏(含当归、薄荷脑、凡士林等。广东省中山市中医院研制),每天 3 次外搽患处。

疗效 应用上药治疗特应性皮炎患者,两组分别痊愈 30 例、7 例($P<0.01$),显效 18 例、22 例,有效 2 例、20 例,无效 2 例(为对照组),总有效率为 100%、96.1%。见不良反应分别 1、2 例。

夏 季 皮 炎

【处方 1】 千里光 500g,大黄 300g,70%乙醇 4000ml。

制用法 将前 2 味药浸泡于乙醇中,1 周后即可使用。用时,每天用上药外搽患处 2～4 次。

疗效 用上药治疗夏季皮炎患者 50 例,经 1～7 天治疗后,其中痊愈 38 例,显效 10 例,有效 1 例,无效 1 例。总有效率为 98.0%。未见不良反应。

【处方 2】 败酱草、夏枯草、板蓝根、黄连、黄柏各 100g,冰片 10g,75%乙醇 2000ml。

制用法 将前 6 味药分别研末后装入乙醇中,7 天后即可。每天用此液外搽

患处 2 次或 3 次。

疗效 治疗夏季皮炎 100 例,均获痊愈。

脂溢性皮炎

【处方 1】 生大黄 100g,黄连,苦参、白鲜皮各 50g,冰片 20g,食醋 600ml。

制用法 将前 5 味药分别研为极细末,加入食醋中浸泡 1 周后备用。治疗时,先按常规消毒皮肤,再涂上药液,每天 3 次或 4 次。

疗效 用本方治疗脂溢性皮炎患者 65 例,其中治愈 49 例,显效 10 例,有效 5 例,无效 1 例。

【处方 2】 何首乌 30g,生地黄、野菊花各 20g,白蒺藜、羌活、白鲜皮、地肤子、黑芝麻各 15g,白芍、赤芍、牡丹皮各 12g,生大黄(后下)10g。

加减 若头晕者,加枸杞子、天麻、钩藤各 10g;若失眠者,加酸枣仁、远志、土茯苓各 10g;若大便秘结者,加白术 20g,柏子仁 15g,若头皮痒甚,用百部 30g,煎水洗头。

制用法 将上药水煎 3 次后合并药液,分早、中、晚口服,每天 1 剂。1 周为 1 个疗程。服药期间禁食辣椒及油腻之品,并忌烟、酒。

疗效 用本方治疗脂溢性皮炎患者 87 例,其中治愈 80 例,显效 4 例,好转 3 例。治愈的 80 例中,1 个疗程治愈者 32 例,2 个疗程治愈者 28 例,3 个疗程治愈者 20 例。

【处方 3】 党参、金银花、紫花地丁、蒲公英、生何首乌各 30g,黄柏、菊花、生山楂各 10g,黄连 3g,桑白皮、枇杷叶(包)、丹参各 15g,炙甘草 5g。

加减 湿热内蕴、热重于湿者,加炒

栀子、泽泻、生地黄等;湿重于热者,加猪苓、茯苓、白术等。

制用法 每天 1 剂,水煎服。对照组用复合维生素 2 片,每天 3 次口服,罗红霉素 0.15g,每天 2 次口服;皮炎平软膏外搽。均 2 周为 1 个疗程。停用其他药。用 2 个疗程。

疗效 用上药治疗脂溢性皮炎 258 例(其中治疗组 160 例,对照组 98 例),两组分别治愈 136 例、58 例,好转 20 例、14 例,无效 4 例、26 例,总有效率分别为 97.5%、73.5%($P<0.01$)。

头 癣

【处方 1】 川楝子 15g,熟猪油(或凡士林)30g。

制用法 将川楝子剖开,去核,取肉,焙干,研成极细粉末后与熟猪油(或凡士林)共调拌成糊状膏药。用时,先将残余毛发全部清除,再用食盐将脓、血痂瘢彻底洗净,拭干后涂上药膏,用力摩擦使之润透,每天清洗、换药,局部暴露,不用戴帽子和绷带包扎。

疗效 用上药治疗头癣患者 25 例,轻者 3~5 天,重者 10~15 天治愈。

【处方 2】 苦参、蛇床子、败酱草各 30g,百部、苍术、黄柏、丁香、花椒各 15g,蝉蜕 10g,轻粉 0.5g。

制用法 将上药水煎 3 次后合并药液,约得药液 2000ml,趁热用此药液洗头,每天 3 次。

疗效 用上药治疗头癣患者 150 例,经用药 2~5 天后,其中,治愈 145 例,显效 3 例,无效 2 例。

【处方 3】 巴豆仁 5g,菜油 50ml。

制用法 先将巴豆仁捣烂如泥状,加入菜油内搅拌均匀备用。用时,将头发剃光,然后用棉签蘸上药涂抹患处,最后用油纸覆盖并固定之,1 周后揭去油纸,待痂壳自行脱落。

疗效 用本方治疗头癣患者 42 例,均经用药 1 次后获得治愈。随访 1 年,未见复发。

【处方 4】 川楝花 300g,芝麻油 20g,花椒油 30g,丁香油 40g。

制用法 先将川楝花捣如泥状后,加入芝麻油、花椒油、丁香油中,搅拌均匀后备用。用时,以此药油外涂患处,每天 3 或 4 次。用药期间禁食辛辣食物。

疗效 用上药油液治疗头癣患者 123 例,经用药 2~6 天后,其中,治愈 118 例,显效 3 例,有效 2 例。总有效率为 100%。

股 癣

【处方 1】 土槿皮 250g,白鲜皮、花椒、黄连、蛇床子、大风子、凤仙草、百部、苦参各 120g,当归尾、丁香、红花各 100g,荆芥、吴茱萸、蝉蜕各 50g,斑蝥 4g,75%乙醇 3000ml。

制用法 将上药研为细末后,浸入 75%乙醇中,装瓶密闭 1 周后备用。用时,取消毒棉签蘸药液涂搽患处,每天 3 次或 4 次,直至痊愈为止。

疗效 用本方治疗股癣患者 120 例,经用药 4~6 天后,其中,治愈 109 例,显效 8 例,好转 3 例。总有效率为 100%。

【处方 2】 独头大蒜、红砂糖各 150g。

制用法 先将独头大蒜捣烂呈泥状,再将红砂糖加入搅拌均匀备用。用时,将药泥外敷患处,30~40 分钟后取掉。每天早、晚各用药 1 次。用药期间忌食辛辣及油腻食物并忌酒。

疗效　用本方治疗股癣患者 35 例，均在用药 1～2 天后获得治愈，且愈后未见复发。

【处方 3】　硫黄 50g，丁香 60g，苦参 70g，黄连 100g，冰片 5g，凡士林 300g。

制用法　将前 5 味药共研为极细末，加入凡士林中搅拌均匀备用。用时，先将患处洗干净，按常规消毒后，涂搽本药膏。每天 3 次。搽药期间，忌饮酒及进食辣椒、鱼虾等发物，多吃新鲜蔬菜、水果。

疗效　用本方治疗股癣患者 175 例，效果显著。其中，治愈 170 例，显效 5 例。一般用药 3～5 天即获治愈或显效。

【处方 4】　博落回酊剂（含博落回 30g，苦参、百部各 15g，60% 乙醇 100ml，浸泡 7 天）。

制用法　用药棉蘸博落回酊剂涂患处，每天 3 次或 4 次；10 天为 1 个疗程。

疗效　用上药治疗手足股癣 30 例，用 3～6 个疗程后，其中痊愈 20 例，好转 10 例。

【处方 5】　复方土槿皮酊（含土槿皮 130g，花椒、蝉蜕、全蝎、木通各 6g，百部 65g，槟榔、芒硝各 16g，樟脑 9g。加 50% 乙醇浸＞2 个月，过滤，制成酊剂；每 100ml 加水杨酸 2g，苯甲酸 4g）。

制用法　将上药外涂患处 2 遍或 3 遍，每天 2 次，7 天为 1 个疗程。停用其他药。

疗效　用上药治疗股癣 183 例，用 2 个疗程，基本痊愈 169 例，显效 10 例，好转、无效各 2 例，总有效率为 98.9%。

【处方 6】　龙胆、生地黄各 10～20g，炒栀子 6g，黄芩、泽泻、苦参各 10～15g，柴胡 4g，木通 3～6g，当归、花椒各 3g，车前子 6～10g，黄柏、地肤各 9g，百部 10g。

制用法　治疗组 32 例，每天 1 剂水煎服，亦可随症加减。湿疹性皮损用椒黄散（含花椒粉、硫黄各 100g），外敷患处；无炎症性干燥性皮损先用生姜 1 片轻擦患处。对照组 29 例，用伊曲康唑胶囊 200mg，每天顿服，用 7 天。用 1% 联苯苄唑霜，每晚睡前外涂患处，湿疹性股癣先用 2% 硼酸液敷创面，无渗出时继用上述软膏，用 1 个月后观察治疗效果。

疗效　采用上药治疗股癣患者，两组分别治愈 26 例、18 例，显效 6 例（为对照组），好转 2 例、3 例，无效者 4 例、2 例。

顽　癣

【处方 1】　黄连 50g，花椒 25g。

制用法　将上药装入瓶内，加入 70% 乙醇适量，浸泡 3 天后备用。用时，将药液涂于患部，每天 3 次或 4 次，连续 10 天为 1 个疗程。

疗效　用上药治疗各种顽癣 103 例，其中 20～30 天治愈者 90 例，好转 13 例，经 3～6 个月，随访治愈患者 45 例，仅复发 3 例。有 10 例观察 1 年，无 1 例复发。

【处方 2】　独头大蒜 100g，花椒、丁香、白鲜皮、土槿皮各 50g，黄连、皂角刺各 20g。

制用法　先将独头大蒜捣烂如泥状，再将花椒、丁香、白鲜皮、土槿皮、黄连、皂角刺共研为极细末，将诸药加入陈食醋 200ml 中搅拌均匀，密封 1 周后备用。用时，以此药液涂搽患处，每天 2 次或 3 次。1 周为 1 个疗程。

疗效　用本方治疗顽癣患者 133 例，均获治愈。其中 1 个疗程治愈 87 例，2 个疗程治愈 46 例。愈后经随访 1～2 年，均未见复发。

【处方 3】　野狼丹（含白花蛇 75g，蜈蚣 30 条,全蝎、羚羊角各 30g,明雄黄、苦参各 150g,冰片 15g。研细末,过 100 目筛,每粒胶囊 0.8g)。

制用法 用野狼丹 1 粒,每天 2 次餐后服。30 天为 1 个疗程,疗程间隔 10～20 天。孕妇禁服。肝肾功能不全者慎用;忌辛辣腥之品。

疗效 用上药治疗顽癣病 85 例,用 1～2 个疗程后,其中痊愈 64 例,显效 13 例,好转 8 例,总有效率为 100%。随访 16 个月,复发 1 例。

皮 癣

【处方 1】 硫黄 30g,白矾、大蒜各 10g,炉甘石、氧化锌各 6g,食醋适量。

制用法 将硫黄、白矾、大蒜(须隔年者)3 味研细末,加炉甘石、氧化锌于前药中,置一搪瓷碗内加食醋调匀,用火煮沸 10 分钟,待冷后即可涂搽患处,每天 2 次。

疗效 用上药治疗皮癣患者 30 例,均用药 3～5 天获得痊愈。笔者曾治疗 1 例,该患者经涂搽 2 次,次日痒止,连用 5 天痊愈,随访 1 年未见复发。

【处方 2】 生大黄、土槿皮、丁香、苦参、白鲜皮、生大蒜各 15g,红花、苦楝皮各 10g,斑蝥 10 个,轻粉、樟脑、薄荷脑各 3g,75% 乙醇 500ml。

制用法 先将前 12 味药研为极细末,纳入瓶中,加入乙醇,浸泡 10 天后备用。用时,以此药液涂搽患处,每天 3 次或 4 次。5 天为 1 个疗程。

疗效 用本方治疗皮癣患者 60 例,经用药 1～2 个疗程后,均获治愈。

【处方 3】 独头大蒜 50g,山西陈醋 500ml。

制用法 先将独头大蒜捣烂如泥状,再加入陈醋中搅拌均匀备用。用时,先将患处洗涤干净,再用此药液涂搽患处,每天早、晚各 1 次。1 周为 1 个疗程。

疗效 用本方治疗皮癣患者 85 例,其中痊愈 80 例,显效 5 例。一般用药 1～2 个疗程即获痊愈或显效。

手 癣

【处方 1】 地骨皮 30g,甘草 15g。

制用法 将上药水煎外洗,每天 1 剂。

疗效 用上药治疗手癣患者 15 例,均获治愈。绝大多数患者用药 1 天症状减轻,最多用药 5 天。平均用 2 剂而获痊愈。

【处方 2】 丁香、苦参各 100g,苯甲酸、水杨酸各 10g,陈醋 1000ml。

制用法 先将丁香、苦参研为极细末,加入陈醋 1000ml 内浸泡 12 小时后文火煮沸,过滤去渣,再加入水杨酸、苯甲酸溶于药液中。待药温 40℃ 左右时,浸洗患处,每周 2 次,每次 20～30 分钟。每剂药可用 2 次。

疗效 用本方治疗手癣患者 160 例,一般 1 剂而愈,重者 2 剂即可获得治愈。

【处方 3】 地肤子、花椒、丁香、苦参、蛇床子、黄柏、黄连、白鲜皮各 20g。

制用法 将上药水煎,取药液浸泡患手,每次 20～30 分钟。3 天为 1 个疗程。

疗效 用上法治疗手癣 123 例,均获治愈。

【处方 4】 藿黄浸剂(含藿香 300g,黄精、大黄、皂矾各 120g,共研粗粉。每包 60g,加醋 750g,浸泡 3～5 天,去渣)。

制用法 用藿黄浸剂浸泡患处,每次 1～2 小时,每天 1 次或 2 次;30 天为 1

个疗程。以夏季浸泡为佳。忌用皂碱。

疗效 用上药治疗角化型手足癣215例,其中痊愈131例,显效58例,有效22例,无效4例,总有效率为98.1%。治愈者随访2年,复发12例,仍用本方治愈。

【处方5】 生黄精、生百部、生何首乌各24g,苦参、苍术、猪牙皂、土槿皮、大风子各30g,蛇床子、花椒、白矾各15g。

加减 水疱型加炉甘石、马齿苋;糜烂型加千里光、穿心莲(一见喜);鳞屑角化型加赤芍、红花。

制用法 将上药加食醋1.5L,浸1周后,浸洗患处,每次30分钟,每天2次;浸后6小时勿沾水。15天为1个疗程。禁烟酒,禁辛辣、炙煿之品,禁用肥皂、洗衣粉等品洗患处。

疗效 用上药治疗手足癣212例,痊愈172例,显效36例,无效4例,总有效率为98.1%。

足　癣

【处方1】 土槿皮、蛇床子各30g,黄柏、没食子各15g,枯矾12g。

制用法 将前4药加水2000ml,煮沸20分钟,过滤后加入枯矾溶化即可,每剂药可连用2天。治疗时将患足浸泡于微温的药液内,每次15～20分钟,每天2次或3次,治疗后暴露患处,保持清洁干燥,不需包扎。

疗效 用上药治疗足癣患者50例,均获治愈,仅2例因发热较高,加用庆大霉素肌内注射2天。治愈天数2～7天,平均5天。治疗中均未见不良反应发生。

【处方2】 苦杏仁、丁香、苦参各100g,陈醋600ml。

制用法 将上药入搪瓷容器内煎沸,然后用文火继续煎20～30分钟(使药液浓缩至200ml左右),冷却后装瓶密封备用。用时,先将患处用温开水洗净晾干,再涂上药液,每天3次。

疗效 用本方治疗足癣患者65例,经用药3～5天后,均获治愈。随访1年,均未见复发。

【处方3】 龙胆、败酱草、金钱草、丁香、射干、苦参各20g,枯矾10g。

制用法 将上药水煎30分钟后,约得药液2000ml,倒入盆中,浸洗患足,每次30分钟,早、晚各1次。每剂药可用2次。3剂为1个疗程。

疗效 用本方治疗足癣患者83例,经用药1～2个疗程后,均获治愈。

【处方4】 木瓜、甘草各30g。

制用法 将上药水煎去渣,晾温后洗足5～10分钟。用至症状消失止。

疗效 用上药治疗足癣47例,均获治愈。

【处方5】 赤小豆膏(含赤小豆、枯矾等份。研末,过80目筛,加黑醋调糊)。

制用法 用赤小豆膏外敷患处,纱布包扎,干后再敷,每天数次。20天为1个疗程。

疗效 应用自拟赤小豆膏治疗脚气(足癣)136例,其中治愈105例,有效31例。

【处方6】 牡荆洗剂。

制用法 治疗组46例,用牡荆洗剂(含牡荆200g,明矾20g,苦楝皮20g。水煎,取液1～1.5L)浸洗患足15分钟,每天2次。对照组44例,用3%硼酸溶液,湿敷患处,用3～5天,糜烂减轻后,用联苯苄唑乳膏。每晚涂患处。用14天后观察治疗效果。

疗效 应用上药治疗糜烂型足癣,

两组分别痊愈 41 例、31 例，有效 4 例、5 例，无效 1 例、8 例，总有效率为 97.8%，81.8%（$P<0.05$）。

花 斑 癣

【处方 1】 轻粉、丁香、海螵蛸、黄连、枯矾各等份。

制用法 先将后 4 味药研为极细末，再入轻粉和匀，装瓶密闭备用。用时，先将患处洗净，再搽上药粉适量，若取微汗后搽药粉，效果更显著。

疗效 用本方治疗花斑癣患者 65 例，一般用药 1 次可愈，最多用药 3 次痊愈。未见复发。

【处方 2】 密陀僧、花椒、海螵蛸各 30g，苦参、白鲜皮、百部各 20g，硫黄 10g。

制用法 将上药共研为细末，装瓶密封备用。用时，取生姜 1 块，斜行切断，以切口蘸药粉少许搽患处，每天早、晚 1 次，每次 5～8 分钟。搽药后切勿用水洗去。

疗效 用本方治疗花斑癣患者 256 例，均获治愈。一般用药 6～15 天即获痊愈。

【处方 3】 雄黄、密陀僧各 100g，硫黄、花椒、丁香、黄连各 50g，75% 乙醇 600ml。

制用法 将前 6 味药研为极细末，加入 75% 乙醇中，浸泡 1 周后备用。用时，以此药液外涂患处，每天 3 次。连用 1 周为 1 个疗程。

疗效 用本方治疗花斑癣患者 123 例，经用药 1～2 个疗程后，其中治愈 121 例，显效 2 例。

【处方 4】 硫黄 30g，轻粉、生白附子、密陀僧、枯矾各 10g。

制用法 将上药共研为细末，装

入瓶内密闭备用。用时，以黄瓜蒂蘸药搽患处，每天 2 次或 3 次，直至痊愈止。

疗效 用本方治疗花斑癣患者 183 例，均获痊愈。轻者用药 1～2 天症状自行消失，重者用药 4～6 天治愈。愈后随访 1～2 年未见复发。

【处方 5】 紫皮大蒜适量。

制用法 将紫皮大蒜捣烂呈泥状后，外涂患处，每天 2 次或 3 次。3 天为 1 个疗程。

疗效 用本方治疗花斑癣患者 66 例，经用药 1～2 个疗程，均获治愈。

体 癣

【处方 1】 十滴水 10ml，水杨酸粉 1g。

制用法 将水杨酸粉投入十滴水中拌匀，用棉签蘸药水外搽患处，早、晚各 1 次，搽后局部有灼热辣感，必须用药至皮肤发红，方可停药（一般搽 2 或 3 次，即成此状），过 2～4 天退掉一层薄皮。

疗效 用上药治疗体癣患者，一般 2～4 天即获痊愈。

注意事项 此药忌搽眼、鼻、嘴、面部及伤口等处。

【处方 2】 花椒（焙干）、硫黄各 30g。

制用法 将上药共研极细末，过 120 目筛，装入瓶内备用。用时，取生姜一块，斜行切断，以断面蘸药粉搓搽患处，每次搽 3～5 分钟，每天早、晚各 1 次，晚上洗澡后再次搽药。

疗效 用本方治疗体癣患者 72 例，其中生在脸颈部 12 例，腹部 44 例，股阴部 16 例，病程为 3 个月至 5 年半。72 例中属圆癣者治愈（治疗后皮损、瘙痒完全消失，观察 3 个月无复发）56 例；属股癣者治愈 16 例。治愈时间一般在 5～12

天。搽药时患处有灼痛感,但不像土槿皮等治癣药水那样剧烈,儿童都能忍受。未发现其他不良反应。

【处方3】 败酱草、川楝皮、丁香、白头翁、百部、大风子、苦参各15g,黄连、红花、生大黄各10g,斑蝥6只,轻粉、樟脑各4g,75%乙醇500ml。

制用法 将前13味药共研为极细末,加入乙醇中浸泡10天,滤出药渣,贮瓶密闭备用。用时,以消毒棉球蘸药液涂搽患处,每天4次或5次,直至痊愈止。

疗效 用本方治疗体癣患者139例,经用药3～5天后,其中治愈135例,显效4例。

【处方4】 板蓝根、蛇床子、白鲜皮、蜈蚣、苦参、蒺藜、土茯苓、露蜂房、丁香、黄连、花椒各20g,75%乙醇800ml。

制用法 将前11味药共研为细末,加入75%乙醇中,密闭浸泡半个月备用。用时,以此液涂搽患处,每天3次。5天为1个疗程。

疗效 用本方治疗体癣患者188例,经用药1～2个疗程后,其中治愈180例,显效8例。总有效率为100%。

【处方5】 土槿皮、生大黄各200g,甘遂、甘草各100g,芙蓉叶、紫背浮萍各150g,紫草200g。

制用法 将上药分别加菜油1.5kg,浸泡1周后,用武火煮沸后再用文火熬,不断搅拌,至药物表面呈深褐色,内部焦黄;分别取过滤药液,混合,再热沸后,加入药粉(轻粉、月桂氮草酮、薄荷、冰片各50g,广丹45g,儿茶100g。均研为极细末),黄蜡300g,搅拌至黄蜡完全溶化即制成。装入干净玻璃容器中备用。用时,先用75%乙醇擦洗患处,再用上药外敷皮损处,无毒塑料薄膜及数层纱布加

压包扎,2日换药1次。治疗期间停用此药。

疗效 采用上药治疗体癣患者40例,其中痊愈者35例,好转者4例,无效者1例,总有效率为97.5%。

银 屑 病

【处方1】 菊花、蝉蜕、防风、苦参、牛蒡子、桑叶、赤芍各10g,茯苓30g,白鲜皮20g。

制用法 将上药加水750ml,用文火煮至250ml,分早、晚2次服下,每天1剂。

疗效 用上药治疗银屑病(牛皮癣)患者,一般服30～50剂即可痊愈。

【处方2】 板蓝根、苦参、土茯苓、丹参、赤芍各15g,威灵仙、乌梢蛇、重楼、射干、白鲜皮各10g,蝉蜕6g,蜈蚣5条。

制用法 将上药水煎,每天1剂,分2次或3次口服。5剂为1个疗程。

疗效 用本方治疗银屑病(牛皮癣)患者105例,经用药3～5个疗程后,其中治愈88例,显效10例,有效5例,无效2例。总有效率为98.1%。

【处方3】 生地黄、板蓝根、大青叶各20g,土茯苓25g,威灵仙、金银花、白鲜皮、山豆根各15g,重楼、苦参、蛇床子各10g,何首乌、生甘草、蝉蜕各8g。

制用法 将上药水煎,每天1剂,分2次服。

疗效 用本方治疗银屑病(牛皮癣)16例,均获痊愈。

【处方4】 石榴皮、紫草、丁香、苦参、黄连、白鲜皮、地肤子各50g,菜油1000ml。

制用法 将上药入菜油中用文火炸至深黄色捞出。以此油搽患处,每天2次

或 3 次。

疗效 用本方治疗银屑病（牛皮癣）患者 125 例,经用药 5～10 天,其中治愈 120 例,好转 5 例。有效率为 100％。

【处方 5】 木鳖子 3g。

制用法 将上药去外壳,将其肉放入 10ml 醋内磨成糊状,外擦癣面。

疗效 用上药治疗银屑病（牛皮癣）28 例,一般 10～30 天全部治愈。

【处方 6】 土茯苓 30g,金银花、半枝莲、白花蛇舌草、紫草、牡丹皮、生地黄、玄参、水牛角粉、黄芪、当归、红花、生何首乌、黄芩、白鲜皮、乌梢蛇各 10g,蜈蚣 3 条。

加减 血热型第 2～5 味药增量,血燥型第 6～9 味药增量,血瘀型第 10～13 味药增量,均增至 20～25g。

制用法 每天 1 剂,水煎服。

疗效 应用自拟速效消银散治疗银屑病 370 例,其中治愈 296 例,好转 58 例,无效 16 例。

扁 平 苔 藓

【处方 1】 生薏苡仁、大风子、花椒、鸦胆子、紫草、丁香、白鲜皮各 20g,生大黄、苦参、槟榔、丹参、苍术、香附、百部各 15g,75％乙醇 1000ml。

制用法 将前 14 味药共研为粗末,加入 75％乙醇中浸泡 1 个月后,过滤去渣备用。用时,取消毒棉签蘸药液涂擦患处,每天 4 次或 5 次。半个月为 1 个疗程,直至痊愈止。

疗效 用本方治疗扁平苔藓患者 45 例,均获治愈。其中,用药 1 个疗程治愈 18 例,2 个疗程治愈 19 例,3 个疗程治愈 8 例。

【处方 2】 白花蛇舌草、败酱草各 30g,生地黄、丹参、天花粉各 15g,玄参、黄柏、知母、红花、桃仁、炙穿山甲（代）、天冬、生栀子各 10g,生甘草 6g。

制用法 将上药水煎,每天 1 剂。

疗效 用本方治疗扁平苔藓患者 15 例,经服药 10～30 天后,均获治愈。

【处方 3】 败酱草、土茯苓各 30g,龙胆 20g,生地黄、山药、猪苓各 15g,黄柏、知母、泽泻、山茱萸、天花粉各 10g,枸杞子、全当归各 12g,生甘草 3g。

制用法 将上药水煎 3 次后合并药液,分早、中、晚 3 次口服,每天 1 剂。10 剂为 1 个疗程,直至痊愈止。

疗效 用本方治疗扁平苔藓患者 29 例,经用药 1～3 个疗程后,其中治愈 28 例,有效 1 例。

【处方 4】 儿茶、黄芩各 15g,熟大黄 5g,黄连 10g,白花蛇舌草、芦根各 30g,半枝莲、甘草各 12g,丹参 20g。剂量随年龄、体质增减。

制用法 每天 1 剂,水煎服,10 天为 1 个疗程。

疗效 用上药治疗扁平苔藓 35 例,治愈 30 例,好转 4 例,无效 1 例。

白 癜 风

【处方 1】 白蒺藜适量。

制用法 将上药去刺,研为细末,水泛为丸。用时,每天 3 次,每次 9g,白开水送服。儿童酌减。

疗效 用上药治疗新、久白癜风患者 11 例,均获治愈。

【处方 2】 雄黄 3.5g,密陀僧 10g,白芷、白附子各 6g。

制用法 将上药共研为细末后,筛去粗末,用切为平面的黄瓜尾（趁液汁未干）蘸细药末用力搽患处。每天搽 2 次。

疗效　笔者用上药治疗白癜风患者34例,收到较为满意的效果。其中用药5或6次痊愈13例,用药8～10次痊愈16例,好转5例。

【处方3】　枯矾、蝉蜕、硫黄、白蒺藜各30g,密陀僧60g,轻粉5g,地塞米松软膏200g。

制用法　将前6味药分别研为极细末,过120目筛,混合均匀,加入地塞米松软膏内搅拌后装瓶备用。用时,根据病灶大小,取药膏适量涂于患处,每天3次或4次。

疗效　用本方治疗白癜风患者35例,其中治愈30例,好转4例,无效1例。一般用药后局部皮肤可出现潮红或起粟粒样丘疹,25天后肤色发黑而转为正常。治愈者经观察1～2年,均未见复发。

【处方4】　康白灵(含防风16g,黄芪25g,川芎20g,补骨脂18g,白蒺藜、柏子仁、白术、延胡索、红花、党参各12g,生地黄、枣仁各10g。粉碎,过100目筛,制成水丸)。

制用法　用康白灵6g,每天2次口服,小儿酌减;2个月为1个疗程,连续用至症状消失。

疗效　用上药治疗白癜风1266例,用2个疗程,其中治愈392例,好转829例,未愈45例,总有效率为96.4%。99例随访1年,未见复发。

【处方5】　生穿山甲(代)。

制用法　取5分硬币大的生穿山甲(代)1片,利用其自然边缘,刮白斑之处,顺经络循行之方向,由轻到重刮60次,以发红为度,不能出血。刮完后敷以红霉素软膏润泽皮肤,防止感染。每天2次,刮1周后白斑完全消失。

疗效　用上药治疗白癜风6例,全部治愈,无1例复发。

【处方6】　硫黄、密陀僧各9g。

制用法　将上药共研为极细末,装入干净玻璃瓶内密闭备用。用时取棉签蘸药末在患处反复擦之,直至皮肤发红为度。每日1次。治疗中禁食刺激性食物。

疗效　采用上药治疗白癜风患者11例,其中治愈者7例,好转者3例,无效者1例。一般用药7～10日后即可收效。

漆　疮

【处方1】　贯众、白前各60g,桑枝、黄柏各15g。

制用法　将上药水煎分2次服。每天1剂。另外,药渣加水再煎,待稍温后浸洗患处。

疗效　治疗成人漆疮患者8例,均在3天内获痊愈。未见不良反应。

【处方2】　枇杷叶、败酱草各40～60g,黄连、黄芩、黄柏、生大黄各8～10g。

制用法　将上药加水1800ml,煎至1500ml,滤取药汁,一半口服,一半外洗患处。每天1剂。

疗效　用本方治疗漆疮患者69例,一般用药1～2剂,均可获治愈。

【处方3】　鲜桂花树叶800g。

制用法　将上药加水2500ml,煎沸30分钟后过滤去渣备用。趁热用小纱布蘸水烫洗患处(以不要烫伤皮肤为度)。同一药水可以加热复用1次。每天1剂,外用3次或4次。

疗效　用本方治疗漆疮患者25例,经用药1～2剂后,均获治愈。

【处方4】　花椒40～60g。

制用法　将上药研为极细末,加水2000～2500ml充分浸泡30分钟后,煮沸取滤液稍凉后蘸洗和浸患处;每天早、晚各 1 次,每次半小时。治疗期间禁用肥皂、热水洗浴,忌食鱼腥、油腻及辛辣等刺激性食物。

疗效 用本方治疗漆疮患者 80 例,均在用药 1～5 天内获治愈。

【处方 5】 九里光、生大黄、朴硝、败酱草、生山楂、枇杷叶各 50g。

制用法 将上药加水 3500ml 煎沸 20～30 分钟后过滤去渣,趁热外洗和湿敷患处,每次 10～15 分钟。每天早、晚各 1 次。每天 1 剂。

疗效 治疗漆疮患者 66 例,均获痊愈。

【处方 6】 硝黄胶囊(含大黄、芒硝。贵阳中医学院第三附属医院研制)。

制用法 两组各 30 例。治疗组用硝黄胶囊 4 粒,每天 3 次口服。对照组用盐酸西替利嗪 1 片,每天 1 次;维生素 C 片、葡萄糖酸钙片各 2 片,每天 3 次;口服。两组均用炉甘石洗剂,外涂患处。均 3 天为 1 个疗程。

疗效 应用上药治疗漆性皮炎患者,两组分别治愈 19 例、8 例($P<0.01$),显效 7 例、9 例,有效 4 例、10 例,无效 3 例 (为 对 照 组), 总 有 效 率 为 100%,90.0%。

痤 疮

【处方 1】 蒲公英、金银花各 30g,野菊花、丹参各 20g,黄芩、连翘、川芎、当归各 15g,桔梗、牛膝各 10g,生甘草 6g。

加减 若气虚者,加党参、黄芪各 10g;若头晕目痛者,加龙胆、防风各 10g;若胸胁痛者,加柴胡、广木香各 8g;若小便黄者,加白茅根 30g,车前草 10g;若大便秘结者,加生大黄、玄明粉各 10g。

制用法 将上药水煎,每天 1 剂。

疗效 用本方治疗痤疮患者 73 例,经用药 10～15 剂后,治愈者 69 例,显效者 4 例。

【处方 2】 枇杷叶、金银花、连翘、桑白皮、白花蛇舌草、茯苓、白术各 15g,黄芩、赤芍、牡丹皮各 10g,山楂 30g。随症加减。

制用法 将上药水煎后,分 3 次内服,每天 1 剂;7 天为 1 个疗程。并用维生素 B₆ 20mg,甲硝唑、维生素 C 各 0.2g,每天 3 次口服。禁酒及辛辣刺激之品。

疗效 采用中西医结合治疗痤疮 100 例,全部获得治愈。

【处方 3】 丹参酮片(每片含丹参酮粗品 160mg)。

制用法 内服丹参酮片,每次 4 片,每天 3 次,连续用药至症状消失止。

疗效 用上药治疗酒渣性及囊肿性痤疮 33 例,治愈 18 例,显效 13 例,好转 2 例。

【处方 4】 黄连、黄柏、黄芩、栀子各 30g。

制用法 两组各 250 例。治疗组将上药水煎分 3 次服,每日 1 剂。用加味双柏散:侧柏叶、大黄各 20g,黄柏、泽兰、薄荷各 10g。干燥后粉碎成极细粉,过筛混匀,加开水、蜂蜜,调敷。对照组用克林霉素胶囊、甲硝唑片,每天 3 次口服。均 1 个月为 1 个疗程。

疗效 应用上药治疗寻常痤疮患者,用 3 个疗程,结果:两组分别治愈 170 例、50 例($P<0.001$),显效 51 例、58 例,有效 21 例、45 例,无效 8 例、97 例,总有效率为 96.8%、61.2%($P<0.01$)。

【处方 5】 浮萍 10g,珍珠层粉 1g。

制用法 将上药共研为极细末,过

100 目筛后,装入干净玻璃瓶内密闭备用。用时先用干净温水清洁面部,常规消毒炎症性皮疹、黑头粉刺,用痤疮针小镊子清除脓疱、角栓,涂擦红霉素软膏于伤口,离子喷雾 5 分钟。取上药末适量,加 2/3 蒸馏水、1/3 蜂蜜调成稀糊状,均涂于面部(眼口除外),约 4mm,30～40 分钟后洗净,外涂维生素 B₆ 软膏。5～7 日 1 次,4 次为 1 个疗程。

疗效 据报道,刘桂华应用上药治疗面部痤疮患者 220 例,其中治愈者 152 例,有效者 68 例,总有效率为 100%。治程中未见不良反应发生。

冻　　疮

【处方1】 白及粉 15g,樟脑(用少许乙醇溶化)0.3g,冰片(研细)0.1g。

制用法 以温开水 100ml 中加入白及粉、樟脑、冰片,混合充分搅拌均匀成糯糊状,即可应用。将上药涂搽于患部一层,然后在火炉上(旁)充分烤干,反复 2～3 遍,每天 1 次或 2 次。

疗效 用上药治疗冻疮患者 126 例,轻者 3～5 天,重者 8～10 天,肿痛即可全消而愈,经随访,用此方治疗,无不在短期内治愈,且原冻伤部不再复发。

【处方2】 苏木、桂枝、红花、丹参各 80g,当归尾、艾叶、细辛、花椒、生姜、丁香各 50g,尖红干辣椒 10 枚,樟脑、薄荷脑各 30g,75% 乙醇 4000ml。

制用法 将上药研为极细末后,加入乙醇内浸泡 15 天(密闭浸泡时间越长,效果越显著)。治疗时,用棉球蘸上药液搽患处,每天 3 次或 4 次。3 天为 1 个疗程。

疗效 用本方治疗冻疮患者 150 例,经用药 1～3 个疗程后,均获治愈。

【处方3】 肉桂、生地黄、生姜、花椒各 30g,红花、赤芍各 10g。

制用法 将上药加水 3000ml,煎沸后约 10 分钟倒入干净盆内,以患者能耐受的温度直接浸洗患处,每天 1 或 2 次。每剂药可用 2 天。

疗效 治疗冻疮 185 例,经用药 1 剂即愈。

【处方4】 鲜山楂。

制用法 取鲜山楂适量,清水洗净后去核,捣成泥状敷于患处 2cm 厚,然后用无菌纱布包扎,保持 3 天。溃疡者禁敷。

疗效 用上药治疗复发性冻疮 30 例,用药 1 次治愈 27 例,2 次治愈 3 例。均无任何不良反应。

【处方5】 椒红酊(含辣椒、红花、当归、花椒各 20g,细辛 10g,生姜 30g。加 75% 酒精 1L,浸泡 7 天后备用)。

制用法 治疗组 26 例,用椒红酊以棉球蘸取,反复揉擦患处(已破溃在其边缘,未破溃皮肤),至发热为度;每天 3 次。对照组 22 例,用冻疮膏,每天 3 次外擦患处。

疗效 应用上药治疗冻疮,用 3 周,两组分别痊愈 14 例、9 例,显效 6 例、3 例,有效 6 例、10 例。

【处方6】 生川楝子 300g。

制用法 将上药加水反复煎取汁,去渣,浓缩成膏,每晚涂于冻疮处。

疗效 据报道,颜道隆应用生川楝子膏外用治疗冻疮患者,疗效卓著。一般用药 3～5 日即可以获得治愈。

手足多汗症

【处方1】 白矾 30g,干姜 4～6 片。

制用法 将上药用水煎熬 30 分钟

后,把煎好的药汁去渣倒入盆内,并加适量的温开水,以盖上脚背、手背为妥。以此药液浸泡双脚或双手,在浸泡时并可适当加点温水,以保持水的温度。每晚1次,每次浸泡15～30分钟。

疗效 用上药治疗手足多汗症患者,屡获良效。一般坚持4～7天就可获得治愈,且不会复发。

【处方 2】 白矾、葛根、生牡蛎各30g。

制用法 将上药水煎3次后合并药液,约得药液2000ml,放入盆内,趁热把手或足浸泡在药液内(以皮肤能耐受为度),每天3次,每次浸泡时间以20～30分钟为宜,晚间可适当延长时间。浸泡期间,温一下药液,效果更佳。用药时禁食生蒜、生葱、生姜等辛辣之品。

疗效 用本方治疗手足多汗症患者,一般外用2～5天,即可获得治愈。

【处方 3】 郁金50g,五倍子25g。

制用法 将上2药共研为极细末,装瓶备用。用时,取药末少许,用陈醋调成糊状,做成2个小饼,外贴于两侧乳头上,外盖敷料,胶布固定。每天换药1次。

疗效 用本方治疗手足多汗症患者153例,治愈151例(其中换药1次治愈60例,换药2次治愈49例,换药3次治愈42例),好转2例。治程中未见不良反应发生。

皮肤瘙痒症

【处方 1】 熟地黄、露蜂房、丹参、地肤子、苦参各100g,蝉蜕、乌梢蛇各50g。

制用法 将上药共研为极细末,过120目筛后备用(装瓶密闭)。用时,每服药末4g,每天3次。1周为1个疗程。直至痊愈止。

疗效 用本方治疗皮肤瘙痒症患者145例,其中治愈140例,好转3例,有效2例。用药1个疗程治愈者89例,2个疗程治愈者51例。治程中未见不良反应。

【处方 2】 夏枯草、苍耳草、败酱草、艾叶各50g,白鲜皮、露蜂房、地肤子、蝉蜕、川槿皮各30g,花椒、黄连、白矾各25g。

制用法 将上药水煎3次后合并药液约3000ml,趁热洗浴患处,每天2次或3次,每次搓10～20分钟。5天为1个疗程。

疗效 用上药治疗皮肤瘙痒症患者120例,经用药5～10天,其中治愈115例,好转5例。

【处方 3】 制何首乌、生龙骨、生牡蛎各20g,龙眼肉、茯神、炒枣仁、当归、秦艽各10g,蝉蜕、胡麻仁各8g,大枣4枚,炙甘草5g。

制用法 将上药水煎2次服,每天1剂。

疗效 用本方治疗皮肤瘙痒症患者61例,经用药3～8剂,均获治愈。

【处方 4】 丹参、鸡血藤、生地黄、地肤子各30g,金银花20g,连翘、当归、赤芍、白芍各12g,川芎、荆芥穗、防风各10g,薄荷3g。

制用法 每天1剂,水煎服。对照组用赛庚啶4mg,维生素C 0.2g,每天3次口服;10%葡萄糖酸钙注射液10ml,加50%葡萄糖盐水注射液20ml,静脉注射,每天1次。均2周为1个疗程。

疗效 用上药治疗皮肤瘙痒症130例(其中治疗组80例,对照组50例),两组分别痊愈70例、10例,好转9例、20例,无效1例、20例,总有效率分别为98.7%,60.0%($P<0.01$)。

【处方5】 紫草油。

制用法 常规皮肤消毒,用紫草油(含紫草、清鱼肝油)外敷,每天换药1次(或每天数次外擦患处)。禁酒,禁鱼虾蟹、辛辣之品。

疗效 应用上药治疗皮肤瘙痒症患者104例,其中治愈者86例,显效者18例。

【处方6】 肤痒舒擦剂(含薄荷150g,地肤子、生地榆、黄柏、蝉蜕各50g,青黛30g,艾叶100g,冰片5g)。

制用法 用肤痒舒擦剂加温水,皮肤干燥加适量甘油,擦患处;皮损面积大用喷壶喷洒药液于患处,每天数次。

疗效 应用上药治疗瘙痒性皮肤病356例,良好(涂药后<2分钟止痒,患者停止搔抓动作,持续>1小时)261例,有效74例,一般15例,差6例,总有效率为98.3%。

【处方7】 全蝎5g,地肤子20g,当归、苦参、白鲜皮、刺蒺藜、防风各15g,皂角刺、乌梢蛇、甘草各10g。

加减 皮肤痒无定处,挠抓后似有皮屑,呈明显白色、口干、舌红苔薄黄、脉细数(或沉弦),全蝎倍量,加蝉蜕、紫草、浮萍、竹叶、栀子;皮肤瘙痒,抓痕结痂,舌红苔黄腻,脉滑(或滑数),加苍术、栀子、茵陈蒿;皮肤瘙痒时轻时重,经久不愈,舌有瘀斑,脉弦细,全蝎倍量,加郁金、赤芍、香附、黄芪。

制用法 每日1剂水煎服;2周为1个疗程。停用他药。禁酒,禁辛辣、鱼、蟹等发物。

疗效 应用上药治疗老年皮肤痒疹症58例,用2个疗程,结果:痊愈36例,显效13例,有效7例,无效2例,总有效率为96.6%。

手掌脱皮症

【处方】 侧柏叶250g,蕲艾60g,桐油适量。

制用法 先将侧柏叶、蕲艾2味药加水约3000ml,熬数沸候用。再将桐油搽抹患手,然后用纸蘸桐油用火点燃熏烤患处,待熏烤片刻,将患手置侧柏叶、蕲艾汤上先熏,候温度稍低,即将患手置汤中浸洗,一般洗至药凉即可。

疗效 用上药治疗手掌脱皮症患者,一般轻者1次即愈,重者3～5次可愈。愈后忌用碱水洗手及接触腐蚀物品半个月。

皮肤划痕征

【处方1】 防风、荆芥、薄荷、黄芩、连翘、滑石、栀子各15g,生石膏30g,甘草、麻黄各9g,大黄、芒硝(冲服)各3g。

加减 若兼气虚者,加党参、黄芪各15g;若兼血虚者加当归、白芍各9g;若兼脾虚者,加白术、茯苓各9g;若兼瘀血者,加川芎9g,桃仁6g;若兼痒甚者,加蝉蜕、苦参各6g;若兼热甚者,加黄连6g,黄柏15g;若兼寒热错杂者,加附子6g,干姜3g。

制用法 将上药水煎,每天1剂,水煎2次,分早、晚口服。

疗效 用上药治疗皮肤划痕征患者24例,其中,痒消、划痕试验转阴者20例;痒消、划痕试验转弱阳者4例;服药15剂以下显效者9例;15剂以上显效者15例。

【处方2】 首乌藤30g,乌梅、全当归各20g,丹参、乌梢蛇、蝉蜕、防风各10g,苏木、生甘草各6g。

加减 若属风寒者,加制草乌、桂

枝、柴胡各 10g;若属风热者,加败酱草、忍冬藤、薄荷各 10g;若属血瘀者,加红花、鸡血藤、川芎各 10g;若属血热者,加牡丹皮、生地黄、凌霄花各 10g。

制用法 将上药水煎,每天 1 剂,分 2 次或 3 次口服。服药期间禁食辛辣、厚味食物。

疗效 用本方治疗皮肤划痕征患者 123 例,经用药 5～10 剂,其中治愈 116 例,显效 7 例。有效率为 100%。

黄 褐 斑

【处方 1】 白花蛇舌草 50g,墨旱莲、益母草各 20g,夏枯草、败酱草、谷精草、豨莶草各 15g,紫草、生甘草各 10g。

加减 若气郁甚者,加广木香、香附各 8g;若血瘀甚者,加丹参、川芎、红花各 10g;若属肾虚者,加菟丝子、杜仲、续断、女贞子各 10g;若肝郁甚者,加白芍 20g,柴胡、牡丹皮各 10g。

制用法 将上药水煎 3 次后合并药液,分 2 次或 3 次口服,每天 1 剂。5 剂为 1 个疗程。

疗效 用本方治疗黄褐斑患者 135 例,其中治愈 126 例,有效 7 例,无效 2 例。有效率为 98.5%。一般用药 2～3 个疗程即可治愈或见效。

【处方 2】 丹参、桑寄生、川芎、金银花、益母草各 25g,牡丹皮、红花、桂枝、当归、防风、白芷、桔梗、白附子、荆芥、茯苓各 10g,地龙、蝉蜕、生甘草各 6g。

制用法 将上药水煎,每天 1 剂,分 2 次口服。

疗效 用本方治疗黄褐斑患者 161 例,其中治愈 140 例,好转 18 例,无效 3 例。有效率为 98.1%。

【处方 3】 山药、益母草各 20g,熟地黄、土茯苓、野菊花、牡丹皮、泽泻各 15g,黄柏、山茱萸、陈皮、枸杞子、女贞子各 10g。

加减 若血虚者,加全当归、制何首乌各 10g;若血瘀者,加红花、川芎、鸡血藤各 10g;若失眠者,加远志、酸枣仁各 10g。

制用法 将上药水煎,每天 1 剂。

疗效 用本方治疗黄褐斑患者 123 例,其中治愈者 120 例,好转者 3 例。有效率为 100%。

【处方 4】 白僵蚕、白菊花、白术、白芍、柴胡、蝉蜕、丝瓜络、薄荷各 10g,白茯苓、当归各 15g,益母草、丹参各 20g,珍珠母 30g,玫瑰花 3 朵。

制用法 水煎取液,熏蒸面部 10 分钟后,内服。停用其他药。禁日光暴晒及辛辣刺激之品。

疗效 用上药治疗面部黄褐斑 40 例,其中治愈 15 例,显效 18 例,有效 6 例,无效 1 例。总有效率为 97.5%。

【处方 5】 桃仁、白附子、牡丹皮各 10g,白芍、生地黄、郁金各 15g,川芎、桔梗各 8g,红花 6g,当归 12g,香附 20g,甘草 5g。

制用法 本方亦可随症加减。2 天 1 剂水煎分 4～6 次服。16 天为 1 个疗程。

疗效 应用桃红四物汤加味治疗面部黄褐斑 96 例,用 1～3 个疗程,均获治愈。

多形性红斑

【处方 1】 防风、荆芥、白芥、藁本、羌活、甘草各 15g。

加减 若面颈部多者,加川芎;若上肢多者,加桂枝;若下肢多者,加独活;若四肢多者,加桑枝;若咽喉痛者,加牛蒡子;若食欲缺乏者,加木瓜;若失眠者,加远志;若瘙痒者,加蝉蜕;若风寒者加肉桂、制附子。

制用法 将上药水煎,每天 3 次口服,每次 100ml。

疗效 用上药治疗多形性红斑患者 65 例,全部治愈。最短 2 剂即愈,最长 15 剂治愈,平均服 6 剂。

【处方 2】 生黄芪 15g,制何首乌、党参、赤芍药、桂枝、丹参各 10g,附子、陈皮、炙甘草各 6g。

加减 若血瘀明显者,加川芎、红花、桃仁各 10g;若寒冷明显者,加干姜 6g。

制用法 将上药水煎,分 2 次或 3 次口服,每天 1 剂。1 周为 1 个疗程。

疗效 用本方治疗多形性红斑患者 61 例,经用药 1～2 个疗程,其中治愈 58 例,好转 3 例。

【处方 3】 当归、白芍、桂枝、吴茱萸、通草、茯苓各 10g,细辛 3g,鸡血藤 15g,干姜、炙甘草各 6g,大枣 5 枚。

加减 冻疮结节者,加桃仁、红花、丹参;有水疱、水肿、溃烂者,加野菊花、泽泻、生薏苡仁;痒甚者,加白鲜皮、地肤子;气虚者,加黄芪、党参;关节痛者,加秦艽、老鹳草;病在上肢者,加片姜黄;病在下肢者,加牛膝、木瓜。

制用法 每天 1 剂,水煎服;并用部分煎液熏洗患处,每次 10～15 分钟。1 周为 1 个疗程。

疗效 治疗寒冷性多形性红斑 36 例,其中痊愈 30 例,好转 6 例。

【处方 4】 龙胆、柴胡、黄芩、甘草各 9g,车前子 12g,生地黄 30g,当归 10g,薏苡仁、白鲜皮各 20g,金银花、连翘、板蓝根、徐长卿各 15g。

制用法 每天 1 剂,水煎分 2～3 次服。5 天为 1 个疗程。用 1～2 个疗程后观察治疗效果。

疗效 应用龙胆泻肝汤加减治疗多形性红斑患者 36 例,其中治愈 29 例,好转 7 例。

【处方 5】 大黄䗪虫丸(含炒土鳖虫、炒蛴螬、炒苦杏仁、制水蛭、煅干漆、熟大黄、桃仁、黄芩、生地黄、白芍、甘草、炒虻虫)。

制用法 两组各 30 例。治疗组用大黄䗪虫丸 3g,每天 2 次口服。与对照组均用消炎痛 25mg,维生素 E 20mg,每天 3 次口服。

疗效 应用上药治疗急性单纯性结节性红斑,用 2 周后,两组分别痊愈 23 例、14 例,显效各 4 例,好转 2 例、4 例,无效 1 例、8 例,总有效率为 96.7%,73.3%($P<0.01$)。

皮 肤 感 染

【处方 1】 黄芩 30g,连壳 20g,天南星、白芷各 10g,水杨酸甲酯(冬青油)3g,薄荷脑 6g,冰片 12g。

制用法 将黄芩、连壳、天南星、白芷 4 味药按处方配合打成粗粉,用 90% 乙醇以渗滤法制成浸膏。水杨酸甲酯(冬青油)、薄荷脑、冰片按处方量先混匀,将浸膏浸入,搅拌均匀即成。另按敷料配方进行打胶,制成基质加入上药制成胶浆,经过滤面涂布。成品每张 3cm×5cm,布基含药硬膏 0.8g。用时,直接贴于患处,每天换药 1 次。贴药同时可以热敷。将摩擦的水疱放出浆汁后直接贴于患处,如无其他不适,可在 36～48 小时后再换药 1 次。

疗效 用上药治疗皮肤感染、裂伤

等患者 87 例,追访有结论者 85 例,其中治愈 73 例,好转 5 例,无效 7 例。

【处方 2】 蒲公英、败酱草、蜂窝、紫草各 30g,生大黄、乳香、没药、当归尾各 15g,生地黄、白芷、黄柏各 12g,蜈蚣 6 条,蟾酥 3g,红粉、冰片、血竭各 10g,蜂蜡 80g,芝麻油 600ml。

制用法 将前 13 味药放入芝麻油中炸枯去渣,炼油滴水成珠,放入蜂蜡,待油冷却时放入红粉、冰片、血竭,搅拌均匀成膏状,装入消毒瓶内备用。用时,将上药油涂于患处,外敷纱布即可。每天换药 1 次,直至痊愈止。

疗效 用本方治疗皮肤感染患者 135 例,经用药治疗 3～12 天,均获治愈。治程中未见不良反应。

皮 肤 溃 疡

【处方 1】 血余炭 100g,枯矾 20g,氯霉素粉 3g。

制用法 先将前 2 味药研成细末,经密闭高压灭菌后加入氯霉素粉,混匀,置瓶内备用。用时,以生理盐水清洗创面,乙醇(酒精)消毒皮肤后,创面撒敷上药粉,厚度以覆盖创面、药粉不外撒为度,然后用无菌纱布覆盖包扎(对于创面较大者,可用暴露疗法而不包扎)。隔天换药 1 次,直至痊愈为止。换药时,对于黏附在创面上的药痂可不必去除,以防创面损伤出血,延长愈合时间。

疗效 用上药治疗慢性皮肤溃疡患者 30 例,治愈时间短者 7 天,长者 14 天,平均 12 天均愈。

【处方 2】 蒲公英、败酱草各 30g,苦参、蛇床子、黄连、黄柏各 15g,枯矾、青黛、冰片各 10g,蜂蜜适量。

制用法 将上药共研为极细末,过120 目筛后装瓶备用。用时取药末少许,用蜂蜜调成糊状,外涂患处,用敷料、胶布固定,每天 1 次。

疗效 治疗皮肤溃疡 81 例,均获痊愈。

【处方 3】 生大黄、黄柏、桃仁、红花各 30g,冰片 5g,生白矾 10g。

加减 症甚者生大黄、黄柏增量;脓性分泌物减少、肉芽生长者,加白及;病程长、局部血液循环差者,加桂枝、艾叶。

制用法 将上药水煎取液 3～5L,浸洗患处,每次 30 分钟,每天 2 次或 3 次。暴露疮面;冬季局部保暖。对照组用归黄油外涂患处,2 天换药 1 次。均 30 天为 1 个疗程,用 2 个疗程。两组均不用抗生素及其他中药,治疗前均清除坏死组织。

疗效 用上药治疗慢性皮肤溃疡 93 例(其中治疗组 63 例,对照组 30 例),两组分别治愈 53 例、10 例,有效 8 例、12 例,无效 2 例、8 例,总有效率分别为 96.8%、73.3%。

【处方 4】 中草药油性纱条。

制用法 两组各 24 例。先清创。治疗组用中草药油性纱条(含野菊花 30g,紫草、鹅不食草各 50g。用植物油煎至枯脆后,取出,加龙骨 25g,冰片 5g,银珠 8g。研碎细末,加麻油适量。浸润无菌纱布),外敷患处并延至创缘处 0.5～1cm;与对照组均用无菌纱布覆盖,每天(或隔天)1 次换药;2 周为 1 个疗程。

疗效 应用上药治疗皮肤溃疡患者,两组分别痊愈 19 例、6 例($P<0.01$),显效 3 例、6 例,无效 2 例、12 例,总有效率为 91.7%、50.0%。

【处方 5】 青黛散。

制用法 用青黛散(含石膏、滑石各

10g,黄柏、青黛各5g。研末)适量,加香油调糊。每天3次涂患处。

疗效　用上药治疗外阴溃疡32例,用7～20天,均治愈。

黄 水 疮

【处方1】　青黛、薄荷各150g,黄柏120g,冰片6g,人中白90g,黄连45g,硼砂60g。

制用法　将上药共研为细末,装瓶备用。用时,将药粉用香油或菜油拌成糊状。患处用75%乙醇消毒,然后涂敷药膏,覆盖消毒纱布。隔天换药1次。

疗效　本方治疗黄水疮疗效显著。笔者治疗3例,均在用药2或3次获得治愈。

【处方2】　生石灰160g,硫黄250g。

制用法　将上药粉碎过筛,加水1250ml,文火煎2小时,如水不足时可再加水,最后煎至1000ml,静置,取上清液,贮瓶,紧盖,蜡封备用。用时,以棉球蘸药液涂敷患处。每天3～5次。

疗效　用上药治疗黄水疮患者50多例,一般在2～4天内脱痂而愈。

【处方3】　青黛60g,黄连、孩儿茶、黄柏各40g,煅海蛤粉、枯矾、煅石膏各50g,冰片6g。

制用法　将上药分别研为极细末,过120目筛后,装瓶密闭备用。用时,取药末少许,用芝麻油调稀状涂患处,每天用药1次或2次,不需包扎。

疗效　用本方治疗黄水疮患者65例,用药2～7天,均获治愈。

【处方4】　金银花、蒲公英、野菊花、土茯苓各15g,黄芩、赤芍各6g,紫花地丁10g,连翘9g,六一散(包)20g。

制用法　每天1剂水煎服。10天为

1个疗程。

疗效　治疗脓疱疮122例,用1～2个疗程。治愈90例,显效20例,好转11例,无效1例。

皮 肤 结 核

【处方1】　炙露蜂房、炙蛇蜕、玄参、蛇床子、黄芪(锉)各0.9g,杏仁45g,乱发如鸡卵大1团,黄丹、蜂蜡各60g,芝麻油240g。

制用法　先将蜂房、蛇蜕、玄参、蛇床子、黄芪锉细,用酒浸泡24小时,再向芝麻油中放入杏仁,同时将乱发煎沸多次,待发清尽,再下黄丹、蜂蜡及浸液,再煎沸多次,放入瓷药瓶备用。用时,外贴皮疹处,每天1次,直到皮疹痊愈为止。

疗效　用上药治疗皮肤结核患者3例,均获治愈。

【处方2】　牡蛎30g,虎杖、生地黄各20g,败酱草、百部、鹿衔草、首乌藤各15g,金银花、黄芩、苍术各10g,陈皮、木通、茯苓各8g,生甘草6g。

加减　若手足发凉者,加肉桂、补骨脂、肉苁蓉、女贞子各10g;若失眠者,加朱茯苓、柏子仁、薏苡仁各10g;若伴下肢水肿者,加泽泻、木通、防己各10g;若伴手足心热者,加鳖甲、龟甲、地骨皮各10g;若溃疡久治不愈合者,加生黄芪、全当归各10g。

制用法　将上药水煎,每天1剂,分2次或3次口服。10剂为1个疗程。

疗效　用本方治疗皮肤结核患者45例,经用药1～3个疗程后,其中治愈42例,显效2例,无效1例。

【处方3】　狼毒100g,白及50g。

制用法　将上药共研为极细末,过120目筛,加入凡士林调成30%软膏备用。用时,常规消毒皮损部位,视皮损范围大小,将药膏均匀涂于纱布上约0.2cm厚,贴敷患处,隔日换药1次。2个月为1个疗程。

疗效 应用上药治疗皮肤结核患者25例,其中治愈16例,好转6例,无效3例。

疥 疮

【处方1】 藜芦、苍术、九里光、荆芥各50g,花椒20g。

制用法 将上药煎水外洗,每天洗2次。

疗效 用上药治疗疥疮患者,一般洗至3剂获得治愈。

【处方2】 百部、蛇床子、大风子、藜芦、黄连、硫黄各30g,花椒、苦参各15g。

制用法 将上药加水2000ml,煎至1500ml,睡前外洗患处。1剂药可用2天。

疗效 用本方治疗疥疮患者89例,经用药1~2剂后,其中治愈(瘙痒停止,皮疹消失,经观察1个月未复发者)85例;好转(瘙痒减轻,皮疹减少)3例;无效(瘙痒及皮疹无变化)1例。

【处方3】 百部、鹤虱、使君子、苦楝皮、芫荑、槟榔、黄柏、苦参各15g,硫黄、滑石各20g,白矾30g。

加减 痒甚者,加赤芍、黄芩;脓疱者,加金银花、黄连;阴囊有疥疮结节者,加丹参、三棱、莪术。

制用法 每天1剂,水煎取液,洗澡后擦洗全身,每次10分钟,每天2次;7天为1个疗程。

疗效 用上药治疗疥疮61例,全部获得治愈。

【处方4】 硫黄50g,花椒、白鲜皮、苦参、黄柏、千里光各30g,薄荷20g,冰片10g。

加减 感染加金银花、蒲公英。

制用法 将上药加水3L,煎取液,洗浴全身,2天1次。水汽干后,用冰硫膏(含冰片5g,硫黄25g,凡士林70g)外涂,每天1次,衣服被褥消毒,7天为1个疗程。

疗效 用上药治疗疥疮140例,用1个疗程,治愈120例,好转20例,总有效率为100%。

【处方5】 硫黄、土槿皮、苍耳子各20g,苦参、蛇床子、黄柏、白鲜皮、地肤子、土茯苓、白蒺藜各30g。

加减 感染者,加金银花、蒲公英各30g,野菊花20g。

制用法 每天1剂,水煎,温洗全身,每天2次;3~4天为1个疗程。感染甚1例加用青霉素。清洁衣被。

疗效 应用中药水煎外洗治疗疥疮180例,其中,治愈176例,有效4例,总有效率为100%。

【处方6】 黄芩、黄连、黄柏、虎杖、花椒、百部、牡丹皮、赤芍、败酱草、萆薢各15g,苦参、蛇床子、地肤子、板蓝根各30g,蝉蜕10g。

制用法 将上药加水1.5L,煎取液800ml,煎3次,取滤液,冷藏。每晚取1/3,加热后,加硫黄2g,外洗患处。糜烂甚用硫黄减半(或不用),加槐花、大黄各15g,好转后再加硫黄,洗后用林旦乳膏(或尤力肤),涂搽患处。合并感染用抗生素。

疗效 应用清热除湿汤外洗治疗疥疮40例,平均用14天后,均获得治愈。

【处方7】 百部酊(含百部125g,加75%乙醇500ml,浸泡1周即成)。

制用法 用百部酊从颈部后下擦，每日1～2次。5日为1个疗程。第1个疗程未愈者，加用5%或10%硫黄软膏，每日1次。并用苍耳子、苦参各30g，百部50g，加水4L，浸泡污染衣物24小时，晒干。5日为1个疗程。

疗效 据报道，刘旭应用百部酊治疗疥疮患者300例，经治疗1～3个疗程后，均获得治愈。

过敏性紫癜

【处方1】 大枣15枚。

制用法 将上药洗净后，水煎服，每天3次，直至皮损全部消退为止。

疗效 用本方治疗过敏性紫癜患者18例，经用药2～8天，均获治愈。

【处方2】 紫草50g，败酱草、生地黄各30g，茜草、仙鹤草、赤芍、丹参各20g，牡丹皮、生甘草各15g。

加减 若属气虚，紫癜反复发作者，加党参、黄芪、制何首乌各15g；若感染伴发热者，加金银花、板蓝根、蒲公英各20g；若腹痛加剧者，加延胡索、川楝子、香附各15g；若血尿者，加白茅根30g，大蓟、小蓟各20g；若便血者，加生大黄粉（吞服）3g。

制用法 将上药水煎服，每天1剂。

疗效 用本方治疗过敏性紫癜患者45例，经用药5～15天后，均获治愈。

【处方3】 黄芩、板蓝根、连翘、蒲公英、威灵仙、生地黄、赤芍、牡丹皮、茜草、紫草、仙鹤草、墨旱莲、白鲜皮、地肤子、白茅根、珍珠各10g，甘草6g，大枣、花生米各7枚。

制用法 本方亦可随症加减。儿童剂量酌减。每天1剂，水煎服。10天为1个疗程。

疗效 应用清热解毒凉血法治疗过敏性紫癜72例，用2～3个疗程，痊愈61例，好转11例。

【处方4】 茜草、紫草、墨旱莲、黄芩、牛膝、当归、生地黄、牡丹皮、防风、白术各6～10g，蒲黄（包）3～6g，灵芝5～10g，黄芪10～20g。

制用法 每天1剂水煎服，4周为1个疗程。

疗效 应用上药治疗复发性过敏性紫癜52例，用2个疗程后，随访半年，治愈29例，显效23例，总有效率为100%。治疗患者均为儿童。

手足皲裂

【处方1】 猪油30g，蜂蜜70g。

制用法 先煎沸猪油，冷却后与蜂蜜调匀，装瓶内备用。用时，先将患处用热水浸泡10～30分钟，使角质软化，去掉污垢。如角质过深，可剪去或刮掉，效果更好。然后外敷药膏，每天2次，睡前必须治疗1次。如有感染，可外撒白及粉或抗菌消炎膏，同时，用上药膏外涂。

疗效 用上药治疗手足皲裂患者，一般3天可获痊愈。

【处方2】 香蕉100g，白及粉、黄连粉各50g。

制用法 将上药加水1000ml，煎3～5分钟后，置容器中浸泡3～4天，过滤去渣，加入95%乙醇150ml防腐，装入消毒瓶内备用。用时，以此药水涂患处，每天早、晚各1次。3天为1个疗程，直至痊愈为度。

疗效 用本方治疗手足皲裂患者123例，轻则1个疗程，重则2个疗程，均获治愈。

【处方3】 白及粉100g，甘草粉

80g,75％乙醇、甘油各 250ml。

制用法 将上药混合均匀,密闭浸泡 1 周后备用。用时,将上药液涂于患处,每天早、晚各 1 次。一般涂药 1～2 天见效。

疗效 用本方治疗手足皲裂患者 162 例,其中 2 天治愈者 53 例,3 天治愈者 47 例,4 天治愈者 50 例,5 天治愈者 12 例。经随访 1～2 年,治愈后均未见复发。

【**处方 4**】 黄连粉 100g,白及粉 80g,白矾末 90g,马勃 60g,凡士林 500g。

制用法 将前 4 味药共研为极细末,过 120 目筛,待凡士林加热后,将药末加入搅拌均匀,装瓶密闭备用。用时,以此药膏涂搽患处,每天 2 次。3 天为 1 个疗程。

疗效 用本方治疗手足皲裂患者 153 例,其中 1 个疗程治愈 47 例,2 个疗程治愈 63 例,3 个疗程治愈 43 例。

【**处方 5**】 青黛 20g,黄连 50g,白及 100g,红花油 100ml,甘油 200ml,香水 5ml,75％乙醇 150ml。

制用法 将前 3 味药研为极细末,加入红花油、甘油、香水、乙醇中,混合均匀,装瓶内备用。用时,每天搽患处 2 次或 3 次。

疗效 用本方治疗手足皲裂患者 881 例,经用药 2～5 天治愈 231 例,6～8 天治愈 369 例,9～12 天治愈 281 例。治愈率为 100％。

【**处方 6**】 三七粉 30g。

制用法 用麻油将上药调成糊状,热水浸泡后涂药,每天 3 次或 4 次。

疗效 用上药治疗皲裂症患者 68 例,痊愈 45 例,好转 23 例,总有效率为 100％。

疣

【**处方 1**】 马齿苋(鲜)62g,苦参、陈皮各 31g,蛇床子 24g,苍术、蜂房、白芷各 18g,细辛 12g。

制用法 将上药浓煎后,趁热用布或棉球蘸药水反复搽洗患处,以不擦破表皮为度,每天 2 次,1 剂药可用几天。再次用时将药液煨热。

疗效 用上药治疗扁平疣患者 25 例,一般 2～7 剂治愈。6 例混合疣亦全部治愈。平均治愈天数 15 天。

【**处方 2**】 木贼、香附各 30g。

制用法 将上药水煎,每天 1 剂,日洗 2 次或 3 次。

疗效 用上药治疗寻常疣患者,一般外洗 1～2 剂即可痊愈。

【**处方 3**】 马齿苋、板蓝根各 30g,玄参、乌梅、土茯苓各 15g,牡蛎、紫草各 12g,红花 6g。

制用法 将上药水煎服,每天 1 剂,分 2 次服。

疗效 用上药治疗扁平疣患者 7 例,最短 6 天,最长 32 天,均获痊愈。

【**处方 4**】 何首乌片 100 片。

制用法 将上药口服,成人每次 5 片,小儿每次 3 片,每天 3 次,连服 20～40 天。

疗效 用本方治疗寻常疣患者 61 例,其中治愈 56 例,好转 4 例,无效 1 例。

【**处方 5**】 板蓝根 20g,薏苡仁、夏枯草、白花蛇舌草各 30g,苍术 12g,香附、重楼、半枝莲、川芎、三棱、莪术、茵陈蒿各 15g,甘草 6g。

制用法 每天 1 剂,水煎分 3 次餐后服。并用克疣外洗方:大青叶 20g,香附、木贼、王不留行各 30g。2 天 1 剂水煎,取液300ml,外洗患处;洗前先用刀片刮去表面层;洗后用柴胡针剂外擦,每天3～5次。7天为1个疗程。

疗效 应用上药治疗扁平疣100例,用4个疗程后,痊愈83例,显效12例,有效5例,总有效率为100％。

鸡 眼

【处方1】 白醋50ml,鸦胆子10g。

制用法 将鸦胆子捣碎浸泡于白醋中7～10天后备用。用时,先用碘酒或70％乙醇消毒患处皮肤,再用消毒的针头或刀尖刺破鸡眼处皮肤造1个小小的创口面,将鸦胆子浸剂滴入创口内或用棉球涂上药液嵌入创口,再用胶布遮盖固定,隔天换药1次。

疗效 用上药治疗鸡眼患者,一般用3～5次,鸡眼组织即腐烂脱落。

【处方2】 蓖麻子适量。

制用法 先用热水将鸡眼周围角质层浸软,用小刀刮去。然后用铁丝将蓖麻子串起置火上烧,待烧去外壳出油时,即趁热按在鸡眼上。

疗效 笔者用蓖麻子治疗鸡眼患者,一般2或3次即可获得治愈。

【处方3】 骨碎补9g,95％乙醇100ml。

制用法 将骨碎补浸泡于乙醇中,泡3天即成。用时,先用温水将足部鸡眼或疣洗泡柔软,用小刀削去其外层厚皮,再涂搽骨碎补乙醇浸剂,每2小时搽1次,搽后略有痛感,几分钟后即消失,连续4～6次,1天至多10次。

疗效 用上药治疗鸡眼患者6例,均在用药10～15天内痊愈。治疗足部疣2例,均在3天内脱落。

【处方4】 生半夏100g。

制用法 将生半夏晒干后,研为极细末,装入瓶内密闭备用。用时,先将鸡眼浸温水中泡软,削去角化组织,以有渗血为度,放上生半夏粉,并用胶布贴上。1周内即可脱落。如未脱落者,可如同前法再用1次。

疗效 用本方治疗鸡眼患者136例,用药1次治愈者95例,用药2次治愈者41例,有效率为100％。

【处方5】 制蜈蚣30条,乌梅9g。

制用法 将上药共研为极细末,加入菜油适量,浸泡7～10日。先用1％温盐水浸泡患部15～25分钟,待粗皮软化后剪去,外敷上药油,纱布包扎,每12小时换药1次。3日为1个疗程。

疗效 据报道,程爵棠等采用上药治疗鸡眼患者87例,其中痊愈(3年未见复发)71例,有效15例,无效1例,总有效率为98.9％。

酒 渣 鼻

【处方1】 百部适量。

制用法 将百部用水洗净,泡于95％乙醇中,比例为1g百部用2ml乙醇,一般泡5～7天即可搽用。每天搽2次或3次,1个月为1个疗程。

疗效 用上药治疗酒渣鼻患者13例,其中痊愈5例,显效7例,好转1例。经3个月随访,治疗效果稳定,治疗中未见过敏反应。

【处方2】 金银花、败酱草各30g,生石膏(先煎)、生地黄各15g,枇杷叶、川芎、栀子各12g,桑白皮、陈皮、黄芩、赤芍、红花、桃仁、生甘草各10g。

制用法 将上药水煎3次后合并药液,分早、晚2次口服,每天1剂。10剂为1个疗程。

疗效 用本方治疗酒渣鼻患者 31 例,其中治愈 28 例,好转 2 例,无效 1 例。服药最少者 1 个疗程,最多者 3 个疗程。

【处方 3】 生石灰、生石膏各 100g。

制用法 将上药分别研细末过筛后,用乳钵研匀,装瓶备用。用时,先将鼻患部用清水洗净,视患处大小取药粉适量,加烧酒调成糊状,外敷患处。每天 1 次,3 天为 1 个疗程。局部皮肤破溃者禁用。

疗效 用本方治疗酒渣鼻患者 65 例,经用药 1~2 个疗程,均获痊愈。

【处方 4】 桑白皮、枇杷叶、赤茯苓、车前子、鱼腥草、厚朴、玄参、麦冬各 15g,葶苈子、生石膏、黄芩各 20g,熟大黄 10g,枳实 12g。

制用法 每天 1 剂,水煎餐后服。丘疹、脓疱用药渣再煎取液,湿敷患处。15 天为 1 个疗程。禁烟酒、辛辣及肥甘厚腻之品。

疗效 用上药治疗酒渣鼻 163 例,其中治愈 141 例,明显好转 22 例,总有效率为 100%。

【处方 5】 当归、赤芍、牡丹皮各 12g,川芎 6g,生地黄 24g,甘草 5g,黄芩、红花各 9g。

加减 红斑期加枇杷叶、桑白皮、白茅根;丘疹脓疱期加金银花、连翘、野菊花;便秘加大黄、火麻仁;口渴鼻干加沙参、麦冬;心烦易怒加莲子心、柴胡、白芍。

制用法 治疗组 58 例,将上药水煎服,每天 1 剂。与对照组 40 例,均用甲硝唑 0.2g,每天 3 次;2 周后,改为每天 2 次;口服。四环素片 0.5g,每天 4 次;4 周后,改为 0.25g,每天 2 次;口服。维生素 B_2 10mg,维生素 B_6 20mg,每天 3 次口

服。均用氯柳酊(含氯霉素、水杨酸),外涂患处。均 4 周为 1 个疗程。禁辛辣、高脂、高糖食物。

疗效 应用上药治疗酒糟鼻患者,用 1 个疗程后,两组分别痊愈 38 例、14 例,显效 16 例、11 例,有效 3 例、10 例,无效 1 例、5 例。总有效率为 98.3%,87.5%($P < 0.05$)。

臭 汗 症

【处方 1】 黄升 12g,粉霜 9g,硼砂 6g,冰片 3g。

制用法 将上药共研为细末,装入瓶内备用。用时,先剪(或剃)去腋毛,洗净腋窝,取药粉适量,涂腋窝部并揉搓数分钟。用药次数视局部出汗之多少酌情增减。

疗效 用上药治疗臭汗症(腋臭)患者,一般外用 1 次可以维持数天无臭味,或臭味明显减轻,且无任何不良反应。

【处方 2】 刘寄奴 40g,轻粉 60g,冰片 50g。

制用法 将上药共研为极细末,装瓶密封备用。用时,先剃净或剪除腋毛,洗净。取上药适量撒于腋窝部,用手指轻轻揉搓 3~5 分钟,再紧挟腋窝 8~10 分钟。每天睡前 1 次。10 次为 1 个疗程。

疗效 用本方治疗臭汗症(腋臭)患者 145 例,经用药 1~2 个疗程后,腋臭症状完全消失。随访 1~2 年,均未见复发。

【处方 3】 生大黄、密陀僧、轻粉各 60g,煅龙骨、枯矾各 30g,煅胆矾、煅寒水石各 10g,公丁香、冰片各 15g。

制用法 将上药共研为极细末,过 120 目筛后,装入瓶内密封备用。用时,先清洁患部,再用棉花团或海绵 1 块,蘸

本方药末涂搽患处,微用力揉搓3～5分钟。每晚睡前1次。若在洗澡后涂搽,效果更好。5天为1个疗程。

疗效 用本方治疗臭汗症(腋臭)患者57例,经用药2～3个疗程后,其中治愈55例,好转2例。

【处方4】 红僧爽腋粉。

制用法 治疗组216例,用红僧爽腋粉(含公丁香、小茴香各10g,红升丹、硫黄、滑石各15g,石膏、密陀僧、枯矾各25g,研末,分别过80～100目筛;混合后再过筛);对照组72例,用狐臭粉(含氧化镁10g,淀粉1.7g,碳酸氢钠32g,熏衣草油0.3ml,加滑石粉至100g);均用棉花团(或海绵)蘸取,涂擦患处5遍,每天1次;14天为1个疗程。

疗效 应用上药治疗腋臭患者,两组分别治愈216例、26例($P < 0.01$),好转35例,无效11例(均为对照组)。

鱼 鳞 病

【处方1】 生黄芪50g,黑芝麻40g,丹参、地肤子各25g,当归、生地黄、熟地黄、枸杞子、何首乌、白鲜皮各20g,生山药、苦参、防风各15g,川芎、桂枝、蝉蜕、甘草各10g。

加减 若有心悸、失眠、健忘等症状者加炒枣仁、合欢花;若纳呆脘胀者减生地黄、熟地黄,加白术、鸡内金;若便溏者减黑芝麻、枸杞子、生地黄、熟地黄,加白术,增山药;若气短、自汗者加党参。

制用法 将上药水煎。每剂煎3次,分4次服,早、晚各1次,作2天用量。小儿酌减。

疗效 用上药治疗鱼鳞病患者(中医学称蛇皮癣、鱼鳞风,与遗传有关)70例,有效68例,无效2例。其中临床治愈

12例,明显好转45例,好转11例。总有效率为97.1%。治疗时间最短4个月,最长8个月。

【处方2】 姜黄、生黄芪各60g,白鲜皮、白及、百部各30g,归尾、生槐花、苦参、生甘草各25g,蝉蜕、紫草各15g,轻粉、冰片各10g,蜂白蜡100g,黑芝麻油1000ml。

制用法 先将前11味药浸入黑芝麻油中1周后,再在炉中用文火熬至诸药枯黄,离火滤渣取油,待油微温时,再入轻粉、冰片,最后加入蜂白蜡,搅拌均匀后密闭备用。用时,每天早、晚外搽患处1次。20天为1个疗程。

疗效 用上药治疗鱼鳞病患者95例,其中治愈67例,显效15例,好转9例,无效4例。一般用药2～3个疗程即可取效。

硬 皮 病

【处方1】 熟地黄、鸡血藤、丹参、全当归各15g,党参、黄芪各20g,红花、桃仁、川郁金、赤芍、苏木、益母草、川芎、何首乌、泽兰、陈皮各10g。

制用法 将上药水煎分2次或3次口服,每天1剂。30剂为1个疗程。

疗效 用本方治疗各型硬皮病患者138例,经用药2～3个疗程后,其中治愈105例,显效23例,有效8例,无效2例。总有效率为98.6%。

【处方2】 党参、黄芪、当归各30g,丹参25g,鸡血藤、何首乌、淫羊藿各15g,红花、桃仁、桂枝、乌梢蛇、熟地黄、香附各10g,肉桂4g,生甘草6g。

加减 若心悸、失眠者,加酸枣仁、柏子仁、远志各10g;若伴咳嗽、气喘者,加桔梗、贝母、紫苏子各10g;若吞咽困难

者,加代赭石、莱菔子、枳实各 10g;若脾虚便溏者,加山药、土茯苓、白术各 10g;若肢端溃疡者,加延胡索、乳香、没药、田三七各 10g。

制用法 将上药水煎 3 次后合并药液,分早、中、晚口服,每天 1 剂。

疗效 用本方治疗系统性硬皮病患者 98 例,经用药 1～3 个月,其中治愈 60 例,好转 23 例,有效 14 例,无效 1 例,总有效率为 99.0%。

【处方 3】 生石膏 30g,黄连 9g,牡丹皮 10g,黄芩、连翘、板蓝根各 15g,芍药、柴胡各 12g,甘草 5g。

加减 皮肤组织萎缩加黄芪、熟地黄;患在关节加桂枝、牛膝。

制用法 老幼用量酌减。每天 1 剂,水煎服。3 个月为 1 个疗程。禁辛辣刺激之品。

疗效 用上药治疗局限性硬皮病 105 例,治愈 31 例,显效 65 例,有效 6 例,无效 3 例。

【处方 4】 白附子、独活、川乌、木通各 6g,白鲜皮 8g,红花、透骨草、艾叶各 9g,料姜石(火煅)120g 等。

制用法 治疗组 35 例,将上药用布包,用时蒸 1 小时,趁热外敷局部,每次 30 分钟,每天 2 次;1 个月为 1 个疗程,用 3 个疗程。对照组 33 例,用肝素钠软膏,每天 2 次外用。两组均用积雪苷片 24mg,维生素 E 0.1g,每天 3 次口服。

疗效 应用上药治疗硬皮病患者,两组分别痊愈 9 例、7 例,显效 19 例、13 例,有效 6 例、9 例,无效 1 例、4 例,总有效率为 97.2%,87.9%。

稻 田 皮 炎

【处方 1】 石膏 2 份,硫黄 1 份,白矾 4 份,梧桐树叶 1 份。

制用法 将上药分别研细末,混合装瓶备用。每晚睡前洗净患处,撒上药末,轻轻揉搓,使之黏合。

疗效 用上方治疗稻田皮炎患者 160 例,大多数只用药 1 次或 2 次,局部渗液减少,肿胀消退,结痂而愈。少数用药 3 次或 4 次而愈,效果满意。

【处方 2】 百部、苦参各 15g,蛇床子 20g,紫草、仙鹤草、黄柏各 10g,地肤子、白蒺藜、土茯苓各 12g,皂角刺 9g,黄连 6g,生甘草、花椒各 5g。

加减 若痒甚者,加僵蚕 10g,蝉蜕 6g,全蝎 3g;若夜不能寐者,加酸枣仁、远志、柏子仁各 10g;若皮肤肿痛者,加蒲公英、金银花、紫花地丁各 15g。

制用法 将上药水煎 2 次后,分早、中、晚 3 次服。水煎 3 次去药渣外洗患处,每天 1 次或 2 次。每天 1 剂。3 剂为 1 个疗程。

疗效 用上药治疗稻田皮炎患者 62 例,一般用药 1 个疗程即获痊愈。治程中未见不良反应发生。

雷 诺 现 象

【处方 1】 生黄芪、太子参各 30g,鸡血藤、丹参、仙茅、淫羊藿、全当归、枸杞子各 20g,路路通、穿山甲(代)、威灵仙各 15g,桂枝、干姜各 10g,生甘草 8g。

加减 若口干欲渴者,加生地黄、石斛、天冬各 10g,减桂枝、干姜、淫羊藿、仙茅的药量;若手指麻木者,加伸筋草、地龙各 10g,全虫 5g;若烦躁易怒者,加柴胡、炒香附、郁金各 10g;若失眠心烦者,加酸枣仁、柏子仁、远志各 10g,黄连 5g;若大便秘结者,加生大黄(后下)10g。

制用法 将上药水煎分 3 次或 4 次

口服,每天 1 剂。药渣对水煮沸后,待温度能忍受时浸洗患手 6～10 分钟,每天 2～4 次。10 剂为 1 个疗程,直至痊愈为止。

疗效 用本方治疗雷诺现象患者 135 例,经用药 2～3 个疗程后,其中治愈 121 例,好转 12 例,无效 2 例。总有效率为 98.5%。

【处方 2】 党参、生黄芪各 20g,白芍、全当归、丹参各 15g,桂枝、伸筋草、玄参、川芎各 12g,乳香、没药各 8g,生姜 5g。

制用法 将上药水煎 3 次后合并药液,分早、中、晚口服,每天 1 剂。15 剂为 1 个疗程。

疗效 用本方治疗雷诺现象患者 188 例,其中治愈 185 例,有效 3 例。治愈的 185 例中,1 个疗程治愈者 76 例,2 个疗程治愈者 69 例,3 个疗程治愈者 40 例。

【处方 3】 壁虎 50g,丹参 20g。

制用法 将上药焙干研极细末后拌匀,装入胶囊。内服,每天 3 次。

疗效 用上药治疗雷诺现象患者 14 例,痊愈 11 例,好转 2 例,无效 1 例。治愈时间为 28～120 天。

【处方 4】 当归尾、白芍、威灵仙各 15g,桂枝、地龙、姜黄各 10g,黑附片、炮穿山甲珠(代)、红花、甘草各 6g,细辛 3g,延胡索 20g。

加减 气虚加黄芪、黄精;血虚加熟地黄、鸡血藤;阳虚胃寒甚加淫羊藿;情绪诱发加郁金、柴胡。

制用法 治疗组 33 例,将上药水煎,每天 1 剂。药渣再煎,熏洗患处,每天 2～3 次。对照组 31 例,用地巴唑 20mg,硝苯地平 10mg,每天 3 次口服。均 4 周

为 1 个疗程。

疗效 应用上药治疗雷诺现象患者,两组分别痊愈 15 例、6 例,好转 16 例、15 例,未愈 2 例、10 例。

接触性皮炎

【处方 1】 生石膏、生地黄、败酱草各 30g,牛蒡子、土茯苓、泽泻各 12g,黄柏、知母、玄参、赤芍各 10g,木通、蝉蜕、苦参、生甘草各 8g。

加减 若发于头部者,加升麻、夏枯草各 10g;若发于胸部者,加黄芩、桔梗、鱼腥草各 10g;若发于腹部者,加猪苓、金银花各 15g;若发于外阴者,加龙胆、益母草各 10g;若全身泛发者,加白茅根 30g,蒲公英 25g;若便秘者,加生大黄(后下)10g。

制用法 将上药水煎,每天 1 剂,分 2 次或 3 次口服。4 剂为 1 个疗程。

疗效 用本方治疗接触性皮炎患者 133 例,经用药 1～2 个疗程后,其中治愈 130 例,显效 3 例。总有效率为 100%。

【处方 2】 薏苡仁 30g,连翘、黄柏、知母各 15g,黄连、黄芩、栀子、白术、当归各 10g,地肤子、白鲜皮、茯苓皮、生地黄各 12g,茵陈、蝉蜕、生甘草各 8g。

制用法 将上药水煎,每天 1 剂,分 3 次或 4 次口服。5 剂为 1 个疗程。

疗效 用本方治疗接触性皮炎患者 182 例,经用药 1 个疗程治愈者 80 例,2 个疗程治愈者 75 例,3 个疗程治愈者 26 例,无效者 1 例。治程中未见不良反应发生。

【处方 3】 荆芥、防风、连翘、金银花、浮萍各 9g,蝉蜕 4.5g,白鲜皮、甘草各 6g,蒲公英 20g,生地黄 15g,地肤子 12g。

加减 皮肤潮红、烧灼感甚加赤芍、

牡丹皮;水肿甚、渗出多加茯苓皮、泽泻。

制用法 每天 1 剂,水煎分 3 次内服。

疗效 用上药治疗染发剂所致接触性皮炎 38 例,用 5～7 天,均获治愈。

【处方 4】 生地黄 15g,当归、蝉蜕(后下)、苍术、木通、生甘草各 6g,防风、苦参、荆芥、牛蒡子、胡麻仁、石膏各 10g,知母 12g。

制用法 两组各 30 例。治疗组将上药水煎服,每天 1 剂。对照组用氯雷他定片 10mg,每晚顿服。停用他药。

疗效 应用上药治疗变应性接触性皮炎,用 4 周后,两组分别痊愈 14 例、7例,显效 5 例、4 例,有效 5 例、6 例,无效6 例、13 例。

贝赫切特综合征

【处方 1】 黄芪、党参、全当归各20g,制附片、法半夏、白术、茯苓、三棱、莪术、红花、桃仁、赤芍、丹参各 10g,肉桂、甘草各 3g。

制用法 将上药水煎,每天 1 剂,分2 次或 3 次口服,10 剂为 1 个疗程。

疗效 用本方治疗贝赫切特综合征患者 78 例,其中治愈 60 例,显效 9 例,有效 7 例,无效 2 例。一般服药 2～3 个疗程治愈或显效。

【处方 2】 生黄芪、生甘草各 30g,何首乌、土茯苓、太子参、金银花各 20g,北沙参、知母、玄参各 12g,牡丹皮、黄柏、栀子各 10g。

加减 若口渴思饮、心中烦热、口舌溃疡者,加生地黄、黄连、木通、竹叶各10g;若多食易饥、发热便秘者,加生石膏(先煎)30～50g,大黄(后下)8～10g;若头晕、耳鸣、手足心热者,加山药、枸杞子、

熟地黄各 12g;若食欲减退、精神萎靡、口内溃疡或生殖器溃疡经久不愈者,加女贞子、山茱萸、菟丝子各 15g。

制用法 将上药水煎,每天 1 剂,分3 次或 4 次口服。15 剂为 1 个疗程。

疗效 用本方治疗贝赫切特综合征患者 121 例,经用药 2～4 个疗程后,其中,治愈 89 例,显效 18 例,有效 11 例,无效 3 例。

【处方 3】 白花蛇舌草、草河车、蒲公英各 30g,天名精、茯苓皮、白芍、党参各 15g,全当归、丹参、玄参、栀子各 10g,炙甘草 5g。

加减 若目赤多泪者,加野菊花、黄连、蔓荆子、白蒺藜各 10g;若口腔糜烂严重者,加鲜芦根 30g,天花粉、夏枯草各15g;若外阴溃疡者,加败酱草、忍冬藤、露蜂房各 20g;若小腿结节红肿疼痛者,加川牛膝、乳香、没药、汉防己各 10g。

制用法 将上药水煎,每天 1 剂,分早、中、晚 3 次口服。20 天为 1 个疗程。

疗效 用本方治疗贝赫切特综合征患者 31 例,经用药 2～3 个疗程后,其中治愈 25 例,显效 4 例,有效 2 例。

【处方 4】 金银花 50g,连翘、黄连、滑石各 20g,蒲公英、车前子、白茅根各30g,黄芩、黄柏、竹叶各 10g,土茯苓 15g。儿童剂量酌减。

制用法 每天 1 剂,水煎服。外生殖器溃疡者,用黄连、苦参各 30g,水煎取液,熏洗。口腔溃疡用口腔溃疡散外撒。每天 2 次。

疗效 采用中西药治疗狐蜜病(即白塞病、贝赫切特综合征)患者 20 例,其中痊愈 18 例,好转 2 例。随访 1 年,未见复发。

皮肌炎

【处方1】 三七100g,蜈蚣、全蝎、蝉蜕、穿山甲(代)、牡丹皮各30g。

制用法 将上药共研为极细末,装入瓶内密封备用。用时,每次5g,每天3次,开水冲服;或用败酱草、金银花、连翘、紫花地丁各20g,生甘草15g,水煎后冲药末服。

疗效 用本方治疗重症皮肌炎患者25例,经用药10~25天后,均获痊愈。

【处方2】 薏苡仁、败酱草、白花蛇舌草各30g,丹参、山药、土茯苓各20g,威灵仙、党参、牛膝各15g,苍术、白术、红花、秦艽、草薢各10g。

制用法 将上药水煎,每天1剂,分2次或3次口服。15剂为1个疗程。

疗效 用本方治疗多发性皮肌炎患者67例,其中治愈56例,显效9例,无效2例。

【处方3】 鸡血藤、黄芪、党参各30g,何首乌、生地黄、全当归各15g,北沙参、牡丹皮、络石藤、路路通各12g,紫草、甘草各10g。

加减 若发热、红斑明显者,加金银花、蒲公英、败酱草各20g;若肌肉疼痛,伴有畏寒者,加五加皮、淫羊藿、制附片、肉桂各8~10g;若病久难愈者,加丹参、全蝎、蜈蚣、穿山甲(代)各8~15g。

制用法 每天1剂,水煎分2次或3次口服。

疗效 用本方治疗皮肌炎患者74例,其中治愈53例,好转18例,无效3例。

胼胝

【处方】 水杨酸80g,樟脑2g,朱砂3g,面粉加至100g。

制用法 将上药共研匀,装瓶备用。用时,剪一块胶布,中间剪一个与病灶等大的孔,将胶布贴在患处,暴露出病灶,再用药粉放置孔中,初次可滴1滴或2滴乙醇,然后再覆盖一块胶布固定,5天换药1次。每次换药前,须用热水泡患处,以便将病灶表面腐烂组织剔去,然后再敷上药粉,直至痊愈。敷药期间注意患处不要沾水。

疗效 用上药治疗胼胝、鸡眼、疣等患者共计30例,收到了显著疗效,95%以上患者经4或5次治疗即愈。

面部奇痒

【处方】 生地黄20g,木通、甘草、淡竹叶、栀子、白鲜皮、黄连各10g,蝉蜕5g,地肤子15g。

制用法 将上药水煎,每天1剂,分2次服。

疗效 用上药治疗面部奇痒患者,仅服药2剂后即获痊愈。

白发

【处方1】 制何首乌、熟地黄各30g,粮食白酒1000ml,当归15g。

制用法 将制何首乌、熟地黄、当归浸泡于粮食白酒中,10天至半个月开始饮用,每天服1~2盅(15~30ml),宜连续服用。

疗效 笔者用本方治疗白发患者36例,其中局限性白发20例,弥漫性白发16例,病程最短1年,最长10年。服药后痊愈24例(局限性白发20例,弥漫性白发4例,均全部由白变黑),好转8例,无效4例。总有效率为88.89%。

【处方2】 桑葚300g,熟地黄259g,

墨旱莲、制何首乌各 200g，北枸杞子150g，菟丝子、当归、丹参各 100g，蜂蜜适量。

制用法 按中药蜜丸制法制备。用时，每天早、晚各服 1 次，每次 9g。服药的同时，在长白发的头皮处配合做局部轻微按摩。每次 3～5 分钟，早、晚各 1 次，至痊愈为止。

疗效 用上药治疗青少年白发患者12 例，疗效稳定，均获痊愈。

【处方3】 何首乌、黑芝麻各 500g，红糖适量。

制用法 将前 2 药共研为细末，装入干燥瓶内密闭备用。用时，每次取药末10g，加入适量红糖，用开水冲服，每天早、晚各 1 次。

疗效 用本方治疗少年白发患者 35例，经用药 2～3 个月，白发逐渐转为黑发。

【处方 4】 熟地黄、生何首乌各150g，黑芝麻（炒）50g，桑叶 100g，万年青（霜叶）2 片，桔梗 15g，白果 30 个。

制用法 将上药用非铁器器皿研成为细末，每天早、晚饭后口服 50g。

疗效 用本方治疗青年人白发，一般连用几剂便能生效，若白发寥寥可数，可将白发拔掉，用猪胆汁涂发孔，即可再生黑发。

脱　发

【处方1】 茯苓 2000g。

制用法 将上药研为细末，每次服8g，白开水冲服，每天 2 次。坚持服至长出发根为度。

疗效 用上药治疗脱发（发秃）患者2 例，均获痊愈。其中 1 例按上药服 74天，复诊时，脱发处均有发根生出，嘱再

服药 10 天，随访基本痊愈。

【处方 2】 赤芍、丹参、牡丹皮、荆芥、防风、羌活各 10g，归尾、茯苓各 12g，红花 6g。

制用法 将上药水煎，每天 1 剂，分2 次服。

疗效 用上药治疗青年脱发症患者，一般服 5 剂后开始见效，继续 20～30剂，即脱发停止，瘙痒、脱屑并除。

【处方 3】 何首乌、鸡血藤、胡桃肉、大胡麻各 20g，全当归、枸杞子、侧柏叶、黄精、楮实子各 15g，冬虫草、炙甘草各 10g。

加减 若失眠多梦者，加柏子仁、酸枣仁、夜交藤各 15g；若头晕、耳鸣者，加天麻、菟丝子、覆盆子、野菊花各 10g；若头皮瘙痒、脱屑者，加白蒺藜、生地黄各 12g。

制用法 将上药水煎，每天 1 剂，分2 次或 3 次口服。半个月为 1 个疗程。

疗效 用本方治疗脱发患者 93 例，其中治愈 86 例，好转 5 例，无效 2 例。用药时间最短 1 个疗程，最长 5 个疗程，平均 2.7 个疗程。治程中未见不良反应。

【处方 4】 何首乌 30g，全当归、生地黄、白芍各 15g，菟丝子、熟地黄、黑芝麻各 20g，天冬、麦冬、天麻各 12g，茯苓、甘草各 10g。

加减 若脱发甚者，加木瓜 15g，川芎、羌活各 10g；若伴有高血压者，加丹参、桑寄生各 20g；若头皮瘙痒者，加苦参、地肤子各 12g；若头皮屑多者，加白蒺藜、牡丹皮、赤芍各 10g。

制用法 将上药水煎 3 次后合并药液，分早、中、晚 3 次口服，每天 1 剂。

疗效 用本方治疗脱发患者 281 例，其中治愈 256 例，显效 14 例，好转 8 例，

无效 3 例。总有效率为 98.9%。治愈的 256 例中,服药 15～20 剂者 57 例,服药 21～25 剂者 83 例,服药 26～30 剂者 61 例,服药 31～35 剂者 55 例。

【处方5】 龙胆草、木瓜、生地黄、熟地黄、当归、赤芍、白芍、天麻各 10g,何首乌、墨旱莲各 12g,川芎 6g。

制用法 每天 1 剂,水煎分 3 次服。并用艾叶、菊花、防风、藿香、生甘草各 10g,荆芥 6g,白鲜皮、刺蒺藜各 15g,隔天 1 剂水煎取液,洗头;30 天为 1 个疗程。

疗效 用上药治疗头发全脱 6 例,用 12 个疗程,均获治愈。

【处方6】 何首乌、熟地黄、白芍、侧柏叶、菟丝子、女贞子、炒当归、黄芪、炒白术、茯苓各 10g,茵陈蒿 15g,炙甘草 3g。

制用法 两组各 60 例。将上药作为颗粒剂,每天 1 剂分 2 次冲服。与对照组均用非那雄胺片(商品名保法止)1mg,每天顿服。均 3 个月为 1 个疗程。

疗效 应用上药治疗雄激素性脱发,用 2 个疗程后,两组分别显效(头发脱落比治疗前减少＞50%,原脱发区有明显新发长出,汉密尔顿分级返回＞1 级) 32 例、18 例,有效 25 例、35 例,无效 3 例、7 例,总有效率为 95.0%,88.3%。

斑 秃

【处方1】 何首乌、熟地黄、枸杞子、女贞子各 15g,墨旱莲 12g,升麻 5g,远志 6g,菟丝子、枣仁各 9g,茯苓、当归、阿胶各 10g。

制用法 将上药水煎,每天 1 剂,分 2 次服,连续服药 10～20 剂。服药期间,每天取老生姜 1 片,轻轻涂搽脱发处,每次 1～2 分钟,每天 2 次,直至头发长满

为止。

疗效 用上药治疗斑秃患者 10 例,服药最少者 7 剂,最多者 20 剂,均获治愈。

【处方2】 茯苓 500g,补骨脂、墨旱莲各 25g,75%乙醇 200ml。

制用法 先将茯苓烘干,研为细末,装入瓶内备用。用时,每服 6g,每天 2 次。或者于睡前服 10g,用白开水冲服。再将补骨脂、旱莲草加入乙醇中浸泡 1 周后,即可外用。用时,1 天可涂搽患处数次。

疗效 用上药治疗斑秃患者 8 例,均在 2 个月内治愈。未出现不良反应。

【处方3】 补骨脂 30g,墨旱莲、花椒各 15g,新鲜生姜 25g,斑蝥 1g,红花、干姜、归尾各 20g,75%乙醇 400ml。

制用法 将上药浸泡 15 天后,装入瓶内密闭备用。用时,以棉签蘸此药液外搽患处,每天 4～6 次,每次搽 2～3 分钟,搽至局部发热效果更佳。20 天为 1 个疗程。本药避免入眼内。

疗效 用上药治疗斑秃患者 156 例,其中治愈 131 例,显效 22 例,无效 3 例。总有效率为 98.1%。一般用药 1～2 个疗程显效,3～6 个疗程痊愈。用药期间,未见不良反应。

【处方4】 生发宝胶囊(含熟地黄、当归、女贞子、墨旱莲各 12g,木瓜、川芎、天麻、防风各 6g,党参、菟丝子、合欢皮、柏子仁、枣仁各 9g。浓缩提取,每粒含生药约 1.2g)。

制用法 用生发宝胶囊 5 粒(＜12 岁用 3 粒),每天 3 次口服。并用生发宝搽剂(含黄芪、丹参各 15g,毛姜、花椒、白鲜皮、鲜侧柏叶、王不留行各 10g,加 95% 乙醇 200ml,浸泡 2 周)外涂患处,至皮肤

潮红,每天2次或3次。

疗效 用上药治疗斑秃500例,其中痊愈468例,有效22例,无效10例,总有效率为98.0%。

【处方5】 当归、生地黄、何首乌各30g,黄芪、熟地黄、侧柏叶、木瓜、川芎、茯苓、黑芝麻、桑寄生、丹参各15g。随症加减。

制用法 每天1剂水煎分3次服。用斑秃搽剂(含侧柏叶、白鲜皮、生姜各30g,生地黄、赤芍、当归、桂枝各15g,红花60g,黄芪25g。研末,加75%酒精200ml,置密闭容器;2周后,滤取上清液),每天4～6次涂患处。

疗效 中药内外合治斑秃66例,用<3个月后,痊愈48例,显效15例,好转3例。

【处方6】 冰片50g,猪板油100g,老草纸3～5张。

制用法 先将猪板油用刀切成细碎小块,然后与冰片混合均匀。用草纸把上药卷成卷后,以火柴点燃,取一个洁净瓷盘,接住熔化后的混合药油,待药油冷却后,贮藏于瓶中备用。用时,先用温水洗擦患处,再用药油搽脱发部位,每日1次。

疗效 据报道,有人应用本方外用治疗斑秃患者,一般用药1剂后,即可获得治愈。

第七章 肿 瘤

鼻 咽 癌

【处方1】 夏枯草50g,板蓝根、丹参各30g,麦冬、太子参、赤芍、玄参、生地黄各15g,玉竹、沙参、天冬、生甘草各10g。

制用法 每天1剂,水煎分2次或3次口服。

疗效 用本方合并放射治疗鼻咽癌患者59例,其中治愈10例,显效18例,好转22例,无效9例。

【处方2】 党参、黄芪各30g,白术、熟地黄、菟丝子、仙茅、何首乌、甘草各12g,当归、白芍各9g,黄精、枸杞子、虎杖各15g。可随症加减。

制用法 每天1剂,水煎服。与对照组63例,均用CAC及PDF化疗方案。常规用其他西药。均3周为1个疗程。

疗效 用上药治疗晚期鼻咽癌131例(其中治疗组68例,对照组63例),两组分别完全缓解各8例,部分缓解51例、43例,无变化6例、8例,进展3例、4例,总有效率为86.8%、80.9%。毒性作用(白细胞减低、肝肾功能异常等)治疗组低于对照组($P<0.01$)。

【处方3】 ①丹参20g,川芎、红花、金银花、甘草各10g,赤芍12g,沙参30g;②玄参、生地黄、北沙参、蒲公英各20g,麦冬、天花粉、石斛各15g,白花蛇舌草30g,甘草10g。

制用法 治疗组36例,于放疗前半小时,用方①,每天1剂,水煎服。放疗结束后,用方②。小于半年、大于半年分别每周用6天、3天,用>2年。均随症加减,水煎服。与对照组37例,均行^{60}Co(或直线加速器9MV光子线加210kV X线)分段外照射,每次2Gy,每周5次;7周为1个疗程。鼻咽原发灶、颈部淋巴结转移灶、无颈部淋巴结转移分别66～70Gy、60～70Gy、50～55Gy。

疗效 中药配合放射治疗鼻咽癌患者,两组分别完全缓解33例、27例($P<$ 0.05),部分缓解3例、10例。见不良反应分别为71例次、84例次。

【处方4】 益气解毒方(含党参、天花粉、黄连、白茯苓各10g,黄芪20g等)。

制用法 两组各15例。治疗组将上药水煎分3次服,每日1剂。与对照组均同期放化综合治疗,并辅以3个疗程的PF方案(顺铂＋氟尿嘧啶)辅助化疗。

疗效 采用上药治疗中晚期鼻咽癌患者,外周血中CD4$^+$CD25$^+$调节性T细胞占CD4$^+$T细胞的比例、FOXP$_3$占CD25$^+$的比例、IL-10,TGF-β水平治疗组均低于对照组($P<0.05$)。

【处方5】 生地黄、麦冬、玄参、芦根各15g,木通6g,淡竹叶、川芎各10g,柴胡、当归各12g,蒲公英30g,白花蛇舌草20g,甘草3g。

加减 鼻塞者,加苍耳子、辛夷;咽痛甚者,加赤芍、射干;口干甚者,加太子参、天花粉。

制用法 每日1剂,水煎服。治疗组与对照组各40例,均用⁶⁰Co及深部X线照射,每次2Gy,每周5次,鼻咽、颈部总量分别为68～86Gy,50～76Gy;用复方氯己定合漱液(口泰漱口液),每日4次漱口。支持疗法及对症处理。

疗效 应用上药配合放疗治疗鼻咽癌患者80例(两组各40例),其中鼻咽肿瘤、颈淋巴结全消率两组分别88.0%、68.0%($P<0.05$);76.0%,48.0%($P<0.05$)。

肺　癌

【处方1】 王不留行、三棱、莪术各20g,海藻、半枝莲各30g,红花、桃仁、丹参各15g。

加减 若属气虚者,加生黄芪30g,白术、茯苓各15g;若属血虚者,加全当归、何首乌、阿胶(烊化)各10g;若属阴虚者,加沙参、麦冬、百合、天花粉各12g;若属阳虚者,加制附子、肉桂各8g,补骨脂15g;若胸腔积液多者,加葶苈子、鱼腥草、桔梗各20g;若咳嗽痰多者,加半夏、紫苏子各15g。

制用法 将上药水煎3次后合并药液,分2次或3次口服,每天1剂。2个月为1个疗程。

疗效 用本方治疗原发性肺癌患者54例,经用药1～3个疗程,其中治愈15例,显效20例,有效13例,无效6例。

【处方2】 西洋参、甘草各5g,黄芪60g,白术、黄精、杏仁、姜半夏、姜竹茹各10g,麦冬、茯苓、枸杞子、鳖甲、夏枯草、白花蛇舌草、半枝莲各15g,麻黄6g。

制用法 治疗组30例,每天1剂,水煎服。与对照组30例,均用环磷酰胺600mg/m²,第1～8天;阿霉素40mg/m²,第1天;均加生理盐水30ml,静脉注射;顺铂50mg,静脉滴注,第1～2天;水化;为1个疗程,疗程间隔4周。

疗效 用上药治疗中、晚期肺癌患者,两组分别完全缓解3例(为治疗组),部分缓解23例、13例,稳定3例、9例,进展1例、8例。生存质量分别提高13例、4例,稳定14例、10例,降低3例、16例。

【处方3】 全瓜蒌、重楼各20g,浙贝母、白花蛇舌草、生黄芪、生薏苡仁各30g,清半夏、砂仁、焦麦芽、焦山楂、焦神曲、陈皮各10g,半枝莲、炒白术、茯苓、太子参各15g,蜈蚣2条,甘草6g。

制用法 随症加减。治疗组42例,将上药水煎服,每天1剂。30天为1个疗程,用3个疗程。与对照组26例,均用长春瑞滨30mg/m²,加生理盐水100ml,30分钟内滴完,第1天,第8天;顺铂30mg/m²,第1天到第3天;静脉滴注。适当水化,利尿。21天为1周期,用3个周期。

疗效 用上药治疗晚期非小细胞肺癌患者,两组分别完全缓解7例、2例,部分缓解22例、8例,稳定9例、7例,无效4例、9例。

【处方4】 北沙参、麦冬、玄参、黄芪、党参、鳖甲各15g,百合、生地黄、白术、茯苓、当归各10g(均为免煎颗粒剂)。

制用法 两组各30例。治疗组将上药用温开水冲服,每天1次。与对照组均抗感染、止痛、支持疗法等。

疗效 应用上药治疗晚期肺癌患者,用6周,结果:两组分别完全缓解＋部分缓解5例、4例。生存质量分别好转15例、10例,稳定12例、3例。

【处方5】 鱼腥草、仙鹤草各30g,猫

爪草、补骨脂各20g,山海螺、黄精各15g,仙茅、淫羊藿、北沙参各10g。

加减 痛甚加徐长卿、延胡索;发热加知母、黄芩;咳甚加贝母、杏仁;咯血加三七、紫珠叶;胸腔积液加猪苓、葶苈子。

制用法 将上药水煎后分2～3次内服,每日1剂。

疗效 采用自拟三草二仙汤治疗晚期肺癌21例,其中显效者(主症消失,病灶缩小1/2,持续＞0.5年)14例,有效者5例,无效者2例。生存＞4年、5年分别为4例、7例。

癌性胸腔积液

【处方1】 蝼蛄、葶苈子、桔梗各10g,枳壳、茯苓、丹参各15g,黄芪、车前子(包)、泽兰各30g。

制用法 患者积液均为癌症所致。治疗组56例,每天1剂,水煎服。与对照组30例,均常规抽净胸腔积液,用羟喜树碱30mg,加生理盐水倍量,胸腔注入,变换体位。每周1次;2次或3次为1个疗程。

疗效 用上药治疗癌性胸腔积液患者,两组分别完全缓解38例、13例,部分缓解17例、14例,无效1例、3例,总有效率分别为98.2%,90.0%($P<0.05$)。

【处方2】 黄芪30g,麦冬、泽泻、茯苓、瓜蒌、半枝莲各15g,郁金10g,葶苈子、大枣、桑白皮、法半夏、车前草各12g。

制用法 两组各15例。均彩超定位下行胸腔穿刺置管引流,尽可能抽尽胸腔积液。治疗组每天1剂水煎分3次服。与对照组均用白介素-2注射液200U,加25%葡萄糖注射液20ml,注入胸腔;夹闭引流管,2小时内每15分钟变换1次体位,每周1次,用2～3周。

疗效 应用上药治疗癌性胸腔积液,两组分别完全缓解5例、4例,部分缓解6例、5例,无效4例、6例。出现低热分别1例、3例。

【处方3】 华蟾素(含中华大蟾蜍阴干全皮。安徽金蟾生化有限公司提供)。

制用法 均胸腹腔置管术引流后,用华蟾素40ml,加生理盐水250ml,通过胸膜中心静脉引流管缓慢注入。每周3次;2周为1个疗程。

疗效 应用上药治疗癌性胸腔积液患者30例,用1个疗程,结果:完全缓解1例,显效6例,有效7例,无效16例。

【处方4】 葶苈子、大枣各10g,黄芪20g。

加减 咳嗽气急、胸闷、痰黄稠、苔黄者,加桑白皮、贝母、法半夏;咳喘痰多色白、苔白者,加桂枝、茯苓、白术。

制用法 将上药水煎服,每日1剂。4周为1个疗程。与对照组30例,均B超定位后,局部麻醉、胸腔穿刺取积液,每次0.8～1L。再用顺铂40mg/m²,地塞米松5mg,2%利多卡因10ml,生理盐水20ml,注入。夹管、转动体位。

疗效 应用上药治疗恶性胸腔积液60例(其中治疗组与对照组各30例。病种包括肺癌、乳腺癌及恶性淋巴瘤),用1个疗程后,两组分别完全缓解16例、11例,部分缓解12例、10例,无变化各1例,进展1例、8例,总有效率为93.3%,70%。生活质量改善治疗组治疗前后及治疗后组间比较均有显著性差异($P<0.01,P<0.05$),见白细胞下降、胸痛分别为5例、13例($P<0.05$),4例、14例($P<0.01$)。

食 管 癌

【处方1】 龙葵、半枝莲、白花蛇舌草各 30g,赭石 25g,蛇莓、竹茹、白英、旋覆花、紫苏梗各 15g,党参、生黄芪各 20g,半夏 10g,丁香、生甘草各 6g。

加减 若胸痛者,加乳香、没药、瓜蒌、桔梗、延胡索各 10g;若气胀明显者,加枳壳、莱菔子、青皮、佛手花各 10g;若痰涎多者,加制天南星、薏苡仁、礞石各 12g;若大便秘结者,加郁李仁、生大黄(后下)各 10g。

制用法 将上药水煎,每天 1 剂,分 2 次或 3 次口服。1 个月为 1 个疗程。

疗效 用本方治疗食管癌患者 32 例,其中治愈 6 例,显效 7 例,有效 15 例,无效 4 例。一般服药 1～2 个疗程即可见效。

【处方 2】 白花蛇舌草 50g,龙葵、白英、绿豆各 30g,半枝莲 25g,人参 5g,丹参、黄药子各 15g,乌梅、茯苓各 10g,田三七 6g,生甘草 8g。

制用法 将上药水煎,每天 1 剂,分早、中、晚 3 次口服。2 个月为 1 个疗程。

疗效 用本方治疗食管癌患者 76 例,其中治愈 5 例,显效 30 例,有效 33 例,无效 8 例。总有效率为 89.5%。

【处方 3】 复方芦荟胶囊。

制用法 治疗组与对照组分别为 44 例、38 例,均于上一次排便 2 天后,用复方芦荟胶囊(河北万邦复临药业有限公司提供)1.0g;治疗组用马来酸曲美布汀(开开援生制药股份有限公司提供)0.2g;均每天 3 次口服;用 3 天,见效后随时停药。

疗效 中西医结合治疗食管、贲门癌术后便秘,两组分别痊愈 28 例、11 例,显效 9 例、16 例,有效 6 例、8 例,无效 1 例、3 例,总有效率为 97.7%、92.1%(P＜0.05)。用药后＜72 小时出现第一次排便分别 43 例、33 例(P＜0.05)。

【处方 4】 白花蛇舌草、当归、麦冬、升麻、半枝莲各 15g,熟地黄、槟榔各 8g,莪术 10g。

制用法 治疗组 21 例与对照组 17 例,均用国产 MTC-3D 微波热疗机,温度 39.5～40.5℃,每次 90 分钟,每周 2 次,每次间隔≥72 小时;4 次为 1 个疗程。治疗组并用本方,每日 1 剂水煎服,用至微波热疗后 1 个月。

疗效 应用上药治疗老年中晚期食管癌患者,生活质量改善情况(KPS)评分:两组治疗前后自身及治疗后组间比较差异均有统计学意义(P＜0.01 或 0.05)。

【处方 5】 山慈菇 250g,蟹壳(煅研为粉)50g,蜂蜜 200g。

制用法 先将山慈菇用水 2 碗煎制成 1 碗,去山慈菇纳入蟹壳粉和蜂蜜拌匀,煮沸后即成。每次 2 汤匙,每日 4 次。10 剂为 1 个疗程,连续用药至症状消失。

疗效 据报道,有人采用上药治疗食管癌患者 10 例,均获得治愈。

贲 门 癌

【处方 1】 木贼 60～90g,核桃树枝 100g,太子参 20g,白术、茯苓各 15g,炙甘草 5g。

加减 腺癌加重楼、山慈菇、菝葜、酸模葵树子、木馒头;鳞癌加白屈菜、冬凌草、半枝莲、白花蛇舌草;胃寒加干姜、肉桂、荜茇、白芷;湿盛加茯苓、藿香、薏苡仁;泛酸加海螵蛸、煅瓦楞子、贝母;消化道出血加大黄、三七、白及、仙鹤草;脘腹痛加白芍、甘草、延胡索、川楝子;呕吐呃逆加旋覆花、赭石、降香;吞咽困难加紫苏梗、路路通;肝转移加柴胡、郁金、制鳖甲、三棱、莪术、叶下珠、地耳草（田基黄）、溪黄草、虎杖。

制用法 每天 1 剂，水煎服；1 个月为 1 个疗程。并行 Sedinger 介入疗法；局麻下经股动脉插管至胃左动脉，有转移并选择肝固有动脉、胃十二指肠动脉等，用氟尿嘧啶 750～1500mg，顺铂 60～80mg，阿霉素 30～60mg（或丝裂霉素 16～20mg），注入；拔管，加压包扎；次间隔 4 周。常规水化、止吐等。

疗效 介入治疗 3 天后，用本方治疗中、晚期贲门癌 60 例，完全缓解 15 例，部分缓解 40 例，无变化 5 例。

【处方 2】 党参、茯苓各 15g，当归、炒白术、山药各 12g，升麻、柴胡、甘草各 6g，薏苡仁 20g，炒白扁豆 10g，砂仁 5g。

制用法 治疗组 19 例，每天 1 剂，水煎服。10～14 天为 1 个疗程。对照组 17 例，用西药治疗。

疗效 用上药治疗贲门、食管癌术后腹泻，两组分别治愈 11 例、1 例，有效 8 例、4 例，无效 12 例（为对照组）。

【处方 3】 陈皮、清半夏、旋覆花（包）、太子参各 12g，赭石（先煎）、生薏苡仁各 30g，生黄芪、鸡血藤各 15g，焦山楂、焦神曲、焦麦芽、鸡内金、茯苓、白术、菟丝子、女贞子各 10g。

制用法 治疗组 56 例，于化疗前 3 日用本方，亦可随症加减。每日 1 剂，水煎服。用至化疗结束后 1 周。与对照组 48 例，均用 MFH（或 AMF）方案联合化疗。

疗效 应用上药治疗消化系肿瘤（病种包括贲门癌、胃癌、肝癌、胰腺癌、大肠癌）患者，两组分别完全缓解 3 例、1 例，部分缓解 26 例、22 例，无变化 20 例、15 例，进展 7 例、10 例，缓解率 51.8%、47.9%。不良反应（恶心、呕吐、白细胞下降，疲乏感）治疗组均低于对照组（$P<0.01$，$P<0.05$）。

胃 癌

【处方 1】 菝葜、生薏苡仁、半枝莲各 30g，党参、黄芪各 20g，白术、半夏、枳壳、夏枯草各 15g，狼毒 3g，陈皮 6g，生甘草 5g。

制用法 将上药水煎，每天 1 剂，分早、中、晚 3 次口服。1 个月为 1 个疗程。

疗效 用本方治疗胃癌患者 49 例，经服药 3～6 个疗程后，其中存活 1 年以上者 15 例，2 年以上者 21 例，3 年以上者 9 例，5 年以上者 4 例。

【处方 2】 七星丹（含白花蛇舌草、三棱各 15g，半枝莲、昆布各 30g，八月札 20g，夏枯草、刺蒺藜、莪术各 12g，柴胡、制穿山甲珠（代）、泽泻、黄芩、全蝎各 10g，蜈蚣 5g，猪苓 45g）。

制用法 用七星丹 10～15g，每天 3 次餐后服，1 个月为 1 个疗程。连续用药至症状消失。

疗效 用上药治疗晚期恶性肿瘤 138 例（病种包括胃、肝、肺及胰腺癌、脑瘤等。均经手术及放疗或化疗等治疗），用 2 个疗程，随访 3 年，治愈 44 例，完全缓解 51 例，部分缓解 22 例，稳定 19 例，进展 2 例。

【处方 3】 当归、生地黄、川芎、赤芍、三棱、莪术、清半夏、陈皮、茯苓各 10g，桃仁、红花各 5g。

制用法 每天 1 剂，水煎服。用 15 天。并第 1 天腹腔化疗；先用镇静及抗呕止吐药。2% 利多卡因 5ml 局麻，麦氏点穿刺，依次用生理盐水 500ml；顺铂 60～100mg，加生理盐水 500ml（有腹水用

60～100ml);注入,变换体位。用呋塞米20mg,肌内注射。第2－6天静脉化疗;用氟尿嘧啶500mg,加5％葡萄糖注射液500ml,静脉滴注,每小时50ml,每天1次。

疗效 用上药治疗晚期胃癌34例,完全缓解4例,部分缓解16例,无变化10例,进展4例。

【处方4】 黄芪、鳖甲、鸡血藤各30g,党参20g,白术、茯苓、熟地黄、川芎各10g,白芍、穿山甲(代)各15g,当归12g,法半夏9g,陈皮、三七各6g,甘草5g。

制用法 治疗组38例,每天1剂,水煎服。与对照组36例,均用顺铂80mg/m²,第1天;甲酰四氢乙酸钙200mg/m²,氟尿嘧啶300mg/m²,第1－5天,静脉滴注。均3周为1个疗程。

疗效 应用上药治疗晚期胃癌患者,用3个周期,两组分别完全缓解5例、1例,部分缓解21例、14例,无变化10例、13例,恶化2例、8例。

【处方5】 黄芪、白花蛇舌草各15克,灵芝12g,薏苡仁30g,柴胡、香附、蒲公英、山慈菇各10g,黄连6g,全蝎5g。

制用法 治疗组105例,每天1剂水煎餐前服。对照组85例,用胃复春4片(每片0.359g),每天3次口服。均4周为1个疗程。

疗效 应用上药治疗胃癌前病变患者,用3个疗程后,病理疗效两组分别痊愈46例、26例,显效26例、19例,有效24例、17例,无效9例、23例。

【处方6】 蒲公英、金银花各20g,紫花地丁、天葵子、土茯苓、半枝莲、白花蛇舌草各15g,野菊花、茯苓、党参各12g,砂仁6g。

加减 毒入营血型者,加小牛角粉(分冲)10g,生地黄12g,黄连8g,牡丹皮、赤芍各9g;瘀血化毒型者,加丹参30g,桃仁6g,炮山甲(代)8g;气虚毒陷型者,加黄芪30g,天花粉12g;脾胃虚弱型者,加党参、白术各12g,鸡内金、神曲各15g。

制用法 内镜切除(或胃内冷冻)术后,将上药水煎服,每日1剂。30日为1个疗程。

疗效 应用五味消毒饮加味治疗胃癌早期患者33例,治愈16例,有效14例,无效3例,总有效率为90.9％。

原发性肝癌

【处方1】 天胡荽(香菜)60g,生薏苡仁、半边莲、半枝莲、夏枯草、败酱草各30g,白花蛇舌草50g,丹参、枳壳、生鳖甲各20g。

制用法 将上药水煎,每天1剂,分2次或3次口服。1个月为1个疗程。

疗效 用本方治疗肝癌167例(原发性肝癌131例,继发性肝癌36例),经用药3～7个月后,其中,存活1年以上者83例,2年以上者54例,3年以上者20例,4年以上者6例,5年以上者4例。

【处方2】 熟大黄9g,西洋参、水蛭、鳖甲、穿山甲(代)、延胡索、三七各10g,丹参30g,白术15g。

加减 腹水者,加茯苓、车前子;痛甚者,加川楝子;黄疸者,加茵陈、郁金;低热者,加柴胡、白花蛇舌草;白细胞低者,加女贞子、阿胶。

制用法 每天1剂,水煎分4次服;10天为1个疗程。连续服药至症状消失止。

疗效 用上药治疗原发性肝癌30例,其中显效(黄疸、胁痛、腹水均明显改善,体温下降)5例,良效10例,好转12例,无效3例。

【处方3】 生黄芪、茯苓各15g,党参20g,赤芍、川芎、当归、白术、白扁豆、地龙各10g。

制用法 每天1剂,水煎服。第1—14天用希罗达1250mg/m²,每天2次口服,21天为1个周期。

疗效 用加味补阳还五汤防治希罗达所致手足综合征(病种包括肝癌、胃癌、直肠癌及乳腺癌)45例,完全缓解9例,部分缓解10例,无变化23例,进展3例。

【处方4】 大黄、紫菀、阿胶、桂枝、石韦、干姜、厚朴各4g,牡丹皮、白芍各8g,鳖甲30g,桃仁、法半夏、葶苈子、人参、瞿麦、巴戟天、白头翁、白花蛇舌草、半枝莲各3g,射干、露蜂房、黄芩各5g,朴硝12g,柴胡、米酒各10g,土鳖虫6g。

制用法 随症加减,每天1剂,水煎服;1个月为1个疗程。

疗效 应用鳖甲煎丸加减治疗原发性肝癌54例,显效41例,有效9例,无效4例,总有效率为92.6%。

【处方5】 石膏50g,知母12g,甘草6g,黄芪30g。

制用法 治疗组35例,每天1剂,水煎服。对照组30例,用消炎痛栓100mg,每天1～2次纳肛。均7天为1个疗程。

疗效 应用上药治疗顽固性肝癌癌性发热患者,用1个疗程后,两组分别显效(<7天体温复常,停药无反复)22例、5例,有效11例、15例,无效2例、10例,总有效率为94.3%、66.7%,(P<0.01)。

【处方6】 黄芪、薏苡仁各30g,党参15g,白术、茯苓、半夏、枳壳、石斛各12g,陈皮、甘草各6g,竹茹9g,女贞子18g。

加减 腹痛加延胡索、白芍;腹胀加木香、砂仁;纳差加麦芽、炒山楂;小便黄短加白茅根、车前子;黄疸加茵陈蒿、田基黄;便血加三七粉、仙鹤草;便秘加大黄。

制用法 两组各30例。治疗组将上药水煎服,每日1剂。与对照组均西医常规治疗。均1个月为1个疗程。

疗效 应用上药治疗晚期原发性肝癌患者,用2个疗程,结果:两组分别显效改善9例、5例,部分改善16例、13例,无效5例、12例,总有效率为83.3%、60.0%(P<0.05)。

【处方7】 鲜蟾皮。

制用法 取穴:阿是穴。用鲜蟾蜍皮贴敷肝区皮肤(即阿是穴),每日1次。并内服中药:柴胡、炮穿山甲(代)各12g,当归、郁金、延胡索、党参各15g,虎杖20g,白花蛇舌草、蛇毒、半边莲各30g,甘草10g。每日1剂,水煎服;用3周,间隔1周。对照组26例,用MFD(或MFA)方案化疗。均3个月为1个疗程。不用其他抗癌及止痛药。

疗效 用鲜蟾皮外敷合中药治疗肝癌28例,用1～2个疗程后,两组分别部分缓解2例、4例,无变化22例、11例,扩张4例、11例,瘤体稳定率、疼痛缓解率分别78.6%,42.3%(P<0.05);90.5%,45.0%(P<0.01)。随访1年,分别生存8例、3例。

胰 腺 癌

【处方1】 白花蛇舌草、蒲公英、半枝莲、生薏苡仁、土茯苓各30g,丹参、郁金、茵陈各15g,黄连、生大黄、茯苓、黄芩、栀子、龙胆各10g,生甘草6g。

加减 若瘀血内阻者,加红花、桃

仁、三七各 10g;若属气虚者,加党参、黄芪各 20g,白术、陈皮各 10g;若属阴虚者,加鳖甲、地骨皮、西洋参各 10g;若腹部胀痛者,加枳壳、香附、青皮各 10g;若胃肠道出血者,加白及、生地榆、血余炭各 10g。

制用法 将上药水煎分 2 次服,每天 1 剂。

疗效 用本方治疗中、晚期胰腺癌患者 65 例,治后存活 1~2 年 23 例,2~3 年 19 例,3~4 年 15 例,4~5 年 5 例,5 年以上 3 例。

【处方 2】 龙葵、夏枯草、红花、石见穿、煅牡蛎各 30g,穿山甲(代)、丹参、党参、茯苓、当归、香附各 15g,川楝子、青皮、广木香、郁金、赤芍、生地黄各 10g。

加减 若上腹部疼痛者,加厚朴、延胡索、参三七各 10g;若黄疸加重者,加茵陈、半枝莲各 30g,金钱草 15g;若食欲减退者,加谷芽、麦芽、鸡内金、神曲各 10g;若恶心者,加法半夏、陈皮各 10g;若水肿较重者,加车前草、猪苓、泽泻各 15g。

制用法 将上药水煎 3 次后合并药液,分早、中、晚口服,每天 1 剂。2 个月为 1 个疗程。

疗效 用本方治疗胰腺癌患者 26 例,经用药 3~5 个疗程后,其中,存活 2 年以上者 12 例,3 年以上者 9 例,4~6 年者 5 例。

【处方 3】 柴胡、黄芩、茯苓、白术各 10g,党参 20g,炙甘草 5g,生姜 3g,法半夏 7g,当归 6g,大腹皮 15g。

制用法 每天 1 剂,水煎分 2 或 3 次服。并用乳香、白花蛇舌草、生蒲黄等适量,研末,加蜜、醋调,外敷中上腹,用 4~6 小时;每天 1 次;7 天为 1 个疗程,疗程间隔 3 天;2 个疗程为 1 个周期,周期间隔 1 个月。

疗效 中药内服外敷治疗中、晚期胰腺癌 22 例,用 2~3 个周期,完全缓解 1 例,部分缓解 12 例,无变化 7 例,恶化 2 例,生存 3~5 年 5 例。

【处方 4】 薏苡仁油(康莱特。含薏苡仁提取物。浙江康莱特药业提供)。

制用法 治疗组 24 例,用薏苡仁油 200ml,静脉滴注,每天 1 次;用 14 天。与对照组 23 例,均用吉西他滨 800mg/m²,静脉滴注 30 分钟,第 1、8 天;21 天为 1 个周期。

疗效 应用上药治疗老年晚期胰腺癌患者,用 2~6 个周期,结果:两组分别完全缓解 1 例(为治疗组),部分缓解 8 例、5 例,稳定 6 例、8 例,无效 9 例、10 例。临床受益反应、疼痛缓解率治疗组均优于对照组($P < 0.05$ 或 0.01)。中位疾病进展时间治疗组长于对照组($P < 0.05$)。

【处方 5】 柴胡、黄芩、茯苓、白术各 10g,党参 20g,炙甘草 5g,生姜 3g,法半夏 7g,当归 6g,大腹皮 15g。

制用法 将上药水煎后,分 2~3 次口服。每日 1 剂。并用乳香、白花蛇舌草、生蒲黄各适量,研末,加蜜、醋调和外敷中、上腹,用 4~6 小时,每日 1 次。7 日为 1 个疗程,每疗程间隔 3 日。2 个疗程为 1 个周期,周期间隔 1 个月。

疗效 采用上药口服外敷治疗中晚期胰腺癌患者 22 例,用 2~3 个周期后观察治疗效果。结果:完全缓解 1 例,部分缓解 12 例,无变化 7 例,恶化 2 例。生存 3~5 年 5 例。

直 肠 癌

【处方 1】 党参、生黄芪、山药各

30g,茯苓、白术、何首乌各 20g,陈皮 6g,法半夏 12g,补骨脂、桑葚各 15g,大枣 8 枚,炙甘草 8g。

制用法 每天 1 剂,水煎服;自化疗开始,用至化疗后 1 周。用亚叶酸钙(CF)200mg 静脉滴注,2 小时滴完;氟尿嘧啶(5-FU)375～500mg/m²,CF 滴至半量时,静脉注射。每天 1 次,用 5 天。21 天为 1 个疗程,用 2～6 个疗程。化疗前并用昂丹西酮 8mg,静脉注射。

疗效 采用上药治疗晚期大肠癌 33 例,其中完全缓解 5 例,部分缓解 7 例,稳定 13 例,进展 8 例。

【处方 2】 白头翁、败酱草、当归、仙鹤草、秦皮、白及、地榆炭各 15g,半枝莲、白花蛇舌草各 30g,黄柏 10g,制乳香、制没药、甘草各 6g。

制用法 随症加减。每天 1 剂,水煎服。并用液氮冷冻法,肠腔已狭窄者从低部位开始。次间隔 20～30 天;用 1～8 次。术后用九华丹外敷。次日用荆芥方,熏洗坐浴;便后用痔宁栓纳肛;均每天 2 次。

疗效 用冷冻配合抑瘤汤加减治疗肛管直肠癌 146 例,肿瘤消失 48 例,缩小 68 例。随访 17 年,平均生存 5.5 年。

【处方 3】 生大黄 10～15g,炒枳壳、制厚朴各 10g,大血藤(红藤)、金银花各 30g,玄明粉(分冲)、广木香各 9g。

制用法 每天 1 剂,水煎服。并用小葱 1kg,取葱白,加食醋 500g,加热后,挤干醋汁,以不滴液为度,置棉垫上,外敷脐部,并反复移动,以局部微热为度。用至肠蠕动复常。

疗效 用上药治疗大肠癌术后早期炎性肠梗阻 56 例,均获治愈。

【处方 4】 黄芪、薏苡仁、芡实各

30g,白术 12g,煨葛根、八月札各 15g,升麻 10g,茯苓 20g。

加减 气虚甚黄芪、升麻增量;阳虚加附子、干姜;热甚加黄连;湿甚加苍术、车前子。

制用法 两组各 31 例。治疗组将上药水煎服,每天 1 剂。对照组 31 例,用复方苯乙哌啶每天 2 片,3 次口服。均 1 周为 1 个疗程。

疗效 应用上药治疗大肠癌术后腹泻患者,用 1 个疗程,两组分别治愈 15 例、7 例,好转各 12 例,无效 4 例、12 例,总有效率为 87.1%,61.3%(P<0.05)。

【处方 5】 扶正合剂。

制用法 治疗组 30 例,用扶正合剂(含黄芪、灵芝、鳖甲等)50ml,每天 2 次口服。与对照组 30 例,均用希罗达 2.5g/m²,每天 2 次餐后服;用 14 天,停 1 周,为 1 个疗程。

疗效 应用上药治疗结肠癌患者,用 2 个疗程后,两组分别完全缓解 3 例、1 例,部分缓解 14 例、7 例,稳定 8 例、15 例,进展 5 例、7 例,总有效率为 83.3%,76.7%(P<0.05)。

【处方 6】 半枝莲 60g,半边莲、泽兰各 30g,野菊花 20g,白花蛇舌草、薏苡仁、黄芪、生地黄、紫草、败酱草各 15g,丹参 12g,山慈菇、赤芍、当归、黄柏各 10g。

制用法 两组各 40 例。治疗组将上药水煎,取液 200ml,保留灌肠 1 小时,隔天 1 次,用 1 个月,每日 1 剂。与对照组用奥沙利铂 130mg/m²,第 1 天;亚叶酸钙(CF)100mg/m²,第 1－5 天;氟尿嘧啶(5-Fu)500mg/m²,第 1－5 天;分别加 5% 葡萄糖注射液 500ml,250ml,1000ml,静脉滴注 2 小时、1 小时、4 小时;为 1 周期,用 1 个周期。同步放疗,60～70Gy 全盆腔照射。

疗效 应用上药治疗Ⅲ期直肠癌患者,两组分别完全缓解 8 例、4 例,部分缓解 19 例、14 例,稳定 7 例、12 例,进展 6 例、10 例。总有效率 85.0%、75.0%($P<0.01$)。

【处方 7】 十济汤(含青黛 2g,板蓝根 15g,虎杖、仙鹤草、百部各 10g,苦参 8g,枸杞子 12g,斑蝥 0.02g,薏苡仁 20g,甘草 5g 等)。

制用法 治疗组 31 例,将上药水煎分 2～4 次服,每日 1 剂,用 10 日。与对照组 32 例,均用奥沙利铂 85mg/m²,静脉滴注,第 1 天;亚叶酸钙 200mg/m²,静脉滴注,第 1－2 天;氟尿嘧啶 400mg/m²,静脉推注,再用 600mg/m²,静脉滴注,第 1－2 天。均 14 日为 1 个周期,2 个周期为 1 个疗程。

疗效 据中国中医急症杂志报道,周鞏应用本方配合化疗治疗结直癌患者,用 2 个疗程,两组分别完全缓解 2 例、1 例,部分缓解 17 例、14 例,稳定 10 例、14 例,进步 2 例、3 例,总有效率为 61.3%、46.9%($P<0.05$)。

消化道肿瘤

【处方 1】 西洋参、白花蛇舌草、郁金各 15g,制鳖甲、赤芍、莪术、蜂房各 12g,穿山甲(代)、地龙各 10g,牡丹皮 20g。

加减 阴虚津少,加沙参、石斛;气血两虚加黄芪、当归;痛甚加延胡索、甘枳;气滞加预知子、玉蝴蝶;纳呆加谷芽、麦芽、山楂。

制用法 每天 1 剂,水煎分 3 次服。3 个月为 1 个疗程。

疗效 用上药治疗消化道肿瘤 68

例,完全缓解 18 例,部分缓解 21 例,稳定 22 例,进展 7 例,生存期 3 个月至 5 年。

【处方 2】 党参 40g,麦冬、炒白术、半夏、炙枇杷叶、紫苏梗各 50g,陈皮 30g,猪苓、预知子(八月札)各 150g。

制法 本方亦可随症加减。制成合剂 500ml,每天 30ml,分 3 次口服,用 3 个月。并用 MH-1 型双频微波治疗仪,频率 15MHz,功率 20～100W,每次 40 分钟,隔天 1 次;10 次为 1 个疗程。用 1～4 个疗程。

疗效 用上药治疗消化道恶性肿瘤 122 例,完全缓解 13 例,部分缓解 41 例,症状缓解 48 例,进展 20 例,总有效率为 83.6%。

膀 胱 癌

【处方 1】 干蜀葵 40g,女贞子、桑寄生、白花蛇舌草、茯苓、猪苓各 30g,沙苑子、鸡内金各 20g,泽兰 12g,甘草梢 10g。

加减 若头晕、气短、疲倦乏力者,加生黄芪 30g,党参 15g,何首乌 20g。

制用法 将上药水煎,每天 1 剂,分 3 次口服。

疗效 用本方治疗膀胱癌患者 69 例,其中,临床治愈 4 例,显效 51 例,有效 6 例,无效 8 例。总有效率为 88.4%。

【处方 2】 车前子 10g,萹蓄、生侧柏叶、小蓟、土茯苓各 15g,滑石、淡竹叶、蒲公英、生薏苡仁各 30g,瞿麦、生地黄、生艾叶、血余炭各 20g,栀子 12g,甘草梢 60g。

制用法 每日 1 剂,将上药水煎后,分 2～3 次内服。与对照组 15 例,均行尿道气化电切术 1 周后,用羟喜树碱 20mg,加生理盐水 50ml,膀胱灌注,保留至有尿意排出。10 日 1 次,6 次后改为每个月 1

次;共用 18 个月。

疗效　应用上药治疗膀胱肿瘤 46 例（其中治疗组 31 例,对照组 15 例）,两组分别显效 27 例、8 例,有效 3 例、4 例,无效 1 例、3 例。生存 2 年、3 年,分别 19 例、7 例、16 例、5 例。

乳 腺 癌

【处方 1】　瓜蒌 50g,蒲公英、夏枯草、全当归、黄药子、紫花地丁、金银花各 20g,白芷、薤白、桔梗、赤芍、天花粉、穿山甲珠（代）各 15g,肉桂 10g,生甘草梢 15g。

加减　若面色苍白、疲倦乏力者,加党参、生黄芪、何首乌各 20g;若面赤发热、口干心烦者,加黄连、黄芩、知母、黄柏各 10g,生地黄 15g;若四肢不温、腰酸腿软者,加制附子、杜仲、续断、桑寄生各 15g;若淋巴结转移者,加生薏苡仁、生牡蛎各 30g,昆布、海藻各 15g;若肿瘤已溃烂,加生黄芪 60～100g,蒲公英、紫花地丁加至 40～60g;若口干、大便秘结者,加生大黄（后下）、枳实、青皮各 10g,白芍 20g。

制用法　将上药水煎,每天 1 剂,分 2 次或 3 次口服。2 个月为 1 个疗程。外敷药:五倍子、马钱子、五灵脂、雄黄、阿胶、孩儿茶各等份,研为极细末,用麻油调敷于肿块上。每天或隔日换药 1 次。本方孕妇忌用。

疗效　用本方治疗乳腺癌患者 39 例,经用药 2～4 个疗程后,其中,治愈 8 例（肿块及自觉症状均消失）,显效 15 例（肿块体积缩小 2/3）,有效 10 例（肿块体积缩小 1/3）,无效 6 例（治后病灶恶化）。

【处方 2】　半枝莲、金银花、昆布、海藻、决明子各 30g,熟地黄、丹参、枸杞子、

黄芪、太子参、茯苓各 20g,女贞子、陈皮、石斛、山药、炙鳖甲各 15g。

制用法　将上药水煎,每天 1 剂,分 2 次或 3 次口服。30 剂为 1 个疗程。

疗效　用本方治疗乳腺癌患者 15 例,经用药 2～4 个疗程,近期治愈 4 例,好转 8 例,稳定 1 例,无效 2 例。

【处方 3】　白芥子、王不留行、重楼、全瓜蒌、香附子、当归各 12g,八角金盘 6g,薏苡仁 40g,淫羊藿 15g,仙鹤草、黄芪各 30g,炮穿山甲（代）9g。

加减　局部疼痛者,加延胡索、郁金;淋巴转移者,加天葵子、海藻、昆布、贝母;骨转移者,加补骨脂、透骨草;肺转移者,加南沙参、北沙参、云雾草;失眠者,加北秫米、浮小麦、炙甘草、生龙骨、生牡蛎;乳头流水者,加金樱子、蒲公英、乌梅;胁肋筋胀不舒者,加伸筋草、威灵仙。

制用法　每天 1 剂,水煎服。

疗效　用上药治疗乳腺癌 49 例,其中痊愈 2 例,显效 21 例,有效 24 例,无效 2 例,总有效率为 95.9%。

【处方 4】　乳康 1 方[含黄芪、半枝莲、薏苡仁、白花蛇舌草、凤尾草各 30g,山慈菇、莪术各 10g,当归、补骨脂、预知子（八月札）各 15g。每袋 50mg。]。

制用法　治疗组 61 例,于化疗前 3 天开始用乳康 1 方,每次 1 袋,每天 2 次或 3 次口服;每个化疗周期用 15 天。与对照组 40 例,均用 C（环磷酰胺）M（甲氨蝶呤）F（氟尿嘧啶）T（他莫昔芬）方案化疗,21 天为 1 个周期;用 2～3 个周期。2 周后,均手术。并发症对症处理。

疗效　用上药治疗乳腺癌转移患者,两组分别完全缓解 17 例、6 例,部分缓解 39 例、24 例,无变化 5 例、10 例,总

有效率分别为 91.8%，75.0%（$P <$ 0.05）。术后见淋巴转移分别为 13 例、16 例（$P < 0.05$）。呕吐及外周血白细胞降低程度两组治疗后比较均有显著性差异（$P < 0.05$）。

【处方 5】 鹿角霜、生牡蛎、瓦楞子各 30g，仙茅、淫羊藿、土贝母、郁金各 15g，山慈菇、全蝎、露蜂房、炙甘草各 10g。

加减 上肢肿胀痛加半边莲、没药、赤芍、桂枝；恶心呕吐加竹茹、生姜、半夏；神疲乏力加黄芪；腹胀甚加枳壳、厚朴；食少纳差加神曲、炒麦芽。

制用法 每天 1 剂，水煎服。

疗效 用上药治疗乳腺癌 30 例，显效、有效各 12 例，无效 6 例，总有效率为 80.0%。

【处方 6】 复方斑蝥胶囊（含斑蝥 23.8g，人参、甘草 59.5g，黄芪、刺五加各 297.5g，三棱、莪术各 95g，半枝莲 357g，山茱萸、女贞子各 119g，熊胆粉 2.4g。每粒 0.25g）。

制用法 两组各 24 例。治疗组用复方斑蝥胶囊 3 粒，每天 2 次口服；30 天为 1 个疗程，疗程间隔 15 天，每年用 5 个疗程，用 5 年。与对照组均手术及辅助化疗。

疗效 应用上药治疗乳腺癌患者，两组分别显效（<5 年，无复发及转移）19 例、12 例，有效 4 例、5 例，无效 1 例、7 例。治疗组疗效明显优于对照组（$P <$ 0.05）。

【处方 7】 生肌玉红膏（用当归、白蜡各 60g，白芷 15g，轻粉、血竭各 12g，甘草 36g，紫草 6g，芝麻油 500g 制成膏剂）。

制用法 先将创面常规消毒，清除脓苔、分泌物、痂皮等，在敷料上涂匀生肌玉红膏，覆盖整个创面，胶布固定，2～3 日换药 1 次。

疗效 采用上药治疗乳腺癌手术切口感染 30 例，经 2～8 次治疗后，均获得治愈。

乳 房 肿 瘤

【处方】 消瘀散结灵（含生大黄、生黄柏、白花蛇舌草各 50g，藏莲、炮穿山甲（代）、海藻各 15g，红花、重楼、炙乳香、炙没药各 10g，冰片 7g。研细末）。

制用法 用消瘀散结灵，未溃破加鲜鬼针草、生葱、红糖适量，捣泥，温水调敷患处；已溃破加生蒲黄适量，撒创面，纱布固定。均每天换药 1 次。7 天为 1 个疗程。疗程间隔 3 天。

疗效 用上药治疗乳房肿瘤 163 例，痊愈 74 例，显效 53 例，好转 30 例，无效 6 例，总有效率为 96.3%。

子 宫 颈 癌

【处方 1】 白头翁、败酱草、茜草、半枝莲、黄连、桂枝、三棱、莪术、土茯苓各 20g，黄芩、黄柏、红花、桃仁各 15g，党参、生黄芪各 25g，穿山甲（代）、鸡内金各 10g。

加减 若肝肾阴虚者，加山药、桑寄生、续断、牡丹皮、生地黄各 15g；若肝郁气滞者，加全当归、青皮、香附、乌药各 10g；若脾肾两虚者，加制附子、肉桂、小茴香、白术各 6～10g；若下腹部疼痛、阴道分泌物多且味臭者，加重楼、蒲公英、金银花各 20g。

制用法 将上药水煎分 2 次或 3 次口服，每天 1 剂。20 天为 1 个疗程。

疗效 用本方治疗子宫颈癌患者 46 例，经用药 2～3 个疗程后，治愈 26 例，显效 10 例,好转 4 例,无效 6 例。

【处方 2】 柴胡、牡丹皮、莪术、炮穿山甲(代)、水红花子、甘草各 10g,杭白芍、白花蛇舌草各 30g,炒白术、土茯苓、栀子、败酱草、大血藤(红藤)、蛇莓、龙葵、半枝莲各 15g,三棱 6g。可随症加减。

制用法 每天 1 剂,水煎服;1 个月为 1 个疗程。同时,内服金龙胶囊 4 粒,每天 3 次餐前服。

疗效 用上药治疗子宫颈癌 114 例,其中完全缓解 4 例,部分缓解 35 例,稳定 58 例,恶化 17 例。随访 10 年,平均生存 24.6 个月。

【处方 3】 桂枝、附子(先煎)各 9g,熟地黄、山茱萸、山药、茯苓、牡丹皮各 10g,泽泻 15g,黄芪 30g。

加减 气虚甚黄芪增量;脾虚加白术;血虚加当归。

制用法 水煎服,每天 1 剂。1 周为 1 个疗程。留置尿管。用 1 个疗程后观察效果。

疗效 用上药治疗宫颈癌根治术后尿潴留 10 例,痊愈 5 例,好转 3 例,无效 2 例。

体表恶性黑色素瘤

【处方 1】 软坚散[含生黄芪 120g,炒穿山甲(代)30g,川芎 90g,当归 60g,皂角刺 45g。研为细末,装胶囊,每粒含生药 0.2g]。

制用法 治疗组 25 例,用软坚散 5 粒,每天 3 次,餐后开水和黄酒各半送服。并用平阳霉素注射液 8mg(面积大增量),加 1%利多卡因适量,注入瘤体中央约 2ml,再向周围放射状注射,最后瘤体周边封闭。每周 1 次。对照组 25 例,第 1~5 天、第 1 天,分别用达卡巴嗪(氮烯咪胺)、卡莫司汀(卡氮芥)各 100mg,静脉滴注,长春新碱 2mg,第 1 天,静脉注射。间隔 21 天,再用 1 次。均 6 周为 1 个疗程。

疗效 用上药治疗体表恶性黑色素瘤,两组分别完全缓解 4 例、1 例,部分缓解 12 例、6 例,好转 7 例、8 例,无效 2 例、10 例。总有效率分别为 92.0%、60.0%。

【处方 2】 生草乌、重楼各 30g。

制用法 将上药用童便浸泡 72 小时,晒干后研为极细末,装入干净玻璃瓶内密闭备用。用时,每次 2~5g,饭后温开水送服。同时用红参 10g,三七、水牛角(先煎)、生地黄、玄参、麦冬各 15g,鹿角胶(烊)20g。每日 1 剂,水煎分 3 次饭前服。外用鱼腥草、石韦、骨碎补各 10g,浸泡于 75%乙醇 100ml 中,3 日后用棉球蘸药外搽局部,次数不限。

疗效 应用上药治疗晚期恶性黑色素瘤 1 例,效果卓著。患者,男,75 岁,右下眼睑中点、离睫毛 0.5cm 处,自幼生一黑痣,大如粟,近半月长大,且痒痛,抓破 5~6 日后,黑痣骤然长大如花生米大,色素加深,并向周围放射扩张,瘤上之毛脱落。病理诊断为晚期恶性黑色素瘤。因年老体弱,拒绝手术。症见局部溃烂,气味恶臭。周围可见颗粒结节。视力由 0.5 降至 0.05。发热盗汗,大便燥结,舌绛紫而干,无苔,脉细数无力。经用上药治疗 5 日后,瘤体及溃疡面缩小 1/4,周围结节减少。守方续治半月,瘤体及周围结节全消,溃疡愈合,余症消失。嘱每日临睡前用六神丸 1 丸和适量冰糖含服,晨起口服鹿茸口服液 2 支以善后。随访 2 年余,一切正常。

皮 肤 癌

【处 方 1】 斑蝥 100g,75% 乙

醇 300ml。

制用法 将斑蝥加入乙醇中浸泡 7 天后备用。用时,以此药液外涂患处,每天 2 次或 3 次,10 天为 1 个疗程。

疗效 用本方治疗皮肤癌患者 41 例,其中,临床治愈(瘤体消失,创面愈合,1～2 年内无复发)30 例;好转(瘤体基本消退,但 1 年后又有所增长)5 例,无效(治疗前后未见明显变化)6 例。

【处方 2】 大枣 50 枚,砒石 1g。

制用法 大枣去核后,将砒石置于大枣内,放入恒温箱内烤干,研为极细末,装入干燥瓶内密封备用。用时,以药末调麻油适量成糊状后外涂患处,每天 2 次。10 天为 1 个疗程。

疗效 用上药治疗皮肤癌患者 34 例,其中治愈 23 例,好转 4 例,无效 7 例。

【处方 3】 煅人中白 100g,龙葵、半枝莲、白花蛇舌草各 60g,冰片 10g。

制用法 将上药共研为极细末,装入瓶内备用。用时,将药末撒在溃疡面上,再涂红霉素或地塞米松软膏,纱布覆盖、包扎、固定。每天或隔天换药 1 次。半个月为 1 个疗程。

疗效 用本方治疗皮肤癌患者 25 例,经用药 2～3 个疗程后,其中治愈 13 例,好转 5 例,无效 7 例。

【处方 4】 藤黄。

制用法 用 5% 藤黄软膏外敷癌灶处,每天或隔天换药 1 次;藤黄片剂口服每次 60～90mg,每天 3 次;藤黄针剂每次 100～200mg 加入 5% 葡萄糖注射液 500ml 内静脉滴注,每周 2 次。滴注时避免药液漏出血管外,癌性溃疡可用藤黄注射液外搽,每天 3 次或 4 次。

疗效 据报道,江西省藤黄抗癌研究协作组用上法治疗皮肤癌 41 例,临床

治愈 6 例,显效 11 例,有效 12 例,无效 12 例。

【处方 5】 五妙水仙膏。

制用法 以五妙水仙膏治疗高分化隆突性纤维肉瘤和鳞状细胞癌各 1 例。均于瘤体周围进行浸润麻醉后,将肿瘤齐皮平面切除,基底部用钝性刮刀清创,用生理盐水冲洗 3 次,出血点用上海产 1411 型高频电力电凝止血,然后将五妙水仙膏均匀平涂于创面,外用消毒纱布覆盖包扎,每日 1 次。此后,局部常规对症处理或于创面撒少许药粉(黄柏、大黄、白矾等量),直至结痂痊愈。

疗效 据报道,有人采用上药治疗皮肤癌 2 例,均获得治愈,分别涂药 3 次和 5 次。结痂脱落时间为 20 日和月余,分别随访 6 个月和 8 个月,均未见复发。

恶性淋巴瘤

【处方 1】 白花蛇舌草、天冬、半枝莲、夏枯草、败酱草、蒲公英各 30g。

制用法 将上药水煎 3 次后合并药液,分 2 次或 3 次口服,每天 1 剂。20 天为 1 个疗程。

疗效 用本方治疗恶性淋巴瘤患者 67 例,经用药 2～5 个疗程后,其中临床治愈 35 例,显效 20 例,有效 4 例,无效 8 例。

【处方 2】 板蓝根、土茯苓、连翘、露蜂房、地锦草、鬼针草、半枝莲、败酱草各 30g,天花粉、大贝母、川楝子、僵蚕、法半夏各 15g。

制用法 将上药水煎 3 次后合并药液,分 2 次或 3 次口服。每天 1 剂。20 天为 1 个疗程。

疗效 用本方治疗恶性淋巴瘤患者 15 例,其中,肿块消失 10 例,基本消失 3

例，无效 2 例。

【处方 3】 山慈菇、败酱草、葛根、天花粉、天葵子各 15g，藤梨根、菝葜各 30g，重楼、土茯苓各 10g，八角莲、山乌龟各 5g。可随症加减。

制用法　每天 1 剂，淘米水煎服。与对照组 38 例，均每周一用环磷酰胺 0.8g，长春新碱 1mg，分别加生理盐水 20ml；周三、周五、周日用平阳霉素 16mg，加 10% 葡萄糖注射液；均静脉滴注。每天晨、午饭后分别用泼尼松 20mg、10mg，口服；用 3 周，停 1 周，再用 3 周，为 1 个疗程。

疗效　采用中西医结合治疗恶性淋巴瘤 43 例（对照组 38 例），完全缓解 39 例（对照组 23 例），部分缓解 4 例（对照组 9 例），无变化 1 例（对照组 6 例）。治疗组优于对照组（$P < 0.05$）。

【处方 4】 天冬注射液。

制用法　用天冬注射液 10～40g，加入 25%～50% 葡萄糖注射液静脉注射，每天 2 次，或以天冬片（每片含生药 0.3g）口服，每天 3 次，每次 9 片。同时配合白花蛇舌草注射液肌内注射，每次 8g，每天 2 次。连续治疗 3～6 个月。

疗效　用上药治疗恶性淋巴瘤 41 例，治愈 15 例，显效 9 例，有效 12 例，无效 5 例，总有效率为 87.8%。

【处方 5】 方①：炒党参、炒苍术、炒白术、姜半夏、陈皮、广木香、砂仁、赭石、炒枳壳、煨干姜、焦谷芽、焦麦芽、炙鸡内金；方②：炙黄芪、当归、炒党参、炒白术、熟地黄、砂仁、枸杞子、女贞子、补骨脂、鹿角片、淫羊藿；方③：当归、赤芍、白芍、丹参、炒白术、茯苓、木香、制香附、广郁金、焦山楂、板蓝根、土茯苓。

制用法　属脾虚痰湿型者，用方①；属气血两虚型者，用方②；属肝脾失调型者，用方③。各型均可随症加减。每日 1 剂，水煎分 2～3 次内服。治疗组加化疗者 16 例，加化疗、放疗者 39 例。对照组 50 例化疗加放疗。

疗效　据报道，蔡明明应用上法治疗恶性淋巴瘤 105 例（其中治疗组 55 例，对照组 50 例），两组分别完全缓解 20 例、13 例，部分缓解 27 例、18 例，稳定 2 例、8 例，无效 6 例、11 例，总有效率为 89.1%、78.0%。两组疗效比较有显著性差异（$P < 0.05$）。随访 5 年，两组 1 年、2 年、3 年、5 年生存率分别为 67.0%、66.0%、54.0%、48.0%；46.0%、24.0%；33.0%、16.0%。两组 3 年、5 年生存率比较有显著性差异（$P < 0.05$）。

白 血 病

【处方 1】 全当归、丹参、鸡血藤、何首乌各 30g，龙胆、败酱草各 20g，黄芩、泽泻、木通、生地黄、猪苓、茯苓、栀子各 15g，柴胡、黄柏、知母各 10g，大枣 5 枚。

加减　若气阴两虚者，加西洋参 5g，山茱萸、山药、黄芪、白芍各 15g；若热重者，加白花蛇舌草、半枝莲、夏枯草各 30g；若出血者，加仙鹤草、茜草、大蓟、三七粉、煅牡蛎粉、槐花各 10g。

制用法　将上药水煎，每天 1 剂，分 2 次或 3 次口服。10 剂为 1 个疗程。

疗效　用本方治疗急性白血病患者 35 例，经用药 3～6 个疗程后，其中，完全缓解 16 例，部分缓解 17 例，未缓解 2 例。

【处方 2】 白花蛇舌草、半枝莲、板蓝根、大青叶、生地黄、玄参、败酱草、蒲公英各 30g，党参、黄芪各 20g，牛蒡子、黄药子、马勃、白芍各 15g，牡丹皮、姜黄、阿胶（烊冲）各 10g。

加减 若发热者,加柴胡、连翘、黄连各 10g,生石膏 50～80g;若气血两虚者,加当归身、丹参、穿山甲珠(代)各 15g;若出血者,加仙鹤草、生地黄炭、三七粉、小蓟各 10g。

制用法 将上药水煎,每天 1 剂,分早、中、晚 3 次口服。20 剂为 1 个疗程。

疗效 用本方治疗白血病患者 39 例,经用药 3～5 个疗程,其中完全缓解 14 例,部分缓解 20 例,未缓解 5 例。存活 2 年以上者 8 例,3 年以上者 12 例,4 年以上者 7 例,5 年以上者 8 例,6 年以上者 4 例。

【处方3】 金银花、败酱草、黄芪各 30g,连翘、蒲公英、女贞子、墨旱莲、重楼、白花蛇舌草、当归、茜草、仙鹤草各 15g,陈皮、半夏、茯苓、全蝎各 10g,三七粉(分冲)3g。

制用法 治疗组 30 例,每天 1 剂,水煎服。与对照组 30 例,均为急性非淋巴细胞白血病、急性淋巴细胞白血病,分别用 DA,MA,VDCP 方案;抗感染;支持疗法。均 28 天为 1 个疗程。

疗效 用上药扶正解毒法治疗急性白血病 30 例,两组分别完全缓解 20 例、15 例,部分缓解 8 例、9 例,无效 2 例、6 例。

【处方4】 青黄散(含雄黄 0.2g,青黛 1.8g。研磨极细备用)。

制用法 治疗组 36 例,用青黄散 2g,每天 3 次口服。用生黄芪、丹参、生地黄、生牡蛎各 30g,牡丹皮、三棱、莪术各 10g,天冬、天花粉、当归、夏枯草、鳖甲各 15g,川芎 9g。每日 1 剂水煎服。与对照组 24 例,均用 α-干扰素,肌内注射,隔天 1 次。外周血白细胞＞10×10⁹/L(或血小板＞400×10⁹L)用羟基脲 1～3g,口

服,至白细胞 4×10^9/L(或血小板 100×10^9/L)停用。

疗效 中西医结合治疗慢性粒细胞白血病患者,两组分别完全缓解 28 例、12 例,部分缓解 5 例、6 例,无效 3 例、6 例,总有效率为 91.7%、75.0%($P < 0.05$)。

【处方5】 黄芪、熟地黄、生地黄各 20g,人参、茯苓、当归、白芍、补骨脂、肉苁蓉、何首乌、枸杞子、女贞子、墨旱莲各 9g,白术、菟丝子、山茱萸各 12g,木香、川芎、防风、甘草各 6g。

制用法 将上药水煎后分 2～3 次内服,每日 1 剂。连用 4～8 周。并用阿糖胞苷每次 10mg,12 小时 1 次肌内注射,21 日为 1 个疗程。酌用浓缩细胞;上呼吸道感染者用抗生素 1～5 日。

疗效 据报道,刘旭梅采用小剂量阿糖胞苷加中药治疗急性非淋巴细胞性白血性患者 20 例,用 1～3 个疗程后,完全缓解者 11 例,部分缓解 6 例,失访 3 例。

脑 瘤

【处方1】 夏枯草、败酱草、半枝莲、白花蛇舌草各 30g,钩藤、枸杞子、女贞子、天葵子各 15g,僵蚕、半夏、地龙、贝母、天麻、白术各 10g,全蝎、蜈蚣、川芎各 5g。

加减 若伴头痛者,加白芷、藁本、野菊花、蔓荆子各 10g;若视力减退者,加石决明 30g,青葙子、密蒙花各 10g;若呕吐者,加姜竹茹、紫苏叶、黄连各 5g;多饮多尿者,加天花粉、龟甲、生地黄、石斛各 10g;若大便秘结者,加番泻叶 10g 或大黄(后下)10g。

制用法 每天 1 剂,水煎分 2 次或 3 次口服。

疗效 用本方治疗脑瘤 15 例(颅窝肿瘤 6 例,枕叶肿瘤 4 例,垂体肿瘤 5 例),经用药 3~6 个月,存活时间最短者 1 年,最长者 15 年。

【处方 2】 白花蛇舌草、生白术各 15g,半枝莲、当归、葛根、无花果各 12g,生黄芪 20g,土茯苓 18g,大黄 6g,黄连 9g。

制用法 治疗组 33 例,每天 1 剂,水煎服,28 天为 1 个疗程,用 2~6 个疗程。与对照组 30 例,均用卡莫司汀(BCNU)80mg,加生理盐水 250ml,于 2 小时内静脉滴注,每周 1 次;用 8 周。中性粒细胞(ANC)$\geq 1.5 \times 10^9/L$,血小板$\geq 100 \times 10^9/L$,行下一周期治疗。

疗效 应用上药治疗脑胶质瘤 33 例,两组分别完全缓解 4 例、2 例,部分缓解 18 例、10 例,好转 8 例、11 例,稳定 2 例、3 例,病变进展 1 例、4 例。临床功能改善 17 例、10 例($P<0.05$)。

【处方 3】 田三七、蛇六谷各 20g,蜈蚣 2 条,全蝎、石菖蒲、生大黄、车前子、泽泻各 10g,半枝莲、路路通、丝瓜络、远志各 15g,生半夏 12g(本方亦可随症加减)。

制用法 治疗组 20 例,每日 1 剂,将上药水煎分 2~3 次服;用 4 周。与对照组 17 例,均用 20%甘露醇注射液 125ml,静脉加压滴注,6 小时 1 次;地塞米松 10mg,静脉注射,每天 1 次。癫痫发作用丙戊酸钠片 0.1g,每天 3 次口服;配合质子泵抑制剂。

疗效 中西医结合治疗脑转移癌患者,两组分别显效 5 例、3 例,有效 8 例、7 例,无效各 7 例。疗效、KPS 评分治疗组优于对照组($P<0.05$)。

【处方 4】 石菖蒲、郁金、桃仁泥各 10g,半夏、川芎、牛膝、山慈菇各 12g,制

天南星 9g,红花、全蝎各 6g,泽泻 15g,瓜蒌、白花蛇舌草 30g,大黄 6g。

制用法 将上药水煎后,分 2~3 次内服,每日 1 剂,用至症状消失。

疗效 据报道,张贺等采用自拟中药涤痰化瘀通窍汤治疗脑部肿瘤 34 例,其中治愈者 7 例,显效者 13 例,稳定者 10 例,无效者 4 例,总有效率为 88.2%。

骨 肿 瘤

【处方 1】 败酱草、半枝莲、半边莲、白花蛇舌草各 30g,仙鹤草、侧柏叶各 50g,蛇莓 20g,鸡血藤、何首乌各 25g,大青叶、红花、板蓝根、桃仁、生薏苡仁、赤芍、白术各 15g。

加减 若气血两虚者,加太子参、黄芪、全当归各 20g,黄精、生地黄、熟地黄各 10g;若食欲减退者,加鸡内金、山楂、陈皮、神曲各 10g;若恶心呕吐者,加广木香、竹茹各 10g;若多饮多尿者,加天花粉、石斛、龟甲各 15g。

制用法 将上药水煎 3 次后合并药液,分早、中、晚口服,每天 1 剂。20 剂为 1 个疗程。

疗效 用本方治疗多发性骨髓瘤患者 19 例,其中,治愈 2 例,显效 6 例,缓解 7 例,无变化 4 例。存活时间最短者 1 年,最长者 13 年。治程中未见不良反应发生。

【处方 2】 龙葵、重楼、夏枯草、蒲公英各 20g,威灵仙、核桃仁、鸡血藤、仙鹤草各 30g,补骨脂、杜仲、狗脊、续断、全当归各 15g,秦艽、党参、黄芪、土鳖虫、桂枝各 10g,广木香、全蝎、蜈蚣各 6g。

制用法 将上药水煎,每天 1 剂,分 2 次或 3 次口服。1 个月为 1 个疗程。

疗效 用本方治疗软骨骨瘤患者 38

例,其中,治愈 3 例,显效 12 例,缓解 14 例,无变化 9 例。服药最少者 2 个疗程,最多者 6 个疗程。存活时间最短者 1 年,最长者 15 年。

【处方 3】 消瘤止痛膏。

制用法 治疗组 31 例,用消瘤止痛膏(含乳香、没药、阿魏、马钱子、三七、雄黄、山慈菇、三棱、莪术、冰片、大黄各等份,麝香 1/30 份。制成黑膏药,摊于牛皮纸上),烊化后外敷患处,上置热水袋加热。夏季 2~3 天,冬季 5~6 天,换药 1 次。Ⅲ级疼痛并用吗啡控释片 30mg,每天 2 次口服。对照组 33 例,Ⅰ级、Ⅱ级、Ⅲ级疼痛分别用双氯芬酸钠缓释胶囊 100mg,每天 1 次;曲马朵缓释片 100mg,每天 2 次;吗啡控释片 30mg,每天 2 次;口服。

疗效 应用上药治疗骨转移疼痛患者,用 14 天后,两组分别完全缓解 20 例、15 例,部分缓解 6 例、5 例,轻度缓解 2 例、3 例,无效 3 例、10 例,总有效率为 90.3%,69.7%。

【处方 4】 补骨脂、黄芪、黄精、桑寄生、白花蛇舌草、薏苡仁各 30g,熟地黄、山慈菇、茯苓各 20g,续断、法半夏、桃仁各 15g,三七(先煎)、莪术各 10g。

加减 化疗期间加党参、白术各 15g;化疗结束加淫羊藿、菟丝子各 15g,巴戟天 20g;间歇期加半枝莲、重楼各 30g,黄药子 15g。

制用法 每天 1 剂水煎服。并用 MP,COMP,M2 等方案化疗,4~7 天为 1 个疗程。疗程间隔 14~21 天,21~28 天为 1 个周期,用 6 个周期。

疗效 应用上药治疗复发性骨髓瘤 15 例,用 6 个周期,随访 1.5 年,部分缓解 8 例,改善 5 例,无效 2 例;生活质量提高 8 例,稳定 4 例,降低 3 例,生存 12 例。

【处方 5】 熟地黄、白花蛇舌草、半枝莲各 30g,鹿角胶、芥子、桂枝各 10g,麻黄、细辛、全蝎各 6g,补骨脂、骨碎补各 24g,杭白芍 25g,威灵仙 15g,蜈蚣(研冲) 2 条,甘草 5g。

加减 若患处微温者,去麻黄,加生薏苡仁。

制用法 将上药水煎 3 次后,合并药液,分早、中、晚内服,每天 1 剂。

疗效 据报道,郑翠娥应用阳和汤加减(即本方)治疗骨肿瘤患者 40 例,其中疼痛消失者 26 例,症状明显减轻者 10 例,无效者 4 例,总有效率为 90.0%。病灶未见扩大及转移者 23 例。

恶性肿瘤白细胞减少症

【处方】 党参 25g,黄芪 40g,鸡血藤、淫羊藿、鹿角胶、附子、枸杞子、大枣各 15g,当归 20g,肉桂 3g。

制用法 治疗组 80 例,每天 1 剂,水煎服。对照组 40 例,用鲨肝醇 20mg,每天 3 次口服。均为 15 天 1 个疗程。均西医营养支持。

疗效 采用上药治疗恶性肿瘤白细胞减少症患者,用 1 个疗程后,两组分别显效 58 例、7 例,有效 19 例、11 例,无效 3 例、22 例,总有效率为 96.2%,45.0%。

恶性肿瘤肺部真菌感染

【处方】 青蒿、知母各 6g,鳖甲 15g,生地黄 12g,牡丹皮 9g。

制用法 治疗组 33 例,每天 1 剂,水煎服。与对照组 31 例,均每天用大扶康(氟康唑注射液)400mg,首剂加倍。

疗效 用上方青蒿鳖甲汤合氟康唑治恶性肿瘤肺部真菌感染患者,用 14 天后,两组分别治愈 31 例、20 例（$P <$ 0.01），无效 2 例、11 例。

眼 睑 癌

【处方1】 白花蛇舌草、半枝莲、半边莲、仙鹤草、败酱草、蒲公英各 60g，重楼、金银花各 45g，白英、山豆根、玄参、甘草各 30g。

制用法 将上药水煎，分 3 次或 4 次口服。每天 1 剂。30 剂为 1 个疗程。服 1 个疗程后停服 2～3 天，再行下 1 个疗程。

疗效 用本方治疗眼睑板腺癌 13 例，经用药 3～5 个疗程，均获治愈。随访 5～10 年，未见复发。据现代药理学研究证明，本方中药物对实验性肿瘤均有一定的抑制作用。

【处方2】 三棱、莪术、山豆根、重楼、黄连、党参、生黄芪、金银花藤、野菊花、海藻各 100g，半枝莲、龙葵各 200g，制马钱子、穿山甲（代）、制蜈蚣、紫草、熟大黄各 50g，山豆根、山慈菇各 70g。

制用法 将上药分别研为极细末，混合均匀后，炼蜜为丸，每次服 9g，每天 2 次或 3 次。本方为 1 料药。可连服 2 料或 3 料。

疗效 用本方治疗眼睑癌患者 6 例，经用 3 料或 4 料药后，均获治愈。经随访 6～11 年，未见复发。

【处方3】 半边莲、半枝莲、白花蛇舌草、仙鹤草各 90g，重楼、藤梨根（猕猴桃根）各 45g，山豆根、白英、玄参各 30g。

制用法 将上药水煎服，每日 1 剂。

疗效 据报道，有人采用上药治疗眼睑板腺癌 2 例，均获得治愈。随访 2～8 年，未见复发。

上 颌 窦 癌

【处方1】 白花蛇舌草、半边莲、半枝莲、黄连、生地黄、石见穿、忍冬藤、生牡蛎各 30g，野菊花、白英各 20g，沙参、玄参各 15g。

加减 若气血两虚者，加党参、生黄芪、全当归各 20g，何首乌、鸡血藤各 10g；若食欲减退者，加鸡内金、炒山药、炒谷芽、炒麦芽、白术各 10g；若失眠者，加酸枣仁、远志、柏子仁各 10g；若大便秘结者，加生大黄（后下）10g。

制用法 将上药水煎，每天 1 剂，分 2 次或 3 次口服。1 个月为 1 个疗程。

疗效 用上药治疗上颌窦癌患者 5 例，经用药 4～6 个疗程后，均获治愈。随访 5 年、7 年、8 年、10 年、12 年，均未见复发，且健康并能胜任原有工作。

【处方2】 重楼、山豆根、白花蛇舌草、龙葵各 30g；赤芍、川芎、桃仁、当归各 10g，红花、莪术、白芷各 12g，大枣 6 枚。

加减 若气血两虚者，加黄芪、当归、党参、鸡血藤、白术各 15g；若口干咽燥者，加天花粉、北沙参、麦冬、石斛各 10g；若局部红、肿、热、痛者，加金银花、蒲公英、败酱草、连翘各 20g；若胃脘不适者，加砂仁、延胡索各 10g；若失眠烦躁者，加酸枣仁、五味子、珍珠母各 10g；若大便秘结者，加生大黄（后下）、麻仁、全瓜蒌各 10g。

制用法 将上药水煎，每天 1 剂，分 2 次或 3 次口服。1 个月为 1 个疗程。

疗效 用本方治疗上颌窦癌患者 4 例，用药 3～5 个疗程，均获治愈。随访 5 年，未见复发。

【处方3】 白花蛇舌草、石见穿、黄芩、半枝莲、生地黄、玄参、生牡蛎各 30g，沙参、蒲公英、杭菊花、大黄各 10g,薄荷 5g。

加减 脾虚者,加炒山药、炒白术各 15g;阴虚者,加百合 30g,石斛、麦冬、天花粉各 15g。

制用法 将上药水煎服,每日 1 剂,分 2～3 次内服。

疗效 采用上药治疗上颌窦癌患者 2 例(其中 1 例曾做姑息手术,为鳞状细胞癌),均获得治愈。随访 5～6 年,均未见复发。

腮 腺 癌

【处方 1】 石见穿、夏枯草、王不留行、生牡蛎、生鳖甲、天花粉、蒲公英、龙葵各 30g,海藻、昆布、丹参、瓜蒌仁、百部、板蓝根各 15g,红花、桃仁、生地黄、露蜂房、苦参各 10g。

制用法 将上药水煎 3 次后合并药液,分 2 次或 3 次口服,每天 1 剂。1 个月为 1 个疗程。疗程间隔 2 天,再行下 1 个疗程。

疗效 用本方治疗腮腺癌患者 18 例,经用药 5～8 个月,其中,治愈 10 例,显效 3 例,无效 5 例。治愈者经随访 5～10 年,均未见复发。

【处方 2】 蒲公英、板蓝根、败酱草、白花蛇舌草各 40g,海藻、昆布、丹参、穿山甲(代)各 20g,百部、茯苓、瓜蒌仁、生地黄、路路通各 15g;黄连、黄芩、玄参、沙参各 10g。

加减 若气血两虚者,加党参、黄精、金樱子、鸡血藤各 15g;若白细胞低者,加补骨脂、生黄芪、胎盘粉、女贞子、枸杞子各 10g;若食欲减退、舌苔黄腻者,加薏苡仁、佩兰、藿香、焦麦芽、焦山楂、焦神曲各 15g。

制用法 将上药水煎,每天 1 剂,分 3 次口服。2 个月为 1 个疗程。

疗效 用本方治疗腮腺癌患者 6 例,经用药 3～6 个疗程后,随访 5～10 年,病情稳定,肿块显著缩小,未见复发。

甲 状 腺 癌

【处方 1】 夏枯草、生牡蛎、黄药子、王不留行、山豆根、半枝莲、半边莲、昆布、海藻各 30g,橘核、穿山甲珠(代)、天葵子、射干、紫苏梗、马勃各 15g,甘草 10g。

制用法 将上药水煎 3 次后合并药液,分 3 次或 4 次口服,每天 1 剂。2 个月为 1 个疗程,服药 1 个疗程后,间隔 3～4 天,再行下 1 个疗程。

疗效 用本方治疗甲状腺癌患者 14 例,其中,近期治愈 3 例,显效 6 例,无效 5 例。服药时间最短者 5 个月,最长者 12 个月。

【处方 2】 白花蛇舌草、夏枯草、生薏苡仁、路路通、穿山甲(代)、生牡蛎、白药子各 30g,橘核、昆布、海藻、红花、桃仁、泽兰、赤芍、丹参各 15g。

加减 若伴头痛、鼻出血、耳聋者,加生地黄、龙胆、紫草、防风、野菊花各 15g;若伴口干咽痛、头晕疲倦者,加天花粉、芦根、瓜蒌仁各 10g;若颈部肿块增大者,加山慈菇、贝母各 15g;若肿块放疗后局部红肿热痛者,加忍冬藤、连翘、蒲公英、生石膏各 20g。

制用法 将上药水煎,每天 1 剂,分 2 次或 3 次口服。30 剂为 1 个疗程。

疗效 用本方治疗经放疗后甲状腺癌患者 51 例,其中,痊愈 13 例,显效 20 例,有效 12 例,无效 6 例。5 年以上存活率为 39.8%。

【处方3】 常规手术。术后气血两亏用党参、黄芪各30g,熟地黄、茯苓、夏枯草各20g,当归、白术、青皮、郁金各15g,甘草6g。心肾阴虚、余毒未清用麦冬、玄参、女贞子、墨旱莲、生地黄、青皮、郁金各15g,五味子10g,黄精、夏枯草各20g,三棱10g。

制用法 每天1剂,水煎服;3个月为1个疗程。并每天用甲状腺片40～80mg,分3次口服。

疗效 中西医结合治疗甲状腺癌45例,放疗6例,均痊愈。其中26例随访>3年,均存活。

【处方4】 柴胡、桃仁、香附、青皮、郁金各10g,白芷15g,预知子(八月札)、海藻、昆布各30g,白头翁120g。

制用法 术后将上药水煎服,每天1剂。

疗效 用上药治疗甲状腺髓样癌57例,5年、10年分别生存51例、47例。

舌　　癌

【处方1】 蒲公英、金银花、半枝莲、连翘、山慈菇、丹参、生黄芪、败酱草各25g,全当归、党参、陈皮、枸杞子、菟丝子、鸡内金、穿山甲(代)各15g,三七、侧柏叶、黄连、砂仁、甘草各6g。

制用法 将上药水煎,每天1剂,分3次口服。2个月为1个疗程。

疗效 用本方治疗舌癌患者6例,经服药3～6个疗程后,均获治愈。随访5～10年,均未见复发。

【处方2】 半边莲、半枝莲、忍冬藤、龙葵、夏枯草各30～40g,穿山甲珠(代)、生牡蛎、牡丹皮、党参、黄芪、鸡血藤各15～20g,败酱草、板蓝根、黄连各15～18g,广木香、橘核、青皮各10～15g,生甘草6～10g。

加减 若气短乏力者,加人参6g,黄精、山药、白术各10g;若伴有胸痛、舌质紫黯有瘀斑者,加红花、桃仁、川芎各10g;若伴有高热者,加生石膏50～80g,柴胡20～30g;若伴有低热者,加地骨皮、柴胡10～15g;若口干甚者,加知母15g,天花粉30g。

制用法 将上药水煎3次后合并药液,分3次或4次口服,每天1剂,1个月为1个疗程。服药2个疗程后,间隔3～4天,再行第3个疗程。

疗效 用本方治疗舌癌患者3例,均获痊愈,随访5年、8年、10年,均未见复发。

【处方3】 黄连、黄芩、木通各12g,山豆根、山慈菇、僵蚕各15g,生地黄20g,竹叶10g,白花蛇舌草30g,守宫5条,冰片6g,甘草9g。

加减 舌体肿痛选加露蜂房、土鳖虫;舌体溃烂、痰多选加贝母、瓜蒌皮、天花粉;体虚、纳少选加黄芪、党参;肝肾阴虚选加女贞子、墨旱莲;气滞血瘀选加三七、丹参、赤芍;瘀毒化热甚选加蒲公英、蜈蚣、栀子、犀角(或水牛角)。

制用法 每天1剂,水煎餐后服。

疗效 用加味黄连解毒汤治疗舌癌30例,治愈5例,有效20例,无效5例。

【处方4】 贞芪扶正胶囊(含女贞子、黄芪)。

制用法 两组各30例。治疗组用贞芪扶正胶囊4片,每天3次,口服。与对照组均用^{60}Co-γ射线,于舌局部行放射治疗,每日1次,均23日为1个疗程。

疗效 据报道,耿建华应用上药治疗中晚期舌癌患者,两组分别完全缓解2例、1例,部分缓解18例、8例,无效7例、

10例;进展3例、11例。舌癌肿瘤标志物[糖类抗原（Ⅰ，Ⅱ）、癌胚抗原、神经无烯醇化酶]治疗组治疗前后比较均有显著性差异（P＜0.01）。

喉 癌

【处方1】 龙葵、白英、蒲公英、半枝莲、蛇莓、夏枯草、鱼腥草各30～40g,大枣10～15枚,射干、生甘草各10～15g。

加减 若气血两亏者,加太子参、党参、全当归、生黄芪各10～15g;若口干、咽燥者,加沙参、天花粉各20～30g,麦冬、石斛各15～20g;若局部红、肿、热、痛者,加连翘、金银花、败酱草各20～30g;若胃脘不适者,加香附、陈皮、槟榔、砂仁各10～15g。

制用法 将上药水煎,每天1剂,分2次或3次口服。2个月为1个疗程。

疗效 用本方治疗喉癌患者5例,经用药1～2个疗程后,声音增响,咽痛痊愈,喉镜检查肿块消失,随访6～10年,均未见复发。

【处方2】 蛇莓、半枝莲、丹参、夏枯草、生牡蛎、石见穿各30g,山豆根、急性子、贝母、海藻、昆布、僵蚕各15g,威灵仙20g,黄药子、射干各12g,生甘草10g。

加减 若痰火壅盛者,加牛蒡子、桔梗、鱼腥草、紫苏子、旋覆花、天花粉各15～20g;若津伤痰凝者,加麦冬、赭石、莱菔子、白英、玄参、百合各10～12g;若气血亏虚者,加孩儿参、生黄芪、黄精、全当归各10～15g。

制用法 将上药水煎3次后合并药液,分3次或4次服,每天1剂。1个月为1个疗程。

疗效 用本方治疗喉癌患者8例,经用药3～4个疗程后,症状全部消失,喉镜检查肿块已消,声带运动闭合良好。随访5～11年,均未见复发。

胆 管 癌

【处方】 柴胡、白芍、金钱草、栀子、龙胆、凌霄花、藤梨根各15g,川芎、郁金、黄芩、清半夏、水红花子、龙葵、甘草各10g,茵陈30g。

加减 气滞血瘀型加枳壳、青皮、炮穿山甲（代）各10g,水蛭6g;肝胆湿热型加陈皮、苍术各10g,半枝莲15g,白花蛇舌草30g;阴虚内热型加生地黄、麦冬各15g,鳖甲、天龙各10g;水湿内停型加地龙1.0g,泽泻、茯苓各15g,猪苓20g。

制用法 每天1剂,水煎服。并用金龙胶囊4粒,每天3次餐前服。1个月为1个疗程。

疗效 用上药治疗胆管癌157例,痊愈2例,显效54例,有效55例,无效46例。

肾 癌

【处方1】 龙葵、白英各30g,蛇莓25g,生牡蛎20g,鳖甲12g,穿山甲珠（代）15g,全蝎、广木香各6g,青皮、五灵脂、杏仁、红花各10g,桃仁8g。

加减 若头晕、耳鸣者,加全当归、制何首乌、野菊花、白蒺藜、天麻各10～15g;若气血两虚者,加黄芪、枸杞子、黄精、胎盘粉各10～20g;若腹部肿块、胀痛者,加大腹皮、川楝子、丹参、香附各10～12g;若血尿不止者,加白及15g,仙鹤草12g,茜草10g,阿胶（烊化）9g,三七（研末冲服）6g。

制用法 将上药水煎,每天1剂,分3次或4次口服。2个月为1个疗程。为巩固疗效,在症状消失后,再服1～2个疗程。

疗效 用本方治疗肾癌患者 3 例,经服药 2～3 个疗程后,肿块消失,情况良好。随访 5～8 年,均未见复发。

【处方2】 白花蛇舌草、龙葵、半枝莲、大蓟、小蓟、海金沙、土茯苓各 30g,车前子(包)25g,贯仲炭、蒲黄炭、六一散(包)、黄柏、知母、威灵仙各 15g,生地黄、灯心草各 10g。

加减 若体弱虚羸者,加人参 6g,生黄芪、黄精、枸杞子各 15g;若发热者,加炒柴胡、青蒿梗各 10g;若食欲减退者,加焦麦芽、焦山楂、焦神曲、槟榔、苍术各 10g;若腹胀、腹痛者,加砂仁、香附、白术、陈皮、茯苓各 10g;若小便尿血者,加仙鹤草、炒槐花、地榆炭、大蓟、小蓟各 10g;若大便秘结者,加生大黄(后下)10g,番泻叶、火麻仁各 12g。

制用法 将上药水煎 3 次后合并药液,分 2～4 次口服,每天 1 剂。2 个月为 1 个疗程。服药 1 个疗程后,间隔 3～4 天,再行第 2、3 个疗程。

疗效 用本方治疗肾癌患者 18 例,治后存活 2～4 年者 4 例,5～8 年者 6 例,9～12 年者 5 例,13～15 年者 3 例。服本方药 1～2 个疗程者 5 例,3～4 个疗程者 7 例,5～6 个疗程者 4 例,7 个疗程以上者 2 例。

【处方3】 牡蛎 15g,穿山甲(代)12g,全蝎、青皮各 6g,五灵脂、桃仁、杏仁各 9g,木香 4.5g。

加减 头晕耳鸣者,加何首乌、沙苑子、蒺藜、菊花;腹部肿块胀痛者,加丹参、红花、川楝子、大腹皮。

制用法 将上药水煎 3 次后,合并药液,分 3 次口服。每日 1 剂。另用鳖甲煎丸(吞)12g。

疗效 有人用上药治疗肾癌 1 例(因左腰腹部肿块经手术探查,取活检病理切片确诊为晚期透明细胞癌),服药 5 个月,肿块消失,情况良好,开始半日工作,8 年后恢复全日工作。

癌 性 腹 水

【处方1】 党参 12g,生白术、猪苓、茯苓、椒目各 15g,龙葵、猫人参、大腹皮各 30g。

加减 气阴虚者,加沙参、天冬、麦冬、石斛;肝肾阴虚加生地黄、熟地黄、山茱萸、枸杞子;气虚甚加生黄芪;阳虚加桂枝、附子。

制用法 水煎服。并放腹水后,用顺铂 40～60mg(或加丝裂霉素 6～10mg),沙培林 0.5～1.0mg(青霉素试敏阳性改恩格菲 2～3ml),地塞米松 5mg,稀释后,腹腔内注射。每周 1 次,用≤3 次。腹水甚腹腔置管引流。

疗效 中西医结合治疗恶性腹水 36 例,完全缓解 11 例,部分缓解 20 例,无效 5 例,总有效率为 86.1％。

【处方2】 茯苓、白术、干姜各 12g,白芍、大腹皮、炒谷芽、炒麦芽各 15g,制附子 9g,黄芪 18g,泽泻、菟丝子各 20g,甘草 6g。

制用法 治疗组 50 例,每天 1 剂,水煎服。与对照组 36 例,均抽腹水后,用顺铂 30mg(或氟尿嘧啶 750mg 等)注入,每周 1 次。

疗效 用上药治疗癌性腹水患者,两组分别完全缓解 21 例、10 例,部分缓解 20 例、14 例,无效 9 例、12 例,总有效率分别为 82.0％、66.7％($P<0.05$)。

【处方3】 生黄芪 40g,防己、桂枝、莱菔子、生姜各 15g,生白术、泽兰、薏苡仁各 30g,茯苓、猪苓、泽泻、半枝莲各20g,香附、红花各 10g。

制用法 每天 1 剂,水煎分 4 次服。>2 次腹水且量多,酌情补钾、利尿等。7 天为 1 个疗程。

疗效 应用防己黄芪汤加味治疗癌性腹水 20 例,用 3 个疗程,治愈 5 例,好转 11 例,无效 4 例,未见不良反应。

【处方 4】 中药逐水复方(含大黄、生马钱子、汉防己、细辛、白芥子、芫花、甘遂、大戟等 11 味药。制成厚 1cm,约5cm×10cm 大小饼状,上撒冰片少许)。

制用法 治疗组 20 例,用中药逐水复方敷脐,无菌纱布,保鲜膜固定。每次8～12 小时,每天 1 次;用 3 天,停 1 天,为 1 个疗程;用 5 个疗程。与对照组 19例,均用螺内酯 20mg,氢氯噻嗪片25mg,每天 2 次口服;必要时用速尿20mg,静脉注射。

疗效 应用上药治疗恶性腹水患者,两组分别部分缓解 3 例、1 例,稳定 13例、6 例,病情进展 4 例、12 例。24 小时尿量、症状(腹胀、纳呆)改善。治疗组治疗前后及首项治疗后两组比较差异均有统计学意义($P<0.05$)。

【处方 5】 车前子 12g,泽泻 10g,猪苓、茯苓、大腹皮各 15g,半边莲、薏苡仁各 30g,莪术 9g。

加减 脾虚湿停者,加黄芪、苍术、白术;气滞者,加郁金、预知子;阳虚者,加干姜、淫羊藿;脾胃阴虚者,加知母、牡丹皮、鳖甲;气阴两虚者,加太子参、白术、天冬、麦冬。

制用法 将上药水煎,分 2～3 次服,每日 1 剂。并用去水方(含猪苓、大腹皮、薏苡仁各 15g,车前子 12g,商陆 5g,莪术10g 等。研为细末,装入瓶内备用),用时

取药末,加蜜调,外敷腹部(从剑突下至脐下 8cm,右侧腋前线至左侧锁骨中线),保鲜膜、纱布覆盖,胶布固定。每日换药1 次,10 日为 1 个疗程。并用顺铂、氟尿嘧啶腔内序贯热化疗,每周 1 次,用≤3次。止吐用昂丹西酮;酌情输液水化。

疗效 据报道,楼银妹应用中药内服外敷加腔内化疗治疗恶性腹水(病种包括胃、结肠、肝及卵巢、间皮瘤)患者 35例,其中完全缓解 21 例,部分缓解 11 例,无变化 3 例,总有效率为 91.4%。

前 列 腺 癌

【处方 1】 重楼、生黄芪各 25g,白花蛇舌草、龙葵各 30g,党参 15g,淫羊藿、枸杞子、肉苁蓉、巴戟天各 12g,制何首乌、穿山甲珠(代)、鳖甲、牛膝各 20g,炒黄柏、知母、制大黄、杭白芍各 10g,炙甘草 8g。

加减 伴有小便不畅者,加台乌药、车前草、沉香、郁金各 8～10g;若血尿加重者,加墨旱莲、生地黄、大蓟、小蓟、阿胶(烊化)各 10g;若小便疼痛剧烈者,加三棱、王不留行、莪术、延胡索各 10～15g;若下焦湿热、小便黄浊者,加金钱草、海金沙、萹蓄、车前子、滑石、草薢、瞿麦各 10～15g。

制用法 将上药水煎,每天 1 剂,分3 次或 4 次口服。1 个月为 1 个疗程。

疗效 用本方治疗前列腺癌患者 7例,经用药 5～8 个疗程后,各项症状基本消失,3 次前列腺液沉淀物检查均未见到癌细胞,取得近期治愈的效果。

【处方 2】 金钱草、白茅根、半边莲、石韦、半枝莲、滑石、赤小豆、败酱草各30g,山豆根 25g,瞿麦、黄柏、苦参、木通、竹叶、车前子 15g,山慈菇、炮穿山甲片

（代）各12g,昆布、海藻、土木鳖各8g。

加减 若发热者,加蒲公英、生石膏各30～50g,柴胡、防风各10～15g;若脾虚者,加党参、茯苓、猪苓、白术、山药各10g;若气血两虚者,加生黄芪、制何首乌、当归、阿胶（烊化）各15～30g;若肾虚者,加熟地黄、覆盆子、枸杞子、菟丝子、黄精、肉桂、制附子各5～10g。

制用法 将上药水煎3次后合并药液约为2000ml,分3次或4次口服,每天1剂。1个月为1个疗程。连服2个疗程后,停服2～3天,再行下一个疗程。

疗效 用本方治疗前列腺癌患者9例,经用药5～8个疗程后,其中,治愈2例,显效6例,无效1例。存活时间2～3年者2例,4～6年者4例,7年以上者3例。

【处方3】 黄芪、熟地黄、补骨脂各15g,苦参9g,益母草30g。

制用法 治疗组44例,将上药水煎服,每日1剂。与对照组46例,均用氟他胺250mg,每天3次口服;醋酸亮丙瑞林3.75mg,皮下注射,每月1次。均2个月为1个疗程。

疗效 应用上药治疗晚期前列腺癌患者,用3个疗程,结果:两组分别完全缓解各5例,部分缓解各9例,无变化16例、17例,恶化14例、15例。

【处方4】 熟地黄、土茯苓、生黄芪各30g,鹿角胶、穿山甲（代）、制大黄、皂角刺、海藻、木通各10g,枸杞子、制鳖甲各20g,牛膝25g,土鳖虫6g,重楼、丹参、山慈菇各15g,蜈蚣1条。

加减 血尿者,加白茅根、阿胶;骨转移痛者,加续断、骨碎补、秦艽、忍冬藤、豨莶草;肝转移者,加预知子、夏枯草、郁金;尿路刺激征者,加车前子、

苦竹。

制用法 将上药水煎分3次内服,每日1剂,用至症状消失。

疗效 据报道,李恒山应用中医药治疗晚期前列腺癌12例,生存5～6年、6.1～7年、7.1～8年、>8年分别为5例、3例、2例、1例。肝转移1例。

绒毛膜上皮癌

【处方1】 天花粉、半枝莲、生薏苡仁、土茯苓、赭石、珍珠母、海浮石、蒲公英、败酱草各30g;当归、田三七、红花、桃仁、牡丹皮各10g,瓜蒌仁、生地黄、花蕊石、紫草、生甘草各12g。

加减 若肝郁气滞者,加白芍30g,柴胡、青皮、郁金、赤芍各15g;若脾虚痰湿者,加山药、法半夏、白术、茯苓、陈皮各10g;若气血两虚者,加鸡血藤30g,生黄芪25g,人参6g,阿胶（烊化）10g;若大便秘结者,加生大黄（后下）、番泻叶各10g。

制用法 将上药水煎3次后合并药液,分2次或3次口服,每天1剂。30剂为1个疗程。为巩固疗效,可连服3～4个疗程。

疗效 用本方治疗绒毛膜上皮癌患者3例、恶性葡萄胎患者8例。结果,痊愈10例,1例绒毛膜上皮癌患者无效。

【处方2】 山豆根、海螵蛸、山慈菇、龙葵、蛇莓、半枝莲各30g,丹参、全当归、阿胶（烊化）各15g,红花、桃仁、五灵脂、射干、茜草根、蒲黄粉、乳香、没药、甘草各10g。

加减 若肝肾阴虚者,加山药、生地黄、续断、杜仲各10g;若肝郁气滞者,加白芍、柴胡、乌药各10g;若下腹痛者,加香附15g。

制用法 将上药水煎,每天1剂,分2次或3次口服。

疗效 用本方治疗绒毛膜上皮癌患者4例、恶性葡萄胎11例。结果,除2例绒毛膜上皮癌死亡外,其余13例均愈。随访10～15年未见复发。

【处方3】 桃仁、红花各9g,三七、当归、大黄、牡丹皮各6g,花蕊石、地黄各15g,党参12g,海浮石、薏苡仁、珍珠母、赭石、土茯苓、半枝莲各30g,瓜蒌15g。

加减 阴虚肝旺者,加牛膝、青黛、地龙;脾虚湿盛者,加白术、茯苓;肺转移咳血者,加杏仁、贝母、青黛。

制用法 每日1剂,将上药水煎3次后合并药液,分早、中、晚3次口服。

疗效 应用本方治疗绒毛膜上皮癌2例、恶性葡萄胎7例。结果:痊愈8例,无效1例(属绒毛膜上皮癌)。张景岳在《妇人血症》一书中说:"瘀血留滞作证,惟妇人有之……气虚而血滞"。本方以地黄、党参等养阴益气,桃仁、红花、三七等活血化瘀,诸药合用,可补其气虚而祛其瘀滞,故有较好的临床疗效。

卵 巢 癌

【处方1】 白花蛇舌草60g,夏枯草45g,半枝莲、半边莲各30g,橘核、海藻、昆布、红花、桃仁各15g,土鳖虫、川楝子、三棱、莪术各10g,生薏苡仁25g,生甘草8g。

加减 若气血两虚者,加太子参30g,生黄芪40g,当归20g,山药15g,炙鳖甲12g;若面赤发热、口干心烦者,加黄连、黄芩、柴胡各10g;若淋巴结转移者,加玄参、生牡蛎各30g;若四肢不温、腰部酸痛者,加肉桂15g,制附子10g,杜仲、续断、桑寄生、狗脊各12g;若大便秘结者,

加生大黄(后下)10g,番泻叶12g。

制用法 将上药水煎,每天1剂,分2次或3次口服。30剂为1个疗程。

疗效 用本方治疗卵巢癌患者8例,经用药5～7个疗程后,其中,显效3例,有效4例,无效1例。存活时间1年以上者1例,3年以上者4例,6年以上者3例。

【处方2】 黄芪、太子参、泽兰、丹参、赤芍、鸡血藤各30g,白术、白扁豆、三棱、茯苓、大腹皮各15g,砂仁、甘草各10g。

制用法 每天1剂,水煎频服;用2～3周。与对照组19例,均无化疗禁忌证者,腹腔穿刺抽液3.5～4.5L后,用顺铂60～70mg,白细胞介素40万～80万U,氟尿嘧啶0.75～1g,加预热生理盐水300～400ml,腹腔灌注,2～3天1次。用2次或3次。腹水<1.5L后,用环磷酰胺0.8～1.2g,阿霉素50～80mg,顺铂100～120mg(或卡铂400～500mg),氟尿嘧啶0.75～1g,选3种,行双侧髂内动脉灌注。两组均保护肝、肾功能,配合支持疗法。

疗效 采用上药治疗晚期卵巢癌大量顽固性腹水38例(治疗组23例,对照组15例),两组分别治愈7例、3例,好转13例、8例,稳定3例、4例。疗效、生活质量提高治疗组均优于对照组($P<0.05$)。

【处方3】 化瘀丸。

制用法 治疗组30例,用化瘀丸(含水蛭、虻虫、王不留行、草河车、白芷、生牡蛎、桃仁、赤芍、西红花、当归、延胡索、砂仁、生晒参、生黄芪、郁金等。每100粒重4g,每袋6g)6g,每天2次口服;用8周。与对照组29例,均用TC方案化疗:

紫杉醇150mg/m²，静脉滴注3小时，第1天；卡铂300mg/m²，第2天；21～28天为1个疗程，用2个疗程。

疗效　应用上药治疗晚期卵巢癌患者，两组分别完全缓解5例、4例，部分缓解9例、7例，稳定12例、9例，进展（恶化）4例、9例。

【处方4】　土鳖虫、三棱、郁金、姜黄、薄荷、四味散（含人工牛黄、肉桂、三七粉、琥珀粉。分冲）各10g，莪术、白花蛇舌草、薏苡仁、半枝莲、黄芪各30g，水蛭、肉苁蓉各5g。

制用法　治疗组32例，将上药水煎服，每日1剂。对照组30例，用复方斑蝥胶囊3粒，每日2次，口服。

疗效　采用上药治疗卵巢癌患者，用1个月后，两组分别完全缓解7例（为治疗组），部分缓解17例、3例，稳定4例、11例，无效4例、16例，总有效率为87.5%、47.7%。治疗组疗效明显优于对照组（$P<0.05$）。

癌　性　溃　疡

【处方】　血竭、75%乙醇。

制用法　清创，用血竭，加75%乙醇调糊，涂于纱布上，外敷创面，加压包扎，每天换药1次。并用血竭2g，每天3次口服。活动性出血甚行局部血管结扎。常规化疗；营养支持。

疗效　用上药治疗癌性溃疡（病种包括乳腺、皮肤、舌、口咽、阴茎癌及恶性肉芽肿等）108例，溃疡全部愈合20例，缩小>50%，30%～50%，20%～30%，<20%分别46例、18例、15例、9例。疼痛完全缓解44例。

软组织恶性肿瘤

【处方1】　白花蛇舌草、黄精、制何首乌、枸杞子各30g，党参、生黄芪各20g，熟地黄、生地黄、山药、白术、茯苓各15g，法半夏、海藻、昆布、生牡蛎各12g，大枣6枚。

加减　若热毒炽盛者，加蒲公英、板蓝根、水牛角各30g；若肝肾阴虚者，加女贞子、覆盆子、鳖甲各15g；若身痛、骨痛者，加丹参、延胡索、香附各10g；若恶心、呕吐者，加竹茹、陈皮、紫苏叶、黄连各5～10g。

制用法　将上药水煎，每天1剂，分3次或4次口服。3个月为1个疗程。

疗效　用本方治疗纤维肉瘤患者6例，经用药3～5个疗程后，原发病灶及转移病灶均消失。随访6～10年，未见复发。

【处方2】　蒲公英、龙葵、蛇莓、连翘、夏枯草、金银花、败酱草各30～40g，全当归、丹参、海藻、昆布、黄药子各20～25g，白术、怀山药、茯苓、赤芍、陈皮、法半夏各15～20g。

加减　若气血两虚者，加人参5g，生黄芪、鸡血藤、黄精各30g；若高热、口渴、脉洪大者加生石膏30～50g，知母、淡竹叶、玄参各10～15g，天花粉、大青叶各25～30g；若持续低热者，加地骨皮、鳖甲、黄连、生牡蛎、石斛各10～15g；若胃纳差、腹胀、便溏者，加党参、炙甘草、藿香、广木香各10g；若大便秘结者，加生大黄（后下）10g，番泻叶8g，火麻仁10g。

制用法　将上药水煎，每天1剂，分2次或3次口服。30剂为1个疗程。

疗效　用本方治疗右臀部脂肪肉瘤患者6例，经用药4～8个疗程后，均获临床治愈。

【处方3】　忍冬藤、透骨草、紫花地丁、全当归、天花粉、夏枯草各30g，党参、生黄芪、紫草各 20g，伸筋草、牛膝各 25g，赤芍、桔梗、瓜蒌、穿山甲珠（代）各 15g，生甘草 10g。

制用法　将上药水煎 3 次后约得药液 2000ml，分早、中、晚 3 次口服，每天 1 剂。2 个月为 1 个疗程。疗程间隔 2～3 天，即行下 1 个疗程。

疗效　用本方治疗滑膜肉瘤患者 4 例，经用药 3～4 个疗程后，肿块完全消失，随访 3～8 年，未见复发及转移，获临床治愈效果。

血　管　瘤

【处方】　白矾、丹参、五倍子、牙硝、青矾各 150g，砒石、红花、斑蝥各 100g，食盐 80g。

制用法　将上药共研为极细末，过 120 目筛后放入罐内，加温开水适量搅拌均匀，再加入水银 120g 缓慢加热溶化，并用竹筷不断地搅动，使水银不见星点。若发现罐内药物鼓起来，应立即将罐离开热源，使药物逐渐下沉。如此反复至药物快干时，从火上取下药罐，加入鸦胆子油 80g，百草霜 80g，调成糊状，装入干净有色的玻璃瓶内，密闭备用。用时，应根据血管瘤的部位大小，取棉签蘸药膏，均匀地涂布于肿瘤暴露部位上；待药干燥后，用淡盐水相继轻轻地搽掉药膏，再涂第 2 次或第 3 次药膏，方法同前，一般每天换药 2 次或 3 次。视肿瘤部位变黑或有少许渗出液时，应停药。使患处自然暴露，切勿用纱布包扎。大多数 10 天后肿瘤逐渐脱落。10 天为 1 个疗程。视其病灶消失状况，决定是否继续进行下一个疗程。治疗结束后基本不留瘢痕和色素沉着斑。本药具有较强的腐蚀性和刺激性，切不可接触正常皮肤。用药后

在血管瘤尚未结痂脱落前，患处不宜沾上污物或污水、热水等，以防病灶感染。勿强行脱痂，以免出血不止。本药有剧毒，严禁内服。

疗效　用本方治疗血管瘤患者 96 例，经用药 1～3 个疗程后，其中，痊愈 71 例，显效 14 例，无效 11 例。严格按上述方法操作，未出现感染等不良反应。治愈的 71 例中，随访 5～10 年，均未见复发，说明本方疗效巩固。

霍奇金淋巴瘤

【处方】　党参 30g，川芎、白芍、茯苓、熟地黄、当归、白术各 15g，甘草 6g。

制用法　每天 1 剂，水煎服；2 天为 1 个疗程，用 4～6 个疗程。并于化疗前 2 天开始，用黄芪注射液 40ml，加 5％葡萄糖注射液 250ml，静脉滴注，每天 1 次，用 15 天。与对照组 15 例，均用 ABVD（阿霉素、博来霉素、长春新碱与氮烯咪胺）方案化疗。

疗效　用上药治疗霍奇金淋巴瘤 30 例（治疗组与对照组各 15 例），两组分别完全缓解 13 例、11 例，部分缓解各 2 例，稳定、恶化各 1 例（均为对照组）。两组 1 年生存率分别为 100％，93.3％；2 年生存率分别为 93.3％，80.0％；3 年生存率分别为 80.0％，66.7％。

非霍奇金淋巴瘤

【处方1】　白花蛇舌草 30g，黄芪、半枝莲、山药各 20g，紫草、白术、茯苓、麦冬、五味子、女贞子、山茱萸各 15g，当归、半夏各 10g。

制用法　治疗组 52 例，随症加减，每天 1 剂，水煎服。1 年为 1 个疗程。与对照组 50 例，均用 CHOP 方案：环磷酰胺

750mg/m², VCR 2mg，ADM 40～60mg/m²，第 1 天；PDN 60mg，第 1－7 天；用 6～8 个周期。

疗效 用上药中西医结合治疗非霍奇金淋巴瘤 52 例，两组分别完全缓解 38 例、26 例，部分缓解 9 例、10 例，稳定 3 例、9 例，进展（恶化）2 例、5 例，总有效率为 90.4％、72.0％。

【处方 2】 生黄芪、丹参各 45～60g，壁虎 15～18g，贝母、猫爪草、半枝莲、半边莲、生牡蛎、黄药子各 25～30g。

加减 若气血两亏者，加党参、全当归、黄精、枸杞子、菟丝子各 15～20g；若热毒重者，加败酱草、金银花、玄参、土茯苓各 20～30g；若痰湿甚者，加昆布、海藻、法半夏、陈皮各 10～15g；若瘀血甚者，加路路通、三棱、莪术、川芎、牛膝各 15～18g。

制用法 将上药水煎，每天 1 剂，分 3～4 次口服，20 剂为 1 个疗程。

疗效 用本方治疗非霍奇金淋巴瘤患者 20 例，经用药 4～8 个疗程后，存活 2 年以上者 5 例，5 年以上者 8 例，8 年以上者 7 例。

【处方 3】 白参、茯苓、淫羊藿、陈皮、菟丝子、法半夏各 10g。黄芪、山药各 15g，丹参、天葵子、夏枯草、山慈菇各 30g，甘草 5g。

加减 皮肤瘙痒加苦参、地肤子、荆芥；盗汗加山茱萸、五味子；午后低热去淫羊藿，加柴胡、石膏、知母、连翘；心悸失眠加枣仁、夜交藤；腹胀便秘加炒枳壳、玄参、熟大黄；胸闷胁胀加瓜蒌壳、郁金；神疲乏力黄芪倍量；腰酸膝软加杜仲、牛膝。

制用法 治疗组 31 例，每天 1 剂，水煎服。与对照组 20 例，均化疗：第 1、18

天用环磷酰胺 600mg/m²；首日用阿霉素 40mg/m²（或表柔比星 50mg/m²）；静脉滴注。第 1、8 天用长春新碱 1.4mg/m²；第 1－14 天用泼尼松 40mg/m²；口服。21 天为 1 个周期；3 个周期为 1 个疗程。配合碱化、水化治疗。

疗效 中西医结合治疗非霍奇金淋巴瘤患者，两组分别完全缓解 11 例、4 例，部分缓解 15 例、7 例，无变化 4 例、6 例，进展 1 例、3 例，总缓解率分别为 83.9％、55.0％（$P < 0.05$）。随访 1 年，分别复发 6 例、8 例（死亡 1 例）（$P < 0.05$）。

【处方 4】 玄参、牡蛎、山慈菇各 20g，土贝母、夏枯草、清半夏、柴胡各 15g。

加减 盗汗加生地黄、山茱萸；形寒怕冷加鹿角片、肉桂；局部痛加延胡索。

制用法 每天 1 剂，水煎服。并用 HOP 方案化疗。21 天为 1 个疗程。

疗效 中西医结合治疗非霍奇金淋巴瘤 17 例，治愈 2 例，临床治愈 6 例，显效 4 例，无效 5 例。

晚期癌症止痛

【处方 1】 细辛、朱砂、乳香、没药、姜黄、蜈蚣各 25g，冰片 50g，70％乙醇 800ml。

制用法 将上药分别研为细末，装入 70％乙醇中，密闭浸泡 1 周后，经过滤装瓶备用。用时，以棉签或毛笔蘸药液涂搽痛处，稍干后再重复 3 遍或 4 遍即可。

疗效 用本方治疗癌肿疼痛患者 65 例（其中肝癌 31 例，肺癌 14 例，胃癌 12 例，鼻咽癌 8 例），均收到满意效果。一般用药后 10～15 分钟疼痛消失或明显缓解。止痛维持时间为 2～5 个小时。

【处方2】 癌宁膏(用川芎、当归、赤芍、红花、桃仁、没药、大黄、生川乌、生草乌、雪上一枝蒿、皂角刺、生天南星各50g,乳香 30g。加麻油 3kg,浸泡 10 天后,将药炸枯。滤油,加黄丹 950g,制膏。加血竭、冰片各 50g,麝香 2g。摊膏)。

制用法 用癌宁膏外敷痛处,3 天换药 1 次。连续用药至症状消失止。

疗效 用上药治疗癌性疼痛(病种包括肺癌、肝癌、食管癌及胆囊癌、直肠癌术后广泛转移)42 例,其中显效(用药＜40 分钟,疼痛缓解;持续止痛16～30小时)19 例,良效 15 例,有效 6 例,无效 2例,总有效率为 95.2％。

【处方3】 百合、石斛、大青叶各30g,石菖蒲、穿山甲(代)各 15g,延胡索、徐长卿各 20g,丁香、制天南星、乌药各10g,制川乌、制草乌、细辛各 2g。

制用法 本方亦可随症加减。每天1 剂,水煎服。1 周为 1 个疗程。

疗效 用上药治疗癌性疼痛100 例,用≤8 个疗程,完全缓解 56 例,部分缓解23 例,轻度缓解 17 例,无效 4 例,总有效率为 96.0％。

【处方4】 党参、茯苓、白术、丹参各12g,黄芪、白芍各 20g,制何首乌、枸杞子、五灵脂、甘草各 10g。

制用法 水煎取液,约 100ml,每天2 次餐前服用,每天 1 剂。

疗效 应用自拟痛舒汤治疗癌痛50例,其中显效 18 例,有效 28 例,无效 4例,总有效率为 92.0％。

【处方5】 天仙止痛方(含天仙子50g,白花蛇舌草、夏枯草各 30g,丹参10g,延胡索 20g,重楼 12g,三棱、莪术各15g,生乳香、生没药各 25g。水煎,取液

300ml,加米醋 20ml,鲜猪胆汁 100ml,浓煎成糊;加黄蜡、白蜡、凡士林各 10g,收膏;加冰片粉 10g,血竭粉 5g)。

制用法 治疗组 42 例,用天仙止痛方,均匀涂于敷料上,敷药范围上至右乳下,下至右肋下(或肿大肝下缘),左为胸骨左缘,右为右侧腋中线,每次 8～10 小时,每天换药 1 次,5 天为 1 个疗程,疗程间隔 1 周。与对照组 40 例,均内科常规治疗:血清白蛋白＜30g/L,输注白蛋白(或血浆)等。

疗效 上药用于肝癌止痛,两组分别完全缓解 32 例、15 例,部分缓解 5 例、8 例,无效 5 例、17 例。

【处方6】 陈皮、柴胡各 6g,川芎、枳壳、芍药、香附各 4.5g,炙甘草 1.5g。

制用法 治疗组 22 例,用本方;对照组 23 例,用本方药量的 1/20 加炒大米。均用自动煎药机煎至约 200ml,分早晚温服。两组均每 72 小时外用芬太尼透皮贴4.2mg;吗啡注射液治疗爆发痛。

疗效 应用上药治疗肝癌疼痛患者,用 21 天,结果:两组分别完全缓解各2 例,明显缓解 8 例、4 例,中度缓解 12例、15 例,轻度缓解 2 例(为对照组)($P<$0.05)。

【处方7】 红参、乳香、没药、天花粉、半枝莲、白花蛇舌草各 20g,白术、生黄芪、当归、茯苓、血竭、三七、蜈蚣、全蝎、炮穿山甲(代)各 10g,红花、桃仁、三棱、莪术、枳壳、厚朴、广木香、大黄各 15g。

制用法 每日 1 剂,水煎服,每次50ml,半小时 1 次。停用其他药。

疗效 据报道,高绍球应用上药治疗肝癌疼痛 116 例,其中痛止者 38 例,显效者 14 例,好转者 49 例,稳定者 12 例,

无效者3例,总有效率为97.4%。

防治化疗、放疗不良反应

【处方1】 黄芪、虎杖、补骨脂、大枣、何首乌各30g,女贞子、鸡血藤各50g,胎盘粉、淫羊藿、山茱萸、丹参、全当归、菟丝子、熟地黄各15g,田三七粉10g。

制用法 将上药水煎2次或3次后合并药液,加入田三七粉搅拌,每天1剂,分早、中、晚3次口服。10剂为1个疗程。

疗效 用本方治疗化疗引起的白细胞减少症患者52例,经用药1～2个疗程后,其中显效38例,有效12例,无效2例。

【处方2】 党参、天花粉、胎盘粉、何首乌、全当归各等量。

制用法 将上药共研为极细末,装瓶备用。用时,每服15g,分2次温开水冲服。半个月为1个疗程。

疗效 用本方治疗化疗、放疗引起的造血功能障碍者150例,其中显效131例,有效15例,无效4例。一般服药1个疗程即可收效。

【处方3】 当归、黄芪、鸡血藤、丹参、生地黄各30g,白芍、黄芩、党参、女贞子各15g。

制用法 每天1剂,分3次口服,10剂为1个疗程,为巩固疗效,可继续服1～2个疗程。

疗效 用本方治疗化疗引起的白细胞减少症61例,经服药2～3个疗程,白细胞均升至正常范围。

【处方4】 党参、黄芪各30g,白术、炒麦芽各15g,橘皮、竹茹、枳实、白豆蔻、生姜各9g,砂仁、鸡内金、甘草、厚朴各6g,大枣5枚。

制用法 治疗组98例,于化疗前2天开始,每天1剂水煎分3次餐前服;用至化疗结束后2天。与对照组98例,均于化疗前30分钟,用甲氧氯普胺(胃复安)20mg,肌内注射;地塞米松5mg,静脉滴注。选用 BLM-5-FU-DDP,5-FU-ADM-MMC,CF-5-FU-DDP,CTX-VCR-ADM-FRED-PrM, TX-ADM-DDP 等方案。

疗效 中西医结合预防肿瘤化疗所致呕吐患者,用2个化疗周期,两组分别完全缓解64例、37例,部分缓解各30例,轻度缓解3例、27例,无效1例、4例,总有效率分别为 99.0%,95.9% ($P<0.01$)。

【处方5】 黄芪50g,党参、熟地黄、制何首乌各30g,茯苓、山茱萸、当归、淫羊藿、桑葚、白芍、牡丹皮各15g,山药、黄精各20g,甘草6g。

制用法 两组各32例。治疗组将上药水煎服,每天1剂。对照组,用利血生20mg,鲨肝醇50mg,叶酸片10mg,每天3次口服。

疗效 应用上药治疗恶性肿瘤化疗后白细胞减少症患者,用3周,两组分别显效(2周内白细胞$>4\times10^9$/L,血小板$>100\times10^{12}$/L)24例、8例,有效5例、10例,无效3例、14例,总有效率为90.6%,56.2%($P<0.01$)。

【处方6】 黄芪、人参、茯苓、白术、陈皮、半夏、藿香、麦冬、淫羊藿各10g,肉桂、甘草各5g,干姜6g。

加减 呕吐甚加砂仁;腹泻加煨葛根;畏寒肢冷去半夏,加制附子。

制用法 均于化疗48小时后。治疗组67例,将上药水煎服,每天1剂。对照组70例,用利可君20mg,每天3次口服。

疗效 应用上药治疗肿瘤化疗引起白细胞减少症,用 3 周后,两组分别痊愈 51 例、44 例,有效 13 例、12 例,无效 3 例、14 例,总有效率为 95.5%,80.0% ($P<0.05$)。

【处方7】 黄芪 30g,党参 18g,炒白术、升麻各 9g,当归 12g,陈皮、柴胡各 9g,生甘草 6g。

加减 纳差加炒麦芽、焦山楂、焦神曲;口干加知母、玄参、麦冬;夜寐欠安加首乌藤、合欢皮。

制用法 两组各 40 例。治疗组将上药水煎服,每日 1 剂;1 周为 1 个疗程,用 2 个疗程。与对照组均常规放化疗。

疗效 应用上药治疗乳腺癌放化疗期口腔溃疡患者,两组分别痊愈(口腔创面平复,症状、体征完全消失)27 例、4 例,显效 5 例、3 例,有效 5 例、8 例,无效 3 例、25 例,总有效率为 92.5%,37.5% ($P<0.01$)。

【处方8】 党参、制半夏、茯苓各 15g,赭石(先煎)30g,旋覆花(包)、陈皮各 10g,生姜、炙甘草各 6g。本方亦可随症加减。

制用法 治疗组在化疗前 1 日用本方,每日 1 剂,水煎服。对照组化疗前半小时、化疗后分别用甲氧氯普胺 20mg,肌内注射,均用至化疗止。

疗效 据报道,朱霞应用上药治疗化疗中消化道反应 80 例(治疗组与对照组各 40 例),两组分别显效(无恶心、呕吐)25 例、4 例,有效 12 例、14 例,无效 3 例、22 例,总有效率为 92.5%,45.0%。治疗组疗效明显优于对照组($P<0.01$)。